MANUEL

DE RÉADAPTATION PSYCHIATRIQUE

PRESSES DE L'UNIVERSITÉ DU QUÉBEC
Le Delta I, 2875, boulevard Laurier, bureau 450
Sainte-Foy (Québec) G1V 2M2
Téléphone : (418) 657-4399 • Télécopieur : (418) 657-2096
Courriel : puq@puq.ca • Internet : www.puq.ca

Distribution :

CANADA et autres pays

DISTRIBUTION DE LIVRES UNIVERS S.E.N.C.
845, rue Marie-Victorin, Saint-Nicolas (Québec) G7A 3S8
Téléphone : (418) 831-7474 / 1-800-859-7474 • Télécopieur : (418) 831-4021

FRANCE   **SUISSE**

DISTRIBUTION DU NOUVEAU MONDE   SERVIDIS SA
30, rue Gay-Lussac, 75005 Paris, France   5, rue des Chaudronniers, CH-1211 Genève 3, Suisse
Téléphone : 33 1 43 54 49 02   Téléphone : 022 960 95 25
Télécopieur : 33 1 43 54 39 15   Télécopieur : 022 776 35 27

PS

Sous la direction de
**TANIA LECOMTE
et CLAUDE LECLERC**

MANUEL
DE RÉADAPTATION
PSYCHIATRIQUE

2004

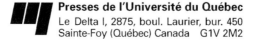

Presses de l'Université du Québec
Le Delta I, 2875, boul. Laurier, bur. 450
Sainte-Foy (Québec) Canada   G1V 2M2

Catalogage avant publication de la Bibliothèque nationale du Canada

Vedette principale au titre :

  Manuel de réadaptation psychiatrique

  Comprend des réf. bibliogr.

  ISBN 2-7605-1265-7

  1. Malades mentaux – Réadaptation. 2. Santé mentale, Services de.
3. Maladies mentales – Aspect social. 4. Maladies mentales – Traitement.
I. Lecomte, Tania, 1970-   . II. Leclerc, Claude, 1953-   .

  RC439.5.I57 2004   616.89'03   C2003-942173-2

Nous reconnaissons l'aide financière du gouvernement du Canada
par l'entremise du Programme d'aide au développement
de l'industrie de l'édition (PADIÉ) pour nos activités d'édition.

Révision linguistique : Louis Courteau

Mise en pages : Presses de l'Université du Québec

Couverture – Conception : Richard Hodgson
                Illustration : Peinture rupestre, Bochimans,
                         KwaZulu-Natal, Afrique du Sud

1 2 3 4 5 6 7 8 9 PUQ 2004 9 8 7 6 5 4 3 2 **1**

Dépôt légal – 2ᵉ trimestre 2004
Bibliothèque nationale du Québec / Bibliothèque nationale du Canada
Imprimé au Canada

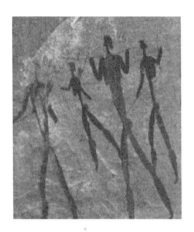

Avant-propos

Tania Lecomte
University of British Columbia

Claude Leclerc
Université du Québec à Trois-Rivières

*Le manque de soin fait plus de mal
que le manque de science.*
Benjamin Franklin
Inventeur et homme politique américain

Extrait de l'*Almanach du pauvre Richard*

Ce livre se veut un recueil des interventions de pointe destinées aux personnes présentant un problème de santé mental dit « sévère ». Nous incluons dans cette catégorie les personnes souffrant de symptômes psychotiques et des difficultés associées, soit les troubles que l'on retrouve sous les diagnostics de schizophrénie, de trouble schizo-affectif, de trouble bipolaire, ou autres psychoses. Alors que l'on croyait réussir à contrôler tous les symptômes liés à ces troubles mentaux en se centrant sur le traitement par la médication, il faut admettre que même les nouvelles molécules ne permettent pas d'assurer seules le rétablissement. Il faut donc poursuivre les recherches et découvrir les ingrédients qui favorisent le rétablissement des personnes souffrant de symptômes psychotiques. Des ouvrages récents indiquent une recrudescence constante de l'incidence des troubles mentaux graves au cours des deux derniers siècles (Hare, 1983 ; Torrey et Miller, 2001), une présence de plus en plus importante des symptômes psychotiques dans la population générale (20 %) de même qu'un lien entre la vie en milieu urbain et ces symptômes (van Os *et al.*, 2002). Certains groupes seraient même plus touchés par ces symptômes en raison de leur situation minoritaire dans la communauté, ou de la discrimination dont ils sont victimes (Janssen *et al.*, 2003). Une sensibilité accrue au stress durant l'enfance pourrait être associée à une schizophrénie à l'âge adulte (van Os *et al.*, 2002). Toutes ces informations nous incitent à concevoir les troubles mentaux graves et leur évolution comme une problématique non seulement génétique, mais également multifactorielle avec une importante contribution psychosociale. Les résultats des études mentionnées soulignent l'importance d'une conception globale de ces troubles et l'urgence de mettre en place des traitements qui ne sont pas limités uniquement à la médication, mais qui incluent divers types d'interventions psychosociales.

Plusieurs ouvrages abordent les traitements des troubles mentaux graves, ou les psychoses, d'une perspective biologique, pharmacologique voire génétique. Certains ouvrages intègrent ces différentes perspectives et tentent d'offrir un portrait global de l'étiologie et des soins offerts à cette clientèle. Nous avons opté de nous concentrer uniquement sur la perspective psychosociale, c'est-à-dire sur les interventions offertes par des intervenants en santé mentale qui ne sont pas simplement liées aux soins physiques ou à la prise de médicament. Au cours des dernières années, un nombre croissant de nouvelles interventions psychosociales ont démontré des résultats probants et améliorer à différents niveaux la qualité de vie des clients impliqués. Ce livre se veut en quelque sorte un recueil de ces nouvelles interventions jugées efficaces, quelles soient liées à une clientèle spécifique (p. ex., troubles concomitants, violence, itinérance, premiers épisodes) ou à une sphère de réadaptation (p. ex., réintégration professionnelle, implication de la famille, réadaptation cognitive, gestion des symptômes). De plus, ce livre se veut avant-gardiste et non historique. Il est relativement facile de trouver des ouvrages résumant l'histoire de la psychiatrie et de la réadaptation psychiatrique, alors qu'il est plus difficile de trouver des livres présentant des approches de pointe avec une perspective de projection dans le futur. Outre les chapitres ciblant spécifiquement une approche thérapeutique ou un mode d'intervention, un chapitre portant sur les instruments psychométriques et leur importance dans le domaine ainsi qu'un chapitre abordant les facteurs organisationnels à considérer lors de l'application de nouvelles modalités d'intervention ont été ajoutés. Les auteurs ayant participé à ce livre proviennent de professions différentes (psychiatres, infirmières, psychologues, ergothérapeutes, conseillers d'orientation, experts organisationnels et économiste), certains œuvrant principalement dans le domaine clinique et d'autres dans le milieu de la recherche. Le choix des auteurs des chapitres repose sur l'expertise des personnes dans le domaine spécifique ainsi que leur ouverture à s'interroger sur le domaine et à offrir un chapitre utile et pertinent pour toute personne œuvrant, ou désirant œuvrer, auprès de personnes présentant des troubles mentaux graves. Les auteurs proviennent donc du Royaume-Uni, des États-Unis et du Canada. Il aurait pu aussi être intéressant d'inclure des auteurs français ou suisses et ainsi de dresser un portrait des pratiques dans la francophonie. Toutefois, le but de ce livre n'est pas tant de décrire la situation francophone mais davantage d'illustrer en langue française les interventions de pointe dans le domaine qui sont, dans l'essentiel, publiées en langue anglaise. Provenant de milieux bilingues et ayant développé une expertise dans le domaine de la réadaptation psychosociale, nous avons eu la chance de nous familiariser avec les interventions de ce livre ainsi que de créer des collaborations avec plusieurs de ces auteurs. Nous espérons que ce livre puisse permettre aux lecteurs de découvrir voire de redécouvrir ce domaine qui évolue sans cesse et qui est, selon nous, des plus passionnants.

BIBLIOGRAPHIE

Hare, E. (1983). Was insanity on the increase? *British journal of Psychiatry*, vol. 142, p. 439-455.

Janssen, I., Hanssen, M., Bak, M., Bijl, R.V., de Graaf, R., Vollebergh, W., McKenzie, K. et van Os, J. (2003). Discrimination and delusional ideation. *British Journal of Psychiatry*, vol. 182, p. 71-73.

Torrey, E.F. et Miller, J. (2001). Invisible plague : The rise of mental illness from 1750 to the present. New Brunswick, NJ, Rutgers University Press.

van Os, J., Hanssen, M., de Graaf, R. et Vollebergh, W. (2002). Does the urban environment independently increase the risk for both negative and positive features of psychosis? *Social Psychiatry and Psychiatric Epidemiology*, vol. 37, n° 10, p. 460-464.

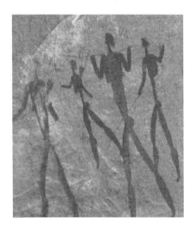

Table des matières

CHAPITRE 4

THÉRAPIE DE REMÉDIATION COGNITIVE (TRC) POUR LA PSYCHOSE GRAVE
.... 91

Til Wykes

CHAPITRE 5

PROGRAMME DE SUIVI INTENSIF DANS LE MILIEU 111

Nicole Ricard, Sylvie Noiseux, Jocelyn Bisson et Alain Lesage

2. Le déroulement de l'étude sur le processus de l'intervention ... 115

    2.1. L'approche méthodologique... 115

    2.2. La description de l'échantillon des personnes suivies
          et des intervenants du SIM... 115

          2.2.1. Les caractéristiques sociodémographiques
                  et cliniques des personnes suivies............................ 115

          2.2.2. Les caractéristiques sociodémographiques
                  des intervenants du SIM 116

    2.3. La mesure des contacts quotidiens des intervenants
          du SIM 116

          2.3.1. L'élaboration d'une grille de relevé quotidien
                  des contacts (RQC) 116

CHAPITRE 6

INTÉGRATION COMMUNAUTAIRE
ET SOUTIEN À L'EMPLOI

Deborah R. Becker et Robert E. Drake

CHAPITRE 7

TRAITEMENT INTÉGRÉ DES TROUBLES MENTAUX
GRAVES ET DE LA TOXICOMANIE

Kim T. Mueser

CHAPITRE 8
INTERVENTIONS PRÉCOCES DANS LES CAS DE PSYCHOSE 195
Marc Laporta

CHAPITRE 9

APPROCHES FAMILIALES 231

Sébastien Collette, Pierre Lalonde et Christiane Jalbert

CHAPITRE 12

SUPERVISION CLINIQUE
Un processus de réflexion essentiel au développement de la compétence professionnelle

Conrad Lecomte et Réginald Savard

CHAPITRE 13
ENJEUX SYSTÉMIQUES EN SANTÉ MENTALE 351
Marie-Josée Fleury et Eric Latimer

CHAPITRE 14
ÉVALUATION EN RÉADAPTATION PSYCHIATRIQUE
Concepts et outils 379
Marc Corbière et Catherine Briand

Note au lecteur

Dans cet ouvrage, nous avons privilégié le terme « client » pour tous les chapitres plutôt que patient, bénéficiaire ou utilisateur de services. Certains de ces termes réfèrent davantage à une personne recevant des soins médicaux alors que cet ouvrage porte sur des interventions de réadaptation, pour la plupart offertes dans la collectivité. Le terme « utilisateur de services » a été jugé trop long. De la même manière, nous avons tenté d'éviter toute étiquette pouvant amener le lecteur à confondre l'affectation et l'identité de la personne (par ex., « schizophrène », « malade », « psychotique »).

1

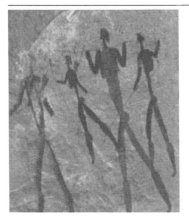

Interventions de pointe en réadaptation psychiatrique

Tania Lecomte, Ph. D.
University of British Columbia

Claude Leclerc, inf., Ph. D.
Université du Québec à Trois-Rivières

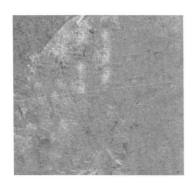

RÉSUMÉ

Ce chapitre présente le concept d'interventions de pointe en réadaptation psychosociale destinées aux personnes présentant un trouble mental grave en s'intéressant tout particulièrement au processus de mise en place d'une nouvelle intervention. Ce processus vise à planifier l'efficacité de l'intervention tout en considérant ses diverses étapes, de la conception de l'intervention à l'évaluation de son efficacité par la recherche et à la diffusion des résultats. De plus, les auteurs de ce chapitre s'interrogent sur les limites actuelles des recherches relatives aux interventions psychosociales en posant un nouveau regard sur la philosophie d'aujourd'hui en matière de réadaptation. La thérapie cognitive comportementale est décrite comme un bon exemple d'intervention qui s'inscrit dans cette philosophie contemporaine de la réadaptation. Finalement, les auteurs tentent de prédire l'avenir de la réadaptation psychosociale dans le meilleur des mondes possibles.

ABSTRACT

This chapter introduces the concept of state-of-the-art interventions in the psychosocial rehabilitation of people presenting a serious mental illness. Specifically, this chapter adresses the different steps necessary prior to setting up a new intervention : from the conceptualization of the intervention, to its efficacy assessment and the dissemination of its results. Furthermore, the authors reflect upon the limits of the current studies on psychosocial interventions and take a closer look at the philosophy transcending the field. An example of an intervention which seems to represent this new philosophy, namely cognitive behavior therapy for psychosis, is detailed. Finally, the authors offer predictions on the future of psychosocial rehabilitation in the best of worlds.

1. LES INTERVENTIONS DE POINTE

Les interventions de pointe pour les personnes présentant un trouble mental grave, voire une psychose, sont aussi diverses que ce groupe est hétérogène. En fait, les catégories diagnostiques qui devraient réussir à réunir sous la même étiquette des personnes aux profils semblables offrent plutôt des regroupements variables où deux personnes souffrant apparemment de schizophrénie présentent des symptômes et des niveaux de fonctionnement et de handicaps diamétralement différents. D'ailleurs, malgré les tentatives de simplifier la psychose ou de la catégoriser, les personnes qui en souffrent présentent des portraits multifactoriels, avec des symptômes étiologiquement liés ou non à un bagage génétique, à un désordre du développement ou à une histoire de vie criblée de traumatismes, etc. Devant des êtres multidimensionnels, aux histoires variées, l'intervenant doit offrir des interventions qui puissent répondre à différents niveaux de besoins et de buts personnels. Alors que l'ajustement des médicaments peut prendre du temps et impliquer beaucoup de tentatives avant qu'on trouve la dose adéquate, il est fortement conseillé d'offrir des interventions psychosociales de pointe le plus rapidement possible tout en ciblant de façon efficace le but ou le besoin nommé par le client.

Or, avant d'aborder les différents chapitres de ce livre portant entre autres sur ces interventions de pointe, il est pertinent de s'interroger sur la signification du terme « interventions de pointe ». Le choix des interventions incluses dans ce livre ne provient pas de préférences personnelles ou d'orientations théoriques des directeurs de publication, mais plutôt de résultats empiriques significatifs étayant l'efficacité thérapeutique des approches décrites. Ainsi, nous considérons comme interventions de pointe les pratiques basées sur des données probantes (*evidence-based*). Une intervention basée sur des données probantes est définie comme une intervention ayant été étudiée dans plusieurs contextes où l'on retrouve systématiquement des résultats positifs et significatifs chez les participants (Drake *et al.*, 2001). L'amélioration doit être liée aux cibles cliniques de l'intervention. Ainsi, une intervention ayant comme but d'apprendre à gérer le stress doit produire ce résultat, soit une meilleure gestion du stress et une diminution du stress vécu. À titre d'exemple, le programme de soutien à l'emploi IPS (discuté au chapitre 6) a pour but de permettre une insertion professionnelle rapide et de soutenir la personne dans son processus d'emploi. Ce programme porte aujourd'hui l'étiquette d'intervention de pointe, voire de « meilleure pratique » car toutes les études ayant implanté ce programme obtiennent des résultats significatifs similaires : davantage d'emplois et de soutien au travail pour les personnes suivant ce programme comparativement à celles qui reçoivent des services d'emploi traditionnels (Crowther *et al.*, 2003). Pour certains experts, tel que les groupes Cochrane (<www.cochrane.org/>), seules les études

« randomisées avec groupe contrôle » (voir la définition plus loin) permettent réellement de démontrer la validité et l'efficacité d'une intervention. L'intervention se veut encore plus solide si une étude randomisée multisites corrobore les résultats obtenus antérieurement et si deux groupes de comparaison sont utilisés, soit un groupe recevant l'intervention régulière et un groupe recevant une intervention « rivale » (Borkovec, 1993 ; Kraemer, 2000). Quoique la méthode rigoureuse d'évaluation de l'efficacité d'une intervention comprenne certaines limites, l'utilisation d'interventions n'ayant pas subi d'évaluation rigoureuse peut entraîner des effets néfastes ou inattendus pouvant affecter la santé ou l'état des participants.

2. DE LA CONCEPTUALISATION À L'ÉVALUATION ET À LA DIFFUSION

Les intervenants en santé mentale peuvent se questionner sur la pertinence d'utiliser une intervention empiriquement validée en recherche alors qu'il semble moins compliqué d'inventer ou d'intégrer certains ingrédients jugés efficaces selon leur expérience clinique. Certes, l'expérience clinique n'est pas négligeable et plusieurs cliniciens en santé mentale élaborent des interventions innovatrices ayant un potentiel favorable et thérapeutique. Toutefois, en l'absence de méthodes d'évaluation, il est impossible d'établir la valeur thérapeutique réelle de ces interventions. Or, la conjoncture actuelle du système de santé, et plus particulièrement celle des services de santé mentale, exige des preuves appuyant l'efficacité des services et des interventions offerts. Une intervention dont la pertinence ne peut s'appuyer sur des données probantes ne sera pas diffusée et pourra même être écartée au profit d'une intervention dont les effets sont reconnus ou qui est tout simplement moins coûteuse à implanter. La meilleure façon d'assurer le maintien des meilleures interventions et d'éliminer les interventions sans apport thérapeutique demeure l'évaluation rigoureuse au moyen d'outils de mesure validés (voir le chapitre 14). Voici, brièvement, une description des étapes à suivre lors de la création, de l'évaluation et de la diffusion d'une nouvelle intervention.

Conceptualisation : La première étape à suivre lorsque l'idée d'une nouvelle intervention germe au sein d'une équipe de cliniciens ou de chercheurs est d'aller vérifier auprès d'autres équipes ou dans les publications spécialisées si cette idée n'a pas été explorée auparavant. Internet et les bibliothèques universitaires donnent accès à des banques d'information sur les publications existant dans plusieurs domaines, dont les troubles mentaux graves. Des banques bibliographiques telles que Pubmed (site gratuit : <www.ncbi.nlm.nih.gov/entrez/query.fcgi>), Medline et PsychInfo permettent de recueillir des informations relatives aux recherches réalisées dans un domaine spécifique. Lors de cette recension des écrits, il est essentiel d'entreprendre des recherches au-delà du domaine ciblé afin de considérer de possibles adaptations provenant de domaines connexes. À titre d'exemple, l'intervention de groupe visant l'augmentation de l'estime de soi décrite dans le prochain chapitre, s'inspire d'un programme scolaire d'estime de soi pour adolescents (Reasoner, 1992). De même, le soutien en emploi (chapitre 6) fut d'abord utilisé auprès de personnes souffrant de déficience intellectuelle. Plusieurs interventions visant la remédiation cognitive des personnes souffrant de schizophrénie (voir le chapitre 4) proviennent des recherches effectuées auprès des accidentés crâniens. Il en est de même pour la thérapie cognitive comportementale appliquée à la psychose, laquelle est fortement inspirée de celle utilisée pour le traitement de la dépression.

À cause de la barrière linguistique, cette recherche d'information devient parfois complexe. Malgré que certains auteurs publient dans plusieurs langues, la majorité des travaux existent seulement en langue anglaise. Lorsque le contenu d'un article présente une intervention qui semble rejoindre les intérêts d'un clinicien ou d'un chercheur et que celui-ci désire en savoir davantage pour évaluer la pertinence de cette intervention dans un contexte clinique spécifique, il est possible de prendre contact avec les auteurs (par courriel ou par téléphone) afin d'obtenir plus d'informations. La plupart des auteurs œuvrant dans le domaine de la réadaptation ou des interventions psychologiques auprès de personnes souffrant de psychose répondent favorablement à de telles requêtes et transmettent volontiers les informations désirées. D'ailleurs, les auteurs peuvent aussi connaître des chercheurs ou des cliniciens partageant leur champ d'intérêt dans la francophonie et parfois, bien que rarement, offrir des fonds pour traduire leur intervention en français. Bien que les publications soient en langue anglaise, la majorité des interventions provenant du Québec existent à la fois en français et en anglais. Il existe aussi un site francophone en réadaptation psychiatrique qui propose la traduction française de certains manuels d'intervention américains (<www.rehab-infoweb.net/materiel.htm>).

Cette première étape de vérification permet non seulement d'identifier l'existence d'interventions similaires, mais aussi d'approfondir les connaissances théoriques dans les domaines ciblés ou connexes. Dans le cas où l'idée d'intervention est innovatrice, de nouvelles sources d'informations sont à présent disponibles pour la développer ou la soutenir. Lors de la conceptualisation de l'intervention, nous recommandons d'écrire de manière très précise les étapes à suivre et la progression attendue de l'intervention, quelle que soit sa forme (p. ex., individuelle ou de groupe) en détaillant les fondements théoriques qui soutiennent chaque étape.

Ainsi, l'application éventuelle de l'intervention par des intervenants n'ayant pas participé à l'élaboration de l'intervention ou œuvrant dans d'autres cliniques, par exemple, en sera facilitée.

Évaluation : Une fois l'intervention mise sur pied, voire documentée sous forme de manuel d'intervention, la prochaine étape consiste à consulter d'autres intervenants et experts dans le même domaine afin de peaufiner le manuel d'intervention compte tenu des commentaires et des questionnements suscités. La prochaine étape consiste à appliquer et à évaluer une version « pilote » de l'intervention[1]. Il s'agit de choisir quels instruments de mesure validés (voir le chapitre 14 pour en savoir plus) conviennent le mieux aux orientations de l'intervention. N'oublions pas que l'efficacité d'une intervention est mise en évidence par les résultats obtenus grâce aux outils de mesure. Il est donc conseillé d'administrer aux sujets participants à l'intervention (minimum 6 pour un pilote d'une intervention de groupe, par exemple) ces instruments de mesure avant le début de la nouvelle intervention, de même qu'à la fin de celle-ci. Autant que possible, il est même suggéré d'entreprendre des mesures à plusieurs reprises afin de créer un seuil ou un profil individuel pour chaque participant et, ainsi, de mieux comprendre l'impact de l'intervention. Ce processus permet d'évaluer la pertinence de l'intervention, à savoir si elle offre des avantages cliniques ou non, et d'améliorer certains aspects au besoin. Selon les résultats obtenus du projet pilote grâce aux outils de mesure choisis et aux témoignages recueillis auprès des participants, il devient possible de déterminer le potentiel thérapeutique de l'intervention et s'il vaut la peine de la poursuivre.

Dans le cas où le potentiel thérapeutique de l'intervention et les résultats obtenus du pilote sont favorables, la meilleure façon de procéder est d'offrir l'intervention à un groupe de personnes choisies au hasard parmi la population ciblée et de comparer les résultats obtenus de cette intervention à ceux obtenus par un groupe de personnes provenant de la même population et ne recevant pas la nouvelle intervention. Cette méthode permettra de démontrer que les différences entre les deux groupes proviennent de l'intervention. Il s'agit de la méthode de l'étude randomisée avec groupe contrôle (Borkovec, 1993). Cette méthode rigoureuse propose de considérer une population (un groupe de personnes ayant des caractéristiques semblables et pouvant bénéficier de l'intervention) et de la diviser en deux sous-groupes de manière aléatoire. Le premier sous-groupe recevant l'intervention est le groupe expérimental et l'autre sous-groupe, dont les membres ne reçoivent pas l'intervention, est le

---

1. Nous supposons que le chef clinique ainsi que le comité d'éthique concernés ont donné leur approbation à l'application de la nouvelle intervention.

groupe contrôle. Il existe plusieurs types de groupe contrôle : le groupe « traitement habituel », qui reçoit seulement le traitement régulier ; le groupe « liste d'attente », qui attend de recevoir l'intervention ; un groupe où l'on contrôle le temps passé avec le thérapeute en offrant du temps d'interaction de même durée que l'intervention au groupe contrôle, mais sans le contexte thérapeutique (parler de films ou de météo, par exemple) ; et finalement le groupe « rival », recevant une autre intervention que celle dont on veut évaluer les effets, mais qui possède la même cible thérapeutique. Les membres de chaque groupe doivent posséder des caractéristiques cliniques ou sociodémographiques semblables et être évalués avec les mêmes instruments de mesure validés.

Lorsque l'on veut évaluer les effets d'une nouvelle intervention, il est pertinent de poser quelques questions ouvertes plus « qualitatives » sur l'expérience vécue par les participants lors de l'intervention, en surcroît des questionnaires validés. Ces questions « ouvertes » donnent accès à l'expérience du client lors de l'intervention, aux ingrédients qui ont été perçus comme les plus efficaces ou les moins efficaces. Toutes les étapes mentionnées sont essentielles afin de démontrer l'efficacité d'une intervention dans le cadre d'un service clinique. Si le but est de diffuser, voire de vendre le manuel d'intervention, l'étude randomisée doit comprendre au minimum 30 sujets par sous-groupe et donner des résultats positifs et cliniquement significatifs pour au moins une des variables principales visées (par exemple, la diminution des symptômes).

L'étude menée afin d'évaluer l'efficacité d'une intervention doit respecter certains critères de rigueur, soit l'équivalence des groupes, des évaluateurs « aveugles », la reproduction exacte de l'intervention ainsi que l'utilisation d'analyses statistiques appropriées. En ce qui concerne l'**équivalence des groupes**, il faut s'assurer que la répartition des sujets dans les groupes expérimental et contrôle est réellement le fruit du hasard et non pas une conséquence de décisions cliniques. Ainsi, lors de la répartition des participants entre les groupes, les cliniciens sont souvent tentés de fausser cette répartition parce qu'un individu pourrait bénéficier davantage de l'intervention ou parce qu'un autre la refusera a priori, bien qu'il soit sélectionné dans le groupe expérimental. Ces considérations cliniques sont logiques lorsque l'efficacité d'une intervention a déjà été démontrée, mais tout à fait inappropriée lorsque l'on désire en vérifier l'efficacité. Il faut donc résister à soumettre les « meilleurs candidats » à l'intervention évaluée si on souhaite réellement connaître son efficacité.

De plus, les questionnaires ne doivent pas être administrés par le clinicien qui offre l'intervention (Borkovec, 1993), c'est-à-dire qu'il est important d'avoir recours à des **évaluateurs « aveugles »**. On les appelle ainsi parce qu'ils ne connaissent ni la composition du groupe expérimental ni celle du groupe contrôle. Lorsqu'ils voient une personne en entrevue pour évaluer les effets de l'intervention, ils ne savent pas à quel groupe (expérimental ou contrôle) appartient cette personne. La **reproduction exacte de l'intervention** signifie que chaque personne du groupe expérimental reçoit exactement la même intervention. Afin de vérifier la conformité de l'intervention, on peut faire l'enregistrement audio ou vidéo des interventions et demander à deux évaluateurs indépendants de coter la conformité et la stabilité de l'intervention. Les **analyses statistiques** doivent être appropriées et donner des résultats significatifs pour que l'intervention soit jugée efficace. En plus, les résultats liés à l'intervention doivent être similaires dans chaque site où elle est offerte, ce qui démontre que les résultats peuvent être généralisés à différents milieux cliniques (Borkovec, 1993). Le groupe Cochrane évalue régulièrement les nouvelles formes d'intervention qui deviennent populaires et publie des rapports en précisant les critères d'inclusion afin qu'une étude soit considérée pour leur méta-analyse. On appelle méta-analyse l'analyse simultanée des résultats d'un ensemble d'études abordant un même thème ou une même intervention, dans le but d'obtenir des informations qu'aucune de ces études prises isolément ne pourrait fournir, soit que les études sont réalisées à partir de trop faibles effectifs pour pouvoir dégager un résultat significatif, soit que leur méthodologie n'est pas entièrement satisfaisante. La rigueur requise pour l'évaluation d'une nouvelle intervention est telle qu'il est préférable pour le clinicien de s'associer avec une personne experte en recherche évaluative afin d'éviter certains aléas.

Diffusion : L'évaluation est de loin l'étape la plus difficile afin de déterminer si l'intervention est jugée valide et si elle peut devenir une intervention de pointe. Une fois les preuves faites, une des étapes cruciales consiste à publier les résultats dans des revues scientifiques appropriées ou à les communiquer lors de congrès nationaux ou internationaux. La diffusion des résultats de l'étude permet à d'autres chercheurs et cliniciens de connaître et, éventuellement, d'utiliser l'intervention. Certains créent aussi des sites Web afin de publiciser leurs manuels d'intervention et d'en faciliter la diffusion et la vente (p. ex., <www.psychrehab.com/>).

3.   LES LIMITES ACTUELLES DES RECHERCHES EN INTERVENTION

Nous venons de décrire les étapes reconnues scientifiquement qui sont essentielles à l'évaluation de l'efficacité d'une intervention. Malgré sa rigueur, cette approche comprend tout de même des failles importantes. D'une part, les études randomisées avec groupe contrôle vérifiant l'efficacité d'une intervention psychosociale sont très coûteuses et obtiennent rarement des résultats significatifs éblouissants. Ce type de méthodologie est issu des recherches médicales où la seule différence entre deux groupes est que l'un prend un médicament X et l'autre un placebo, par exemple. Toutefois, même en recherche pharmaceutique, on commence à comprendre que le médicament X peut agir différemment selon le code génétique, la constitution et les habitudes de vie de la personne, et que l'utilisation optimale du médicament va dépendre aussi du soutien social que la personne reçoit (Haynes *et al.*, 2002). Or, lorsqu'il s'agit de comparer l'efficacité d'une intervention psychologique, la thérapie cognitive comportementale par exemple, à celle d'une autre intervention (thérapie de soutien ou humaniste), plusieurs facteurs interagissent et seulement certains d'entre eux sont mesurables. Les études tentent d'évaluer les interventions en éliminant l'influence de facteurs communs (ou des variables dites « non spécifiques ») comme les différences entre les thérapeutes ou entre les clients, afin de comparer seulement « l'essentiel » de l'intervention, soit certaines techniques. Cependant, ces études démontrent bien souvent peu de différences significatives entre les groupes comparés (voir l'étude de Sensky *et al.*, 2002 ou celle de Lewis *et al.*, 2002).

Plusieurs raisons peuvent expliquer ce phénomène. D'une part, des années de recherche en intervention auprès de personnes non psychotiques ont démontré que les techniques ne comptent que pour un faible pourcentage du changement alors que la relation thérapeutique, les variables du client et celles du thérapeute expliquent la plus grande proportion du changement, bien qu'elles soient rarement mesurées (Lecomte, 1987 ; Bergin et Garfield, 1994). Un regard approfondi sur les résultats de recherches découlant d'interventions auprès de personnes souffrant de psychose nous éclaire sur le rôle dominant des facteurs communs tels que l'alliance thérapeutique (Frank et Gunderson, 1990 ; Svensson et Hansson, 1999), les caractéristiques essentielles du thérapeute et du client, l'apprentissage de comportements adaptatifs ou de *coping* ainsi qu'une nouvelle compréhension de son vécu (Lecomte et Lecomte, 1999 ; 2002). D'autre part, les méthodes de recherche actuelles semblent plus sévères lorsqu'il s'agit de démontrer l'efficacité d'une intervention psychosociale, car il est exigé que les effets soient supérieurs de façon significative à ceux d'une autre intervention semblable. En recherche pharmaceutique, il suffit que le médicament soit supérieur au placebo ou alors au traitement dit « habituel ». La supériorité d'une intervention sur une autre est difficile à démontrer, même dans le domaine de la recherche médicale.

La recherche d'efficacité des interventions auprès des personnes souffrant de psychose semble suivre un parcours semblable à celui de la recherche relative à la psychothérapie des personnes non psychotiques, mais avec un certain décalage (Lecomte et Lecomte, 1999). Dans un premier temps, les chercheurs tentent de démontrer l'efficacité et la supériorité de leur approche. Cette étape implique des efforts d'opérationalisation visant l'articulation d'approches thérapeutiques spécifiques pour mieux en démontrer l'efficacité. Ensuite, on élabore des études comparatives randomisées pour finalement obtenir des résultats complexes à interpréter, voire souvent similaires entre les approches comparées. Selon Lecomte et Lecomte (1999), les interventions psychologiques auprès de personnes atteintes de troubles sévères cherchent à mettre en place des traitements précis, basés sur des techniques, s'adressant à des problèmes spécifiques tout en s'appuyant sur le mythe de l'uniformité du thérapeute et parfois même du client (Kiesler, 1966). Cette approche implique donc que le thérapeute et le client sont théoriquement interchangeables. Or, les personnes souffrant de psychose possèdent des profils variés et les thérapeutes leur offrant des services proviennent aussi de cultures professionnelles et personnelles diverses. De plus, les recherches tentent de spécifier quel traitement semble le plus efficace pour une personne ayant un problème spécifique et sous quelles conditions particulières. Quoique ces questions semblent des plus valables, il est hélas encore impossible d'y répondre, car la nature même du changement thérapeutique reste à élucider. Une amélioration de 20 % des symptômes pourrait-elle être considérée comme significative pour une personne ne répondant pas aux médicaments depuis des années, alors qu'une amélioration de 70 % serait attendue après un premier épisode psychotique ? Doit-on mesurer l'impact des interventions sur la qualité de vie, sachant que ce concept diffère selon les exigences individuelles de chacun ? Quelles variables et quel niveau d'impact d'une intervention faut-il considérer lors de l'évaluation du changement ? Au-delà des allégeances théoriques, les résultats de recherche sur les processus et les résultats thérapeutiques nous invitent à reconnaître le caractère contextuel, interactif et dynamique de la psychothérapie où s'entremêlent les variables du client, du thérapeute et des techniques (Lecomte et Lecomte, 1999 ; 2002). La nouvelle philosophie en réadaptation psychosociale semble d'ailleurs davantage tenir compte des variables personnelles et interpersonnelles. Cette orientation risque d'influencer la méthodologie et le contenu des recherches futures sur l'efficacité des interventions.

4.   LA NOUVELLE PHILOSOPHIE DERRIÈRE LES INTERVENTIONS DE POINTE

Le domaine de la réadaptation psychiatrique a vu plusieurs revirements idéologiques depuis sa création. Au début, les interventions de réadaptation avaient pour but de contrôler les comportements agressifs et perturbateurs dans les hôpitaux psychiatriques surpeuplés, d'où la création de modalités comportementales appliquées uniformément à tous les clients, telle que l'économie de jetons (Paul et Lentz, 1977). Par la suite, le but des interventions fut d'améliorer les habiletés sociales et de vie quotidiennes afin de faciliter l'insertion sociale des personnes quittant l'hôpital psychiatrique, conséquence de la désinstitutionnalisation (Liberman, 1992). Différents courants idéologiques ont façonné les approches au cours des années (thérapie comportementale, psychanalytique, milieu thérapie, etc.), mais un tout nouveau courant s'impose et redirige la cible des interventions vers ce que la personne elle-même désire, vers ses buts personnels (Silverstein, 2000). L'intervenant n'a plus le rôle de l'expert qui détermine les cibles thérapeutiques, mais plutôt celui d'une personne-ressource qui détient des connaissances dans de multiples modes d'intervention et qui partage ses connaissances avec la personne dans l'objectif d'atteindre les buts qui lui sont propres. Ainsi, la réadaptation psychiatrique devient une approche individuelle centrée sur le client, auquel on reconnaît l'ultime pouvoir décisionnel sur son plan de traitement (Silverstein, 2000). En lien avec cette nouvelle philosophie, certains instruments de mesure tel le CASIG (voir le chapitre 14) permettent d'évaluer les buts et les besoins de chaque client, selon sa propre perspective et selon celle de son intervenant, dans l'optique d'établir un plan de traitement émanant des forces et des aspirations du client, couronné par une entente avec l'intervenant. Le mouvement d'*empowerment*, les groupes de personnes utilisatrices de services de santé mentale (*Consumer Survivors*) et, plus récemment, le concept de rétablissement appliqué aux personnes atteintes de troubles mentaux graves témoignent de cette évolution qui a débuté dans les années 1980. La « prise de pouvoir personnel » (*empowerment*) confère aux personnes souffrant de psychose un pouvoir politique et personnel sur leur traitement (Anthony, 2002). Les intervenants deviennent des professionnels qui offrent du soutien en accompagnant la personne, lui facilitant sa capacité de prendre du pouvoir sur sa propre vie tout en visant son rétablissement, plutôt que des experts qui dictent ou ordonnent ce qu'il y a à faire. Le concept de rétablissement découle de témoignages d'usagers ainsi que de recherches entreprises au Vermont (Harding *et al.*, 1992), lesquelles démontrent que plus de 68 % des personnes souffrant de troubles graves dits « chroniques » se rétablissent naturellement et qu'il est possible pour une personne souffrant de troubles mentaux graves de mener une vie saine et normale, voire, chez certains, de vivre sans rechute de la maladie. Selon Provencher (2002), le concept de rétablissement comporte quatre dimensions reflétant l'expérience subjective de l'individu durant ce processus. La première dimension est une dimension identitaire nommée « redéfinition et expansion du soi » détaillant le processus du deuil et de redécouverte de soi suivant la reconnaissance du trouble psychotique. La seconde dimension concerne le pouvoir d'agir, soulignant la reprise de pouvoir personnel de la personne sur les plans individuel, sociétal et organisationnel. La troisième dimension est relationnelle ; elle revêt également une importance considérable, car elle est composée du soutien social, de la contribution familiale vis-à-vis du rétablissement ainsi que du rôle des intervenants qui accompagnent la personne dans ce processus de rétablissement. Finalement, une autre dimension essentielle du rétablissement est celle du caractère temporel (Provencher, 2002), défini en termes d'espoir et de spiritualité, laquelle permet à la personne de maintenir une vision positive de sa vie et de sa démarche. Young et Ensing (1999) identifient des dimensions comparables, mais ajoutent les dimensions de l'amélioration de la qualité de vie et du retour à un niveau de fonctionnement prémorbide.

Ainsi, le concept de chronicité à vie de même que certaines étiquettes diagnostiques perdent progressivement du poids ; l'essentiel du traitement mise dorénavant sur le potentiel de rétablissement de la personne. L'intervention aidera donc la personne atteinte de troubles mentaux graves à découvrir ses forces et ses ressources, à choisir ses propres stratégies d'adaptation et à surmonter certaines difficultés, tels les biais ou les déficits cognitifs. Avec cette nouvelle philosophie de la réadaptation, les désirs et les besoins subjectifs de l'individu tiennent une place centrale et cruciale. Quoiqu'en apparence, le modèle « rétablissement » puisse sembler en opposition aux pratiques basées sur les données probantes, ces deux modèles peuvent s'intégrer afin d'offrir un continuum d'interventions à l'efficacité objectivement démontrée tout en étant en lien avec les besoins de l'individu. Ainsi, il devient possible d'obtenir des services variant d'une prise en charge médicale plus importante en période de crise à une prise en charge personnelle active en période d'insertion sociale et communautaire (Frese *et al.*, 2001). Les nouveaux modèles explicatifs de la psychose comprennent encore une composante médicale, mais sont plus normalisants et donnent davantage d'espoir et de pouvoir de changement au client.

Le modèle vulnérabilité-stress-compétence illustre bien cette intégration bio-psychosociale (voir la figure). Ce modèle décrit le processus par lequel une vulnérabilité, qu'elle soit de nature génétique, développementale ou autre, lorsque mise en interaction avec des facteurs de stress importants ou quotidiens, déclenche une réponse symptomatique chez les personnes présentant une psychose. Toutefois, chez les personnes ayant un registre de facteurs de protection efficaces, la rechute symptomatique peut être évitée et la vie sociale et communautaire peut ainsi rester intacte. Ce modèle est applicable à de nombreux états, qu'ils soient de type physique (p. ex., le diabète) ou psychologique (p. ex., l'anxiété), et offre ainsi une perspective normalisante de l'expérience de la maladie. De surcroît, l'accent mis sur les facteurs de protection confère un pouvoir sur ses symptômes et implique que l'individu n'est plus une victime de sa maladie, mais plutôt un agent de son propre rétablissement. Ainsi, les symptômes ne sont plus interprétés comme de simples manifestations de la maladie, mais plutôt comme des interprétations hâtives de situations dont le contenu représente des préoccupations réelles vécues par l'individu

FIGURE 1.1

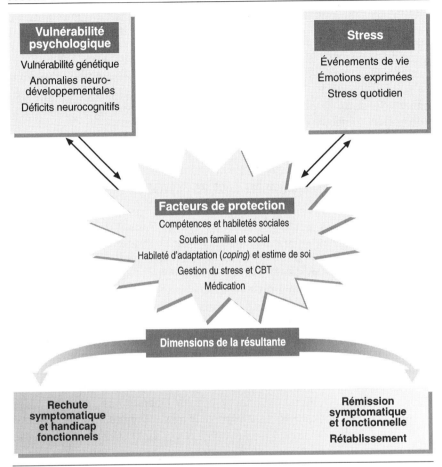

Adapté de Ventura *et al.*, 2002.

(Rhodes et Jakes, 2000). En effet, malgré le lien entre la vulnérabilité et les symptômes, le contenu même des hallucinations et des délires porte un sens réel qui mérite d'être entendu. En l'occurrence, il est possible de comprendre la croyance derrière le symptôme et d'enseigner aux personnes souffrant de psychose et même de paranoïa comment vérifier la véracité de leurs croyances et de leurs perceptions. Lorsque ce n'est pas possible d'agir ainsi, il est suggéré d'enseigner comment gérer les réactions émotives et comportementales qui en découlent. De nouvelles études soulignent aussi le lien entre les délires paranoïaques, l'estime de soi et le type d'attribution qu'une personne perçoit à la suite d'un événement négatif (Bentall *et al.*, 2001). L'estime de soi, ainsi que certains concepts connexes dont celui d'optimisme (Hoffart et Sexton, 2002) sont devenus depuis peu des cibles thérapeutiques importantes vu leur influence sur la réponse au traitement et sur les capacités de l'individu à prendre des risques et à explorer de nouvelles stratégies d'adaptation (Leclerc *et al.*, 2000 ; Lecomte *et al.*, 1999 ; Hall et Tarrier, 2003). Des interventions fondées sur la modification des biais cognitifs, telles des inférences et des attributions personnelles négatives, ou des interventions visant à augmenter l'estime de soi de l'individu, telle la thérapie cognitive comportementale, améliorent l'état de la personne sur plusieurs plans tout en respectant la perception subjective de l'expérience de chacun.

5. QU'EST-CE QUE LA TCC DANS LE TRAITEMENT DES PSYCHOSES ?

La thérapie cognitive comportementale ou TCC (connue en anglais sous l'acronyme *CBT – Cognitive Behaviour Therapy*) connaît depuis les années 1950 un succès accru dans le traitement de la dépression, des troubles anxieux ainsi que de certains troubles de la personnalité tels que la personnalité limite (Linehan, 1993). Toutefois, son utilisation dans le traitement des psychoses ne remonte qu'à une dizaine d'années. Ce fait a de quoi surprendre, car Aaron T. Beck, le fondateur de la TCC, avait publié en 1952 une étude de cas où il réussissait, en utilisant les principes et les techniques de la TCC, à aider une personne souffrant de psychose à se défaire de ses délires de persécution. Malgré que Beck ait par la suite bâti sa carrière essentiellement sur le traitement de la dépression par le biais de la TCC, cette thérapie est considérée par plusieurs chercheurs et cliniciens comme le traitement de choix pour les personnes présentant des symptômes psychotiques malgré la prise de médicaments antipsychotiques (Chadwick et Birchwood, 1994 ; Garety *et al.*, 2000 ; Gould *et al.*, 2001 ; Pilling *et al.*, 2002).

5.1. La philosophie de la TCC

Le but premier de la TCC est d'aider la personne à modifier ses croyances ou pensées irrationnelles qui sont à la base des symptômes ou des problèmes fonctionnels, et ce, en créant une alliance de travail entre l'intervenant et le client et en utilisant certaines techniques cognitives et comportementales. La pensée erronée ou la croyance crée un biais dans l'évaluation des situations que la personne vit et sert à maintenir le symptôme, l'émotion et le comportement associés.

D'une part, la TCC permet de modifier les croyances ou pensées en enseignant le lien entre les perceptions, les croyances et les réactions émotives et comportementales qui en résultent. Par exemple, le tableau TCC suivant peut aider une personne à faire ces liens :

TABLEAU 1.1

Tableau de la situation	Croyance	Conséquence a) émotion; b) comportement
P. ex., *Une personne marche derrière moi sur le trottoir.*	*Cette personne me suit et me veut du mal.*	a) *J'ai peur.* b) *Je m'enferme chez moi et ne veux plus sortir.*

D'autre part, la TCC tente d'amener la personne, par un questionnement non confrontant de type socratique (ou de type « lieutenant Colombo »), à évaluer la possibilité d'autres explications pour le tableau de la situation établi. Dans l'exemple mentionné, la personne pourrait générer des solutions de type « *la personne marchait dans la même direction que moi par coïncidence* » ou alors « *j'ai peut-être laissé tomber un objet que la personne veut me rendre* ». De plus, les « évidences » soutenant la pensée délirante perdent de la crédibilité lorsque la personne doit trouver des faits soutenant la Croyance. Or, si la personne s'était retournée pour regarder qui marchait derrière elle dans l'exemple mentionné, elle aurait peut-être remarqué certains détails lui permettant d'infirmer sa croyance première ou du moins d'en douter. La personne apprend ainsi à ne plus tirer de conclusions hâtives. Le client apprend aussi à surveiller ou à noter le cours de ses pensées afin de prendre un certain recul avant d'agir. La TCC explore de surcroît les stratégies adaptatives (*coping*) les plus efficaces pour diminuer l'intensité ou la détresse liée aux symptômes tels que des voix ou à certains événements stressants. La TCC permet de sélectionner différentes stratégies, selon les préférences et les capacités de la personne. Ainsi, une personne particulièrement troublée par ses voix peut envisager de se concentrer sur les caractéristiques de la voix (timbre, genre, accent) plutôt que sur le contenu exprimé, alors qu'une autre personne optera pour un exercice de relaxation afin de se sentir mieux et, ainsi, de diminuer l'importance de ses voix. D'autres encore choisiront de vérifier la véracité de leur délire ou vont tenter d'ignorer la pensée qui le provoque, préférant utiliser un discours interne centré sur leurs forces et leurs qualités (afin de protéger leur estime de soi).

Il est important de noter que l'objectif principal de la TCC est de diminuer la détresse et non de se défaire des délires ou des autres symptômes à tout prix. Certains délires, comme ceux de grandiosité, servent parfois à protéger l'individu d'une faible estime de soi (Bentall *et al.*, 2001) ; obliger un client à s'en défaire rapidement pourrait entraîner des symptômes dépressifs graves. Dans ce cas, il est préférable de travailler avec l'individu vers des buts qui pourraient lui donner un rôle valorisant et augmenter son estime de soi (en trouvant un travail rémunéré par exemple). En utilisant cette approche, on observe fréquemment que le délire de grandiosité s'estompe par lui-même. De même, bien que les hallucinations auditives soient le plus souvent inquiétantes et dérangeantes, certains individus déclarent entendre des voix qu'ils perçoivent comme aidantes et encourageantes. Ce sont souvent des personnes vivant beaucoup de solitude et pour qui une augmentation de la médication pour éliminer ces voix n'aurait aucun sens. En fait, le rôle du thérapeute peut se définir sommairement comme suit :

– *Créer une alliance thérapeutique* : Avant d'utiliser une technique de la TCC ou d'interroger une personne sur ses croyances, il est essentiel de créer une relation de confiance permettant l'ouverture et le travail d'égal à égal. Il est important de prendre le temps de connaître la personne et d'avoir une idée de son vécu et de sa propre explication de ses expériences, psychotiques ou autres, avant de décider ensemble du but de la thérapie, de tenter de « normaliser » son expérience ou d'offrir un modèle explicatif de rechange.

– *S'entendre sur un plan ou un but thérapeutique* : Le plan est essentiel, car il sert de contrat où les deux parties s'entendent pour travailler ensemble vers l'atteinte de buts construits sur la compréhension de la problématique du client. Le rôle du thérapeute n'est pas celui d'un expert, mais celui d'un facilitateur qui accompagne la personne dans l'atteinte de ses buts dans une collaboration étroite.

– *Offrir une structure* : Le thérapeute se doit d'offrir un cadre sécurisant et stable afin de permettre au client d'explorer des croyances ou des expériences vécues parfois difficiles.

– *Comprendre les croyances ou pensées du client* : Le thérapeute se doit d'essayer de comprendre les croyances du client et, idéalement, la croyance profonde sous-jacente (p. ex., la personne se prend pour un prophète mais croit profondément qu'elle ne vaut rien et que personne ne l'aime), mais il ne doit tenter ni de convaincre le client de changer ses croyances, ni d'imposer sa propre perception ou encore d'interpréter le vécu du client. Le langage médical du genre « ce n'est qu'un symptôme de la maladie » n'a pas sa place dans la TCC, car il ne respecte pas l'expérience subjective de la personne. Toutefois, le thérapeute peut utiliser l'approche « je comprends que c'est ce que vous pensez, mais j'ai une autre perception de votre situation ».

– *Travailler la détresse en priorité* : Quoiqu'une personne puisse présenter des délires qui sont perçus comme dysfonctionnels par son entourage, l'essentiel est de travailler prioritairement sur ce qui cause de la détresse chez la personne, que ce soit ses symptômes psychotiques ou autre chose. Par exemple, une personne qui dit posséder des pouvoirs spirituels (et en être fière) peut être triste ou fâchée que les autres ne la croient pas. La première cible thérapeutique devient alors d'évaluer l'importance d'être cru par les autres et ce que signifie pour cette personne de dire qu'elle possède ces pouvoirs.

– *Protéger et même augmenter l'estime de soi* : Le thérapeute doit s'assurer qu'en remettant en question la véracité d'une croyance, il ne heurtera pas l'estime de soi du client, tout en maintenant son rôle d'aidant qui consiste à faire prendre conscience au client de ses forces, de ses qualités personnelles, et à lui donner la possibilité d'atteindre ses buts. Le thérapeute peut aussi travailler à modifier les attributions négatives ancrées chez certaines personnes (p. ex., les personnes qui voient toujours le verre d'eau à moitié vide).

– *Aider le client à éviter les rechutes* : Un des buts principaux de plusieurs clients consiste à rester le plus loin possible de l'hôpital psychiatrique, ce qui est tout à fait légitime. Il devient essentiel pour tout thérapeute d'aider le client à découvrir, parfois par essais et erreurs, quelles sont les stratégies de *coping* qui fonctionnent le mieux dans sa situation. Selon le niveau de stress vécu ainsi que l'intensité ou la fréquence des symptômes, le thérapeute aide le client à choisir des stratégies qui lui permettront de diminuer sa détresse et, ainsi, de prévenir les rechutes. Aider le client à reconnaître les signes avant-coureurs d'une rechute permet souvent d'éviter celle-ci en favorisant l'utilisation de stratégies de *coping* ou de ressources nécessaires pour diminuer sa détresse (Leclerc *et al.*, 2000).

5.2. Les techniques de la TCC

Outre sa philosophie basée sur les cognitions et leurs liens avec les comportements et les émotions, la TCC se distingue des autres psychothérapies par ses techniques spécifiques et par le nombre de recherches empiriques qui lui sont associées. Quoique l'utilisation des techniques cognitives ou comportementales ne contribue que partiellement au résultat thérapeutique, certaines d'entre elles peuvent être aidantes si on les utilise auprès de personnes souffrant de psychose. Utilisées en collaboration avec le client, les techniques cognitives les plus employées dans la TCC pour la psychose sont : 1) la normalisation, 2) la compréhension différente de son expérience, 3) le questionnement socratique, 4) la dissonance cognitive, 5) la recherche d'autres explications et de faits, 6) l'établissement d'un programme et 7) le recours aux « devoirs ».

Le tableau de la page suivante décrit une liste de techniques non exhaustive (les écrits sur la TCC recensent près de 200 techniques – voir McMullin, 2000), mais il offre un portrait général des techniques les plus souvent utilisées auprès d'une clientèle souffrant de psychose et qui sont applicables tant individuellement qu'en groupe (voir le chapitre 2).

TABLEAU 1.2

Techniques TCC utilisées auprès de personnes souffrant de psychose

Technique	Description
La normalisation	Le thérapeute démontre que l'expérience des symptômes psychotiques se retrouve aussi chez des personnes souffrant d'insomnie, vivant un deuil, etc. Ainsi l'expérience de la psychose peut être normale lorsqu'un individu est face à certaines conditions.
La compréhension différente de son expérience	Le modèle vulnérabilité-stress-compétence permet d'offrir une explication de l'expérience de la personne en y intégrant ses propres caractéristiques (ses situations stressantes, ses symptômes, ses facteurs de protection).
Le questionnement socratique	Cette technique (expliquée ci-dessus) permet d'amener la personne vers le doute sans confrontation, en posant un peu naïvement des questions (p. ex., *c'est probablement moi qui ne saisis pas, mais comment pouviez-vous être certain que l'on vous suivait alors que vous ne vous êtes jamais retourné pour regarder ?*).
La dissonance cognitive	Les cliniciens ne sont pas unanimes sur l'utilisation de cette technique, mais certains rapportent de bons résultats. La prémisse est qu'une personne ne peut croire simultanément en deux concepts opposés. Alors si vous amenez une personne à accepter que pour une situation donnée (p. ex., un embouteillage sur la route) il peut y avoir plusieurs explications, lorsque la personne refuse de considérer d'autres explications que sa propre croyance délirante, vous lui rappelez qu'elle avait affirmé auparavant que pour toute situation, il peut exister d'autres explications. De même, une personne très religieuse qui envisage le suicide peut en être dissuadée si on argumente que le suicide va à l'encontre des enseignements de sa religion (si c'est le cas).

5.3. L'évaluation de la TCC

La TCC se distingue des autres approches thérapeutiques par l'importance de l'évaluation et le nombre d'études réalisées afin d'évaluer son efficacité. Le thérapeute de formation cognitive comportementale utilise dans sa pratique des mesures évaluatives qui permettent par exemple de détecter des fluctuations sur le plan des symptômes, des cognitions, de l'humeur ou de l'estime de soi. Puisque l'utilisation d'interventions psychologiques dans le contrôle des symptômes est récente, la majorité des études proviennent du Royaume-Uni, dont un grand nombre sont des études randomisées avec groupe contrôle. Ces études se sont intéressées aux effets de la TCC sur les symptômes psychotiques (Cormac *et al.*, 2002 ; Gould *et al.*, 2001 ; Pilling *et al.*, 2002). La plupart portent sur un échantillon de personnes souffrant de psychose chronique et répondant peu à la médication. Ces études ont su démontrer une diminution signifi-

Technique	Description
La recherche d'autres explications et de faits	Comme nous l'avons vu, l'exploration d'autres interprétations pouvant expliquer le Tableau de la situation, de même que la recherche de faits appuyant la Croyance, sont des techniques très efficaces pour susciter le doute chez les personnes ouvertes ou ayant un portrait délirant non cristallisé. Cette dernière technique doit être utilisée avec précaution. Malgré la démesure de certaines idées délirantes, le défi associé à la recherche de faits peut s'avérer risqué : il est possible de trouver dans Internet des informations appuyant la croyance à des complots maléfiques provenant de presque tous les gouvernements, de même que plusieurs sites Web consacrés aux extra-terrestres. Le thérapeute doit s'assurer que la recherche de faits va amener la personne à douter de sa croyance et non lui permettre de la renforcer davantage.
Établir un programme	Chaque séance doit débuter avec le programme de la rencontre. Ce programme permet aux deux parties impliquées de s'entendre sur le but de la séance, de s'entendre au sujet des buts thérapeutiques à atteindre en les énonçant clairement et, enfin, d'éviter des surprises qui pourraient décontenancer le client.
Le recours aux « devoirs »	Quoique le terme puisse en dissuader plusieurs, ces devoirs permettent d'appliquer des techniques expérimentées durant les séances de thérapie ou encore l'utilisation du tableau TCC par le client au moment qu'il juge opportun. Ces devoirs assurent une meilleure intégration des concepts et une continuité entre les séances. Il est toutefois difficile de faire des devoirs pour des personnes souffrant de psychose et qui présentent parfois de surcroît des troubles de mémoire. On peut approcher une personne, membre du réseau de soutien du client (avec l'accord de celui-ci), pour lui demander de l'aider à faire les devoirs.

cative de l'intensité des délires à la suite de la thérapie cognitive comportementale (Tarrier *et al.*, 1998 ; Garety *et al.*, 1994 ; 2000 ; Levine *et al.*, 1998 ; Kuipers *et al.*, 1997 ; Drury *et al.*, 1996 ; Sensky *et al.*, 2000), ainsi qu'une diminution marquée des hallucinations (Drury *et al.*, 1996 ; Kuipers *et al.*, 1997 ; Wykes *et al.*, 1999). Tel qu'expliqué au début du chapitre, les différences entre le groupe contrôle et le groupe TCC diminuent lorsque le groupe contrôle reçoit aussi une intervention psychologique d'intensité semblable avec les mêmes thérapeutes (Sensky *et al.*, 2000 ; Lewis *et al.*, 2002). Les nouvelles études sur la TCC pour la psychose portent maintenant sur différentes clientèles comme les clients prépsychotiques ou en phase prodromale (Morrison *et al.*, 2002), les « premiers épisodes » (Lecomte *et al.*, 2002 ; Lewis *et al.*, 2002) et les clients en gériatrie (Granholm *et al.*, 2002). Les études ont d'ores et déjà su démontrer l'efficacité de cette approche thérapeutique ; les nouvelles questions de recherche doivent à

présent porter une plus grande attention à étudier plus spécifiquement :
1) pour qui la TCC fonctionne, 2) sous quelles conditions, 3) quelles
variables relationnelles et personnelles du client et du thérapeute sont
nécessaires et 4) comment le traitement de nature psychosociale interagit
avec le traitement pharmacologique. Certaines de ces études commencent
à explorer davantage les variables interpersonnelles telles que l'alliance
thérapeutique et le style d'attachement, de même que certaines variables
inhérentes au client (style de personnalité, capacité d'introspection, activation neurologique) et au thérapeute (expertise, formation). Une étude
en cours (Lecomte et Leclerc, ICRS) porte d'ailleurs sur la question des
variables du client, du thérapeute et de la relation thérapeutique dans le
cadre d'une étude randomisée étudiant la TCC auprès des personnes
présentant un premier épisode psychotique. Une étude pilote (Lang et
Lecomte, – en développement) porte sur l'impact de la TCC au niveau de
l'activation du lobe frontal et son interaction au niveau cérébral avec les
antipsychotiques atypiques. Ces nouvelles études pourront non seulement
apporter de nouvelles connaissances sur les processus impliqués dans la
réponse au traitement TCC, mais elles permettent aussi de ramener les
interventions psychosociales au centre du traitement de la personne présentant un trouble mental grave et ainsi leur donner une crédibilité scientifique et clinique. Par ailleurs, ce qui distingue réellement la TCC des
autres approches utilisées antérieurement auprès des personnes présentant une psychose ne repose pas tant sur ses techniques spécifiques que
sur l'attention et le respect portés à l'expérience subjective de la personne.
La TCC représente bien la nouvelle vague d'interventions de pointe, car
elle cible les besoins individuels, implique un travail de collaboration entre
thérapeute et client et s'appuie sur des données probantes.

6.   L'AVENIR DANS LE MEILLEUR DES MONDES POSSIBLES

Face à l'évolution rapide des interventions offertes aux personnes souffrant
de psychose au cours des vingt dernières années, il devient intéressant de
s'interroger sur l'avenir de ce domaine. Nous constatons que l'évolution
de l'intervention psychiatrique diffère, en même temps qu'elle lui ressemble, de l'évolution des interventions auprès des personnes souffrant
de névroses et de divers types de handicaps mentaux ou physiques. La
comparaison avec ces autres troubles peut se faire sur le plan de la stigmatisation. Pendant longtemps, une grande stigmatisation était associée
aux névroses telles la dépression ou l'anxiété, de même qu'aux handicaps
intellectuels et physiques. Depuis peu, on observe une certaine ouverture
de la société à l'égard des personnes présentant des handicaps ou des difficultés de nature psychologique, intellectuelle ou physique. Ainsi, certains

troubles de l'humeur ou anxieux sont aujourd'hui considérés comme des réactions normales au stress environnemental et les personnes qui en souffrent ressentent moins d'exclusion. De plus, les personnes souffrant d'un handicap physique ou intellectuel sont davantage intégrées à la société, tant sur le plan du travail que socialement, grâce à des accommodations diverses. De manière similaire, on pourrait espérer que la stigmatisation à l'égard des personnes présentant un trouble mental grave s'estompera et que les symptômes de la psychose seront perçus comme des manifestations d'un état souffrant, temporaire et pour lequel le rétablissement est possible. Selon Dickerson *et al.* (2002), la stigmatisation est l'obstacle principal au traitement optimal de la personne présentant une psychose de type « schizophrénie » et, malheureusement, les médias contribuent fortement à maintenir plusieurs mythes au sujet de la psychose, l'associant sans répit à la dangerosité. Quoique la violence puisse parfois être une préoccupation réelle pour certains, elle n'est pas la norme au sein de cette clientèle (voir le chapitre 11). Contrairement aux autres handicaps de type physique où la stigmatisation n'était pas liée au handicap spécifique mais au fait d'être handicapé, la stigmatisation vis-à-vis de la santé mentale est directement liée au diagnostic. La stigmatisation à l'endroit du diagnostic de schizophrénie est bien plus importante que celle qui est attachée à la dépression majeure et même au trouble bipolaire. Comme on l'a vu plus tôt, les concepts diagnostiques et particulièrement le diagnostic de schizophrénie regroupent sous le même terme des personnes aux profils fonctionnels, sociaux et diagnostiques très différents. L'utilisation de diagnostics provient du besoin qu'ont des professionnels de la santé de regrouper les gens sous certaines catégories afin de pouvoir utiliser un vocabulaire commun lors de discussions cliniques. Toutefois, communiquer un diagnostic portant un stigmate sociétal important peut impliquer des considérations éthiques et professionnelles. Le professionnel de la santé doit s'interroger sur la nécessité d'utiliser un diagnostic souvent associé à une chronicité à vie, alors qu'en début de psychose il est très difficile de prédire le cours de la maladie, voire de connaître de manière certaine le diagnostic de la personne. Les termes utilisés pour expliquer l'expérience symptomatique de la personne, qu'ils soient plus généraux (du type « vous avez eu un épisode psychotique »), ou qu'ils soient liés à un diagnostic (« vous avez mentionné que votre mère souffre de schizophrénie, il se peut que vos expériences récentes soient aussi liées à cette affection, mais il est encore trop tôt pour en être certain »), doivent être choisis avec doigté. Cela dit, il est préférable d'offrir le plus d'information possible au client tout en s'assurant de sa compréhension afin que sa perception soit liée au rétablissement plutôt qu'au désespoir. Plus de 50 % des personnes chez qui on a diagnostiqué une schizophrénie font une tentative de suicide ; 10 % d'entre elles réussissent à atteindre leur objectif. Lorsque l'on reconnaît cette réalité et la stigmatisation liée à la schizophrénie ainsi que le portrait hétérogène de cette catégorie diagnostique, l'utilisation hâtive du terme schizophrénie devient discutable d'un point de vue éthique.

Malheureusement, la stigmatisation est quelquefois maintenue par certains intervenants en santé mentale et même par des proches des personnes atteintes de troubles mentaux graves. Ayant intégré à leur pratique professionnelle l'idée que ce type de problème de santé était incurable et même que la situation s'aggraverait progressivement, les intervenants et les proches des clients ont développé des réflexes de gestion de risques, tentant de protéger la personne souffrant de psychose de tous les dangers réels, potentiels et même improbables. Tant les proches que les intervenants, par souci de responsabilité et de protection, ont imposé des conditions de vie parfois inacceptables à ces personnes, malgré leurs bonnes intentions. Par exemple, certains intervenants vont préférer ne pas offrir d'activités de réadaptation ou d'interventions psychologiques par crainte de « surcharger » un client perçu comme trop fragile et vont maintenir la fausse perception que ce client ne peut pas s'insérer socialement. Une telle position « maternante » renforce la stigmatisation qui consiste à penser que les personnes souffrant de psychose doivent être protégées, tout en évitant au thérapeute de s'interroger sur sa propre aptitude à aider son client. La stigmatisation disparaîtra probablement par des campagnes d'éducation et de familiarisation destinées à la population et expliquant ce qu'est l'expérience de la psychose et de son rétablissement. Il faut espérer également un changement de perception de la part des intervenants qui permettront la prise de pouvoir personnel (*empowerment*) des personnes souffrant de psychose. Déjà, plusieurs groupes de soutien offerts aux clients et à leurs familles s'impliquent socialement et politiquement afin de faciliter l'intégration réelle à la communauté des personnes atteintes de troubles mentaux graves. Ce défi est certainement d'ordre collectif et non individuel.

La désinstitutionnalisation des soins psychiatriques, soit de l'hôpital à la communauté, s'est avérée un des moteurs de changements majeurs dans les modalités de la pratique. La diminution du nombre de lits offerts dans les hôpitaux de même que la réduction de la durée des séjours de courte durée en psychiatrie ont imposé une redéfinition du rôle de l'intervenant et un questionnement de ses valeurs. Ainsi, l'intervenant qui se présente seul au domicile du client doit développer de nouvelles approches d'intervention, celles qu'il a apprises en milieu hospitalier étant difficilement transférables. La personne n'est plus un client hospitalisé, mais bien un citoyen qui reçoit des services de santé à son domicile, dans son propre univers. L'intervenant lui offre des services qu'il pourra refuser s'ils ne lui conviennent pas. La relation thérapeutique s'est grandement modifiée ; l'intervenant ne peut plus compter sur l'aide et la présence physique d'une équipe pour influencer le client. L'intervention, qu'elle se déroule en milieu hospitalier ou dans la communauté, a sollicité et continuera de solliciter les capacités d'adaptation des intervenants. La contribution scientifique sera de confronter à nouveau certaines valeurs et croyances et de permettre aux intervenants d'acquérir de nouvelles connaissances, de nouvelles habiletés, en stimulant leur créativité (Leclerc, 2000). L'approche autoritaire qui avait cours il y a vingt ans est bel et bien révolue ; elle doit être remplacée par une collaboration réelle avec l'optique de respecter le pouvoir décisionnel et d'action de la personne (Burgess, 1997).

Le contexte de l'offre de soins et de services a été également modifié par la mise sur pied d'équipes multidisciplinaires ou pluridisciplinaires. Ces équipes, plus ou moins fonctionnelles en raison d'un manque d'intégration des pratiques, évolueront progressivement vers l'interdisciplinarité. Il existe toujours plusieurs milieux où certains membres de l'équipe, peu importe leur discipline, continuent à résister et à pratiquer en solo, sans désir de concertation avec les autres membres. Lorsque la plupart des membres d'une équipe agissent sans concertation réelle, on parle de pluridisciplinarité, un concept qui indique la présence conjointe de plusieurs disciplines sur un mode additif. La multidisciplinarité est un concept similaire à la pluridisciplinarité. Pour sa part, le concept d'interdisciplinarité renvoie aux relations entre des intervenants de différentes disciplines (D'Amour, 1998). Chaque discipline contribue aux objectifs du groupe interdisciplinaire, en apportant ses connaissances et sa spécificité. Il existe cependant des zones grises. Ce sont les services pouvant être rendus par différents types de disciplines. Les zones grises sont sources de tension parce qu'elles comprennent à la fois des tâches valorisantes et d'autres qui le sont moins. Les zones grises valorisées et revendiquées sont celles où l'ensemble des disciplines sont compétentes ; les tâches les moins intéressantes appartenant aux zones grises sont, la plupart du temps, déléguées par un processus hiérarchique (Leclerc et Ricard, 1999). Ces questions sont loin d'être réglées et leur solution fait appel à un concept encore peu compris et relativement peu diffusé, celui de la transdisciplinarité. Selon ce concept, l'expertise de chaque membre de l'équipe interdisciplinaire sera mise à contribution, dépassant ainsi les barrières du professionnalisme (De Conink, 1996). La personne la plus compétente pour offrir un service sera celle qui l'offrira, si elle est disponible pour l'offrir au moment idéal. Actuellement, les barrières liées aux règlements et aux lois des différentes professions, de même que les guerres interprofessionnelles, limitent les possibilités d'application de ce concept. Alors que la multidisciplinarité renvoie à une hiérarchie où un intervenant délègue directement ou indirectement des tâches à un intervenant d'une autre discipline, l'interdisciplinarité propose une répartition des services à offrir basée sur les discussions de l'équipe (Leclerc, 2000).

Déjà dans les années 1980, des clients et leurs proches, de même que des cliniciens et des chercheurs, revendiquaient que l'on adapte l'offre de services aux besoins des clients plutôt que de tenter d'adapter les clients à l'offre de services. Les cliniciens étaient face à la première génération de jeunes adultes présentant un trouble mental grave qui n'allait pas être hospitalisée et qui revendiquait, comme les autres jeunes de son époque, des services adaptés (Intagliata et Baker, 1984 ; Pepper et Ryglewicz, 1984 ; Sheets *et al.*, 1984). Dans un monde où le client choisit ses buts et son mode de rétablissement, seules les interventions répondant à des besoins réels et démontrant des effets thérapeutiques vont demeurer. La clinique et la recherche continueront à travailler de pair afin de continuellement améliorer les services et les interventions offerts selon les besoins particuliers des clients. L'on peut aussi imaginer d'ici quelques années que davantage de personnes en phase de rétablissement de leur psychose feront partie intégrante des équipes traitantes en santé mentale ainsi que des équipes de recherches dans le domaine de la santé mentale.

Le contenu même des interventions va continuer à évoluer dans le sens de la subjectivité et de l'accroissement personnel. L'on constate déjà cette tendance par l'attention portée à la spiritualité comme facilitant le rétablissement chez certains (Clarke, 2001). La spiritualité a longtemps été considérée comme un sujet tabou entre l'intervenant et le client, car elle est souvent liée aux délires et aux hallucinations. Il suffit de penser aux délires religieux qui sont relativement fréquents. Pourtant, plus de 30 % des clients souffrant de psychose interrogés dans une étude québécoise mentionnent avoir un but de réadaptation lié à la religion ou à la spiritualité, alors que peu considèrent que leur intervenant les aide en ce sens (Lecomte *et al.*, sous presse).

Parallèlement, des activités liant le corps à la spiritualité, comme le yoga ou la relaxation centrée sur la respiration, deviennent de plus en plus populaires et commencent à être demandées par les clients. Dans le cadre de deux projets de recherche (Leclerc *et al.*, 2000 ; Lecomte *et al.*, 2002), une activité de relaxation nommée Shavasan est introduite à l'intérieur d'un traitement de 24 rencontres. Les participants apprennent à se détendre et à se concentrer sur leur respiration. Leurs commentaires furent non seulement positifs (« j'ai réussi à me détendre » ; « je vais continuer à l'utiliser » ; « c'est ce que j'ai préféré » ; « je me suis vraiment reposée »), mais aussi surprenants (« je suis devenu en paix avec moi » ; « on m'avait dit que ce serait dangereux pour moi car ça me stimulerait trop ; quand je me sens au bord de craquer, je respire comme j'ai appris et je fais moins de gaffes »). Ils ont déclaré l'utiliser régulièrement lorsqu'une situation particulièrement stressante se produisait.

Les intervenants qui avaient comme mandat d'aider leurs clients à vivre en communauté et à contrôler leurs comportements et leurs symptômes s'allient dorénavant à des experts en intégration professionnelle et en conditionnement physique. Comme nous le verrons au chapitre 6, l'intégration professionnelle devient de plus en plus possible pour la plupart des personnes motivées à travailler. De plus, la prise de poids liée aux nouveaux antipsychotiques oblige les équipes de santé mentale à offrir des activités d'éducation portant sur l'alimentation ainsi qu'à mettre sur pied des interventions misant sur la perte de poids et l'activité physique (Umbricht *et al.*, 2001). D'autres équipes s'intéressent au développement des relations d'intimité et aident les personnes à mieux comprendre leur sexualité et à choisir ce qu'elles ont envie de vivre dans cette sphère de la vie (voir le module *Friendship and Intimacy* dans le site Web <www.psychrehab.com>).

Les futures interventions de pointe en psychiatrie ne s'attarderont plus seulement aux techniques ou aux modes d'emploi, mais aussi aux variables non spécifiques telles que la concordance entre le client, le clinicien et l'intervention choisie. Certains clients bénéficient davantage d'interventions tenant compte de certaines de leurs caractéristiques personnelles, leurs déficits cognitifs par exemple. De même, les styles interactionnels de certains cliniciens se marient mieux à certains types d'intervention qu'à d'autres. Les caractéristiques personnelles des cliniciens et des clients ainsi que leurs concordances possibles dans un contexte relationnel influent sur la résultante du traitement et devront être considérées lors de la planification de celui-ci. Nul intervenant ne peut être compétent dans toutes les approches ou tous les types d'intervention. Reconnaître ses forces et ses limites et maintenir une ouverture d'esprit envers la nouveauté (voir le chapitre 12) sont des qualités essentielles du bon clinicien. De plus, l'on sait déjà que les personnes chez qui on a diagnostiqué une schizophrénie vivent moins de rechutes et se portent mieux lorsqu'elles ont établi une bonne alliance thérapeutique avec l'intervenant (Frank et Gunderson, 1990 ; Svensson et Hansson, 1999) et que le style d'attachement ainsi que l'espoir du client dans le potentiel aidant de l'intervention influencent la réponse au traitement (Tyrrell *et al.*, 1999). Un nouveau constat émerge : le vocabulaire change. Alors que les plans de traitement portaient essentiellement sur les problèmes du client et ses difficultés, l'on s'attarde aujourd'hui de plus en plus aux buts, aux intérêts, aux forces et à l'optimisme de la personne afin de surmonter certains obstacles d'ordre symptomatique, cognitif ou social. Les termes diagnostiques tels que la « schizophrénie » deviendront un jour désuets, car ils ne savent pas bien représenter l'expérience subjective du client. Les symptômes seront toujours traités par faible dose de médicaments, parfois même au moyen de molécules dites « naturelles », de synthèse ou homéopathiques, associées à un traitement basé sur la collaboration et le respect, de type TCC par exemple. La psychose sera traitée sans délai, dès ses premières manifestations, évitant ainsi à la majorité des clients l'hospitalisation et la chronicité. Si nos prévisions s'avèrent justes, l'avenir de la réadaptation psychosociale et des interventions psychologiques auprès des personnes présentant des troubles psychotiques s'annonce changeant, évolutif, positif et passionnant. À suivre...

BIBLIOGRAPHIE

Anthony, W. (2002). Pour un système de santé axé sur le rétablissement : douze points de repère pour l'organisation d'ensemble des services. *Santé mentale au Québec,* vol. 27, p. 102-113.

Beck, A.T. (1952). Successful outpatient psychotherapy of a chronic schizophrenic with a delusion based on borrowed guilt. *Psychiatry : Journal for the Study of Interpersonal Processes,* vol. 15, p. 305-312.

Bentall, R.P., Corcoran, R., Howard, R., Blackwood , N. et Kinderman, P. (2001). Persecutory delusions : A review and theoretical integration. *Clinical Psychology Review,* vol. 21, n° 8, p. 1143-1192.

Bergin, A.E. et Garfield, S.L. (1994). *Handbook of Psychotherapy and Behavior Change.* New York, Wiley.

Borkovec, T.D. (1993). Between-group therapy outcome research : Design and methodology. *NIDA Research Monographs,* vol. 139, p. 249-289.

Burgess, A.W. (1997). *Advanced Practice in Psychiatric Nursing.* Stanford (Conn.), Appleton and Lange.

Chadwick, P.D. et Birchwood, M. (1994). Challenging the omnipotence of voices : A cognitive approach to auditory hallucinations. *British Journal of Psychiatry,* vol. 164, p. 190-201.

Clarke, I. (2001). *Psychosis and Spirituality : Exploring the New Frontier.* Londres, Whurr.

Cormac, I., Jones, C. et Campbell, C. (2002). Cognitive behaviour therapy for schizophrenia. *Cochrane Library,* vol. 1, n° 2.

Crowther, R., Marshall, M., Bond, G. et Huxley, P. (2003). Vocational rehabilitation for people with severe mental illness. *Cochrane Library,* vol. 1, n° 1.

D'Amour, D. (1998). La collaboration interprofessionnelle : relever le défi d'une action commune ! *Actes du Colloque de l'AQIIP 1998.*

De Conink, P. (1996). De la disciplinarité à la transdisciplinarité : à la recherche d'une panacée ou d'une attitude ? Groupe de recherche « Stratégies d'optimisation d'écosystèmes régionaux de l'Université de Sherbrooke » (dir.). *Info-stoper,* vol. 4, n° 1, p. 1-7.

Dickerson, F.B., Sommervielle, J., Origoni, A.E., Ringel, N.B. et Parente, F. (2002). Experiences of stigma among outpatients with schizophrenia. *Schizophrenia Bulletin,* vol. 28, n° 1, p. 143-156.

Drake, R.E., Goldman, H.H., Leff, H.S., Lehman, A.F., Dixon, L., Mueser, K.T. et Torrey, W.C. (2001). Implementing evidence-based practices in routine mental health service settings. *Psychiatric Services,* vol. 52, n° 2, p. 179-182.

Drury, V., Birchwood, M., Cochrane, R. et MacMillan, F. (1996). Cognitive therapy and recovery from acute psychosis : A controlled trial. *British Journal of Psychiatry*, vol. 169, p. 593-601.

Frank, A.F. et Gunderson, J.G. (1990). The role of the therapeutic alliance in the treatment of schizophrenia : Relationship to course and outcome. *Archives of General Psychiatry*, vol. 47, p. 228-235.

Frese, F.J., Stanley, J., Kress, K. et Vogel-Scibilia, S. (2001). Integrating evidence-based practices and the recovery model. *Psychiatric Services*, vol. 52, n° 11, p. 1462-1468.

Garety, P., Fowler, D. et Kuipers, E. (2000). Cognitive-behavioral therapy for medication-resistant symptoms. *Schizophrenia Bulletin*, vol. 26, p. 73-86.

Garety, P. A., Kuipers, E., Fowler, D., Chamberlain, F. et Dunn, G. (1994). Cognitive behavioural therapy for drug-resistant psychosis. *British Journal of Medical Psychology*, vol. 67, p. 259-271.

Gould, R.A. et Mueser, K.T. (2001). Cognitive therapy for psychosis in schizophrenia : An effect size analysis. *Schizophrenia Research*, vol. 48, p. 335-342.

Granholm, E., McQuaid, J., McClure, F., Pedrelli, P. et Jeste, D. (2002). A randomized controlled pilot study of cognitive behavioral social skills training for older patients with schizophrenia. *Schizophrenia Research*, vol. 53, p. 167-169.

Hall, P.L. et Tarrier, N. (2003). The cognitive-behavioural treatment of low self-esteem in psychotic patients : a pilot study. *Behaviour Research Therapy*, vol. 4, n° 3, p. 317-332.

Harding, C.M., Zubin, J. et Strauss, J.S. (1992). Chronicity in schizophrenia : Revisited. *British Journal of Psychiatry Suppl.*, vol. 18, p. 27-37.

Haynes, R.B., McDonals, H.P. et Garg, X. (2002). Helping patients follow prescribed treatment : Clinical applications. *Journal of the American Medical Association*, vol. 288, n° 22, p. 2880-2883.

Hoffart, A. et Sexton, H. (2002). The role of optimism in the process of schema-focused cognitive therapy of personality problems. *Behaviour Research Therapy*, vol. 40, n° 6, p. 611-623.

Intagliata, J. et Baker, F. (1984). A comparative analysis of the young adult chronic patient in New York State's community support system. *Hospital and Community Psychiatry*, vol. 35, n° 1, p. 45-50.

Kiesler, D.J. (1966). Several myths of psychotherapy research and the search for a paradigm. *Psychological Bulletin*, vol. 65, p. 110-136.

Kraemer, H.C. (2000). Pitfalls of multisite randomized clinical trials of efficacy and effectiveness. *Schizophrenia Bulletin*, vol. 26, n° 3, p. 533-541.

Kuipers, E., Garety, P., Fowler, D., Freeman, D., Dunn, G., Bebbington, P. et Hadley, C. (1997). London-East Anglia randomised controlled trial of cognitive-behavioural therapy for psychosis : Effects of treatment phase. *British Journal of Psychiatry*, vol. 171, p. 319-327.

Leclerc, C., Lesage, A. et Ricard, N. (1997). Pertinence du paradigme stress-coping pour l'élaboration d'un modèle de la gestion du stress des personnes atteintes de schizophrénie. *Santé mentale au Québec*, vol. 22, n° 2, p. 68-91.

Leclerc, C. et Ricard, N. (1999). Le suivi dans la communauté : que faut-il en comprendre ? *Revue InfoQIIP*, vol. 13, n° 2, p. 7-11.

Leclerc, C. (2000). Dix voies d'avenir pour les infirmières en psychiatrie. *Revue InfoQiiP*, vol. 14, n° 3, p. 13-18.

Leclerc, C., Lesage, A.D., Ricard, N., Lecomte, T. et Cyr, M. (2000). Assessment of a new stress management module for persons with schizophrenia. *American Journal of Orthopsychiatry*, vol. 3, p. 380-388.

Lecomte, T. et Lecomte, C. (2002). Toward uncovering robust principles of change inherent to cognitive-behavioral therapy for psychosis. *American Journal of Orthopsychiatry*, vol. 72, n° 1, p. 50-57.

Lecomte, C. et Lecomte, T. (1999). Au-delà et en deçà des techniques cognitives béhaviorales dans le traitement des troubles graves : les facteurs communs. *Santé mentale au Québec*, vol. 24, p. 19-38.

Lecomte, T., Cyr, M., Lesage, A.D., Wilde, J.B., Leclerc, C. et Ricard, N. (1999). Efficacy of a self-esteem module in the empowerment of individuals with chronic schizophrenia. *Journal of Nervous and Mental Diseases*, vol. 187, p. 406-413.

Lecomte, T., Leclerc, C., Wykes, T. et Wallace, C.J. (2002). Group CBT for first episode clients : How does it work and what are the benefits ? *Acta Psychiatria Scandinavica*, vol. 106 (suppl. 413), p. 66.

Lecomte, T., Wallace, C.J., Perreault, M. et Caron, J. (sous presse). Consumers' goals in psychiatric rehabilitation: What are they and are our services meeting them? *Psychiatric Services.*

Levine, J., Barak, Y. et Granek, I. (1998). Cognitive group therapy for paranoid schizophrenics : Applying cognitive dissonance. *Journal of Cognitive Psychotherapy : An International Quaterly*, vol. 12, p. 3-12.

Lewis, S., Tarrier, N., Haddock, G., Bentall, R.P., Kinderman, P., Kingdon, D., Siddle, R., Drake, R., Everitt, J., Leadley, K., Benn, A., Grazebrook, K., Haley, C., Akhtar, S., Davies, L., Palmer, S., Faragher, B. et Dunn, G. (2002). Randomised controlled trial of cognitive-behavioural therapy in early schizophrenia : Acute-phase outcomes. *British Journal of Psychiatry*, vol. 181 (suppl. 43), p. s91-s97.

Liberman, R.P. (1992). *Handbook of Psychiatric Rehabilitation.* New York, Macmillan.

Linehan, M.M. (1993). *Cognitive-behavioral Treatment of Bordeline Personality Disorder.* New York, Guilford Press.

McMullin, R.E. (2000) *Handbook of Cognitive Therapy Techniques.* New York, Norton.

Morrison, A.P., Bentall, R.P., French, P., Walford, L., Kilcommons, A., Knight, A., Kreutz, M. et Lewis, S.W. (2002). Randomised controlled trial of early detection and cognitive therapy for preventing transition to psychosis in high-risk individuals : Study design and interim analysis of transition rate and psychological risk factors. *British Journal of Psychiatry*, suppl. 43, p. s78-s84.

Paul, G.L. et Lentz, R.J. (1977). *Psychosocial Treatment of Chronic Mental Patients.* Cambridge (Mass.), Harvard University Press.

Pepper, B. et Ryglewicz, H. (1984). The young adult chronic patient, dans B. Pepper et H. Ryglewicz (dir.), *The Chronic Mental Patient*, New York, Grune and Stratton, p. 33-48.

Pilling, S., Bebbington, P., Kuipers, E., Garety, P., Geddes, J., Orbach, G. et Morgan, C. (2002). Psychological treatments in schizophrenia : I. Meta-analysis of family intervention and cognitive behaviour therapy. *Psychological Medicine,* vol. 32, n° 5, p. 763-782.

Provencher, H.L. (2002). L'expérience du rétablissement : perspectives théoriques. *Santé mentale au Québec,* vol. 27, p. 35-64.

Reasoner, R.W. (1992). *Building Self-esteem in the Elementary and Secondary Schools : Teacher's Manual,* 2ᵉ éd., Palo Alto (Calif.), Consulting Psychologists Press.

Rhodes, J.E. et Jakes, S. (2000). Correspondence between delusions and personal goals: A qualitative analysis. *British Journal of Medical Psychology,* vol. 73, p. 211-225.

Sensky, T., Turkington, D., Kingdon, D., Scott, J.L., Scott, J., Siddle, R., O'Carroll, M., et Barnes, T.R. (2000). A randomized controlled trial of cognitive-behavioral therapy for persistent symptoms in schizophrenia resistant to medication. *Archives of General Psychiatry,* vol. 57, p. 165-172.

Sheets, J.L., Prevost, J.A. et Reihman, J. (1984). Young chronic patients : Three hypothetized subgroups, dans B. Pepper et J. Ryglewicz (dir.), *The Young Adult Chronic Patient,* Hospital and Community Psychiatry Services Collection, Washington, American Psychiatric Press Inc., p. 10-16.

Silverstein, S.M. (2000). Psychiatric rehabilitation in schizophrenia : Unresolved issues, current trends, and future directions. *Applied and Preventive Psychology,* vol. 9, p. 227-248.

Svensson, B. et Hansson, L. (1999). Therapeutic alliance in cognitive therapy for schizophrenic and other long-term mentally ill patients : Development and relationship to outcome in an in-patient treatment programme. *Acta Psychiatrica Scandinavica,* vol. 99, p. 281-287.

Tarrier, N., Yusupoff, L., Kinney, C., MacCarthy, E., Gledhill, A., Haddock, H., et Morris, J. (1998). Randomised controlled trial of intensive cognitive behaviour therapy for chronic schizophrenia. *British Medical Journal,* vol. 317, p. 303-307.

Torrey, W.C., Drake, R.E., Dixon, L., Burns, B.J., Rush, A.J., Clark, R.E. et Klatzker, D. (2001). Implementing evidence-based practices for persons with severe mental illnesses. *Psychiatric Services,* vol. 52, p. 45-50.

Tyrrell, C.L., Dozier, M., Teague, G.B. et Fallot, R.D. (1999). Effective treatment relationships for persons with serious psychiatric disorders : The importance of attachment states of mind. *Journal of Consulting and Clinical Psychology,* vol. 67, p. 725-733.

Umbricht, D., Flury, H. et Bridler, R. (2001). Cognitive behavior therapy for weight gain. *American Journal of Psychiatry,* vol. 158, n° 6, p. 971.

Ventura, J., Nuechterlein, K.H., Subotnik, K.L., Green, M.F. et Gitlin, M.J. (2004 – accepté pour publication). Self-efficacy and neurocognition may be related to coping responses in recent-onset schizophrenia. *Schizophrenia Research* (Corrected Proof, Available online 10 December 2003).

Wykes, T., Parr, A.M. et Landau, S. (1999). Group treatment of auditory hallucinations. *British Journal of Psychiatry,* vol. 175, p. 180-185.

Young, S.L. et Ensing, D.S. (1999). Exploring recovery from the perspective of people with disabilities. *Psychiatric Rehabilitation Journal,* vol. 22, n° 3, p. 219-231.

C H A P I T R E

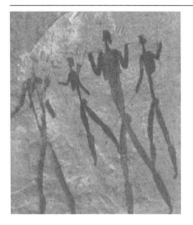

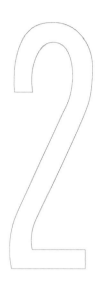

Approches de groupe destinées aux personnes souffrant de troubles mentaux graves

De la mise en place aux résultats potentiels

Claude Leclerc, inf., Ph. D.
Université du Québec à Trois-Rivières

Tania Lecomte, Ph. D.
University of British Columbia

Résumé

Différentes formes d'interventions de groupe sont offertes aux personnes atteintes de troubles mentaux tels que la schizophrénie. Leur contenu varie considérablement de même que leurs orientations théoriques. Ces particularités quant au contenu des approches de groupes sont rapportées dans plusieurs articles ; mais il demeure difficile d'identifier les facteurs qui rendent ces groupes efficaces. Il faut donc parcourir de nombreux articles afin d'identifier certains de ces facteurs, puisqu'il n'existe pas de guide pratique qui les mette en évidence. Ce chapitre propose une revue des écrits à ce sujet, tant scientifiques que cliniques, et met en évidence les facteurs liés au succès de ces groupes : buts, structure, animation, terminaison, qualités des animateurs. Il insiste sur la planification du groupe et sur les ingrédients associés au fonctionnement optimal des activités de groupe auprès des personnes atteintes de schizophrénie. À titre d'exemple, trois interventions de groupe destinées à des personnes atteintes de schizophrénie sont présentées à la fin : un module de gestion du stress, un module visant l'augmentation de l'estime de soi et un module visant le contrôle des symptômes selon l'approche cognitive comportementale.

Abstract

A variety of group interventions exist for people with severe mental illness such as schizophrenia. Their content as well as their theoretical background are quite diverse, as illustrated in many publications. However, the specific factors that explain their efficacy remain unclear. Since there are no practical guides to illustrate the efficacious factors in group interventions, clinicians are often obliged to scroll through multiple articles and publications in order to find answers. This chapter proposes an overview of the existing literature, both scientific and clinical, in order to illustrate the factors linked to successful groups in terms of: goals, structure, leadership qualities. The chapter also focuses on how to plan a group and to deliver its activities in the best possible way when working with people with schizophrenia. Three group interventions are presented as models: one aims at improving people's ability to cope with stress, one targets enhancing people's self-esteem, and one illustrates how to control psychotic symptoms with cognitive behavioral therapy.

L'intérêt porté aux thérapies de groupe destinées aux personnes atteintes de troubles mentaux graves, dont la schizophrénie, ne cesse d'augmenter depuis quelques années. En effet, l'intervention individuelle, qui constituait à une époque encore récente le seul traitement psychosocial offert à ces personnes, cède progressivement son statut de traitement privilégié à l'intervention de groupe dans toute l'Amérique du Nord. En effet, Scheidlinger (1994) rapporte que la majorité des unités de soins psychiatriques utilisent diverses formes de thérapies de groupe auprès des personnes atteintes de troubles mentaux graves tels que la schizophrénie, en raison non seulement de l'avantage économique qu'offre le groupe, mais également de ses aspects pratiques. L'intervention de groupe présente plusieurs avantages par rapport à l'intervention individuelle : le groupe génère des comportements et des réponses appropriés par un processus d'autorégulation, une cohésion de groupe qui crée un sentiment d'appartenance et d'entraide, tout en étant centré sur une tâche comportementale, cognitive ou émotive (White, 2000). Pour les cliniciens qui souhaitent maintenir à jour leurs connaissances et offrir les meilleures thérapies de groupe, les informations disponibles sont pour le moins confondantes. Certains auteurs suggèrent qu'il est possible d'obtenir des effets thérapeutiques favorables au moyen de psychothérapies individuelles, peu importe l'approche thérapeutique et le cadre théorique utilisés (Bergin et Garfield, 1994 ; Castonguay et Goldfried, 1994)... En est-il ainsi de l'approche de groupe ? Est-ce que toute approche de groupe destinée à des personnes atteintes de schizophrénie, peu importe ses modalités, son cadre conceptuel et sa structure, est thérapeutique ?

La mise en place d'un groupe soulève plusieurs questions pour les cliniciens concernant le format, la structure et le contenu à privilégier. En effet, ils doivent d'abord faire le choix de l'approche thérapeutique et du format du groupe, discuter de son organisation et de son animation, et trouver ces réponses auprès de diverses sources. Selon les écrits, ces réponses pourront parfois être contradictoires. Avec un tel groupe, doit-on diriger les échanges ou laisser les participants libres de s'exprimer sur le sujet de leur choix ? Quelle structure doit-on privilégier ? Doit-on discuter des symptômes de la schizophrénie avec ces groupes ?

Ce chapitre propose des réponses à plusieurs questions concernant les thérapies de groupe destinées aux personnes atteintes de troubles mentaux graves. En premier lieu, une recension des résultats de recherche met en évidence les facteurs communs associés à l'efficacité de différents traitements de réadaptation offerts à des groupes de personnes atteintes de troubles mentaux graves. La seconde partie de ce chapitre traite de la mise en place des groupes, en fournissant des indications concernant les différentes structures et l'organisation des groupes. La troisième partie discute des stratégies concernant la promotion et la terminaison des groupes, alors que la quatrième souligne les qualités essentielles requises des animateurs de groupes. Par la suite, des solutions sont proposées aux cliniciens afin de potentialiser l'efficacité des groupes. Finalement, en sixième partie, trois modules de groupes destinés aux personnes atteintes de troubles mentaux graves sont présentés afin d'illustrer les discussions précédentes.

1. LES RÉSULTATS DE RECHERCHE

Plusieurs thérapies et approches de groupe destinées aux personnes atteintes de schizophrénie sont disponibles et présentent des avantages thérapeutiques, ce qui complique le choix des cliniciens. Bien que les groupes d'orientation psychodynamique soient maintenant moins utilisés auprès des personnes atteintes de schizophrénie, en raison de leur coût, de leur durée et du manque de résultats significatifs provenant d'études rigoureuses, plusieurs autres types d'approches ont été élaborés. Certaines études ont évalué des interventions thérapeutiques de groupe et leurs résultats sont dignes d'intérêt. Afin d'assurer la validité des résultats obtenus dans ces études, les interventions doivent être structurées et offertes de la même façon aux différents participants aux groupes. Ainsi, les approches de groupe étudiées comprennent un format ainsi que certains autres éléments contrôlés afin de faciliter l'interprétation des résultats (voir au chapitre 1 le processus d'évaluation d'une approche). Parmi ces interventions de groupe structurées, certaines ciblent un processus visant à surmonter des déficits cognitifs ou sociaux, d'autres ciblent le contenu de la pensée (modifier les pensées, les délires ou encore les stratégies de *coping* utilisées), alors que d'autres interventions de groupe structurées servent de lieu d'enseignement, de soutien et d'échange (White, 2000). Différents résultats obtenus retiennent l'attention. Certaines recherches rapportent un soulagement de symptômes psychotiques tels que les hallucinations et les délires au moyen d'une approche cognitive comportementale de groupe (Levine *et al.*, 1998 ; Lecomte *et al.*, 2003 ; Wykes *et al.*, 1999). Pour leur part, Brabender et Falloon (1993) obtiennent des améliorations des capacités de solution de problèmes chez les participants à un programme de groupe. Liberman (1994) et son équipe favorisent le développement des habiletés de réadaptation psychosociale à l'aide de différents modules. Afin de décider de l'approche à utiliser, le clinicien a intérêt à se familiariser avec les résultats de recherche concernant l'efficacité des groupes thérapeutiques.

Les études les plus rigoureuses menées au sujet d'approches de groupes ont été avant tout menées pour valider un traitement tel qu'un module de réadaptation (Liberman *et al.*, 1998), ou une approche spécifique telle que la thérapie cognitive comportementale (*cognitive-behavioral therapy*) (Garety *et al.*, 1997). Parmi les études disponibles, rares sont celles menées auprès de personnes atteintes de schizophrénie qui utilisent une méthodologie rigoureuse ou une instrumentation standardisée. Le plus souvent, ces études ne comprennent pas de groupe contrôle afin de comparer les effets des interventions, leur échantillonnage n'est pas aléatoire et elles n'ont pas recours à des instruments de recherche valides (Kahn et Kahn, 1992). Les résultats des diverses études fournissent parfois peu d'indications sur les bénéfices associés aux groupes. Le plus souvent, le principal indicateur utilisé est la rechute, mesurée par le calcul des jours d'hospitalisation. Peu d'études présentent des résultats au sujet de variables dont l'importance est souvent centrale pour les cliniciens et les clients. En effet, les études portant sur les groupes offerts aux personnes atteintes de schizophrénie s'intéressent rarement aux variations de l'intensité des symptômes, de l'estime de soi, de la qualité de vie et des habiletés fonctionnelles. Il s'agit pourtant de variations directement associées au traitement de groupe. De fait, ces variables sont centrales pour les clients aussi bien que pour les cliniciens au quotidien (Vaccaro, 1992). Cette discordance peut s'expliquer par le fait que peu de chercheurs possèdent des compétences cliniques et que peu de cliniciens ont reçu une formation en recherche. Les interventions sont donc offertes par des cliniciens, mais elles sont mesurées par des chercheurs. Une meilleure intégration recherche-clinique s'impose.

À la lecture des études les plus rigoureuses disponibles, certains résultats intéressants émergent. Les groupes d'entraînement aux habiletés sociales semblent réellement favoriser l'apprentissage d'habiletés, et on rapporte également dans certaines études que ces approches de groupe améliorent la qualité de vie tout en diminuant certains symptômes psychotiques négatifs (Dilk et Bond, 1996). Pour l'approche cognitive comportementale de groupe, des études rapportent une diminution significative des délires et des hallucinations chez des personnes dont la symptomatologie était résistante aux traitements disponibles et offerts habituellement (Wykes *et al.*,1999 ; Lecomte *et al.*, 2003, Levine *et al.*, 1998). Un module visant l'augmentation des capacités d'adaptation (*coping skills module*) offert à des groupes a aussi permis de diminuer les délires chez les participants (Tarrier *et al.*, 1993). Notre équipe a également obtenu des résultats similaires, lors de deux études randomisées (sélection aléatoire des sujets – voir le chapitre 1) menées auprès de groupes de personnes atteintes de schizophrénie, en termes de diminution de l'intensité des délires. Les personnes ayant participé au module de gestion du stress ou au module visant l'augmentation de l'estime de soi présentaient moins de délires à la fin du module de même que six mois plus tard, que les personnes du groupe contrôle, qui n'avaient reçu que le traitement en vigueur sans les modules (Leclerc *et al.*, 1997 ; Lecomte *et al.* ; 1997 ; Lecomte *et al.*, 1999 ; Leclerc *et al.*, 2000). La section 6 de ce chapitre présente ces deux modules.

Plusieurs résultats cliniques favorables, évaluant des traitements de groupe d'approches différentes, nous amènent à nous interroger sur les ingrédients actifs du traitement, soit les considérations qui favorisent l'efficacité de ces interventions thérapeutiques. Un examen plus approfondi de ces traitements psychosociaux met en relief des similitudes, ou facteurs communs, qui pourraient bien être les conditions permettant d'offrir des interventions de groupe efficaces qui favorisent la réadaptation des personnes atteintes de schizophrénie. Dans les sections suivantes de ce chapitre, ces résultats pertinents sont discutés à la lueur de notre expérience en animation de groupes thérapeutiques destinés aux personnes atteintes de psychose de type schizophrénique.

2.   LA MISE EN PLACE DES GROUPES

Cette section présente les principaux facteurs communs associés au succès des groupes : les buts spécifiques du groupe, la structure du groupe, le type de groupe et l'animation du groupe.

2.1.   Préciser les buts du groupe

Selon Yalom (1983), la définition du but d'un groupe est la variable la plus importante à considérer lors de la mise en place du groupe. Que le groupe soit conçu selon une approche de thérapie de soutien, une approche psychoéducative, une approche vocationnelle ou encore de réadaptation, les buts spécifiques doivent être déterminés et présentés aux participants avant le début des rencontres (Brabender et Falloon, 1993). Lorsqu'on leur annonce clairement les buts du groupe, les éventuels participants se sentent sécurisés en sachant ce qui les attend et peuvent ainsi trouver eux-mêmes des raisons les incitant à participer aux rencontres. Kanas (1991) considère comme primordial de formuler des buts clairs et réalistes lorsqu'il s'agit d'animer des groupes de personnes atteintes de schizophrénie. L'établissement d'objectifs clairs et adaptés à la condition des participants fournit à ces derniers un modèle leur permettant ainsi d'élaborer plus clairement leurs propres buts. Selon Vaccaro (1992), fournir de l'assistance aux personnes afin qu'elles puissent formuler leurs buts personnels devrait être un aspect prédominant de la réadaptation psychiatrique, puisqu'il s'agit d'une des principales difficultés vécues par les personnes atteintes de schizophrénie.

Parmi les études qui rapportent des résultats positifs à la suite d'un traitement offert en groupe, la plupart mentionnent au moins un but qui s'inscrit directement dans la philosophie de la réadaptation psychiatrique. Le modèle Vulnérabilité-Stress-Compétence d'Anthony et Liberman (1986) explique que les personnes atteintes de troubles mentaux graves possèdent une vulnérabilité psychobiologique qui, en présence de stress environnemental, contribue au développement, au maintien ou à l'aggravation des symptômes psychotiques. Les capacités d'adaptation (*coping*), le sentiment de compétence, le soutien social, les médicaments antipsychotiques, les habiletés sociales et l'intégration à la communauté au moyen de programmes de transition sont considérés comme des facteurs de protection qui permettent d'atténuer les détériorations, les déficits et les handicaps associés aux troubles mentaux graves (Liberman, 1994 ; voir la figure au chapitre 9 ou la version modifiée au chapitre 1). Les approches de groupe dont l'efficacité se rapproche des préoccupations des cliniciens ciblent le renforcement d'un des facteurs de protection cités par le modèle de Liberman. En effet, certains visent l'augmentation des capacités d'adaptation en regard des symptômes (*coping*) (Tarrier *et al.*, 1993) ; d'autres favorisent l'augmentation des habiletés de vie autonome (Liberman *et al.*, 1998), la gestion du stress (*coping*) (Leclerc *et al.*, 2000), l'amélioration de l'estime de soi (compétence) (Lecomte *et al.*, 1999) ; enfin, d'autres ont pour but le soutien familial ou la résolution de problèmes (Brabender et Falloon, 1993).

2.2. Structurer le groupe

Plusieurs auteurs proposent de mettre en place des groupes structurés pour une clientèle composée de personnes atteintes de schizophrénie. Ils suggèrent d'énoncer des règles de fonctionnement précises afin d'établir un sentiment de sécurité dans le groupe et d'éviter un niveau d'anxiété élevé pouvant provoquer une aggravation de la symptomatologie des participants (Jensen, 1982 ; Kanas, 1991). La structure, de même que les règles de fonctionnement et des variables comme le temps et l'espace dépendent non seulement des objectifs ciblés, mais également de l'aptitude des animateurs à maintenir le cadre. Idéalement, les rencontres de groupe devraient se dérouler dans un endroit précis et constant, selon un horaire prédéterminé et régulier (Yalom, 1983). Selon certains auteurs, les approches auprès des personnes atteintes de troubles mentaux graves sont plus bénéfiques lorsque les activités sont bien planifiées, lorsque les règles sont claires et les animateurs directifs (Kahn et Kahn, 1992). Pour leur part, Drake et Sederer (1986) ont découvert que l'efficacité des interventions de groupe se voit accrue lorsque les thérapeutes adoptent un rôle plus actif et que le groupe est structuré et soutenant. Ces auteurs répondent ainsi à des questions de l'introduction concernant la structure du groupe. Leur propos sont secondés par Kanas (1991), qui rapporte que la structure augmente le sentiment de sécurité dans le groupe et qu'elle suscite une plus grande participation spontanée tout en diminuant les conflits. Toutefois, il ne faudrait surtout pas confondre la structure avec une réglementation inflexible et un leadership autocratique visant le contrôle et la délégation de tâches. Nous croyons qu'il existe des moyens d'offrir une structure appropriée et sécurisante, et nous proposons l'utilisation d'un manuel et d'exercices. Remis avant le début du groupe, le manuel permet aux futurs participants de connaître les sujets qui seront abordés, leur séquence, de même que les exercices qui seront proposés durant les sessions. Le manuel leur évite les surprises ; le participant l'utilise à chacune des rencontres et peut le conserver comme référence à la fin du traitement de groupe.

2.3. Types de groupes et organisation : milieu hospitalier et mode externe

Bien que différentes structures soient possibles pour des traitements de groupe, selon les participants et les lieux, toutes les interventions efficaces respectent une même structure pour chacune des rencontres prévues. Différents types de groupes sont indiqués, selon les buts visés.

Le type de groupes offert à la clientèle psychiatrique varie davantage lorsque ces groupes se réunissent dans des unités de soins psychiatriques que lorsqu'ils sont offerts sur un mode externe (Yalom, 1983). Les groupes en milieu hospitalier comportent souvent de trois à cinq rencontres hebdomadaires, d'une durée de 45 à 60 minutes, et sont composés de quatre à huit participants. Les rencontres de groupe pour les clients recevant des services sur un mode externe sont habituellement hebdomadaires et regroupent de cinq à dix participants. Selon Yalom (1983), les groupes en milieu hospitalier comptent moins de participants afin de réduire l'importance des comportements perturbateurs. Ils sont offerts plus fréquemment, c'est-à-dire à raison de plusieurs rencontres par semaine, et comprennent au total un nombre inférieur de rencontres qu'à l'externe afin de permettre aux participants de maximiser les effets du groupe dans le contexte de l'hospitalisation de courte durée. De plus, chaque rencontre est plus brève en milieu hospitalier qu'en externe afin de ne pas imposer trop de stress aux clients hospitalisés dont l'état est instable.

Ces indications ne constituent pas une règle exclusive. Nous avons utilisé avec succès le même module (durée, fréquence, nombre de participants) auprès de groupes de participants hospitalisés et auprès de groupes de personnes recevant des services sur un mode externe. Quelques différences sont apparues, tout comme dans les écrits recensés. Ainsi, les personnes hospitalisées accordent davantage d'importance à l'espoir et aux relations avec l'entourage, alors que les personnes recevant des services sur un mode externe privilégient la compréhension de soi et le développement de l'autocritique (Kanas, 1991 ; Leszcz *et al.*, 1985).

2.4. Groupe obligatoire ou optionnel

Bien que dans certains contextes hospitaliers ou légaux, les groupes thérapeutiques soient parfois obligatoires, la majorité de ces groupes sont facultatifs ou, si l'on veut, optionnels. La perception par les participants que le groupe est optionnel implique un risque d'absentéisme important. Les animateurs de groupes en milieu hospitalier ont davantage de contrôle sur cette variable ; les participants se trouvent à proximité et sont par le fait même plus faciles à influencer au sujet de leur participation. Dans les groupes en externe, il se forme régulièrement un noyau de participants assidus et un sous-groupe qui s'absente selon une fréquence variable. L'absentéisme relativement important dans les groupes offerts sur un mode externe à la clientèle psychiatrique décourage parfois les animateurs. Cet absentéisme a incité McIntosh et ses collègues (1991) à suggérer d'augmenter le nombre initial de participants à 14 afin de compenser ces problèmes d'assiduité. Kanas (1985) rapporte pour sa part un taux de participation très élevé et explique ces résultats étonnants par le fait que la thérapie de groupe représentait pour les participants souffrant de schizophrénie une occasion unique de rencontrer des gens et d'échanger socialement. Des incitatifs tels qu'une collation ou un repas gratuit après le traitement de groupe, des billets d'autobus offerts ou un travail de collaboration avec la famille ou d'autres personnes d'influence pour le client peuvent être utilisés afin d'augmenter la participation au groupe.

Les personnes atteintes de schizophrénie vivent des difficultés particulières qui compliquent leur assiduité aux groupes de thérapie. Certaines préfèrent se retirer plutôt que de rencontrer des gens, d'autres oublient l'horaire des rencontres en raison de troubles de la mémoire, alors que d'autres encore sont aux prises avec des symptômes positifs (méfiance, hallucinations, délires), avec ou sans symptômes négatifs tels qu'un manque de motivation ou de plaisir à faire les choses (anhédonie). Selon nos observations, les personnes qui assistent régulièrement aux rencontres ont identifié un but personnel auquel le groupe répond, qui leur permet de dépasser les difficultés associées à l'absentéisme. Elles feront des efforts pour être assidues pour autant que le groupe réponde à leurs buts personnels. Il incombe donc aux cliniciens de favoriser l'identification des incitatifs personnels de chaque participant afin de favoriser son assiduité. Les explications à fournir avant le début du traitement de groupe sont cruciales et il importe de vérifier si les éventuels participants ont bien identifié ce que la thérapie peut leur apporter individuellement. Le rappel des buts personnels de chaque participant et des buts poursuivis par le groupe peut encourager l'assiduité et déterminer si une personne participera ou non à un groupe thérapeutique.

2.5. Durée indéterminée ou groupe à sessions limitées

La durée de la thérapie de groupe sera déterminée en grande partie par ses buts et ses objectifs spécifiques. Ainsi, pour une thérapie de soutien visant à développer des relations entre les participants, on préférera une durée indéterminée, alors que pour un groupe ayant un objectif précis, les études montrent qu'il faut compter entre 20 ct 35 rencontres pour que cet objectif soit atteint (Brabender et Falloon, 1993). Certains groupes dont l'objectif est très ciblé, comme les groupes de dissonance cognitive visant la diminution des délires, obtiennent des résultats intéressants en seulement six rencontres (Levine *et al.*, 1998). Un programme de réinsertion sociale visant l'acquisition d'habiletés et la présence aux rendez-vous dans la communauté avec un intervenant en santé mentale suivant la sortie de l'hôpital obtient des résultats significatifs en seulement sept rencontres (Kopelowicz *et al.*, 1998). Les approches thérapeutiques de groupe dont la durée est brève permettent des apprentissages spécifiques et progressifs et favorisent l'assiduité. Ces thérapies brèves peuvent être complétées par d'autres modules complémentaires. Pour leur part, les groupes à longue durée voient le nombre de leurs participants varier d'une rencontre à l'autre, et ils maintiennent un lien avec le participant, favorisant son retour au groupe après quelques absences.

2.6. Groupe homogène ou hétérogène

Pour les cliniciens qui travaillent à mettre sur pied un groupe de thérapie, la composition du groupe demeure un aspect préoccupant. Ils doivent choisir de composer un groupe homogène ou hétérogène en tenant compte du diagnostic des participants. Certains choisiront de mettre en place un groupe destiné à des personnes atteintes d'un trouble bipolaire (groupe homogène), alors que d'autres préféreront un groupe composé de personnes dépressives, de personnes souffrant de trouble bipolaire et d'autres souffrant de schizophrénie (groupe hétérogène). Leur choix sera souvent motivé par certaines craintes, liées à la fois à leur compréhension et aux affinités qu'ils ont développées en regard de certains troubles, mais aussi liées à leur sentiment de compétence en animation de groupes. Ainsi, certains cliniciens opteront pour un groupe hétérogène par crainte qu'un groupe homogène, composé par exemple uniquement de personnes atteintes de schizophrénie, soit difficile à animer en raison des épisodes psychotiques aigus possibles (De Bosset, 1991). D'autres cliniciens opteront pour des groupes hétérogènes en raison d'inquiétudes au sujet de leurs habiletés à établir des alliances thérapeutiques avec des clients aux prises avec des symptômes psychotiques et, également, en raison des difficultés à transmettre le contenu du programme aux participants (Beeber, 1991). En contrepartie, des auteurs ont constaté que les personnes souffrant de schizophrénie préfèrent les groupes homogènes et fonctionnent mieux dans ceux-ci que dans des groupes hétérogènes (Johnson *et al.*, 1984 ; Kanas, 1985). Kanas (1991, 1996) recommande des groupes homogènes, tant pour les unités de soins que pour les clients recevant des services sur un mode externe. Il mentionne davantage de cohésion dans les groupes homogènes et un partage accru des expériences par les participants, en raison des expériences similaires qu'ils peuvent partager avec le groupe. Il ajoute que les groupes homogènes facilitent le développement de stratégies plus spécifiques pour répondre aux besoins de la clientèle atteinte de schizophrénie.

Même lorsque l'on forme un groupe homogène au plan du diagnostic psychiatrique, il faut prendre en compte que les personnes atteintes de schizophrénie présentent une variation importante de leur symptomatologie (positive et négative), de l'intensité de leur psychose, du sous-groupe de diagnostic (type de schizophrénie) et de leurs ressources socioéconomiques (Kanas, 1991). Plusieurs auteurs ont recours à des classifications pour indiquer le niveau de fonctionnement des personnes atteintes de psychose. On peut lire que certains individus sont classés dans la catégorie « fonctionnement limité » (*low-functioning*), alors que d'autres sont de la catégorie « fonctionnement élevé » (*high-functioning*) ; en général, les personnes atteintes de schizophrénie sont classées à « fonctionnement limité » (Beeber, 1991 ; Greene et Cole, 1991 ; Kanas, 1991, 1996 ; Leszcz *et al.*, 1985 ; Yalom, 1983). Nous croyons que ces classifications sont arbitraires et nous nous y opposons vigoureusement. Nous avons animé plusieurs groupes homogènes, composés uniquement de personnes atteintes de schizophrénie, où nous avons connu des participants au fonctionnement limité aussi bien que des participants au fonctionnement très élevé. Ainsi, nous ne croyons pas que le diagnostic soit en mesure d'indiquer le niveau de fonctionnement. L'homogénéité ne devrait pas se résumer au diagnostic ; elle devrait plutôt prendre en considération les habiletés des participants. Selon nos observations, les groupes composés de participants possédant des habiletés similaires présentent davantage de cohérence, permettant ainsi aux participants de partager leurs expériences avec les autres, de mieux comprendre ce que vivent les autres, et de partager des besoins de réadaptation communs. Il devient plus facile ainsi pour les animateurs de diriger les activités lorsque les besoins des participants sont similaires que lorsque leurs attentes et leurs besoins sont disparates et sans lien entre eux.

2.7. La cothérapie

Bien que la cothérapie ne soit pas essentielle pour la majorité des interventions de groupe, elle est fortement recommandée pour les groupes destinés à des personnes atteintes de psychose. Les deux thérapeutes peuvent non seulement mieux contrôler les manifestations agressives potentielles (Wilson *et al.*, 1990), mais encore mieux gérer toute autre forme de difficulté pouvant survenir chez les participants dont la symptomatologie est complexe et parfois imprévisible (Kanas, 1985 ; 1991). Un autre avantage de la cothérapie est qu'elle assure la continuité du groupe. En effet, la présence de deux thérapeutes pour animer régulièrement un groupe permet d'assurer la continuité et la stabilité, même lorsque l'un d'eux doit s'absenter (McIntosh *et al.*, 1991). Il s'agit d'un avantage indéniable pour les groupes dont la durée est plutôt longue. La complémentarité des cothérapeutes détermine en grande partie le fonctionnement du groupe. À tour de rôle ou sur une base régulière, le premier thérapeute verra à animer le groupe et à diriger le travail des participants. Le second thérapeute pourra centrer davantage son action vers l'observation et les interactions des participants. Il pourra souligner au premier thérapeute qu'un participant semble vouloir ajouter à l'échange ou encore demander une reformulation lorsqu'il observe qu'un participant paraît éprouver des difficultés de compréhension. Le recours à une grille permettant de monitorer les réactions des participants peut faciliter l'échange d'informations pertinentes entre les cothérapeutes et l'animation des rencontres subséquentes. Un exemple de ce type de grille est donné à la figure 2.1 de ce chapitre.

Un autre questionnement fréquent concerne le sexe des cothérapeutes. Pour la majorité des activités de groupe destinées à des personnes atteintes de schizophrénie, nous recommandons un tandem mixte (composé d'une femme et d'un homme), lorsque les contraintes administratives le permettent. Ce tandem mixte offre la possibilité de présenter l'image d'un couple harmonieux (image parentale), fournissant aux participants un modèle de collaboration. Nos observations à titre de cothérapeutes pour plusieurs groupes menés auprès de personnes atteintes de schizophrénie révèlent que l'alliance thérapeutique est facilitée par la présence de cothérapeutes de sexe différent. Certains participants se sentent plus à l'aise pour échanger avec un thérapeute du même sexe, alors que d'autres ne parlent qu'au thérapeute du sexe opposé. Les opportunités thérapeutiques pourraient donc être maximisées par la cothérapie, et peut-être davantage lorsque les thérapeutes sont de genre différent.

3.   LES AUTRES CONSIDÉRATIONS AU SUJET DE LA STRUCTURE ET DE L'ORGANISATION DU GROUPE

Cette section s'intéresse aux activités à réaliser en amont et en aval du groupe, soit les activités liées au démarrage du groupe et celles qui sont nécessaires pour informer les participants de la durée limitée du traitement de groupe.

3.1.   La promotion du groupe

Le démarrage d'un nouveau groupe est un processus qui comprend plusieurs étapes. Une des étapes les plus importantes consiste à promouvoir le groupe, tant auprès des administrateurs de services psychiatriques qu'auprès des éventuels participants. Cette promotion implique que plusieurs variables ont été considérées par les thérapeutes lors de

FIGURE 2.1
Grille de participation

Date de la rencontre : _____

Nom du participant	Attention	Contact visuel	Implication verbale	Questions	Aide	Socialisation	Comportement perturbateur (-)	Confusion (-)	TOTAL
Total du groupe :									
Moyenne du groupe :									

Échelle de codification
Pour chacun des 8 items, les cotations suivantes sont utilisées :
  0 signifie l'absence de comportement
  1 signifie la présence faible du comportement
  2 signifie la présence modérée du comportement
  3 signifie la présence forte du comportement
  4 signifie la présence exceptionnelle du comportement

Signature des animateurs : _____

l'élaboration de l'activité. Parmi ces variables, la mission de l'organisation pour laquelle travaillent les thérapeutes doit être prise en compte et les objectifs de l'activité doivent contribuer à cette mission, pour qu'elle s'intègre dans le système de services mis en place. D'autres variables plus pragmatiques doivent également être considérées : les variables temporelles (nombre de rencontres, horaire des rencontres…), la dimension du groupe, sa composition, de même que les variables liées au rôle du thérapeute (nombre, sexe, cothérapie ou alternance de thérapeutes, approche utilisée, compétence en animation) (Kanas, 1988). Lorsque la pertinence du groupe est reconnue par les administrateurs des services psychiatriques, il devient important de sensibiliser les intervenants des services concernés à cette pertinence, d'autant plus lorsque les approches de groupe ne sont pas fréquemment utilisées dans le milieu. Il s'agit d'une étape non négligeable puisque l'activité de groupe doit faire partie des services disponibles et recommandés à la clientèle, et non pas être perçue comme une lubie de deux thérapeutes, ou encore uniquement comme un moyen d'offrir des services à un plus grand nombre et d'économiser le nombre d'intervenants requis.

La promotion auprès des participants éventuels doit refléter fidèlement ce que sera le groupe, afin d'éviter la perte de participants déçus du contenu. S'ils croient trouver une réponse à un besoin bien précis auquel le groupe ne répond pas, ils abandonneront, s'absenteront régulièrement ou encore participeront minimalement (Kahn et Kahn, 1992). Les intervenants qui approcheront les futurs participants devront donc livrer un message clair et honnête au sujet du groupe, évitant de créer des attentes irréalistes afin de recruter à tout prix. La relation de confiance associée à l'activité de groupe débute dès ce premier contact. Nous suggérons de remettre aux participants éventuels un dépliant expliquant le groupe ou encore un manuel qui contient les activités prévues lors des rencontres de groupe. Principalement envers les clients méfiants ou retirés, la transparence est de mise.

Lorsque la pertinence du groupe est établie et que le recrutement des participants a débuté, il est aussi important de sensibiliser le personnel des services psychiatriques et les personnes significatives pour les participants à l'existence, aux buts et aux objectifs de cette activité, afin d'assurer une continuité entre les rencontres du groupe et une collaboration positive. Ainsi, lorsqu'une personne participe à une activité d'affirmation de soi, il n'est pas rare qu'elle expérimente ce qu'elle a appris à l'extérieur du contexte du groupe. Les intervenants ou les proches qui ont été sensibilisés aux buts du groupe ne seront pas surpris d'observer des tentatives plus ou moins heureuses d'affirmation de soi. Pour le participant, l'implication dans le groupe sera grandement influencée par les renforcements positifs ou négatifs offerts par son réseau de soutien social, soit ses proches et ses intervenants. La majorité des intervenants en santé mentale font preuve d'ouverture en regard des groupes, même si, le plus souvent, les activités offertes ne sont pas structurées mais improvisées. Il existe encore des intervenants qui ne croient pas aux activités de réadaptation psychiatrique, qu'elles soient offertes individuellement ou en groupe. Certaines résistances peuvent même saboter le groupe et le placer en opposition avec le traitement habituel. Si on reprend l'exemple du groupe d'affirmation de soi, un milieu qui réduit au minimum les possibilités d'expression de la clientèle ne pourra accueillir une telle activité, puisque les interventions quotidiennes vont à l'encontre des apprentissages visés par l'activité. Même si, dans la mission du service, on inscrit l'importance de favoriser l'*empowerment* de la clientèle, le groupe n'aura pas de raison d'être si les activités courantes découragent l'expression des sentiments d'oppression.

Lorsque le milieu résiste au démarrage d'une activité de groupe ou encore agit à l'encontre des buts visés par l'activité, la promotion du groupe se prolongera et nécessitera la recherche d'appuis solides supplémentaires. Plusieurs rencontres sont à prévoir, avec les administrateurs des services de psychiatrie, avec les comités cliniques et de recherche, avec les intervenants en santé mentale et les proches des participants. La coopération du personnel et des proches des participants favorise la participation de chaque membre du groupe, de même que leurs apprentissages. Nos expériences avec des milieux dont la collaboration était optimale de même que des expériences avec des milieux indifférents ou même hostiles, nous incitent à être plus attentifs à la promotion du groupe. Il nous a été possible d'observer un lien entre la collaboration de l'environnement et le fonctionnement du groupe. Dans les milieux dont la collaboration était optimale, le fonctionnement du groupe était meilleur. Et la contrepartie est également vraie : dans les milieux hostiles ou indifférents à l'activité de groupe, l'absentéisme était plus important, les apprentissages plus lents et l'expression libre des participants beaucoup moins fréquente.

3.2.   La terminaison du groupe

Peu de publications récentes s'intéressent aux facteurs à considérer lors de la terminaison d'un groupe destiné aux personnes atteintes de schizophrénie. On peut supposer que les thérapeutes ont informé dès le début les participants de la durée du traitement de groupe et qu'ils ont mis à l'horaire des rencontres des rappels mentionnant à quel moment se terminera le traitement, ce qui est essentiel mais également insuffisant. Les théoriciens insistent sur l'importance de préparer la terminaison du groupe (Yalom, 1983), mais les résultats des études récentes demeurent vagues à ce sujet. Il apparaît important de vérifier auprès des participants comment se vit la terminaison imminente du groupe et, aussi, de mettre

en place des activités de suivi qui seront disponibles lorsque le groupe
sera terminé. Nos expériences à titre de thérapeutes de groupes nous
indiquent que les participants laissés sans soutien et sans lien avec le
groupe lors de sa terminaison peuvent vivre une période problématique
qui ressemble à un deuil, caractérisée par une augmentation des symptômes psychotiques et même une dépression sévère, ce qui, il va sans dire,
va à l'encontre des buts visés par les approches thérapeutiques. Il semble
donc important de s'assurer que les participants auront auprès d'eux un
réseau de soutien suffisant ou encore qu'ils participeront à d'autres
activités de groupe ou de réadaptation, afin d'éviter une détérioration de
leur état de santé lors de la terminaison du groupe. Il est possible de prévoir, dès la conception du groupe, des activités de suivi sous forme de
rencontres de groupe ou de sessions de retour sur le contenu du groupe
(*follow-up* ou *booster sessions*) à offrir aux participants après la terminaison
du groupe.

4.   LES QUALITÉS ESSENTIELLES
DES ANIMATEURS DE GROUPES

Parmi les facteurs susceptibles d'influer sur la portée thérapeutique d'un
groupe, ceux qui sont associés aux thérapeutes sont assurément de la
plus haute importance (Lecomte et Lecomte, 1999). Pourtant, malgré
l'abondance des écrits concernant les attitudes thérapeutiques et l'animation de groupes de thérapie, cette documentation a été pratiquement
ignorée par les programmes destinés aux personnes atteintes de troubles
mentaux graves (Bond et De Graaf-Kaser, 1990). Bien que certains
chercheurs du domaine de la réadaptation psychosociale prétendent que
quiconque souhaite animer un groupe peut le faire, sans égard à ses qualités thérapeutiques ou à son expérience clinique (Wallace *et al.*, 1992),
nous croyons que l'animation de groupes de thérapie destinés à des participants atteints de schizophrénie ou autres psychoses exige certaines
qualités essentielles. Quoique plusieurs volumes traitent de la thérapie
de groupe, peu d'entre eux abordent les thérapies auprès de personnes
présentant un trouble psychotique. Cette section présente certaines des
qualités d'un thérapeute les plus pertinentes selon les auteurs consultés.

Mosher (1990) a identifié des critères de sélection pour le personnel
de psychiatrie qui doit animer de tels groupes : une connaissance et une
expérience dans l'enseignement de stratégies de *coping*, une formation à
la résolution de problèmes et des attitudes dépourvues d'autoritarisme.
L'animateur de groupe doit démontrer des qualités thérapeutiques
et établir une alliance thérapeutique avec les participants (Frank et
Gunderson, 1990). Inspiré par l'approche humaniste, le rôle du thérapeute
exige qu'il enseigne et démontre le respect des autres dans le cadre du

groupe, qu'il fasse preuve d'empathie et d'authenticité. Pour un tel groupe, le thérapeute doit également axer son intervention sur les forces des participants plutôt que sur leurs déficits. Un thérapeute compétent sera en mesure de développer avec chacun des participants du groupe une alliance thérapeutique, ce qui permettra de maintenir leur participation au groupe, mais favorisera en plus la fidélité aux autres traitements prescrits, telles la médication et les rencontres thérapeutiques individuelles. Des chercheurs ont découvert que les clients qui établissent une alliance thérapeutique avec leur thérapeute présentent après deux ans de meilleurs résultantes de santé mentale que ceux qui ne bénéficiaient pas d'une telle alliance (Frank et Gunderson, 1990).

Plusieurs auteurs considèrent que pour les personnes atteintes de schizophrénie, le pouvoir d'agir (*empowerment*) se développe au contact de thérapeutes qui savent être à la fois actifs, directifs et soutenants pour leurs clients (Brabender et Falloon, 1993 ; Kanas, 1985). D'autres précisent que cette clientèle préfère que les thérapeutes soient capables de structurer le groupe et de le diriger en ciblant les objectifs de même que les contenus spécifiques (Kanas et Smith, 1990 ; Leszcz *et al.*, 1985). Ils recommandent que les thérapeutes s'impliquent dans l'animation afin de maintenir les échanges en lien avec les buts du groupe. Contrairement à d'autres clientèles, les personnes atteintes de schizophrénie apprécient recevoir des conseils de leurs thérapeutes, voire écouter leurs anecdotes personnelles décrivant des expériences pertinentes liées à leurs préoccupations (Kanas, 1991). Kanas ajoute que, dans le cadre des groupes thérapeutiques, cette clientèle perçoit les thérapeutes comme des modèles et apprécie les exemples qui lui permettent de développer des stratégies de *coping* individuelles.

Dans le cadre de ces groupes, le thérapeute doit être préparé à intervenir en regard des symptômes caractéristiques de la schizophrénie, ce qui exige une expérience clinique solide. Il pourra ainsi comprendre ce que communique le client lorsqu'il partage sa méfiance envers les autres, lorsqu'il utilise des mécanismes de défense tels que la projection ou encore lorsqu'il se montre particulièrement sensible aux situations anxiogènes du groupe. Le thérapeute aura également à composer avec certains comportements perturbateurs susceptibles de déranger le groupe ou de mobiliser l'attention, tels un discours incohérent ou des comportements bizarres (Beeber, 1991). Il peut survenir des difficultés, par exemple des participants qui gardent silence durant une ou plusieurs rencontres, qui s'éloignent sans cesse des objectifs du groupe, qui démontrent de la confusion ou qui monopolisent l'attention en empêchant les autres de prendre la parole. Le thérapeute doit se sentir capable de ramener le groupe à ses objectifs sans faire vivre de rejet au participant en cause (Kanas, 1991). Certains déficits cognitifs touchant l'attention et la mémoire, la différenciation des affects et la capacité d'abstraction, entre autres, pourront aussi exiger une attention particulière de la part des thérapeutes (Wilson *et al.*, 1990). Pour faciliter l'animation du groupe, Kanas (1991) insiste sur l'importance pour les thérapeutes de s'exprimer clairement, dans des termes à la fois concrets et concis, et aussi de répéter régulièrement et aussi fréquemment que cela est nécessaire les informations les plus importantes. D'autres auteurs rappellent que la durée de chaque rencontre doit être ajustée à la capacité de maintenir l'attention et à la capacité de tolérer les stimuli des participants (Kahn et Kahn, 1992).

Le contexte des groupes de thérapie oblige les participants à se confier et à dévoiler au groupe certaines informations personnelles, créant parfois un inconfort chez ceux-ci. Plusieurs thérapeutes se demandent si ce dévoilement de soi est approprié et s'interrogent également au sujet du dévoilement de certaines de leurs propres expériences. Un consensus semble émerger dans les écrits consultés : éviter de provoquer le dévoile-ment chez les participants réticents à le faire et éviter également la confrontation en regard de l'autocritique (Coché et Polikoff, 1979 ; Kanas, 1991). L'insistance des thérapeutes à provoquer le dévoilement de soi chez certains participants réticents peut être dommageable et provoquer une augmentation de l'anxiété chez plusieurs (Strassberg *et al.*, 1975). Toutefois, le dévoilement de soi ou l'autocritique peuvent être appropriés et utiles lorsque la situation s'y prête dans le groupe. Dans le cadre d'un groupe structuré conçu selon des objectifs spécifiques, animé par des thérapeutes respectueux et directifs, le climat peut être suffisamment sécuritaire pour permettre aux participants de partager des expériences personnelles en lien avec les objectifs du groupe, ou même de développer leur autocritique en regard de leurs comportement inadaptés.

Il faudra donc prévoir suffisamment de temps lors des rencontres pour permettre aux participants qui le désirent de partager avec le groupe certaines expériences (Ahmed et Goldman, 1994). Le partage d'expériences, lorsque son déroulement est encadré par les thérapeutes, peut s'avérer très bénéfique pour les participants. Le thérapeute qui souhaite encadrer le dévoilement de soi des participants pourra ainsi utiliser par exemple un cadre conceptuel cognitif spécifique pour faciliter le déroulement de l'activité (Brabender et Falloon, 1993). Il devra également demeurer aux aguets en regard de la pertinence du dévoilement du client par rapport aux objectifs du groupe et peut-être, au besoin, rediriger les échanges vers le thème de la rencontre si le dévoilement s'avère risqué ou hors contexte. Bien que le dévoilement de soi et l'autocritique ne fassent pas l'objet d'activités ciblées d'emblée par la majorité des groupes thérapeu-tiques, nous avons observé que des participants utilisent le dévoilement de soi et l'autocritique naturellement durant une rencontre, par le biais du soutien des pairs, de la cohésion du groupe ou du partage de stratégies de *coping* par les participants. Il semble donc que le dévoilement de soi et l'autocritique s'avèrent utiles et importants lorsqu'ils sont appropriés au thème de la session de groupe et qu'ils n'affectent pas négativement les participants.

Pour Yalom (1983), le thérapeute qui anime un groupe composé de personnes atteintes de schizophrénie encourage le soutien positif entre les participants, de même que l'empathie et la compassion, sans renforcer les attitudes défaitistes et les comportements de monopolisation dans le groupe. Le thérapeute favorisera ainsi la considération positive entre les participants et ne soutiendra jamais un client au détriment des autres (Yalom, 1983). Le thérapeute assure un climat sécuritaire dans le groupe, traitant chaque participant avec respect et dignité, tout en évitant les propos critiques susceptibles de créer un inconfort chez les participants. Parmi les autres qualités attendues des thérapeutes, Kanas (1985) ajoute une constance personnelle dans l'humeur et les attitudes, de même que la capacité de structurer le déroulement et de souligner les accomplissements des participants. Enfin, Sigman (1996) mentionne que les ingrédients déterminants du succès de ces groupes sont les capacités de leadership du thérapeute, son absence de préjugés de même qu'une préoccupation réelle et constante à l'égard du bien-être des participants.

D'autres auteurs ajoutent que le rôle du thérapeute de groupes destinés à des personnes atteintes de schizophrénie consiste non seulement à encourager les échanges entre les participants, mais également à limiter l'expression des symptômes psychotiques et à aider les clients à tester la réalité (De Bosset, 1991 ; Wilson *et al.*, 1990) en proposant des explications de rechange aux propos délirants ou aux hallucinations (Kanas, 1991). Nous ne sommes pas complètement en désaccord avec les propos de Kanas, mais nous croyons que certaines nuances s'imposent concernant les interventions de ce type et la façon dont elles sont appliquées. Ainsi, lorsqu'un participant énonce un propos délirant, il est, selon nous, inapproprié de le rejeter en raison de son contenu psychotique. Une telle intervention peut être associée par le groupe à un manque d'empathie et s'avérer blessante pour les participants (Chadwick, 1997). Ce propos délirant est probablement important pour le client, puisqu'il le partage avec le groupe, et le thérapeute aura avantage à comprendre la signification de ce que le client tente de communiquer au groupe en partageant ces propos délirants ou cette expérience d'hallucination. S'agit-il d'un stress ou d'une difficulté importante vécue présentement par le client ? Cette recherche de signification sera d'autant plus efficace auprès du groupe si l'on considère que les autres participants ont probablement vécu des situations similaires dans le passé. Par contre, en d'autres circonstances, le thérapeute pourra juger que le moment n'est pas approprié pour discuter plus en profondeur d'un propos délirant et proposer au client de ramener son commentaire à un moment plus opportun. Ce type d'intervention ne minimise pas l'importance du symptôme, mais il permet d'en discuter en lien avec le contenu de la session. Si l'objectif du groupe vise à diminuer les symptômes, une approche cognitive comportementale sera plus efficace, car elle permet de discuter plusieurs interprétations possibles de l'énoncé délirant et des attributions associées (Bentall et Kinderman, 1998).

5.   DES SOLUTIONS PROPOSÉES

En prenant en compte les incapacités et les handicaps associés à la schizophrénie de même que les facteurs de protection susceptibles d'influer sur la qualité de la réadaptation, Anthony et Liberman (1986) suggèrent d'offrir des groupes mettant l'accent sur la réadaptation psychiatrique (Penn et Mueser, 1996). Ces groupes permettent non seulement de contourner certains déficits associés à la maladie (diminuer les symptômes, prévenir les rechutes), mais aussi d'améliorer des habiletés favorisant l'adaptation (amélioration des habiletés de vie autonome, de l'estime de soi, de la responsabilisation en regard de la prise de médicaments) et aident la clientèle à mieux s'adapter à son milieu par le développement du soutien social, la réadaptation vocationnelle ou l'augmentation des capacités à gérer le stress. Les objectifs du groupe doivent rejoindre les besoins des participants et être adaptés aux capacités de ceux-ci. Lors de la planification du groupe, il faut s'assurer que le contenu éducatif sera transmis graduellement, en fonction des capacités des participants.

Les interventions de groupe, bien qu'elles diffèrent par leurs buts cliniques ou leurs cibles de réadaptation, doivent tenir compte des vulnérabilités, des handicaps et des déficits des participants afin de maximiser les effets thérapeutiques souhaités. Ceci n'implique pas de cibler uniquement les problèmes ou les aspects négatifs vécus par les participants, comme le font plusieurs groupes. Notre expérience nous indique plutôt que les effets favorables du groupe sont plus marqués lorsque le groupe préconise le renforcement des forces du client et qu'il encourage par le fait même chez chacun des participants l'accomplissement et le contrôle sur sa vie (*empowerment*). Idéalement, les thérapies de groupe devraient être élaborées afin de fournir un contexte favorable aux expérimentations dans un contexte contrôlé qui permet aux participants de vivre des succès qui seront transposables dans l'environnement du client.

Afin d'utiliser tout le potentiel thérapeutique du groupe, les thérapeutes communiqueront les consignes le plus clairement et simplement possible et leurs interventions réduiront le stress social des participants, afin de favoriser le partage entre les participants et, éventuellement, de renforcer leur réseau de soutien social.

Considérant les capacités limitées de tolérance au stress des participants et leurs difficultés en regard de la régulation émotionnelle, Wilson *et al.* (1990) proposent le recours à l'humour léger (et non sarcastique ou moqueur). Pour les participants plus sévèrement handicapés, il est recommandé de mettre en place des conditions permettant au participant de vivre des expériences émotionnelles les plus positives possible. Pour ce faire, les thérapeutes adopteront des attitudes chaleureuses, offrant à chacun une attention personnalisée et du soutien.

Notre recension des écrits de même que notre expérience de plusieurs centaines d'heures en animation de groupes thérapeutiques destinés à des personnes atteintes de schizophrénie nous incitent à résumer ainsi six critères associés à une animation de groupe efficace.

1. Les thérapeutes comprennent bien la psychose sous ses différentes représentations et les défis associés à l'animation de groupes destinés à ces personnes.

2. Les thérapeutes se fixent des objectifs clairs et précis lors de la préparation des groupes, en accord avec les principes de la réadaptation psychiatrique.

3. Les thérapeutes offrent des groupes structurés dont le contenu est spécifique et adapté aux participants.

4. Les thérapeutes font preuve de respect, d'empathie, d'authenticité et de motivation en animant le groupe, et ils croient aux effets bénéfiques du groupe pour les participants.

5. Les thérapeutes adoptent un leadership à la fois directif et flexible, adapté aux besoins et aux interventions des participants.

6. Les thérapeutes font de l'expérience du groupe un contexte positif et agréable pour les participants, en ciblant les forces à développer chez les clients et en offrant des rétroactions (*feed-back*) constructives.

Lorsque les thérapeutes associent le succès de ce type de groupe à des effets observables sur une courte période, l'expérience peut s'avérer exigeante et décourageante. En effet, les résultats obtenus sont parfois difficiles à observer et prennent un certain temps à se concrétiser. Toutefois, en prenant en compte les six critères énoncés précédemment, que ce soit pour des groupes de soutien ou pour des groupes d'entraînement à certaines habiletés spécifiques, et en demeurant patient en ce qui concerne les résultats observables, il est possible de faire de ces groupes des expériences très bénéfiques pour les participants.

6. L'EXEMPLE DE TROIS MODULES DESTINÉS À DES GROUPES DE PERSONNES ATTEINTES DE SCHIZOPHRÉNIE

Dans cette section, nous vous présentons trois modules destinés à des groupes de personnes atteintes de schizophrénie, soit un module ciblant l'augmentation de l'estime de soi (« Je suis super ! »), un module ciblant le *coping* et la compétence (« J'apprends à gérer mon stress ») et un module ciblant le contrôle et la diminution des symptômes psychotiques (« le module TCC : thérapie cognitive comportementale »). Les modules sont de formats structurés et présentent toutes les activités à réaliser lors des rencontres de groupe. Ils offrent non seulement le contenu détaillé de chacune des rencontres, mais aussi des activités pouvant être réalisées individuellement (devoirs), des formulaires additionnels sur certaines activités, que les participants pourront utiliser à leur rythme après la fin du groupe, de même qu'un guide destiné aux animateurs de ces groupes. Les trois modules présentés ont été élaborés par les auteurs de ce chapitre, qui les ont animés à plusieurs reprises ; ils existent actuellement en versions française et anglaise. Ces modules ont également été utilisés par d'autres thérapeutes et ont fait l'objet d'études dont les résultats (présentés plus loin) sont très encourageants.

6.1.   Le module « Je suis super ! »

Ce module, rédigé par Tania Lecomte, est conçu spécialement pour des participants souffrant de troubles mentaux graves. Ses effets ont été évalués selon un devis expérimental. Le but de ce module est de créer les conditions environnementales et personnelles nécessaires à la consolidation des cinq composantes de base de l'estime de soi : 1) le sentiment de sécurité, 2) le sentiment d'identité, 3) le sentiment d'appartenance, 4) le sentiment de direction et 5) le sentiment de compétence. Le sentiment de sécurité permet de se sentir à l'abri des dangers dans son propre environnement, en développant sa capacité à faire confiance aux autres et en s'appuyant sur ses expériences passées afin d'affronter de nouvelles situations, tout en étant conscient des règles et des façons de faire dans cet environnement. L'identité renvoie à la perception de soi, y compris la reconnaissance de ses forces personnelles, de ses faiblesses et de ses désirs, en plus de la prise de conscience de l'image qui est projetée auprès des autres. Le sentiment d'appartenance se développe lorsque l'on se sent accepté socialement, que l'on fait partie d'un groupe avec qui l'on partage des attributs communs et qu'il est possible d'obtenir de son réseau social l'aide requise. Le sentiment de direction implique la prise de décisions, l'établissement et l'atteinte de buts personnels, la capacité de traverser les obstacles de la vie et de courir des risques calculés. Finalement, le sentiment de compétence se développe par l'utilisation appropriée de ses capacités cognitives, sociales et comportementales afin de s'adapter aux défis de la vie, d'atteindre ses buts et d'obtenir du succès. Dans ce cadre, le sentiment de compétence ne dépend pas uniquement des habiletés spécifiques de la personne, mais aussi de la conviction de pouvoir utiliser ses habiletés efficacement et de mériter le bonheur et le sentiment d'accomplissement (Reasoner, 1992).

Ces cinq facteurs (sécurité, identité, appartenance, direction et compétence) ont été identifiés dans plusieurs études et recherches sur le terrain comme étant les éléments clés caractéristiques des personnes possédant une bonne estime de soi. Les personnes dont l'estime de soi est forte sont davantage capables de s'entendre avec les gens, de déterminer et d'atteindre des buts précis, de penser et d'agir en fonction de normes personnelles appropriées, de travailler sur des problèmes avec confiance et d'atteindre des niveaux élevés de succès dans la plupart des domaines visés.

Une étude de Lecomte *et al.* (1999) a démontré qu'après avoir participé à ce module, les personnes souffrant de schizophrénie présentent une plus grande utilisation de stratégies d'adaptation active lorsqu'elles sont face à un problème (elles tentent davantage d'agir sur la situation et de régler le problème que de l'éviter et d'attendre que ça passe) comparativement à un groupe n'ayant pas fait le module. Ces mêmes personnes ont aussi vécu une diminution des symptômes psychotiques positifs, tels les délires, à la suite du module. Ces résultats soutiennent la thèse que l'estime de soi peut influer sur différents aspects de notre personne et de notre fonctionnement.

Le module « Je suis super ! » a été conçu de manière séquentielle afin d'assurer un apprentissage gradué qui répond systématiquement aux besoins des participants (voir le tableau 2.1). Ce module tire son efficacité de l'augmentation de la motivation des clients à atteindre leurs buts personnels, issue de la consolidation de leurs sentiments de sécurité, d'identité et d'appartenance sociale. La maîtrise absolue d'un niveau n'est pas obligatoire pour passer au niveau d'activités suivant.

Le module d'estime de soi « Je suis super ! » a été construit spécialement pour aider à la consolidation de l'estime de soi de manière positive et exhaustive. Plusieurs programmes ou modules de réadaptation travaillent sur l'amélioration des déficits ou des handicaps liés aux troubles mentaux graves en « réparant » ce qui semble faire défaut. Ce module vise plutôt à accroître les forces et les attributs positifs en travaillant sur ce qui fonctionne déjà. Il cible particulièrement les personnes évitant de participer activement à leur rétablissement ou à leur réadaptation à cause d'une faible estime de soi. Les résultats de recherche ont été particulièrement concluants auprès d'une clientèle limitée cognitivement, institutionnalisée ou souffrant d'une forme plus chronique de la maladie. Si ce module est utilisé tel que suggéré et avec une animatrice ou un animateur enthousiaste, les

TABLEAU 2.1

Les 24 activités du module « Je suis super ! »

S-1 :	Où j'habite	A-4 :	Ce que je valorise
S-2 :	Les responsabilités	D-1 :	Buts pour la semaine
S-3 :	La confiance	D-2 :	Transformer le négatif en positif
S-4 :	Critiques et condescendances	D-3 :	Penser du bien de moi-même
S-5 :	Ce qui m'inquiète	D-4 :	Développement personnel
I-1 :	Qui je suis	D-5 :	Prendre des risques
I-2 :	Mots descriptifs	C-1 :	Je m'écris une lettre
I-3 :	Le bonheur	C-2 :	Ce que je fais bien
I-4 :	Mes qualités	C-3 :	Affirmations
A-1 :	Aider les autres	C-4 :	Forces et faiblesses
A-2 :	Travailler avec un partenaire	C-5 :	Je m'évalue
A-3 :	Affection	C-6 :	Retour sur le module

participants pourront possiblement non seulement augmenter leur estime de soi, leur connaissance de soi et leur motivation personnelle, mais aussi avoir du plaisir à le faire !

6.2. Le module « *Coping* et compétence » : « J'apprends à gérer mon stress »

Ce module a été élaboré pour combler une lacune, soit l'absence de traitement ciblant spécifiquement le développement de la compétence à gérer le stress. L'abondance des écrits soulignant le rôle central du stress dans le développement de la schizophrénie et dans l'exacerbation des symptômes psychotiques justifie l'existence d'un nouveau module favorisant l'utilisation de nouvelles stratégies adaptatives (*coping*).

Un module, inspiré du modèle de la gestion du stress des personnes atteintes de schizophrénie (Leclerc *et al.*, 1997), a été élaboré par le premier auteur de ce chapitre. Son originalité consiste à se centrer sur l'apprentissage d'un processus plutôt que sur l'acquisition d'habiletés particulières ou l'utilisation de stratégies spécifiques. Il offre donc des perspectives différentes puisqu'il tient compte des situations stressantes identifiées par les personnes elles-mêmes. Il favorise l'utilisation de leurs ressources individuelles, qu'elles proviennent de la personne ou de son réseau social, ainsi que le développement de leur compétence. Il se centre aussi sur des besoins individuels, en accord avec la tendance amorcée dans les années 1990 en réadaptation psychiatrique (Shepherd, 1990 ; Bellack et Mueser, 1993).

Ce module tient compte des étapes séquentielles et interactives décrites dans le modèle. Il prévoit de l'information, des échanges, des jeux de rôles, des exercices individuels et de groupe, et il s'accompagne d'un manuel qui contient tout ce qui est nécessaire pour participer au module. Le module incite le participant à se centrer sur ses besoins et ses ressources, afin de faciliter son utilisation du processus de *coping*. Il propose au participant d'identifier les inconforts liés au stress les plus fréquemment ressentis, que ces inconforts soient de nature physiologique, cognitive ou émotionnelle. Le participant apprend ensuite à détecter les situations qui accentuent cet inconfort, à repérer les premiers signes de l'inconfort, à identifier les ressources dont il dispose et à formuler cette appréciation cognitive dans un contexte de groupe. Lorsqu'un participant identifie une situation stressante, il évalue s'il est possible ou non de la modifier. Le participant choisit lui-même une stratégie destinée à diminuer ou à éliminer l'inconfort. La stratégie est expérimentée et les résultats sont ensuite présentés au groupe. Si l'inconfort persiste, le processus se poursuit. Le groupe et les animateurs du module aident le participant à accomplir toutes les étapes du processus. L'objectif du module est d'améliorer la compétence à gérer le stress. Le tableau 2.2 présente les sept étapes principales du processus.

Ce module comprend 24 rencontres de groupe (deux par semaine durant 12 semaines), d'une durée de 60 minutes chacune. Il se présente sous la forme d'un manuel de travail et d'un guide pour les animateurs. Le manuel de travail contient tout le contenu des 24 rencontres et aucun matériel additionnel n'est utilisé durant le traitement. Le manuel représente l'entente entre les animateurs et les participants. Il est conçu pour que deux thérapeutes en assurent l'animation.

Ce module a fait l'objet d'une étude expérimentale menée auprès d'une centaine de personnes atteintes de schizophrénie. Des résultats significatifs intéressants furent obtenus (Leclerc *et al.*, 2000). Les participants ont présenté une diminution significative des délires qui se poursuit jusqu'à six mois après la fin du module, en comparaison avec le groupe contrôle, pour lequel les symptômes sont demeurés stables. Des résultats ont été aussi obtenus pour l'estime de soi des participants et certaines habiletés de vie autonome, notamment l'hygiène, et les résultats favorables étaient toujours présents six mois après la fin du traitement. Il s'agit de changements souhaitables pour cette population, dont les habiletés ont été moins sollicitées en raison d'un séjour en milieu psychiatrique pendant la majeure partie de leur vie adulte.

TABLEAU 2.2

Étapes du module « *Coping* et compétence » et tâches des participants

	Buts de l'étape	Tâches des participants
Étape 1	Identifier les symptômes du stress Discuter avec le groupe	Dresser la liste des symptômes physiques, cognitifs et émotifs
Étape 2	Appréciation cognitive du stress Discuter avec le groupe	Identifier les sources de stress et associer les symptômes
Étape 3	Appréciation cognitive du changement Discuter avec le groupe	Clarifier les aspects modifiables de la source de stress
Étape 4	Appréciation cognitive des ressources Discuter avec le groupe	Énumérer les ressources disponibles Évaluer le potentiel aidant des ressources en regard de la source de stress
Étape 5	Choisir une stratégie adaptative (*coping*) Discuter avec le groupe	Proposer trois stratégies possibles pour agir ou pour diminuer les effets de la source de stress Choisir la stratégie préférée
Étape 6	Utiliser la stratégie adaptative choisie	Décrire comment sera utilisée la stratégie adaptative Décrire les résultats attendus
Étape 7	Évaluer les résultats Discuter avec le groupe	Qualifier les résultats obtenus Poursuivre la démarche à l'étape 1 si le stress persiste

6.3. Le module TCC

Ce module se veut une application à un contexte de groupe de la thérapie cognitive comportementale présentée au chapitre premier de ce volume. En 24 rencontres, le module TCC (thérapie cognitive comportementale) vise à optimiser l'utilisation de stratégies adaptatives afin de diminuer les symptômes psychotiques, en plus de s'adresser à diverses situations stressantes telles qu'une faible estime de soi, l'anxiété, la dépression, le suicide et l'abus de substances. Des résultats préliminaires (Lecomte *et al.*, 2003) indiquent que ce module, tout comme la TCC en approche individuelle, contribue à diminuer les symptômes des participants. De plus, des informations de type qualitatif nous indiquent que les participants apprécient le traitement.

Lorsque les auteurs (Lecomte *et al.*, 2003) ont mis sur pied le module TCC, ils se sont assurés que le contenu de chacune des 24 rencontres puisse être utilisé auprès de personnes plutôt jeunes, puisqu'il s'adresse à des individus vivant un premier épisode psychotique. Ils ont également conçu les activités pour qu'elles puissent être animées pas des intervenants expérimentés qui ne sont pas nécessairement des thérapeutes formés à la thérapie cognitive comportementale ou expérimentés aux différentes techniques de la TCC. Ils ont également pris en considération que les différentes approches thérapeutiques ne seraient pas familières aux participants. Les auteurs ont évité d'utiliser des termes psychiatriques afin de ne pas susciter de stigmates, prenant soin de diriger l'intervention au début vers des expériences normalisatrices dans le but de maintenir une estime de soi positive. Plus loin dans le module, on aborde des sujets plus délicats tels que les symptômes psychotiques, le suicide ou la consommation de drogues illicites, très fréquente chez cette population. Le traitement a été élaboré sous la forme d'un manuel distribué à chaque participant afin qu'il puisse prendre connaissance des activités prévues. Tel que mentionné précédemment, cette façon de faire permet d'éliminer une méfiance souvent fréquente lors d'épisodes psychotiques et de fournir le programme des 24 rencontres prévues. Pour la majorité des activités, le manuel introduit le thème discuté, puis pose des questions ouvertes auxquelles les clients répondent individuellement dans leur manuel. On rappelle régulièrement aux participants que ces réponses sont très personnelles et qu'aucune réponse n'est bonne ou mauvaise. Les activités se terminent par une révision de ce qui a été discuté durant la rencontre et de ce que les participants souhaitent retenir. Un devoir est prévu à chaque semaine afin de faciliter la compréhension et la pratique de ce qui est vu durant les activités. Une période d'échange entre les participants et les thérapeutes, agrémentée d'un goûter, est prévue par la suite.

Le manuel comprend quatre sections : 1) Le stress : comment il influence ma vie, 2) Vérifier les hypothèses et rechercher des alternatives, 3) Les drogues, l'alcool et mes états d'âme, et 4) *Coping* et compétence. Les premières activités traitent du stress et de ses effets sur la santé et introduisent le modèle Stress Vulnérabilité Compétence comme modèle explicatif potentiel (tiré du module « *Coping* et compétence » : « J'apprends à gérer mon stress », Leclerc *et al.*, 2000).

La seconde partie, intitulée « Vérifier les hypothèses et rechercher des alternatives », est une application plus classique de la TCC qui s'inspire des travaux de Garety *et al.* (1997) sur les délires. Au moyen d'un extrait de film et d'exemples de privation sensorielle, les participants découvrent que d'autres personnes (y compris les autres participants du groupe) ont déjà expérimenté des hallucinations et des délires. Ils sont amenés à prendre conscience qu'il existe parfois plusieurs explications possibles pour une situation donnée. Ils apprennent donc à vérifier les faits avant de sauter aux conclusions. Ainsi la dissonance cognitive est utilisée auprès des participants. La normalisation est également un des éléments clés de la TCC destinée aux personnes aux prises avec des troubles psychotiques (Tarrier *et al.*, 1998), et elle se manifeste naturellement dans un contexte de groupe composé de personnes partageant des expériences et des particularités similaires. Le questionnement socratique, qui vise à trouver d'autres explications que ses croyances par la recherche des faits, selon les principes de la recherche journalistique, est également facilité par le contexte de groupe.

La troisième section traite de la consommation de drogues et d'alcool de même que des émotions difficiles à vivre, compte tenu de l'importance de ces difficultés chez les personnes vivant un premier épisode de psychose. Cette section aborde ces sujets sous l'angle de l'autocritique à l'égard de ses comportements et de ses émotions. Des activités visant à augmenter l'estime de soi (tirées du module « Je suis super ! » ; voir Lecomte *et al.*, 1999) sont prévues avant qu'on discute des comportements de toxicomanie ou de désespoir. Le suicide est abordé de façon indirecte, par un jeu de rôle où un des thérapeutes devient une personne qui songe au suicide et les participants, des aidants qui doivent trouver des moyens de l'en dissuader.

Le quatrième et dernière partie vise à identifier les stratégies d'adaptation préférées des participants, en tenant compte de différents niveaux de détresse. Les participants sont invités à expérimenter une activité de relaxation durant une des rencontres et vont également utiliser différentes stratégies afin de contrôler leurs voix (recadrage, distraction, etc., voir Wykes *et al.*, 1999) ou d'améliorer leur humeur. Durant les activités de cette section, les participants identifient leurs ressources personnelles et celles qui proviennent de leur réseau, notamment les ressources professionnelles. L'approche de groupe de la TCC offre aux participants une expérience positive de collaboration avec les thérapeutes et les autres membres du groupe.

Ce module a été conçu pour être animé par deux thérapeutes, préférablement de sexe différent, à raison de deux rencontres d'une heure par semaine, durant douze semaines. Une formation préalable de quatre jours leur est offerte afin de les familiariser avec les objectifs du module et les techniques de la TCC. Lorsque les 24 rencontres sont terminées, les participants sont invités à participer, sur une base volontaire, à des activités destinées à revoir les apprentissages, selon les besoins exprimés.

Des résultats préliminaires indiquent que les participants ayant terminé le module TCC présentent moins de symptômes positifs de la schizophrénie. Ainsi, entre le début de l'intervention et sa terminaison, trois mois plus tard, les scores totaux obtenus au BPRS des participants ont diminué, de même que leurs résultats aux échelles Hallucinations et Délires (Lecomte *et al.*, 2003). Les résultats de l'étude en cours permettront de vérifier si ces résultats se répètent pour chaque groupe de participants. De plus, les commentaires émis par les participants indiquent leur appréciation à l'égard de ce module, dont ils soulignent l'utilité au quotidien.

CONCLUSION

Ce chapitre avait pour objectif de répondre à certaines questions qui se posent lors de la planification, de l'offre et de l'évaluation de l'atteinte des objectifs de groupes destinés aux personnes souffrant de troubles mentaux graves. Certains résultats de recherche ont été présentés dans un premier temps afin d'associer l'offre de groupes thérapeutiques aux données probantes disponibles. La présentation de considérations associées à la mise en place de groupes, notamment en termes de structure et d'organisation, permet de répondre à certaines questions, bien que certaines autres demeurent. Peu importe le type de groupe mis en place, le succès de cette entreprise reposera toujours en grande partie sur les qualités thérapeutiques des animateurs, leur disponibilité et leur ouverture aux participants, de même que sur leur connaissance des troubles mentaux graves et leur conception de la réadaptation psychiatrique. Il est possible d'acquérir des connaissances par des lectures, mais le développement de l'approche thérapeutique est lié à l'expérience de même qu'à une supervision clinique adéquate, ce qui n'est pas fréquemment disponible aux cliniciens.

Afin de fournir des exemples de groupes thérapeutiques efficaces, nous avons privilégié la présentation de groupes que nous connaissons bien, puisque nous les avons conçus, animés et évalués. D'autres approches de groupe permettent d'obtenir des résultats intéressants. Ainsi, le chapitre 3 présente des groupes davantage liés à l'entraînement aux habiletés d'adaptation (*skills training*). Notre expérience nous indique qu'il est important de tenir compte des besoins et des capacités des participants avant de déterminer le type de groupe à privilégier. Par exemple, le groupe d'estime de soi peut être considéré comme plus facile pour une clientèle sérieusement handicapée par des troubles mentaux graves. Pour sa part, le groupe de gestion du stress peut aider les personnes à mieux comprendre les effets du stress, alors que la TCC de groupe cible davantage les symptômes et l'auto-évaluation des croyances erronées. Ainsi, il est possible d'affirmer qu'il n'y a pas un groupe qui soit bon pour tous, mais différents types de groupe qui répondent à des besoins spécifiques.

L'approche de groupe présente des avantages certains en termes d'efficacité et de rentabilité économique. Toutefois, la mise en place d'un groupe est beaucoup plus exigeante pour le thérapeute que la planification d'une rencontre thérapeutique individuelle. Le simple fait de tenter de concilier les horaires de quelques participants, celui des thérapeutes et la fréquence des rencontres (en tenant compte des jours fériés et des absences) peut devenir un cauchemar méthodologique. Il faut donc allouer du temps non seulement à la mise en place et à la promotion du groupe, mais aussi à la planification de chacune des rencontres avant qu'elle débute. Il faut également prévoir du temps tout de suite après la séance afin de permettre aux thérapeutes de faire un retour sur ce qui s'est produit. L'offre d'un groupe thérapeutique destiné à cette clientèle est une activité exigeante qui mérite d'être planifiée avec soin si l'on désire obtenir des résultats similaires à ceux que l'on retrouve dans les publications. C'est toutefois une expérience à la fois stimulante et très satisfaisante qui porte en elle des pouvoirs thérapeutiques exceptionnels.

Les approches de groupe ne remplaceront probablement jamais complètement les traitements de choix que sont depuis des décennies les thérapies individuelles et les médicaments psychotropes, même si certains types de groupes parviennent à produire chez les participants des effets similaires. Il est toutefois très discutable de refuser d'offrir cette modalité thérapeutique, en raison des effets obtenus et recensés dans plusieurs publications. Les groupes possèdent un potentiel thérapeutique particulier qui ne peut être obtenu par une approche individuelle ou un traitement constitué de médicaments neuroleptiques : ils permettent le partage de certaines expériences, la normalisation, le développement du réseau de soutien et un partage de stratégies adaptatives. De plus, la majorité des participants ayant complété des activités de ce type mentionnent leur satisfaction et les bienfaits associés aux groupes. Un seul obstacle semble demeurer : le peu de préparation des cliniciens à offrir des groupes. En effet, peu de cursus universitaires offrent des cours traitant des approches de groupe. Les programmes de formation des thérapeutes devront donc s'adapter à cette réalité afin de répondre aux besoins variés des personnes qui présentent des troubles mentaux graves. Pour les thérapeutes qui ne possèdent pas toujours une formation spécifique prolongée à l'animation de groupes, il existe maintenant une variété intéressante d'approches qui ne nécessitent pas obligatoirement une longue formation.

L'augmentation des coûts associés au traitement des troubles mentaux ne devrait pas être la principale motivation pour offrir des groupes thérapeutiques, même si ces modalités présentent des avantages financiers bien réels. L'offre de ces groupes devrait être dictée par les besoins et les difficultés de la clientèle et par les résultats scientifiques qui découlent de ces modalités thérapeutiques.

BIBLIOGRAPHIE

Ahmed, M. et Goldman, J.A. (1994). Cognitive rehabilitation of adults with severe and persistent mental illness : A group model. *Community Mental Health Journal*, vol. 30, n° 4, p. 385-394.

Anthony, W.A. et Liberman, R.P. (1986). The practice of psychiatric rehabilitation : Historical, conceptual, and research base. *Schizophrenia Bulletin*, vol. 12, p. 542-559.

Beeber, A.R. (1991). Psychotherapy with schizophrenics in team groups : A systems model. *American Journal of Psychotherapy*, vol. 45, n° 1, p. 78-86.

Bellack, A.S. et Mueser, K.T. (1993). Psychosocial treatment of schizophrenia. *Schizophrenia Bulletin*, vol. 19, n° 2, p. 317-336.

Bentall, R. et Kinderman, P. (1998). Psychological processes and delusional beliefs : Implications for the treatment of paranoid states. Dans T. Wykes, N. Tarrier et S. Lewis (dir.), *Outcome and Innovation in Psychological Treatment of Schizophrenia*. Chichester, Wiley, p. 119-144.

Bergin, A.E. et Garfield, S.L. (1994). *Handbook of Psychotherapy and Behavior Change*. New York, Wiley.

Bond, G.R. et De Graaf-Kaser, R. (1990). Group approaches for persons with severe mental illness : A typology. Dans J. McGrew (dir.), *Group Work with the Emotionally Disabled*, Boston, Haworth Press, p. 21-36.

Brabender, V. et Falloon, A. (1993). *Models of Inpatient Group Psychotherapy*. Washington, American Psychological Association Press.

Castonguay, L.G. et Goldfried, M.R. (1994). Psychotherapy integration : An idea whose time has come. *Applied and Preventive Psychology*, vol. 3, p. 159-172.

Chadwick, P.K. (1997). *Schizophrenia : The Positive Perspective*. Londres, Routledge.

Coché, E. et Polikoff, B. (1979). Self-disclosure in short-term group psychotherapy. *Group*, vol. 3, p. 35-41.

De Bosset, F. (1991). Group psychotherapy in chronic psychiatric outpatients : A Toronto model. *International Journal of Group Psychotherapy*, vol. 41, n° 1, p. 65-78.

Dilk, M.N. et Bond, G.R. (1996). Meta-analytic evaluation of skills training research for individuals with severe mental illness. *Journal of Consulting and Clinical Psychology*, vol. 64, p. 1337-1346.

Drake, R.E. et Sederer, L.I. (1986). The adverse effects of intensive treatment of chronic schizophrenia. *Comprehensive Psychiatry*, vol. 27, p. 313-326.

Frank, A.F. et Gunderson, J.G. (1990). The role of the therapeutic alliance in the treatment of schizophrenia : Relationship to course and outcome. *Archives of General Psychiatry*, vol. 47, p. 228-235.

Garety, P., Fowler, D., Kuipers, E., Freeman, D. *et al.* (1997). London-East Anglia randomised controlled trial of cognitive-behavioural therapy for psychosis. *British Journal of Psychiatry*, vol. 171, p. 420-426.

Greene, L.R. et Cole, M.B. (1991). Level and form of psychopathology and the structure of group therapy. *International Journal of Group Psychotherapy*, vol. 41, n° 4, p. 499-521.

Jensen, J.L. (1982). The relationship of leadership technique and anxiety level in group therapy with chronic schizophrenics. *Psychotherapy : Theory, Research and Practice*, vol. 19, p. 237-248.

Johnson, D.R., Sandel, S.L. et Bruno, C. (1984). Effectiveness of different group structures for schizophrenic, character-disordered, and normal groups. *International Journal of Group Psychotherapy*, vol. 34, n° 3, p. 415-429.

Kahn, E.M. et Kahn, E.W. (1992). Group treatment assignment for outpatients with schizophrenia : Integrating recent clinical and research findings. *Community Mental Health Journal*, vol. 28, n° 6, p. 539-550.

Kanas, N. (1996). *Group Therapy for Schizophrenic Patients*. Washington, American Psychiatric Press.

Kanas, N. (1991). Group therapy with schizophrenic patients : A short-term homogeneous approach. *International Journal of Group Psychotherapy*, vol. 41, n° 1, p. 33-48.

Kanas, N. (1988). Therapy groups for schizophenic patients in acute care units. *Hospital and Community Psychiatry*, vol. 39, p. 546-549.

Kanas, N. (1985). Inpatient and outpatient group therapy for schizophrenic patients. *American Journal of Psychotherapy*, vol. 39, n° 3, p. 431-439.

Kanas, N. et Smith, A.J. (1990). Schizophrenic group process : A comparison and replication using the HIM-G. *Group*, vol. 14, n° 4, p. 246-252.

Kopelowicz, A., Wallace, C.J. et Zarate, R. (1998). Teaching psychiatric inpatients to re-enter the community : A brief method of improving the continuity of care. *Psychiatric Services*, vol. 49, p. 1313-1316.

Leclerc, C., Lesage, A. et Ricard, N. (1997). Pertinence du paradigme stress-*coping* pour l'élaboration d'un modèle de la gestion du stress des personnes atteintes de schizophrénie (*Pertinence of the stress-coping paradigm in elaborating a stress-management model for people with schizophrenia*). *Santé mentale au Québec*, vol. 22, n° 2, p. 68-91.

Leclerc, C., Lesage, A., Ricard, N., Cyr, M. et Lecomte, T. (2000). Assessment of a new rehabilitative coping skills module for persons with schizophrenia. *American Journal of Orthopsychiatry*, vol. 70, n° 3, p. 380-388.

Lecomte, T., Cyr, M. et Lesage, A.D. (1997). Le rôle de l'estime de soi dans l'adaptation psychosociale de personnes schizophrènes (*The role of self-esteem in the psychosocial rehabilitation of people with schizophrenia*). *Canadian Journal of Community Mental Health*, vol. 16, n° 1, p. 23-38.

Lecomte, T., Cyr, M., Lesage, A., Wilde, J.B., Leclerc, C. et Ricard, N. (1999). Efficacy of a self-esteem module in the empowerment of individuals with chronic schizophrenia. *Journal of Nervous and Mental Diseases*, vol. 187, n° 7, p. 406-413.

Lecomte, T., Leclerc, C., Wykes, T. et Lecomte, J. (2003). Group CBT for clients with a first episode of psychosis. *Journal of Cognitive Psychotherapy: An International Quaterly*, vol. 17, n° 4, p. 375-384.

Lecomte, C. et Lecomte, T. (1999). Au-delà et en deçà des techniques cognitives béhaviorales dans le traitement des troubles sévères : les facteurs communs (*Beyond and underneath cognitive behavioral techniques in treating severe disorders : Common factors*). *Santé mentale au Québec*, vol. 24, p. 19-36.

Leszcz, M., Yalom, I.D. et Norden, M. (1985). The value of inpatient group psychotherapy : Patients' perceptions. *International Journal of Group Psychotherapy*, vol. 35, n° 3, p. 411-433.

Levine, J., Barak, Y. et Granek, I. (1998). Cognitive group therapy for paranoid schizophrenics : Applying cognitive dissonance. *Journal of Cognitive Psychotherapy : An International Quaterly*, vol. 12, p. 3-12.

Liberman, R.P. (1994). Psychosocial treatments for schizophrenia. *Psychiatry*, vol. 57, p. 104-114.

Liberman, R.P., Wallace, C.J., Blackwell, G.A., Kopelowicz, A., Vaccaro, J.V. et Mintz, J. (1998). Skills training *vs.* occupational therapy for persons with persistent schizophrenia. *American Journal of Psychiatry*, vol. 155, p. 1087-1091.

McIntosh, D., Stone, W.N. et Grace, M. (1991). The flexible boundaried group : Format, techniques and patients' perceptions. *International Journal of Group Psychotherapy*, vol. 41, n° 1, p. 49-64.

Mosher, L.R. (1990). Community residential treatment : Alternatives to hospitalisation. Dans A. Bellack (dir.). *A Clinical Guide for Treatment of Schizophrenia*, New York, Plenum Press.

Penn, D.L. et Mueser, K.T. (1996). Research update on the psychosocial treatment of schizophrenia. *American Journal of Psychiatry*, vol. 153, n° 5, p. 607-617.

Reasoner, R.W. (1992). *Building Self-esteem in the Elementary Schools – Teacher's Manual*, 2nd edition, Palo Alto, CA, Consulting Psychologists Press.

Scheidlinger, S. (1994). An overview of nine decades of group psychotherapy. *Hospital and Community Psychiatry*, vol. 45, n° 3, p. 217-225.

Shepherd, G. (1990). A criterion-oriented approach to skills training. *Psychosocial Rehabilitation Journal*, vol. 13, p. 11-13.

Sigman, M. (1996). Traitements à long terme de patients psychotiques dans le cadre d'un groupe (*Long-term group treatment for psychotic patients*). *Filigrane*, vol. 5, p. 98-107.

Strassberg, D.S., Roback, H.B., Anchor, K.N. et Abramowitz, S.I. (1975). Self-disclosure in group therapy with schizophrenics. *Archives of General Psychiatry*, vol. 32, p. 1259-1261.

Tarrier, N., Beckett, R., Harwood, S. *et al.* (1993). A trial of two cognitive-behavioural methods of treating drug-resistant psychotic symptoms in schizophrenic patients : I. Outcome. *British Journal of Psychiatry*, vol. 162, p. 524-532.

Tarrier, N., Yusupoff, L., Kinney, C., MacCarthy, E., Gledhill, A., Haddock, H., Morris, J. (1998). Randomised controlled trial of intensive cognitive behaviour therapy for chronic schizophrenia. *British Medical Journal*, vol. 317, p. 303-307.

Vaccaro, J.V. (1992). Group treatment or group rehabilitation : Comment on Kahn and Kahn, «Group treatment assignment for outpatients with schizophrenia». *Community Mental Health Journal*, vol. 28, n° 6, p. 555-560.

Wallace, C.J., Liberman, R.P., MacKain, S.J., Blackwell, G. et Eckman, T.A. (1992). Effectiveness and replicability of modules for teaching social and instrumental skills to the severely mentally ill. *American Journal of Psychiatry*, vol. 149, p. 654-658.

White, J.R. (2000). Introduction. Dans White, J.R. et Freeman, A.S. (dir.), *Cognitive-behavioral Group Therapy for Specific Problems and Populations*. Washington, American Psychological Association Press, p. 3-28.

Wilson, W.H., Diamond, R.J. et Factor, R.M. (1990). The chronically mentally ill group treatment for individuals with schizophrenia. *Community Mental Health Journal*, vol. 26, n° 4, p. 361-372.

Wykes, T., Parr, A.M. et Landau, S. (1999). Group treatment of auditory halluci-nations. *British Journal of Psychiatry*, vol. 175, p. 180-185.

Yalom, I.D. (1983). *Inpatient Group Psychotherapy*. New York, Basic Books.

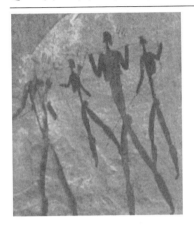

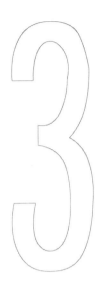

Apprentissage
de l'autonomie fonctionnelle

**L'art d'enseigner aux gens
à changer leur mode de vie**

Charles J. Wallace
Neuropsychiatric Institute
Université de Californie à Los Angeles

RÉSUMÉ

Ce chapitre examine la pratique actuelle et les orientations futures de l'apprentissage de l'autonomie fonctionnelle. La réadaptation psychiatrique a pour but primordial d'aider les personnes souffrant d'une maladie mentale chronique à vivre dans le cadre le moins restrictif possible, avec une qualité de vie et une autonomie fonctionnelle optimales. Malheureusement, il manque à la plupart de ces personnes une ou plusieurs compétences nécessaires à l'atteinte de ce but ; la formation est, pour le praticien, la clé pour doter ces clients des compétences nécessaires.

L'auteur y décrit d'abord les éléments fondamentaux de l'apprentissage de l'autonomie fonctionnelle en citant des exemples de séances d'apprentissage. Il est brièvement question de procédés de formation semblables tels l'enseignement de précision et la micro-instruction, et l'auteur établit des parallèles qui dessinent tout un contexte pour comprendre les résultats et les limitations de l'apprentissage de l'autonomie fonctionnelle en réadaptation psychiatrique.

L'auteur examine ensuite les résultats de l'apprentissage de l'autonomie fonctionnelle, abordant les caractéristiques individuelles, du milieu et de la formation qui rehaussent ou limitent ces résultats. Il conclut par une analyse des orientations éventuelles de l'apprentissage et du soutien clinique qui sont susceptibles d'améliorer l'efficience et l'efficacité de l'apprentissage.

ABSTRACT

The purpose of this chapter is to review the current practice and future directions of skills training. The overarching goal of psychiatric rehabilitation is to help individuals with serious and persistent mental illness live in the least restrictive setting with the highest quality of life and functioning possible. Unfortunately, most individuals lack one or more of the skills needed to achieve this goal, and training is the practitioner's key method for equipping them with the needed skills.

The chapter will begin by describing the core elements of skills training and provide examples of typical training sessions. Similar training procedures will be briefly discussed (e.g., precision teaching, micro-instruction), and parallels drawn to provide a full context for understanding the outcomes and limitations of skills training in psychiatric rehabilitation.

Data on the outcomes of skills training will then be reviewed and discussed in terms of the individual, environment, and training characteristics that enhance and limit these outcomes. The chapter will conclude with a discussion of future directions for training and clinical support that may improve training's efficacy and effectiveness.

Je discutais récemment avec un collègue de notre admiration mutuelle pour les progrès extraordinaires accomplis par Paul, que mon collègue attribuait à sa participation à notre projet sur l'évaluation des effets de notre *Workplace Fundamentals Module [Module sur les fondements de la vie en milieu de travail].* Paul avait une dépendance envers l'alcool depuis des années et, malgré ses vaillants efforts pour s'en défaire, il avait toujours succombé à la pression de ses pairs alcooliques et recommencé à boire. Il était récemment arrivé à la section du module qui présente les nombreux effets nocifs de la consommation de drogues et d'alcool au travail et dresse la liste de moyens particuliers de développer des substituts sains aux drogues et à l'alcool et d'informer ses pairs qu'on ne consommera plus de ces substances. Nous savions qu'il serait difficile pour Paul de dire à ses pairs de « s'éloigner », mais nous savions que c'était la clé de sa libération de la toxicomanie.

Sa sincérité étant indiscutable, nous avons décidé de tout mettre en œuvre pour l'aider. Nous avons d'abord passé beaucoup de temps à lui demander le détail des arguments que feraient valoir ses pairs pour l'engager dans l'abus d'alcool : qui seraient les pairs qui plaideraient en ce sens, ce qu'ils diraient, où ils le diraient, combien d'arguments différents ils emploieraient, etc. Nous espérions rendre cet apprentissage le plus réaliste possible, pour que Paul n'ait aucun mal à déterminer les moments où il devrait refuser et pour qu'il puisse refuser par une réponse taillée sur mesure en fonction des quelques situations qu'il pourrait rencontrer. Nous croyions devoir lui enseigner une réponse (« Non merci, je vais prendre un Pepsi ») à une demande simple (« Viens donc prendre une bière ») en modélisant cette réponse et en lui demandant de la répéter dans un jeu de rôle qui colle le plus possible à celui dont nous venions de lui faire la démonstration. Nous lui avons ensuite offert toute la rétro-action, la modélisation, le guidage et l'encadrement nécessaires pour que sa réponse ait le même contenu et qu'il la donne avec le contact visuel, le volume, la posture, la durée et la rapidité nécessaires pour indiquer fermement son refus. La rétroaction comprenait l'enregistrement vidéo de son jeu de rôle afin de faire voir à Paul ce que nous aimerions améliorer et les améliorations déjà accomplies. Il a fallu plusieurs jeux de rôle pour que sa performance corresponde aux normes que nous avions modélisées, mais nous savions qu'une fois cela accompli, nous pourrions progresser sur les bases de cette réponse.

Paul a fini par apprendre très bien cette réponse unique ; nous y avons alors ajouté systématiquement d'autres arguments pour le pousser à consommer (« T'es pas obligé de boire du Pepsi… j'ai un *pack* de six, c'est beaucoup plus *l'fun* que du Pepsi »), en modifiant très légèrement sa réponse (« Non, je veux vraiment du Pepsi, pas de la bière »), puis nous avons continué avec des arguments de plus en plus complexes. Chaque fois, nous lui avons demandé de répéter son contact visuel, le volume de sa voix, sa posture, la rapidité de la réponse et le mot « non », afin qu'il énonce toujours son refus avec fermeté. Nous avons ensuite présenté d'autres réponses qu'il pourrait essayer (« Mon médecin m'a dit d'arrêter de boire de la bière, sinon je vais me tuer » ou « J'en ai assez de la boisson » ou « Je vais perdre mon emploi si je continue de boire »), et nous avons discuté du pour et du contre de chacune. Tout cela s'est déroulé dans le cadre des séances de groupe où les participants apprenaient les compétences du *Module sur les fondements de la vie en milieu de travail*. Tous les membres du groupe y sont allés de leurs suggestions et ont applaudi les efforts de Paul (les commentaires négatifs ont été bloqués sitôt prononcés).

La formation de Paul s'est déroulée rapidement à partir du moment où il a appris le refus de base, et il a bientôt maîtrisé une réponse assez complexe pour pouvoir refuser la grande majorité des incitations faites par autrui. Au bout de quelques semaines, Paul est entré en coup de vent dans nos bureaux et nous a dit, tout enthousiaste : « J'ai réussi… j'ai fait ce que vous m'avez enseigné et ça a marché ! Ils m'ont laissé tranquille… Hourra ! » Nous avons tous savouré cet instant ; Paul était tout excité, nous l'étions tout autant ; la maîtrise qu'il avait exercée sur ce grand problème de sa vie lui donnait une sensation de liberté.

Bien entendu, Paul ne maîtrisait pas tout à fait parfaitement la situation ; d'autres facteurs que les incitations de ses pairs contribuaient à son abus d'alcool. Néanmoins, Paul vivait désormais beaucoup moins d'incidents d'abus ; il a participé à notre module *Substance Abuse Management [Gestion de la toxicomanie]* et élaboré avec son intervenant des plans efficaces de prévention des rechutes et de rétablissement après une rechute.

En me demandant comment préparer ce chapitre, j'ai été frappé par le résultat extrêmement gratifiant de l'apprentissage de Paul, un résultat que nous souhaitons à tous nos clients. En me penchant de plus près sur les détails pour tenter de découvrir pourquoi l'apprentissage avait si bien fonctionné, j'ai cru voir dans plusieurs de ces détails de bons exemples d'application des principes fondamentaux qui sous-tendent un apprentissage efficace de l'autonomie fonctionnelle chez les personnes souffrant d'une maladie mentale grave et persistante. Ces principes et les détails de leur application font toute la différence entre des résultats positifs et négatifs, et je voudrais, en continuant ma description de l'apprentissage de Paul, souligner ces principes fondamentaux. J'espère que vous trouverez utile de les prendre en compte lorsque vous travaillerez avec vos clients. Mais tout d'abord, je voudrais situer l'apprentissage de l'autonomie fonctionnelle dans un contexte plus général.

1. LE CONTEXTE GÉNÉRAL DE L'APPRENTISSAGE DE L'AUTONOMIE FONCTIONNELLE

L'expression « réadaptation psychiatrique » évoque les soins médicaux, alors que l'intérêt de la discipline pour les relations interpersonnelles et communautaires la situe plutôt dans le contexte des traitements « psychosociaux ». Je me demande pourtant si l'un ou l'autre de ces contextes contient les ingrédients essentiels menant à des résultats d'apprentissage positifs. Si la réadaptation psychiatrique a pour but d'aider la personne à acquérir les habiletés qui lui permettront d'atteindre ses objectifs personnels, l'apprentissage de l'autonomie fonctionnelle lui enseigne comment mettre en œuvre ces habiletés. En considérant l'apprentissage de l'autonomie fonctionnelle comme un « enseignement », on le place carrément dans un contexte éducatif et on permet aux praticiens d'utiliser toutes les techniques et tous les outils éducatifs disponibles pour améliorer cet enseignement.

2. UNE MISE EN GARDE

Il y a pourtant une différence entre le contexte éducatif et celui de la réadaptation psychiatrique. Le contexte éducatif comprend plusieurs outils et techniques utiles à l'enseignement de matières aussi vastes et variées que la fonction et les étapes de la recherche scientifique, la création littéraire, les clés du succès de l'entrepreneuriat, la trigonométrie, le rôle du premier amendement dans la communication commerciale, etc. L'objectif est alors d'enseigner aux étudiants des notions et des principes qu'ils pourront ensuite appliquer à un large éventail de situations. Les méthodes d'enseignement qui conviennent à ces sujets généraux « font appel à des enseignants qui guident leurs étudiants vers la connaissance [...] en modelant, en questionnant, en façonnant et en corrigeant [...]. À mesure qu'avance la formation, on encourage de plus en plus le stagiaire à prendre sur soi l'achèvement efficace et efficient de la tâche. Dans certains cas, l'enseignant ne présente même pas la meilleure technique d'apprentissage, laissant plutôt le stagiaire la découvrir lui-même » (Ellis et Worthington, 1994). C'est ce qu'on appelle, selon le cas, l'enseignement « heuristique », « constructif » ou « centré sur l'apprenant ».

Par contre, en réadaptation psychiatrique, on enseigne au sujet les comportements dont il a besoin pour atteindre ses objectifs personnels. Dans le cas de Paul, mon but était de **ne pas** lui apprendre les dangers des substances illicites et les ravages causés par l'abus d'alcool. Il les connaissait déjà bien assez et il aurait pu donner sur les moyens de les amoindrir un cours bien plus personnel, plus dramatique et plus crédible que tout ce que j'aurais pu dire moi-même. Paul et moi ne nous sommes fixé qu'un seul but : que je lui enseigne à refuser fermement en toutes circonstances toutes les incitations de ses pairs actuels et éventuels à boire de la bière.

Les méthodes qui conviennent à l'enseignement de comportements distincts se caractérisent par « des enseignants actifs qui établissent les objectifs de l'apprentissage, spécifient son contenu et présentent les notions à un rythme adapté aux particularités des élèves, qu'ils pilotent dans les exercices nécessaires à la maîtrise de la matière » (Ellis et Worthington, 1994). On appelle ce type d'enseignement « enseignement direct », « pédagogie de la réussite » ou « enseignement de précision », des termes qui décrivent parfaitement l'apprentissage de l'autonomie fonctionnelle. Je présenterai maintenant plusieurs des outils et des techniques de l'enseignement direct en continuant de décrire l'apprentissage de Paul, avec comme objectif de vous en faire envisager l'emploi dans votre pratique.

L'enseignement direct comporte cependant un inconvénient dont Paul et moi avons débattu assez longuement. Le processus est parfois si étroitement ciblé que ses résultats s'appliquent à une petite partie seulement des situations rencontrées par le stagiaire. Ainsi, Paul et moi n'avons pas établi comme objectif qu'il refuse un seul type d'incitation de la part d'un seul de ses pairs. Cet objectif aurait été approprié si Paul n'avait eu besoin que de résister à une tentation de plus et qu'il avait vécu dans un milieu sûr, à l'abri des autres tentations. Ce n'était guère le cas ; Paul voulait donc apprendre des façons de refuser qui le protégeraient de tous ses pairs, de toutes les incitations, en toute circonstance et en tout temps. L'objectif unique ne s'applique qu'à un seul événement, comme un examen d'accréditation, et non aux habiletés à long terme comme celles que Paul voulait développer.

Plusieurs auteurs englobent dans l'apprentissage non seulement l'acquisition, mais à la fois l'acquisition et la généralisation des comportements. Schmidt et Bjork (1992) pensent que « l'efficacité de l'apprentissage se mesure par le niveau de rétention et de généralisation » (p. 209) ; ils démontrent de manière convaincante que les techniques d'enseignement qui améliorent l'acquisition de réactions spécifiques, comme la présentation routinière d'une gamme limitée de stimulus et de réactions, ont plutôt pour effet de réduire la rétention et la généralisation.

Paul et moi avons examiné avec soin les moyens de développer l'enseignement nécessaire pour concrétiser son objectif. Un des choix possibles était de prévoir plusieurs refus parmi lesquels il pourrait choisir le plus approprié à chaque situation, voire le modifier en fonction de la situation. Nous avons finalement rejeté cette possibilité pour plusieurs raisons : elle aurait exigé soit un temps total d'enseignement plus long, soit de consacrer moins de temps à chaque refus ; et Paul aurait eu à apprendre, à mémoriser, à se rappeler et à appliquer des « règles » complexes sur l'emploi de tel ou tel refus, dans le contexte de rencontres brèves et fluides. Paul avait particulièrement peur de tout oublier, et nous savions que ce choix représenterait une perte de temps et d'énergie pour tout le monde.

Notre plan final était assez simple. Il s'agissait pour moi d'enseigner à Paul un ensemble principal de comportements de refus qui lui seraient utiles dans une large gamme de situations préétablies (selon, par exemple, la personne qui fait la proposition, les arguments employés, le moment de la journée, le contexte de la rencontre, etc.). Je lui ai systématiquement présenté chaque variation en lui indiquant les caractéristiques qui font qu'un refus est efficace malgré les variations circonstancielles (par exemple, le refus sans explication), et je l'ai aidé à découvrir pourquoi les principes s'appliquaient à telle ou telle variation (c'est-à-dire que l'absence d'explication ne laisse aux pairs aucune chance d'argumenter ou de le persuader). Voilà ce que fut notre combinaison d'enseignement direct et d'enseignement personnalisé.

Nous avons également convenu que je présenterais à Paul des « classeurs » verbaux et visuels qui l'aideraient à grouper les refus et à les retrouver pour s'en servir. C'est un fait avéré que les sujets qui suivent habituellement un stage de réadaptation psychiatrique – des personnes atteintes de troubles mentaux graves et persistants, en particulier celles chez qui on a diagnostiqué des troubles de type schizophrénique – ont de la difficulté à utiliser des traits sémantiques pour résumer et stocker l'information (par exemple, Bowen *et al.*, 1994). Étant donné la brièveté et la fluidité des incitations de ses pairs, Paul savait qu'il n'aurait que quelques secondes pour se rappeler et utiliser ses comportements de refus, et il appréciait tous les moyens qu'on lui donnerait de réduire son temps de réponse et d'améliorer l'acuité de sa mémoire. Nous avons néanmoins convenu de ne pas laisser l'ajout d'outils d'enseignement personnalisé nous distraire de notre objectif premier : que Paul réponde par un « Non » catégorique aux avances de ses pairs. Il continuerait à travailler à ses comportements de refus afin d'être toujours prêt à s'en servir.

Paul et moi avons ensuite commencé à mettre en application son plan d'apprentissage ; je décrirai maintenant les détails de son fonctionnement à titre d'exemples des outils d'enseignement qu'on peut inclure à un programme d'apprentissage de l'autonomie fonctionnelle.

3. RÈGLE N° 1
CONCENTREZ-VOUS SUR LES COMPORTEMENTS

Paul et moi avons étudié de manière approfondie les caractéristiques des propositions de ses pairs pour que je puisse savoir qui les faisait, quand et où elles étaient faites, ce qui était dit, le niveau d'insistance des demandes, quelles étaient ses réponses et quel en était le résultat. Nous avons aussi étudié ensemble les réponses qu'il pourrait donner aux avances de ses pairs. Nous avons progressivement décrit dans le détail les situations de refus habituelles, les réponses qu'il avait faites et leurs conséquences, ainsi que les réponses qu'il aimerait faire à l'avenir et les conséquences qu'il voudrait qu'elles aient.

4.   RÈGLE N° 2
L'ENTRAÎNEMENT, ENCORE ET TOUJOURS

Pendant que nous élaborions cette description précise des situations de refus les plus courantes, Paul a dit considérer plusieurs de ses pairs comme de fins causeurs capables de réfuter ses objections et de le persuader à recommencer à boire. Deux aspects des réponses de Paul le rendaient vulnérable aux avances de ses pairs les plus habiles : il ne répondait pas sur-le-champ à leurs demandes et, en expliquant les raisons de son refus, il leur donnait la possibilité d'argumenter et de le convaincre. Paul et moi avons décidé que la technique de la « rengaine » lui serait la plus utile dans les situations habituelles : il n'avait qu'à apprendre une seule réponse de base qu'il pourrait ensuite utiliser et répéter, comme une rengaine, dans toutes les occasions. Il travaillerait si bien sa réponse qu'elle deviendrait un automatisme, avec très peu ou pas du tout de temps mort entre question et réponse, et sans un seul mot qui puisse tenir de l'explication. Il s'exercerait aussi à répondre d'un ton assez ferme pour marquer sa détermination sans s'aliéner ses pairs. Nous n'allions introduire des variations dans les demandes et les réponses qu'une fois qu'il aurait maîtrisé complètement sa réponse de base.

PRINCIPES, OUTILS ET TECHNIQUES PÉDAGOGIQUES

Ces règles s'appuient sur la théorie de l'apprentissage ACT-R (Anderson et Schunn, 2000), un modèle détaillé et appuyé empiriquement des « structures de la connaissance » nécessaires à l'apprentissage de comportements bien définis, comme les refus de Paul. Selon l'ACT-R, l'apprentissage est fonction de la connaissance déclarative et de la connaissance procédurale. La connaissance déclarative repose sur des faits organisés en un assemblage de « fragments », comme « le fait de boire trop d'alcool trop souvent cause des dommages permanents à la mémoire », « quelques amis et connaissances essaient d'en persuader d'autres de boire avec eux », « on peut avoir du plaisir sans se saouler », etc. Le stagiaire « comprend » un domaine comme la « consommation abusive d'alcool » quand il a acquis un assez grand nombre de fragments « pour pouvoir résoudre en souplesse les problèmes associés à la notion » (Anderson et Schunn, 2000, p. 3-4).

La connaissance procédurale repose sur des « règles de production », qui voient le jour lorsque l'assemblage de faits fragmentaires se traduit par des réponses à diverses situations de résolution de problèmes. La règle de production utilisée par Paul pour répondre aux avances de ses pairs pourrait être : « Si mon but est d'éviter l'abus d'alcool (objectif du problème) et que le fait de boire avec mes pairs conduit à l'abus (fragment déclaratif), mon sous-but sera de dire non (sous-but visant à répondre de manière à atteindre l'objectif du problème). » Dans un contexte différent, avec une connaissance déclarative différente, comme « se faire des amis », les mêmes circonstances de résolution de problèmes, les avances d'un pair, pourraient entraîner la règle de production suivante : « Si mon but est d'étendre mon cercle d'amis et qu'une bonne façon de rencontrer des amis potentiels est d'avoir des activités communes avec eux, mon sous-but est de dire oui. » Dans tout domaine, une performance satisfaisante se caractérise par la traduction d'une connaissance déclarative complète et exacte en un ensemble finement différencié de règles de production organisées en buts et en sous-buts.

De nouveaux fragments déclaratifs peuvent s'acquérir de façon passive, en écoutant les autres et en assistant à des présentations variées, ou active, en mémorisant les résultats de ses propres tentatives de résolution de problèmes et d'atteinte d'objectifs variés. Les règles de production, quant à elles, s'acquièrent avant tout par « analogie ». L'apprenant sélectionne un problème passé qu'il croit analogue au problème actuel et se sert des règles de production de l'ancien problème pour résoudre le nouveau. La justesse de ce processus dépend du degré de compréhension qu'a l'apprenant de l'analogie, compréhension qui dépend de son analyse des points communs entre les buts des problèmes et leur explication par des fragments déclaratifs communs. L'analyse que fait l'apprenant de ces points communs met également au jour des différences dans les buts et dans les fragments déclaratifs applicables aux problèmes, différences qui indiquent à l'apprenant comment adapter au problème nouveau les règles de production associées à un problème analogue.

Comme le mentionnent Anderson et Schunn (2000), l'acquisition de nouveaux fragments et de nouvelles règles est un processus du tout ou rien (où les fragments et les règles sont soit rejetés, soit acceptés) qui n'explique pas complètement leur utilisation courante. Pour ce faire, on a besoin d'un autre facteur : l'entraînement, encore et toujours. Chaque fois qu'on « lance » une règle de production, le fragment déclaratif associé à la règle est récupéré et appliqué à l'atteinte du but de l'apprenant. Le « niveau d'activation » du fragment (sa « disponibilité ») et la « force » de la règle de production (la vitesse et l'exactitude avec lesquelles est établi le sous-but et sont exécutés les comportements qui permettront de l'atteindre) augmentent et l'exécution de l'apprenant devient plus fluide. Il est extrêmement important d'arriver à une exécution fluide, car « les compétences spécialisées requièrent un tel niveau d'exécution des compétences de base que les apprenants trouvent très rassurante une exécution fluide et qu'une performance erratique et lente est jugée inacceptable dans la plupart des situations » (Anderson et Schunn, 2000, p. 7-8).

Dans ce contexte, toutefois, le mot « entraînement » renvoie à une activité passablement différente d'une bête répétition des mêmes mouvements et des mêmes sons. La répétition y a tout de même sa place : plusieurs études montrent en effet que plus le sujet s'applique à ce genre d'entraînement, plus il gardera longtemps en mémoire les règles de production essentielles à une exécution fluide (voir par exemple Bloom, 1985). En revanche, comme le notent Ericsson et Charness (1994), l'entraînement nécessaire à l'acquisition d'une compétence est « un entraînement délibéré, [...] une activité pénible dont le but est d'améliorer l'exécution [...] de tâches choisies par un instructeur compétent. Contrairement au jeu, l'entraînement délibéré n'est pas motivant par nature. Contrairement au travail, il ne mène pas immédiatement à une récompense sociale et financière » (Ericsson *et al.*, 1993). De même, Anderson (2000) note que l'entraînement délibéré « implique un sujet motivé [recevant] une réaction instructive accompagnée d'un guidage et d'un contrôle minutieux et continus » (p. 193). Par contre, un élément supplémentaire est nécessaire pour que l'entraînement délibéré soit utile : la « garantie », basée sur les qualifications de l'instructeur, qu'on travaille la bonne matière et les bons comportements. Sans cette garantie, l'apprenant pourrait s'exercer à des comportements incompatibles avec ceux qu'il désire acquérir, ce qui nous amène à la troisième règle.

5. RÈGLE N° 3
SOYEZ EXPERT DU DOMAINE ET DE L'INDIVIDU

Paul ressemblait à des milliers d'autres personnes atteintes d'affections doubles. Il gagnait péniblement sa vie et avait peu de relations, pas de carrière et un mince réseau d'amis. Cette situation, commune à beaucoup de personnes atteintes de troubles concomitants, met en jeu un mélange complexe de traits positifs et négatifs. Par exemple, comme le rapportent Carey et ses collègues (1999), les personnes atteintes de deux affections apprécient les effets des substances qu'elles absorbent (elles se sentent euphoriques, « parties », décontractées, à l'aise) et croient que leur consommation abusive « augmente [leur] capacité d'interagir socialement » et de « faire partie d'une bande ». Leur consommation abusive « remplit les temps morts et occupe l'esprit » et il leur serait difficile d'arrêter, car elles n'auraient « personne à qui parler [...] et avec qui faire des choses ». De plus, si ces sujets s'abstiennent de consommer, les pairs exercent souvent une forte pression pour les faire recommencer. Un client a bien décrit ce choix qui n'en est pas un : « Tu dois te débarrasser de beaucoup de monde, de plusieurs amis [...] les faire disparaître tout à fait de ta vie » pour venir à bout de la consommation abusive.

Bien entendu, nous n'avons qu'effleuré la question du diagnostic mixte. Ce qui est important ici, ce n'est pas la présentation de l'information en soi, mais plutôt le fait que l'enseignant doit être compétent dans le domaine pour pouvoir recommander l'apprentissage des compétences appropriées, de manière que « le travail mène à la perfection » et non à l'imperfection (Anderson et Schunn, 2000, p. 19).

Comment l'enseignant devient-il un expert ? Une méthode consacrée consiste à accumuler toute l'information publiée, à consulter des experts reconnus (surtout des personnes souffrant de maladie mentale) et à combiner ces informations en fragments déclaratifs et en règles de production sommaires. Cette méthode produit un enseignant plutôt « académique » et une matière « stérile », puisqu'on met l'accent sur les fragments déclaratifs et non sur les règles de production spécifiques et les détails pratiques qui les font « s'animer ».

Une autre façon de procéder consiste à accumuler les compétences au fil des traitements, en se concentrant sur le développement de règles de production, en les modifiant par tâtonnements jusqu'à ce qu'elles « fonctionnent » et en les transformant en recettes empiriques. Bien qu'on puisse ainsi produire des matériels vivants et adaptés, cette adaptation peut les rendre applicables à une très petite gamme de situations et les recettes empiriques risquent d'être difficiles à comprendre et à modifier sans l'aide des fragments déclaratifs appropriés.

Anderson et Schunn (2000) proposent une troisième démarche, qui consiste à « cibler un domaine, en analyser les composantes cognitives, trouver des exemples d'emploi de ses composantes, les communiquer et contrôler l'apprentissage » (p. 21). Ces auteurs nomment ce processus « analyse des tâches » et l'emploient d'habitude dans des domaines cibles tels que l'arithmétique (par exemple, soustraire 2 unités) et la lecture (par exemple, la lecture à haute voix des diphtongues). Nous avons modifié ce processus en l'appliquant au domaine cible « Paul disant non à ses pairs » et nous avons suivi le processus afin de produire un « cours » efficace qui lui enseignera à agir ainsi.

Nous avons commencé par demander à Paul de décrire la dernière fois qu'il avait succombé aux pressions de ses amis. L'incident avait eu lieu à peine dix jours plus tôt, mais les détails en étaient vagues puisqu'il était devenu rapidement très ivre. Nous lui avons ensuite posé des questions ayant pour but de l'aider à se souvenir des détails (qui, quoi, quand, où, ce qui s'est dit) de manière à pouvoir les recréer pendant la prochaine étape de notre analyse des tâches. Nous avons utilisé un mélange de questions « spéculatives » (« Que pensez-vous qu'il serait advenu si vous aviez dit non ? Pourquoi [votre pair] veut-il que vous l'accompagniez au débit de boissons ? Qu'arrivera-t-il si vous repartez tout simplement sans rien dire ? Comment vous sentirez-vous si vous rencontrez [votre pair] quelques jours après avoir refusé d'accéder à ses demandes ? ») afin d'identifier les fragments déclaratifs du domaine de la consommation abusive d'alcool qu'il appliquait à ces épisodes. D'après ses réponses, Paul s'ennuyait souvent et le fait de boire avec ses amis lui donnait quelque chose à faire ; il ne voulait pas heurter ses quelques amis de peur de les perdre et il aimait mieux payer sa consommation que passer pour un égoïste. Paul ressentait certainement la tension entre les bienfaits de l'amitié et les ravages de l'abus d'alcool. Il savait ce que lui avait coûté l'abus d'alcool, physiquement et mentalement, et considérait en bout de ligne que c'était payer trop cher.

Puis nous avons demandé à Paul de simuler les échanges interpersonnels qu'il avait eus pendant ce dernier épisode et, avec son accord, nous avons fait un enregistrement vidéo de ces simulations. Notre attention s'était déplacée, pendant cette partie de l'analyse des tâches, de l'abus d'alcool au domaine du « comportement interpersonnel assuré », et nous avons évalué sa performance quant aux variables importantes dans ce domaine. Notre crainte était que des caractéristiques spécifiques de ses échanges fassent qu'il lui soit plus difficile de dire « non ». Nous avons joué le rôle de son partenaire, adaptant notre vocabulaire, le volume de notre voix, notre posture et notre contact visuel aux détails qu'il venait de nous communiquer. Sa façon de répliquer trahissait les défauts déjà notés : il était lent à répondre aux questions et aux commentaires de ses partenaires, semblant retourner leurs mots dans sa tête et réfléchir à sa réponse ; et il répondait aux raisons de boire invoquées par ses pairs par des raisons de ne pas boire. Ces deux défauts allongeaient la durée de son exposition aux messages persuasifs de ses pairs, ce qui était particulièrement dangereux lorsque le partenaire était capable d'organiser sa pensée rapidement et de produire une pluie d'arguments.

J'ai parlé de nos observations avec Paul et je lui ai présenté l'enregistrement vidéo de notre simulation, en marquant régulièrement une pause pour lui montrer comment il s'exposait à un flot continuel d'arguments persuasifs. Il a rapidement compris ce qui s'était passé et il a réalisé que ses chances de dire un « non » convaincant augmenteraient s'il pouvait mettre plus rapidement un terme à la conversation. Nous avons discuté d'une stratégie possible à cet égard : je pourrais lui enseigner à utiliser en souplesse des contre-arguments qui mettraient fin aux tentatives de persuasion. Mais il lui faudrait pour cela se souvenir de ces contre-arguments, choisir le plus approprié, évaluer ses effets sur l'argumentation de son partenaire, choisir un autre contre-argument, etc. Paul et moi avons conclu que tout cela était beaucoup trop complexe pour qu'il puisse l'apprendre vite et bien s'en souvenir. Nous avons donc jugé préférable qu'il apprenne une simple stratégie de « rengaine » : une réponse négative simple, sans rien qui ouvre la porte à l'argumentation, si bien apprise qu'elle pourrait s'énoncer sans hésitation ou presque.

Dans la dernière étape de l'analyse des tâches, nous avons identifié deux types d'interaction : *a*) celles qui illustrent les structures de connaissance de l'énoncé « Paul dit non à ses pairs » ; *b*) des interactions problématiques analogues qu'il avait déjà résolues dans le passé et dont les règles de production pouvaient lui servir de point de départ dans sa tentative de dire non à ses pairs. Le premier type d'interaction n'a pas été difficile à identifier, l'épisode qui s'était produit dix jours plus tôt, mais l'identification du deuxième a été plus ardue. Heureusement, Paul a mentionné, en parlant d'un autre sujet, que ses amis et lui se « tapaient » souvent des cigarettes, du café, des boissons gazeuses, des amuse-gueule ou du prêt-à-manger. Ces interactions d'emprunt et de prêt semblaient avoir des caractéristiques communes avec les interactions cibles. Dans les deux cas, on demandait à Paul de donner quelque chose de valeur ; il pouvait accepter ou refuser les demandes ; et il tenait à conserver ses amis. Bien sûr, il y avait aussi des différences : le fait de prendre un verre ensemble est principalement un échange social comportant des règles d'interaction entre les personnes et certaines conséquences, alors que l'emprunt ressemble davantage à un échange contractuel avec des règles de réciprocité et des conséquences financières. Néanmoins, il semblait y avoir assez de similarités pour que la situation secondaire serve de point de départ à la solution de la situation principale. Maintenant que nous avions des exemples et des analogies possibles, nous étions prêts à nous plonger dans l'apprentissage.

PRINCIPES, OUTILS ET TECHNIQUES PÉDAGOGIQUES

Cette règle illustre le rôle essentiel de l'entraînement délibéré quand on enseigne à l'apprenant à exercer une habileté avec fluidité. Au cœur de son fonctionnement, l'entraînement délibéré est l'exécution par l'apprenant de règles de production spécifiques qui lui sont assignées par l'enseignant. Ce dernier évalue la performance de l'apprenant, l'informe des résultats de l'évaluation et l'aide à améliorer la fluidité de son exécution en lui donnant des renseignements supplémentaires, en modélisant le processus d'exécution, en l'entraînant à chaque étape de l'exécution et en l'aidant physiquement à exécuter chacun des mouvements. La compétence de l'enseignant est essentielle à l'atteinte des objectifs suivants : 1) assigner des règles de production permettant une exécution fluide ; 2) évaluer précisément l'exécution de l'apprenant et diagnostiquer ses éléments moins fluides ; 3) mettre en place des mesures correctives ayant de fortes chances d'améliorer la fluidité de l'exécution. La compétence de l'enseignant garantit que l'entraînement sera bénéfique et non inutile, voire nuisible.

En général, les enseignants élèvent leur niveau de compétence en travaillant constamment avec de nouveaux apprenants et en adaptant les règles de production et les mesures correctives utilisées dans l'entraînement délibéré aux besoins spécifiques de l'apprenant et aux objectifs de résultat mesurables fixés par les autorités locales. L'enseignant, comme l'apprenant, recourt constamment à l'entraînement délibéré pour développer la fluidité de sa performance d'enseignant. Ce peut être un processus de longue haleine, bien que l'enseignant puisse assurer un niveau élémentaire d'expertise en utilisant des programmes déjà prêts, comme le programme « Open Court » d'enseignement des phonies.

Ce modèle de l'enseignant qui raffine sa compétence présume que le programme est centré sur l'acquisition par les apprenants d'un ensemble commun de règles de production tel que celui qui est associé à l'apprentissage des phonies. Dès qu'un enseignant a acquis l'expertise nécessaire à l'enseignement de ces habiletés, il ne lui reste plus qu'à raffiner sa compétence, qu'il n'a pas à acquérir de nouveau. En revanche, lorsqu'il enseigne à un sujet comment changer de mode de vie, l'enseignant doit porter son attention sur l'ensemble d'habiletés propre à l'apprenant. Il doit développer une expertise particulière à l'ensemble d'habiletés dont dispose chaque individu en procédant à une analyse des tâches associées au mode de vie et aux antécédents d'apprentissage de chaque individu, comme nous l'avons fait avec Paul. Puisqu'on met l'accent sur l'analyse de chaque individu, les gains d'efficacité découlant de l'analyse des apprenants précédents seront minimes. On pourrait même avancer que cette augmentation de l'efficacité n'est pas la bienvenue si elle se réalise au prix d'une généralisation des résultats d'analyses passées. L'objectif est de produire une analyse qui correspond précisément à un individu donné. C'était le cas avec Paul et son habitude d'introduire des temps morts et d'argumenter. Pour réussir l'apprentissage, il fallait absolument repérer et corriger ces détails uniques.

Le résultat de tout cela est qu'il n'y a pas de raccourci permettant de réduire le temps nécessaire à une analyse des tâches personnalisée et à l'implantation de l'entraînement requis. L'analyse des tâches doit être assez complète pour permettre l'élaboration de l'entraînement et garantir son utilité. L'entraînement, quant à lui, doit être assez long et précis pour assurer la fluidité et la stabilité de l'exécution par l'apprenant. Il n'y a tout simplement pas de solution de rechange.

6. RÈGLE N° 4
SOYEZ ACTIF, DIRECTIF, PRÉCIS ET POSITIF

Puisque Paul participait déjà à une évaluation de notre *Module sur les fondements de la vie en milieu de travail*, un des modules d'apprentissage de l'autonomie fonctionnelle que nous avons produits et pilotés à l'UCLA (Wallace *et al.*, 1999), j'ai adapté à ces séances la structure et le format du module (voir Liberman *et al.*, 1993 ; Liberman *et al.*, 1998). Paul et moi avions déjà fait une ébauche du traitement, mais il ne se croyait pas capable de spécifier le contenu et les activités d'entraînement délibéré de chaque séance. Il m'a demandé de le faire et j'ai décidé de faire porter chaque séance uniquement sur les habiletés dont il avait besoin pour atteindre son but.

Pour l'aider à mémoriser ses apprentissages, Paul et moi avons élaboré une variante du « Cahier d'exercices du participant » utilisé dans tous les modules, dont celui des *Fondements de la vie en milieu de travail*. Nous avons trouvé un cahier de notes, l'avons intitulé *Paul dit non : cahier d'exercices*, avons inscrit sur chacune des pages les principales questions et activités de chaque séance et noté les résultats de ces activités. Nous avons également établi que Paul étudierait le contenu du cahier d'exercices, une fois celui-ci terminé, afin de déterminer, parmi les habiletés qu'il aurait apprises, celles qu'il pourrait utiliser pour dire non. Les questions se présentaient comme suit :

NOTES DE SÉANCE

Séance n° _____ Date : ___/___/___ Instructeur : _____ Apprenant : _____

1. Révisez vos notes de la dernière séance, identifiez l'habileté apprise et déterminez si vous la maîtrisez et êtes prêt à passer à la prochaine, ou s'il vaut mieux continuer à vous entraîner.
   a) Habileté : _____
   b) Passer à la prochaine ? _____ Continuer l'entraînement ? _____ (choisir une option). Si vous choisissez « Continuer l'entraînement », retournez à la page précédente et reprenez l'entraînement.
2. Quelle nouvelle habileté vais-je apprendre pendant cette séance ? _____
3. Pourquoi est-il utile d'apprendre cette nouvelle habileté ? _____
4. Comment apprendrai-je cette habileté ? _____
5. Comment saurai-je que je la maîtrise ? _____
6. Quels sont les résultats de l'entraînement d'aujourd'hui ? (dois-je continuer à m'entraîner ou puis-je passer à un nouveau sujet ?) _____
7. Commentaires, réactions, aide-mémoire, divers : _____

NOTES DE SÉANCE (*suite*)

À titre d'exemple, voici ses réponses pour la 12ᵉ séance :

2. *Refuser les demandes de deux de mes pairs en disant : « Non... je veux seulement rester sobre... mon médecin m'a dit que c'est mieux pour ma santé. »*

3. *Il y a plusieurs situations où au moins deux de mes pairs pourraient m'inviter à boire et il est plus difficile de résister à deux personnes qu'à une seule.*

4. *Je vais regarder Chuck me montrer comment faire. Il va écrire ses principales actions au tableau en les faisant. Puis, je m'entraînerai avec deux autres participants [à l'évaluation du* Module sur les fondements de la vie en milieu de travail*], en regardant au tableau aussi souvent que nécessaire, pour essayer toutes les actions enseignées. Je continuerai l'entraînement, sous l'œil critique de Chuck et des autres, jusqu'à pouvoir exécuter les actions de manière fluide. Quand je m'en sentirai capable, je tournerai le dos au tableau pour éviter de m'en servir.*

5. *Quand j'aurai été capable de refuser fermement à trois reprises.*

6. *Dans cette séance, j'ai refusé fermement à trois reprises et j'apprendrai une nouvelle habileté à la prochaine rencontre.*

7. *Ma voix n'était pas assez forte ; je dois continuer à me concentrer sur la fermeté de ma voix quand j'exprime un refus.*

Il a fallu moins d'une séance à Paul pour maîtriser cette habileté, et il semblait satisfait de ses progrès. Tous l'ont félicité pour son travail, même quand sa performance laissait à désirer. Par exemple, son refus semblait d'abord mitigé parce que le volume de sa voix était plutôt faible. Après l'avoir félicité des nombreuses actions qu'il avait bien réalisées, j'ai mentionné qu'il devrait peut-être hausser le ton. Il n'a eu aucune difficulté à accepter ma remarque et j'ai demandé à un autre participant quel serait, selon lui, le volume acceptable. Nous avons évalué la performance de ce participant, puis nous nous sommes concentrés sur le volume de la voix de Paul. Je lui ai demandé de dire quelques mots (comme « bonjour », « au revoir », « travail », « quinze »), tout en lui indiquant par un geste de la main qu'il devait parler plus fort. Il a haussé le ton dès les premiers essais, mais pas encore assez. Nous l'avons félicité de ses progrès et je lui ai demandé de dire les mots encore plus fort. J'ai continué mon geste de la main, il a rapidement atteint le niveau souhaité et j'ai alors changé mon geste en un signe d'appréciation, pour lui montrer que tout était maintenant parfait. J'ai ensuite ajouté d'autres mots et il a atteint le volume souhaité dans presque tous les cas. Après cela, nous sommes retournés à l'entraînement du refus.

PRINCIPES, OUTILS ET TECHNIQUES PÉDAGOGIQUES

Cette règle résulte de plus de 20 ans de recherches sur les effets des différentes techniques d'enseignement sur l'apprentissage. Les résultats de ces recherches, qui sont résumés dans de nombreux articles (par exemple,

Clark, 1992 ; Kindsvatter *et al.*, 1988 ; Rosenshine, 1983), indiquent que l'enseignement direct (ou enseignement de précision, de maîtrise), offert par un enseignant qui exige des élèves qu'ils répètent des tâches pouvant les conduire à une exécution fluide, produit un meilleur résultat qu'un enseignement heuristique (ou apprentissage par la découverte). Selon Leinhardt (1986), les bons enseignants organisent leur enseignement en « routines éducatives » bien définies, comme la présentation, l'entraînement, la révision et les devoirs, qu'ils utilisent dans un ordre cohérent pour toute la matière et toutes les habiletés d'un domaine. Clark (1992) va dans le même sens en écrivant que les professeurs efficaces commencent chaque séance avec un énoncé de leurs buts et objectifs et un retour sur les habiletés enseignées au cours des séances précédentes, suivis d'une présentation graduelle des nouvelles habiletés, accompagnée de directives précises sur l'entraînement nécessaire à leur apprentissage. Les professeurs efficaces évaluent systématiquement l'entraînement de l'apprenant et réagissent à sa performance en lui donnant des moyens d'arriver à une exécution plus fluide.

L'apprentissage de Paul était clairement organisé selon les principes et les techniques de l'instruction directe. Nous avons choisi ce modèle d'enseignement plutôt que le modèle centré sur l'apprenant pour trois raisons principales. Premièrement, comme nous l'avons déjà indiqué, Paul avait peur d'avoir des problèmes de mémoire s'il avait à apprendre plusieurs stratégies de refus et leurs règles d'application. Il croyait pouvoir mieux se souvenir de réactions qui seraient devenues des routines automatiques s'appliquant à un large éventail de propositions. Mon évaluation de sa participation au *Module sur les fondements de la vie en milieu de travail* et de son dossier clinique m'amenait à la même conclusion.

Deuxièmement, étant donné l'importance de l'entraînement délibéré dans l'évaluation du résultat de l'apprentissage, je voulais tirer avantage de la plus grande place accordée à cette forme d'entraînement dans le modèle d'instruction directe. Troisièmement, je voulais m'assurer que Paul réussirait chaque étape de son apprentissage. Plusieurs études montrent qu'il existe une relation entre un taux de succès élevé dans l'exécution des tâches éducatives et le sentiment de la réussite, ainsi qu'entre un faible taux de succès et le sentiment d'échec et la démoralisation. Un taux de succès de 70 % à 80 % peut suffire quand un apprenant a atteint les objectifs principaux, mais, au début de l'apprentissage et dans les activités indépendantes, on pourra avoir besoin d'un taux de réussite de 90 % (Ellis et Worthington, 1994).

Heureusement, le fait que le modèle d'enseignement direct repose sur de nombreuses étapes d'apprentissage et d'entraînement m'a fourni plusieurs occasions d'adapter les tâches à accomplir à son niveau de succès du moment. J'ai ainsi pu m'assurer de son succès et de sa motivation à continuer. Par exemple, chaque fois que j'indiquais à Paul qu'il devait parler plus fort, je plaçais le niveau de succès entre 70 % et 95 %. Mon exigence variait selon son niveau de réussite et sa motivation. Je savais, par contre, que je ne pouvais pas « tricher » en lui indiquant ma satisfaction alors qu'il n'avait pas augmenté le volume ou qu'il l'avait diminué. J'aurais fait perdre toute valeur à mes réactions si j'avais « orienté » les données. Si Paul avait cessé de s'améliorer, j'aurais évité d'utiliser le mot « échec » et j'aurais plutôt modifié l'exercice. J'aurais peut-être répété la modélisation, introduit des sons plus simples, comme des voyelles, ou utilisé un moyen de visualisation, comme les aiguilles de niveau d'un magnétophone, pour lui fournir continuellement une information précise.

7.   RÈGLE N° 5
TRAVAILLEZ EN GROUPE

Paul était l'un des six participants à un groupe d'évaluation du *Module sur les fondements de la vie en milieu de travail*. J'ai rencontré le groupe et j'ai demandé aux cinq autres participants s'ils accepteraient de s'arrêter pendant 15 minutes à la mi-temps de chaque séance de travail pour enseigner à Paul à dire non. Je leur ai expliqué que leur collaboration nous serait très utile, car ils pourraient offrir des suggestions et des conseils auxquels Paul et moi n'aurions pas pensé (sept têtes en valent mieux que deux). De plus, leur participation à des jeux de rôles aiderait Paul à appliquer ses stratégies de refus à un grand nombre de personnes. J'espérais aussi que les cinq pourraient contribuer à adoucir la peine causée à Paul par la perte de ses amis advenant qu'ils le rejettent après son refus de boire avec eux. Les cinq participants ont accepté, à la condition que le temps alloué à Paul ne dépasse pas 15 minutes, plus ou moins une minute ou deux, de manière à terminer sur une « pause naturelle ».

Le travail de groupe s'est avéré exceptionnellement utile. Les participants ont encouragé Paul dans l'apprentissage de toutes ses tâches, lui ont fourni des évaluations précises de ses jeux de rôles et ont contribué à les rendre plus réalistes.

Pour l'évaluation du *Module sur les fondements de la vie en milieu de travail*, le travail en groupe a été plus qu'utile, il a été essentiel. Le module, comme tous les modules d'apprentissage de l'autonomie fonctionnelle de l'UCLA, a été conçu pour des groupes de participants. Chaque module se concentre sur les structures de connaissance d'un domaine d'application, en l'occurrence la conservation d'un emploi. Cette concentration sur la connaissance déclarative et procédurale d'un domaine d'application se retrouve dans tous les apprentissages, qu'il s'agisse d'enseigner à des étudiants l'addition des nombres à deux chiffres, la réparation d'une automobile, la gestion, etc. Essentiellement, le *Module sur les fondements de la vie en milieu de travail* est un cours, comme l'arithmétique de deuxième année, la mécanique automobile, la gestion des ressources humaines, etc.

Cette analogie entre le *Module sur les fondements de la vie en milieu de travail* et un cours m'a amené à me demander si les règles de production servant à la mise en œuvre de ces autres cours pouvaient aider à résoudre un problème vécu avec le groupe – ce qui est exactement le processus analogique postulé par l'ACT-R. Un des participants réagissait négativement au fait que les membres du groupe possédaient des expériences de travail différentes. Il était le plus expérimenté et il était évident qu'il s'ennuyait et qu'il était agacé quand l'attention du groupe se portait sur des participants moins aguerris que lui. J'aurais pu tolérer ce comportement, mais sa nature négative jetait un froid sur le groupe. J'aurais pu discuter avec lui et lui demander de cesser, mais je risquais alors de le pousser à abandonner, ce qui aurait nui à l'évaluation du protocole de recherche. J'ai plutôt employé une technique utilisée généralement avec des étudiants doués dans des cours élémentaires. En privé, je lui ai demandé si je pouvais me servir de son expérience pour enseigner les habiletés les plus complexes du module. Il a bien sûr accepté. À partir de ce moment, j'ai fait appel à son expérience assez souvent pour le garder intéressé, mais pas assez souvent pour que les autres participants s'irritent de son statut particulier.

Son comportement s'est amélioré et le groupe s'est réchauffé. Les membres du groupe étaient plus détendus, ils participaient et je me sentais plus à l'aise dans mon rôle d'animateur. Le participant récalcitrant s'ennuyait tout de même parfois, mais son attitude était moins « crispée ». Il y avait peut-être d'autres raisons à son attitude que je n'avais pas été en mesure d'identifier.

PRINCIPES, OUTILS ET TECHNIQUES PÉDAGOGIQUES

Plusieurs études indiquent que l'enseignement est à la fois plus efficient et plus efficace quand il se fait avec un groupe d'apprenants (par exemple, Kindsvatter *et al.*, 1988 ; McCaslin et Good, 1992 ; Polloway *et al.*, 1986). L'efficience croît avec le nombre de participants : plus ils sont nombreux, mois il en coûte en argent et en effort par participant. L'accroissement de l'efficacité semble dépendre de deux facteurs : premièrement, les enseignants passent d'habitude plus de temps à enseigner – c'est-à-dire à décrire, à expliquer, à modéliser, à évaluer et à corriger – avec un grand groupe qu'avec un petit et, deuxièmement, les grands groupes permettent aux participants d'observer plus de cas particuliers à partir desquels faire des généralisations.

L'enseignement en groupe pose pourtant un problème potentiel : celui de sélectionner des participants possédant un niveau optimal d'hétérogénéité quant aux variables reliées à l'enseignement. Certains auteurs ont proposé de réduire l'hétérogénéité au minimum en regroupant les participants selon leurs habiletés. Malheureusement, cette méthode a pour effet d'augmenter l'écart entre les groupes. Les groupes les plus habiles progressent, alors que les groupes les moins habiles prennent de plus en plus de retard (Gamoran, 1992).

D'autre part, avec un groupe très hétérogène, l'enseignant doit passer plus de temps avec les participants les moins habiles, privant ainsi les plus habiles de l'attention qui leur permettrait d'atteindre l'excellence. C'était là le problème qui se posait avec notre groupe, et notre solution n'a donné qu'un succès relatif. On a réduit l'irritation causée par le participant récalcitrant, sans arriver cependant à une répartition optimale du temps d'enseignement entre les participants.

En plus de l'hétérogénéité des participants, la « structure d'objectifs » d'un groupe peut avoir un effet sur la réussite de ses membres. Ce terme désigne le système de récompenses utilisé par les enseignants pour encourager les apprenants à compléter le processus et à atteindre ainsi leurs objectifs. Une structure d'objectifs peut être individuelle, compétitive ou coopérative. Chaque type de structure convient à certaines situations, mais la structure coopérative entraîne d'habitude un meilleur taux de réussite et, en prime, de meilleures relations interpersonnelles. Comme il est important que les participants complètent entre 70 % et 90 %, ou plus, des tâches d'apprentissage, l'emploi d'une structure compétitive peut parfois être difficile à justifier, surtout dans le cas des participants au *Module sur les fondements de la vie en milieu de travail,* qui souffrent normalement de problèmes mentaux sérieux et persistants. Une structure coopérative est préférable ; je m'en voudrais d'ailleurs de ne pas mentionner ici deux techniques susceptibles de vous aider à la mettre en place.

La première technique est l'enseignement réciproque (Palincsar et Brown, 1984 ; Brown, 1997), élaboré par Brown, Palincsar, Campione et leurs collègues, et maintenant au centre de leur projet *Fostering Communities of Learners* [*Favoriser des communautés d'apprenants*] (Brown, 1997). L'enseignement réciproque se fait dans des groupes d'environ six participants qui acceptent de s'enseigner mutuellement une matière. Les enseignants-participants enseignent la matière et évaluent la compréhension qu'en ont les participants en combinant résumés, questions, clarifications, tests et demandes aux participants de prédire l'évolution de la matière. Essentiellement, l'enseignement réciproque est un moyen de réaliser le vieil adage selon lequel le meilleur moyen d'apprendre, c'est d'enseigner.

Les évaluations de l'enseignement réciproque (par exemple, Brown *et al.*, 1991) ont montré que, d'habitude, les participants apprennent davantage, sont davantage en mesure d'appliquer leurs connaissances à des situations analogues et retiennent plus longtemps l'information que les participants à des modes d'enseignement contrôlés. De plus, les relations entre les membres du groupe sont meilleures, car l'atteinte des objectifs du groupe – c'est-à-dire l'acquisition des structures de connaissance d'un domaine – dépend des efforts de tous les participants.

La deuxième technique est l'évaluation coopérative. Des équipes de deux apprenants collaborent à la préparation d'un examen. La technique n'est pas aussi complète que l'enseignement réciproque, mais les évaluations qui en ont été faites ont été positives (Zimbardo *et al.*, 2003). Les participants ne relâchent pas leurs efforts et ne s'attendent pas à ce que leurs partenaires leur fournissent toute l'information. Au contraire, les membres des équipes semblent élaborer l'information mutuellement et, du même coup, améliorer leurs relations interpersonnelles. Cette technique pourrait facilement s'adapter à l'acquisition d'informations sur les politiques de vacances et de congés de maladie d'une entreprise, comme dans le *Module sur les fondements de la vie en milieu de travail*.

8. RÈGLE N° 6
UTILISEZ L'ANALOGIE, ORGANISEZ ET GÉNÉRALISEZ

Comme décrit, nous avons commencé l'entraînement par une analyse des similarités et des différences entre les interactions d'emprunt et de prêt et les incitations à boire. Les similarités étaient évidentes : il s'agissait, dans les deux cas, de demandes qui pouvaient donner lieu ou non à un refus. Les membres du groupe maintenaient catégoriquement que Paul avait le droit de refuser même s'il avait assez d'argent pour accepter. Paul et moi avons filmé un jeu de rôle dans lequel je lui demandais de me prêter 50 $ alors qu'il n'avait que 10 $ pour payer toutes ses dépenses des cinq prochains jours, c'est-à-dire jusqu'à l'arrivée de son prochain chèque d'aide sociale. J'ai répété ma demande à quatre reprises. J'ai même suggéré qu'il emprunte à quelqu'un d'autre l'argent nécessaire. J'ai ensuite mis fin au jeu de rôle et j'ai écrit trois questions sur un tableau à feuilles volantes : *a*) Paul a-t-il dit non clairement et fermement ? *b*) Ses réponses laissaient-elles à son interlocuteur la possibilité d'argumenter ? *c*) Son refus a-t-il offensé son interlocuteur et l'amènera-t-il à rompre ses relations d'amitié avec lui ? Comme c'étaient là les critères utilisés par Paul pour déterminer l'acceptabilité de ses refus, ils constituaient donc les meilleures bases pour évaluer ses refus et développer des variations qu'il trouverait acceptables.

Nous avons visionné la bande, que j'ai arrêtée après chaque refus. J'ai demandé à chacun des participants d'évaluer le refus en répondant par oui ou par non aux trois questions et d'expliquer les raisons de son évaluation. J'ai écrit les réponses sous chacune des questions et j'ai ensuite compté le nombre de réponses positives et négatives. Les quatre refus ont été jugés satisfaisants, mais les participants ont noté que trois d'entre eux n'étaient pas bien fermes, comme si Paul s'excusait de ne pas avoir assez d'argent.

En portant notre attention sur les refus de Paul dans des situations d'emprunt, notre but n'était pas de les modifier, mais plutôt d'explorer comment Paul développait l'analogie entre ces situations et les incitations à boire de ses pairs. Nous avons donc répété la séquence jeu de rôle-visionnement-évaluation pour un jeu de rôle contenant trois refus de ce type. Dans ce cas, les résultats ont été très différents. Paul s'excusait au lieu de refuser fermement et il justifiait chaque refus, ouvrant ainsi la porte à des discussions et à des tentatives de persuasion.

Il a expliqué la mollesse de ses refus par sa volonté de ne pas blesser ses pairs et de ne pas perdre leur amitié. Ici, le groupe a été particulièrement utile. Les participants ont tous fermement redéfini l'interaction : pour eux, il ne s'agissait pas d'amitié, mais bien d'empêcher qu'on fasse du mal. Ils ont dit à Paul que, dans de telles circonstances, il avait le droit *a*) de dire non fermement ; *b*) de se retirer net de toute argumentation sur le fait de boire ou non ; *c*) de s'attendre à ce que ses amis agissent dans son intérêt, comme il agit lui-même dans le leur. Toute violation de ces droits serait un signe qu'il n'y a pas, en fait, d'amitié. J'ai écrit ces règles sur le tableau, sous les questions auxquelles elles se rapportent, et j'ai demandé à Paul de transcrire questions et règles dans son cahier d'exercices.

Nous avons ensuite commencé à lui enseigner une réponse (« Non merci, je vais prendre un Pepsi ») à une demande simple (« Viens donc prendre une bière ») et nous avons noté les résultats dans son cahier d'exercices. Il a fallu quelques séances de travail pour qu'il puisse énoncer sa réponse avec le volume, le regard, la posture et la vitesse de réaction nécessaires. Une fois son exécution bien polie, nous avons commencé à varier les paramètres de la réponse : l'identité et le nombre des demandeurs, ce qu'ils disaient, où se passait l'échange, etc. Nous avons ajouté quelques réponses (« Mon médecin m'a dit que je vais me tuer si je n'arrête pas de boire de la bière » ou « Je vais perdre mon emploi si je continue à boire ») et les avons évaluées en fonction de nos trois questions.

Pendant son entraînement, nous avons continué d'évaluer les jeux de rôles de Paul à l'aide des trois questions et de noter les résultats dans son cahier d'exercices, pour qu'il dispose d'un registre de son progrès. Les membres du groupe ont continué de nous aider en participant aux jeux de rôles, en évaluant l'exécution de Paul, en le félicitant pour ce qu'il faisait bien, en ajoutant des suggestions et en rappelant que les demandes devaient se faire entre amis désirant agir dans leur intérêt mutuel.

PRINCIPES, OUTILS ET TECHNIQUES PÉDAGOGIQUES

Anderson et Schunn (2000) écrivent que, de l'avis de la plupart des éducateurs, « la compréhension se fait rapidement, avec une idée transformatrice, et mène à un savoir pratique plus flexible et à une plus grande applicabilité à de nouvelles situations » (p. 22). C'est là l'antithèse de l'ACT-R, avec l'importance qu'elle accorde à l'entraînement délibéré, aux progrès par petits pas menant à une exécution fluide, applicable à un nouveau contexte dès qu'un apprenant arrive à déterminer les règles de production et le savoir déclaratif communs aux deux situations. Anderson et Schunn (2000) examinent des données qui semblent indiquer que, sauf pour les problèmes faisant appel à la perspicacité, c'est-à-dire ceux qui ne requièrent pour leur résolution qu'un renseignement crucial, la plus grande part de l'apprentissage se caractérise par une acquisition progressive de la connaissance et un rythme d'acquisition lent.

C'est pour cela que nous avons demandé à Paul de jouer ses réponses aux demandes de prêts et aux incitations à boire de ses pairs. Je voulais lui montrer les éléments cognitifs communs aux deux situations pour qu'il puisse appliquer à la seconde les règles de production de la première. Comme il avait peur de perdre ses amis, je pensais que l'analyse que ses pairs feraient des éléments communs le convaincrait beaucoup plus que la mienne. En effet, le groupe l'a complètement convaincu des points communs et a continué de le faire pendant tout l'entraînement.

Nous avons introduit des variantes quant aux demandes, aux contextes et au nombre d'interlocuteurs pour que Paul puisse plus facilement appliquer ses habiletés à des situations nouvelles. Comme nous les avons incluses au moment où son refus était bien ferme, elles n'avaient plus d'influence sur le résultat. Il nous semblait simplement judicieux de les introduire de manière systématique, plutôt que de laisser Paul en analyser lui-même les différences et les similarités.

De plus, l'emploi du cahier d'exercices, avec ses notes structurées, les trois questions d'évaluation utilisées de la même manière pour chacun des jeux de rôles de Paul et l'inscription des questions, des règles et des résultats à la fois au tableau et dans le cahier, avait pour but d'aider Paul à organiser la matière et à s'en souvenir. Ellis et Worthington (1994) appellent ces moyens « classeurs d'enseignement » et notent que la recherche montre l'utilité de trois types d'entre eux : les classeurs préparatoires, les classeurs de leçons et les classeurs post-leçons.

Les classeurs préparatoires sont très abstraits et fournissent un cadre pour l'organisation du matériel qui sera enseigné. Dans notre cas, ce rôle était joué par les trois questions d'évaluation et leurs règles. Les classeurs de leçons expliquent la structure d'une leçon et montrent les points de procédure communs entre les différentes leçons. Dans notre cas, ce rôle était dévolu aux notes de séance. Les classeurs post-leçons font la synthèse de la matière ou tirent les conclusions d'une séance. Ici, c'est la question n° 6 des notes de séance et les résultats des évaluations qui remplissaient ce rôle.

CONCLUSION

En présentant ces règles, leur justification empirique et leurs détails d'opération, mon but était de présenter un certain nombre d'outils qui pourront vous être utiles dans votre pratique. Toutefois, le domaine de la technologie de l'éducation est si vaste et diversifié que j'ai pu passer à côté de centaines d'outils formidables. Lorsque vous en découvrirez, partagez ces découvertes avec vos collègues et, surtout, avec moi !

BIBLIOGRAPHIE

Anderson, J.R. et Schunn, C.D. (2000). Implications of the ACT-R theory learning theory : No magic bullets. Dans R. Glaser (dir.), *Advances in Instructional Psychology*, vol. 5, Mahwah (N.J.), Erlbaum Associates, p. 1-35.

Bloom, B.S. (1985). Generalizations about talent development. Dans B.S. Bloom (dir.), *Developing Talent in Young People*, New York, Ballantine Books, p. 507-549.

Bowen, L., Wallace, C.J., Glynn, S.M., Nuechterlein, K.H., Lutzker, J.R. et Kuehnel, T.G. (1994). Cognitive dysfunctions, social performance, and skills training in schizophrenia. *Journal of Psychiatric Research*, vol. 28, p. 289-301.

Brown, A.L. (1997). Transforming schools into communities of thinking and learning about serious matters. *American Psychologist*, vol. 52, p. 399-413.

Brown, A.L., Campione, J.C., Reeve, R.A., Ferrara, R.A. et Palincsar, A.S. (1991). Interactive learning and individual understanding : The case of reading and mathematics. Dans L.T. Landsmann (dir.), *Culture, Schooling, and Psychological Development*, Norwood (N.J.), Ablex, p. 136-170.

Carey, K.B., Purine, D.M., Maiso, S.A., Carey, M.P. et Barnes, K.L. (1999). Decisional balance regarding substance use among persons with schizophrenia. *Community Mental Health Journal*, vol. 35, p. 289-299.

Clark, D.B. (1992) Beginning reading instruction for reading disabled and at risk students. Dans S.A. Vogel (dir.), *Educational Alternatives for Students with Learning Disabilities*, New York, Springer-Verlag, p. 190-251.

Ellis, E.S. et Worthington, L.A. (1994). *Effective Teaching Principles and the Design of Quality Tools for Educators*. University of Oregon, National Center to Improve the Tools of Educators, Technical Report no. 5.

Ericsson, K.A. et Charness, N. (1994). Expert performance : Its structure and acquisition. *American Psychologist*, vol. 49, p. 725-747.

Ericsson, K.A., Krampe, R.T. et Tesch-Römer, C. (1993). The role of deliberate practice in the acquisition of expert performance. *Psychological Review,* vol. 100, p. 363-406.

Gamoran, A. (1992). Access to excellence : Assignment to honors English classes in the transition from middle to high school. *Educational Evaluation and Policy Analysis,* vol. 14, p. 185-204.

Kindsvatter, R., Wilen, W. et Ishler, M. (1988). *Dynamics of Effective Teaching.* New York, Longman.

Leinhardt, G. (1986). Expertise in mathematics teaching. *Educational Leadership,* vol. 2, p. 65-82.

Liberman, R.P., Wallace, C.J., Blackwell, G.A., Eckman, T.A., Vaccaro, J.V. et Kuehnel, T.G. (1993). Innovations in skills training for the seriously mentally ill : The UCLA Social and Independent Living Skills Modules. *Innovations and Research*, vol. 2, p. 43-60.

Liberman, R.P., Wallace, C.J., Blackwell, G.A., Kopelowicz, A., Vaccaro, J.V. et Mintz, J. (1998). Skills training *vs.* occupational therapy for persons with persistent schizophrenia. *American Journal of Psychiatry*, vol. 155, p. 1087-1091.

McCaslin, M. et Good, T.L. (1992). Compliant cognition : The misalliance of management and instructional goals in current school reform. *Educational Researcher*, vol. 21, p. 4-17.

Palincsar, A.S. et Brown, A.L. (1984). Reciprocal teaching of comprehension-fostering and comprehension-monitoring activities. *Cognition and Instruction*, vol. 1, p. 117-175.

Polloway, E.A., Cronin, M.E. et Patton, J.R. (1986). The efficacy of group versus one-to-one instruction : A review. *Remedial and Special Education*, vol. 7, p. 22-30.

Rosenshine, B.V. (1983). Teaching functions in instructional programs. *Elementary School Journal*, vol. 83, p. 335-351.

Schmidt, R.A. et Bjork, R.A. (1992). New conceptualizations of practice : Common principles in three paradigms suggest new concepts for training. *Psychological Science*, vol. 3, p. 207-217.

Wallace, C.J., Tauber, R. et Wilde, M.S. (1999). Teaching fundamental workplace skills to persons with serious mental illness. *Psychiatric Services*, vol. 50, p. 1147-1149.

Zimbardo, P.G., Butler, L.D. et Wolfe, V.A. (2003). Cooperative college examinations : More gain, less pain when students share information and grades. *Journal of Experimental Education*, vol. 71, p. 101-125.

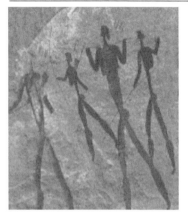

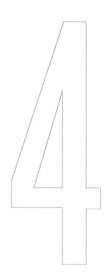

Thérapie de remédiation cognitive (TRC) pour la psychose grave

Til Wykes
Institute of Psychiatry,
Kings College, Londres

RÉSUMÉ

Les difficultés cognitives associées à la schizophrénie semblent prédire le recours à des services psychiatriques pour les années à venir, de même que le fonctionnement social et occupationnel de l'individu. La thérapie de remédiation cognitive (TRC), pour laquelle l'intérêt croit de façon exponentielle depuis les dix dernières années, a été conçue afin de réadapter les processus cognitifs déficitaires. Toutefois, les programmes utilisés sont rarement issus de principes théoriques solides et sont souvent axés sur la pratique répétitive plutôt que sur l'apprentissage guidé. Ce chapitre vise à apporter un éclairage nouveau sur ce domaine ainsi qu'à proposer certaines recommandations cliniques au sujet de la TRC, appuyées par les études les plus probantes à ce jour.

ABSTRACT

The cognitive difficulties are associated with the disorder of schizophrenia seem to be predictive of future dependence on psychiatric services, social functioning as well as occupational functioning. Cognitive remediation therapy (CRT) was designed to rehabilitate these difficulties and the interest in it has grown dramatically over the past ten years. However, programs are hardly ever based on good theoretical principles and sometimes rely heavily on practice rather than guided learning. The chapter will put this information into context and make some recommendations for future practice based on the most successful studies so far.

« Je commence à accepter le fait que j'ai des difficultés d'apprentissage. »
Michael, 16 ans
Inside my Head, émission télévisée, chaîne 4, Royaume-Uni, juin 2002

Cette citation est tirée d'une série télévisée illustrant de jeunes personnes aux prises avec des problèmes de santé mentale. Michael, âgé de 16 ans, a vécu trois épisodes de schizophrénie nécessitant un séjour à l'hôpital. Au moyen de films et d'enregistrements vidéo, l'émission documente son progrès sur une période de six mois. Michael prend ses médicaments, mais il découvre qu'il a de graves problèmes de fonctionnement cognitif, lequel est beaucoup affaibli par comparaison avec les habiletés qu'il avait avant son premier épisode. Il décrit comment il a fallu réviser à la baisse les attentes à l'égard de ses résultats scolaires, ce qui aura un impact sur son cheminement d'études.

> Je prévoyais obtenir A ou B dans certaines matières ; maintenant, je vais me considérer chanceux si je réussis à décrocher un C ou un D.

Il constate aussi que sa mémoire se détériore :

> La perte de mémoire est un nouveau problème qui me dérange.

Ses parents racontent qu'il oublie toujours où il a laissé ses affaires ou ce qu'il est censé faire au cours de la journée. Ces oublis frustrent Michael et entraînent des crises d'irritabilité. Il prend beaucoup plus de temps qu'avant à faire ses devoirs scolaires :

> Je n'arrive plus à me concentrer.

Lorsqu'il écrit ses examens (qu'on lui permet de faire à la maison), il doit prendre plusieurs pauses. Michael réalise non seulement que ces déficits cognitifs ont un impact sur son comportement actuel, mais qu'ils auront un effet significatif sur sa vie. Il voulait faire des études universitaires et apprendre l'allemand, mais, après son deuxième épisode psychotique, il a dû laisser tomber ce rêve et réduire sa charge de cours à l'école. Il dit aujourd'hui qu'il commence à accepter le fait d'avoir un problème d'apprentissage.

Les difficultés cognitives sur les plans de la perception, de la mémoire ou du raisonnement sont une caractéristique centrale du désordre schizophrénique. Mais en plus de leur gravité, ces déficits sont de bons indicateurs des besoins présents et futurs en matière de soutien et d'intervention psychiatriques. Si le client n'arrive pas à se rappeler quand prendre ses médicaments, il y a de fortes chances qu'il oublie des doses et qu'il ait davantage de rechutes psychotiques ; il aura donc besoin d'aide sous la forme d'une supervision de son observance au traitement. S'il a du mal à se concentrer, il aura fort probablement aussi de la difficulté à se soigner ou à s'acquitter de ses tâches quotidiennes ; il pourra donc avoir besoin d'aide même pour la préparation de ses repas ou pour son hygiène personnelle. Les déficits cognitifs sont essentiels à la définition de la qualité de vie des personnes ayant reçu un diagnostic de schizophrénie. C'est d'ailleurs un sujet de plaintes de la part des clients. Ils éprouvent parfois de la difficulté à suivre une conversation, à lire le journal ou même à suivre un téléroman. Par conséquent, de tous les points de vue (les services, la famille, le client lui-même), les déficits cognitifs méritent la première place dans notre liste de priorités en matière de réadaptation psychiatrique.

1.   LES ÉLÉMENTS INDICATEURS D'UN DÉFICIT COGNITIF

Les propos de Michael illustrent bien des difficultés signalées par des personnes souffrant de schizophrénie. Par exemple, dans un article célèbre sur la qualité de l'expérience cognitive des personnes atteintes de schizophrénie, McGhie et Chapman (1961) démontrent qu'on peut constater des difficultés sur les plans de l'attention, de la mémoire et de la concentration pendant un épisode psychotique et que ces difficultés persistent par la suite. Par exemple :

> J'ai très peu de concentration. Je saute d'une idée à l'autre. Si je parle à quelqu'un, il suffit que la personne croise ses jambes ou se gratte la tête pour que je sois distrait et que j'oublie ce que j'étais en train de dire.
>
> Mes pensées deviennent toutes mélangées. Je commence à penser à un sujet ou à en parler, mais je n'arrive jamais au bout […] Les gens qui m'écoutent deviennent encore plus confus que moi.

On peut mesurer ces expériences subjectives de déclin cognitif au moyen de tests neuropsychologiques formels. Les données issues de ces tests indiquent un déclin cognitif mesurable avant le premier épisode psychotique aigu, pendant un épisode et après la rémission des symptômes.

Par exemple, les déficits d'attention sont mesurables au moyen du *Continuous Performance Test* (CPT) chez des enfants possédant un risque génétique de développer une schizophrénie (Rutschmann *et al.*, 1986), et ce déficit est indépendant de l'état clinique de l'individu dès lors que les symptômes psychotiques sont apparus. Ce déficit est aussi présent chez le quart des proches parents non touchés par la schizophrénie. Non seulement le déficit lié à la performance au CPT présente-t-il un profil unique à la schizophrénie, mais il ne semble pas s'améliorer avec un traitement pharmacologique (Liu *et al.*, 2000).

D'autres déficits subsistent aussi après la rémission ou la diminution des symptômes psychotiques aigus. On constate la présence de certains de ces problèmes cognitifs chez plusieurs personnes atteintes de troubles psychotiques, mais à des degrés de gravité variés. Par exemple, 85 % des personnes souffrant de schizophrénie en tant que groupe diagnostique obtiennent des scores sous la normale dans un ou plusieurs domaines cognitifs (Harvey et Serper, 1999). Dans une population « normale », seulement 5 % des individus ont un fonctionnement cognitif aussi faible ; on peut donc considérer les déficits cognitifs comme une caractéristique centrale de la schizophrénie.

On relève de légères déficiences sur les plans des habiletés perceptives, de la mémoire de reconnaissance ainsi que du QI verbal et global. On constate aussi des déficiences modérées dans certaines tâches mesurant la distractibilité, le rappel différé, les habiletés visuo-motrices, l'empan mnémonique et la mémoire de travail, de même que des déficiences importantes quant à l'apprentissage en série, au fonctionnement exécutif mesuré par les tests de triage de cartes (par exemple, le *Wisconsin Card Sort Task* ou WCST), de la vigilance, de la vitesse motrice et de la fluidité verbale (pour plus de détails, voir Wykes et van der Gaag, 2001).

2. LES DÉFICITS ONT-ILS UN LIEN AVEC LES SYMPTÔMES ?

Rares sont les constats qui confirment le lien entre la cognition et les symptômes les plus spectaculaires de la schizophrénie. Pourtant, il semblerait logique que les habiletés de réflexion sous-tendant la performance aux tests cognitifs aient leur importance pour la détermination de l'interprétation biaisée des événements qui entraîne une croyance délirante. L'absence de lien démontré pourrait être due au manque de sophistication des mesures utilisées, qui ne correspondent souvent qu'à une ou deux cotes numériques d'un symptôme spécifique. Les difficultés cognitives pourraient en fait jouer un rôle causal dans la prédisposition aux symptômes psychotiques ; ainsi, elles ne permettraient pas de distinguer un client présentant actuellement des symptômes d'une personne en rémission qui n'en présente plus. Parfois, l'effet d'une difficulté cognitive ne devient apparent que si le système cognitif subit une certaine surcharge, entraînant l'effondrement de la compensation habituelle de difficultés subtiles et l'émergence des symptômes. Par exemple, la capacité de différencier sa propre voix de celle d'autrui, lorsque ces deux voix sont déformées, manque aux personnes atteintes de schizophrénie ayant déjà eu des hallucinations auditives (Johns et McGuire, 1999).

Quant aux symptômes négatifs, ils sont liés à des déficits cognitifs, bien que la variance commune dépasse rarement 15 % (voir O'Leary *et al.*, 2000 ; Wong *et al.*, 1997). Pourtant, lorsque les symptômes négatifs s'atténuent, les déficits cognitifs s'améliorent (Censits *et al.*, 1997 ; Gold *et al.*, 1999). D'autres symptômes, tels que la désorganisation ou la dépression, semblent aussi avoir une relation avec les déficits cognitifs (voir Wykes et van der Gaag, 2001).

3. LES DÉFICITS COGNITIFS SONT-ILS DES INDICATEURS PRONOSTICS DU FONCTIONNEMENT ?

Cette question entraîne en soi un questionnement sur la définition du fonctionnement. Les clients ou utilisateurs de services décrivent trois domaines essentiels à leur processus de rétablissement : la présence d'amis qui leur offrent un soutien, la possibilité de travailler et un chez-soi où vivre. Les symptômes positifs tels que les délires ou les hallucinations n'ont de bonne valeur prédictive pour aucune de ces résultantes, mais il est évident que l'incapacité pour une personne de parler aux autres ou d'avoir des interactions sociales, à cause de pensées paranoïdes envahissantes ou parce qu'elle entend constamment des voix dénigrantes, a des effets sur son fonctionnement. Cependant, dans la plupart des méta-analyses, la mémoire verbale, la vigilance et le fonctionnement exécutif sont de solides indicateurs pronostics du fonctionnement social (Green, 1996 ; Green *et al.*, 2000). À titre d'exemple, au cours d'une série d'études sur la fermeture d'un grand hôpital psychiatrique au Royaume-Uni, Wykes et ses collègues ont constaté que les clients ayant une déficience sur le plan de leur capacité à choisir les bonnes réponses et à ignorer les autres réponses étaient davantage susceptibles de demeurer dans des services offrant des soins psychiatriques de haut niveau (Wykes *et al.*, 1990 ; Wykes, 1994). D'après ces études, ni les symptômes ni le comportement social initial (avant l'entrée à l'hôpital) n'ajoutent à la valeur prédictive de la cognition sur le fonctionnement, et les problèmes cognitifs étudiés sont demeurés stables pendant six ans (Wykes *et al.*, 2002a). Ces études démontrent aussi la nature subtile des déficits et la façon dont ils peuvent interagir avec les agents stressants de la vie en collectivité. Au départ, il n'y avait aucune relation significative entre le rendement cognitif et les symptômes, mais au suivi effectué après six ans, cette relation est devenue significative pour les personnes portant un diagnostic de schizophrénie ($r = 0,78$, $p < 0,001$). Le rendement cognitif est demeuré stable pendant ces six années, mais il s'est produit un changement de situation : le déménagement de l'hôpital, qui ajoutait un stress sur la capacité cognitive des individus à s'adapter à la vie dans la collectivité. Ce stress additionnel semble avoir entraîné une augmentation symptomatique liée à des difficultés cognitives sous-jacentes. D'autres études, en particulier celles de Green *et al.* (2000), révèlent l'existence de solides indicateurs pronostics du rendement social, notamment la mémoire verbale.

Outre les effets sur le fonctionnement social, Wykes *et al.* (2003) relèvent que les personnes atteintes de schizophrénie et de déficits cognitifs utilisent de façon disproportionnée des services psychiatriques plus coûteux. D'après cette étude (figure 4.1), les personnes ayant reçu un diagnostic de schizophrénie qui présentent des déficits cognitifs coûtent 16 fois plus cher en soins hospitaliers que les personnes sans déficit cognitif

FIGURE **4.1**

Le coût moyen d'une utilisation des services dans une clinique du sud de Londres

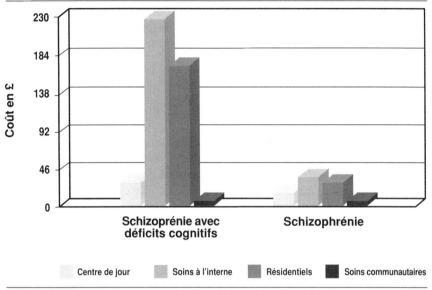

Données provenant de Wykes et al., 2003.

issues de la même population. Il devient donc impératif d'explorer des moyens d'améliorer cette situation, qui semble avoir un impact sur les services offerts.

En résumé, les personnes ayant reçu un diagnostic de schizophrénie souffrent de difficultés cognitives qui dépassent la norme. La gravité de ces difficultés varie à l'intérieur du groupe de personnes portant ce diagnostic, et certaines déficiences ont des effets éventuels plus graves que d'autres. Ces déficits ont des effets transversaux et longitudinaux sur le fonctionnement social. Certains s'aggravent ou s'améliorent en fonction des fluctuations symptomatiques ; d'autres restent stables dans le temps. Toutefois, même les déficits dits stables ne sont pas immuables et peuvent être modifiés par la réadaptation. Dans ce cas, la remédiation cognitive pourrait avoir un effet à long terme sur le fonctionnement social de la personne. Mais cette relation n'est pas nécessairement aussi simple. Malgré l'existence de relations transversales et longitudinales entre la cognition et la résultante fonctionnelle, la modification de la variable prédictive, c'est-à-dire les déficits cognitifs, pourrait n'avoir aucun impact sur la résultante. Il s'agit d'une hypothèse expérimentale. Le lien qui semble unir ces deux variables pourrait n'être qu'un mécanisme parasite. Par exemple, le fait de fumer la cigarette pourrait être lié à des comportements criminels, mais il est peu probable qu'une baisse du tabagisme aura un effet sur le comportement criminel. Toutefois, même s'il s'agit d'une relation parasite comportant peu ou pas d'effets généralisables sur le fonctionnement, l'amélioration des capacités cognitives demeure un but louable en soi et susceptible d'avoir un impact sur la qualité de vie des personnes concernées.

4.   QUELS DÉFICITS SOUMETTRE
À UNE REMÉDIATION ?

Il semble raisonnable de tenter d'intervenir sur les problèmes les plus souvent signalés. Il s'agit souvent de fonctions exécutives qui entrent en jeu dans la résolution de problèmes quotidiens, dans la manipulation d'informations tenues en mémoire (mémoire de travail) ou dans la planification et la flexibilité cognitive. Ces processus exécutifs, tels que mesurés par le QI, sont souvent déficients chez bon nombre de clients (voir Evans *et al.*, 1997). Dans une étude australienne, 94 % des clients vus en externe avaient un déficit dans au moins un des trois domaines de la fonction exécutive : la mémoire de travail, la planification ou la flexibilité cognitive (Morice et Delahunty, 1996). Ces déficits sont aussi liés à la résultante fonctionnelle.

5.   LE DÉVELOPPEMENT DE LA THÉRAPIE
DE REMÉDIATION COGNITIVE (TRC)

La TRC a pour but de réadapter certaines capacités cognitives et non de modifier les processus de raisonnement qui sous-tendent quelques-unes des croyances insolites que possèdent certaines personnes souffrant de psychose (voir thérapie cognitive comportementale ou TCC ; les chapitres 1 et 2). En fait, l'historique de cette thérapie est quelque peu inhabituel. La plupart des thérapies débutent par l'étude d'un cas unique ayant démontré des résultats positifs, suivie d'études contrôlées, puis d'essais contrôlés randomisés. L'ampleur de l'effet du nouveau traitement devient généralement de moins en moins significative à mesure que la méthode d'étude et le contrôle de la fidélité au traitement gagnent en rigueur. Mais ce n'est pas comme cela que la TRC est née.

On a constaté que les déficits cognitifs chez des jeunes et chez des populations plus âgées et chroniques suivaient des tendances très semblables. Cette découverte donnait à croire que les déficits demeuraient stables dans le temps (pour des faits à l'appui de cette hypothèse, voir Wykes *et al.*, 2002a). Pourtant, la stabilité d'un déficit n'implique pas obligatoirement son immuabilité, à moins qu'on n'ait tenté rigoureusement de remédier au déficit visé, ce qu'ont tenté Goldberg et ses collègues (Goldberg *et al.*, 1987). Dans leur étude, ces chercheurs ont utilisé trois types de programmes d'apprentissage afin de modifier la performance des sujets au *Wisconsin Card Sort Test* (WCST). La figure 4.2 illustre l'évolution de la performance des sujets. Dans les deux groupes d'apprentissage, les diverses techniques de formation donnent une performance assez semblable, sauf à la session 4, où les deux groupes ont reçu des instructions spécifiques pour chaque carte présentée, ce qui a donné une meilleure performance. Toutefois, si on retire cette forme de soutien, la performance diminue de nouveau au niveau de départ. Ces résultats ont amené Goldberg et ses collègues à comparer les personnes souffrant de schizophrénie aux personnes atteintes de lésions au lobe frontal et à conclure que les personnes atteintes de schizophrénie sont incapables d'apprendre certaines tâches exécutives.

FIGURE 4.2

Performance au *Card Sort* avec et sans entraînement

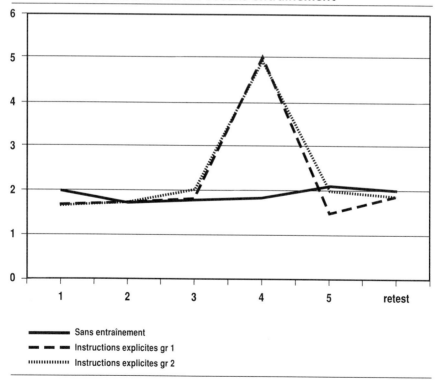

Cette étude a déclenché une foule d'activités visant à vérifier l'hypothèse qu'il était possible d'améliorer la performance des clients au WCST. Les études subséquentes offrent un corpus de données attribuant des résultats négatifs à la thérapie, car elles vont plutôt dans le sens de l'hypothèse de la frontalité exécutive de la schizophrénie. Ce parti pris à l'encontre de la publication (c'est-à-dire que plusieurs études ne furent pas publiées vu l'absence de résultats significatifs) continue d'avoir un impact négatif sur l'acceptation de la TRC comme mode de traitement. En effet, il met en doute la crédibilité du traitement, mais il a aussi un effet sur toutes les méta-analyses, car la plupart des études initiales étaient bien contrôlées et répondaient aux critères d'inclusion.

Il y a toutefois à cela un effet positif : toutes les impasses en remédiation cognitive ont été portées à l'attention du public. Les études en laboratoire avaient cependant tendance à se concentrer sur la remédiation en regard d'un test en particulier. On a rarement mesuré les effets de généralisation et le suivi mesuré était souvent très court. Grâce à ces études, nous savons maintenant que certaines méthodes de formation ont plus de chances que d'autres de porter des fruits.

Les méthodes les plus fructueuses sont celles qui enseignent des stratégies de décodage de l'information ou qui s'y substituent. Par exemple, *l'entraînement à l'auto-apprentissage* enseigne à la personne à verbaliser l'action prévue avant de l'accomplir. Ainsi, la mémoire de travail doit constamment se mettre à jour par une répétition forcée. Cette technique facilite aussi le monitorage de soi, car l'action et les critères selon lesquels elle est évaluée sont présents au même moment. Il s'est avéré qu'on peut aussi améliorer la performance aux tests de mémoire en modifiant la stratégie, en particulier par l'encodage sémantique de l'information. Ces méthodes ressemblent à celles utilisées par Meichenbaum et Cameron dans les années 1970 pour adapter l'attention de personnes souffrant de schizophrénie (Meichenbaum et Cameron, 1973).

Une autre technique d'apprentissage fructueuse, *l'échafaudage* (*scaffolding*), renvoie à une méthode offrant des instructions lors de l'évaluation individuelle des compétences actuelles. Ces compétences s'améliorent dans le cadre du programme de remédiation par un contrôle judicieux de la complexité de la tâche à accomplir. Cette méthode ressemble quelque peu à une autre méthode très fructueuse, *l'apprentissage sans erreur* (*errorless learning*) ; dans les deux cas, le milieu d'apprentissage est contrôlé avec soin afin de réduire les risques d'erreur de la part du participant de sorte qu'il vit une expérience de succès et que les erreurs ne viennent pas miner l'apprentissage (il est en effet reconnu qu'on se souvient plus facilement d'une erreur commise que d'une étape accomplie). Le rôle de l'instructeur consiste à attirer l'attention de l'apprenant sur les aspects importants de la tâche à accomplir et, au moyen d'un dialogue socratique, à l'aider à générer des solutions aux problèmes survenus. L'instructeur aide aussi l'apprenant à évaluer sa propre performance et à attribuer ses succès à ses propres efforts, ce qui accroît son sentiment d'auto-efficacité. L'auto-efficacité contribue également à préserver les acquis et encourage l'apprenant à faire un peu plus d'efforts ou à tenter un peu plus longtemps de résoudre un problème à l'avenir, un tel effort ayant déjà été couronné de succès.

Les méthodes d'amélioration du rendement cognitif les moins probantes sont celles qui offrent un milieu d'apprentissage trop contrôlé et qui sont axées sur les détails particuliers de la tâche plutôt que sur les stratégies sous-jacentes de résolution de problèmes. Le renforcement positif de type financier est rarement efficace, probablement parce que l'attention est portée sur des stimuli extrinsèques plutôt que sur une motivation ou une récompense intrinsèque. Il en résulte une perte de la plupart des acquis dès la fin de l'entraînement.

Ces renseignements proviennent d'un nombre restreint d'études en laboratoire. Cela dit, d'autres programmes de TRC ont été élaborés en même temps que se déroulaient les programmes en laboratoire ; il n'y a guère eu de consultation entre ces cheminements parallèles. Ces études plutôt cliniques visaient une amélioration générale des habiletés cognitives relatives à l'apprentissage, à la concentration, à la planification et à la mémoire. Le but visé était aussi que le client puisse se doter d'habiletés généralisables et utilisables dans ses activités quotidiennes.

6.　LA MESURE DES EFFETS DES ÉTUDES CLINIQUES SUR LA TRC

Malgré un certain intérêt pour l'évolution du fonctionnement cognitif des personnes atteintes de schizophrénie, la plupart des études ont un nombre restreint d'effets mesurés. Il semble évident que l'effet le plus intéressant à mesurer à la suite d'une intervention visant l'amélioration des fonctions cognitives ait trait aux habiletés cognitives ciblées dans l'intervention. La plupart des études utilisent de telles mesures, mais il faut alors tenir compte de certaines difficultés. Les études randomisées avec groupe contrôle exigent que le nombre de mesures utilisées soit minimal, ce qui oblige les chercheurs à déterminer a priori les effets attendus et à choisir une ou deux mesures au maximum. Toutefois, l'efficacité clinique d'une TRC peut varier d'un individu à l'autre ; certains connaissent une amélioration de l'attention, alors que d'autres améliorent leur mémoire ou leur capacité de planification. Il existe en fait une quantité astronomique de tests mesurant différentes fonctions cognitives, mais rares sont les renseignements qui nous permettent de déterminer quelles mesures sont les plus appropriées.

On peut surmonter certaines de ces difficultés au moyen de la méthode statistique de l'analyse factorielle pour analyser les résultats de plusieurs tests cognitifs, puis utiliser les scores obtenus à titre de résultantes principales d'une étude. Il n'existe toutefois aucun corpus de tests neuro-psychologiques reconnus pour leur adéquation à la mesure de compétences particulières, non plus que de méthode reconnue d'analyse factorielle (à savoir s'il vaut mieux se fonder sur une population « normale » ou sur l'échantillon étudié). Certaines études utilisent une méthode différentielle par laquelle on calcule des scores z avant de comparer les améliorations cognitives à ces scores normatifs. Toutefois, cette méthode subit elle aussi l'influence de la variance constatée au sein de la population à l'étude. Pour les personnes atteintes de schizophrénie, par exemple, cette variance risque d'être beaucoup plus grande que pour la population « normale ».

C'est cependant dans la mesure du fonctionnement que la plupart des études dans ce domaine sont déficientes. Certaines se servent de mesures de symptômes assez peu spécialisées, par exemple une échelle où le score mesure à la fois la fréquence et la gravité des symptômes, ce qui empêche toute mesure de relations spécifiques. Les mesures du fonctionnement social sont aussi très problématiques. Elles évaluent les comportements sociaux de l'individu sur une échelle très courte (souvent à peine deux points d'ancrage). Ce type de mesure a très peu de variance et nécessite non seulement un grand nombre de sujets, mais aussi plusieurs mois pour que des écarts soient décelables. Par exemple, il est peu probable que des effets se feront sentir sur le rendement au travail immédiatement après une TRC. Il est plus probable que de légères améliorations sur le plan cognitif servent par la suite dans le cadre d'autres programmes de réadaptation susceptibles d'entraîner à leur tour des améliorations concernant le fonctionnement professionnel. Pour détecter ces différences subtiles, il faut effectuer un suivi longitudinal prolongé du client après la TRC, ce qui est rare dans les études actuelles. Certaines études surmontent cet obstacle en intégrant la TRC à un programme de réadaptation de manière à comparer les effets obtenus par les personnes qui reçoivent la TRC en plus du programme et par celles qui ne suivent que le programme régulier.

7.   QU'EST-CE QU'UNE THÉRAPIE DE REMÉDIATION COGNITIVE ?

Il y a trois façons possibles de traiter les déficits cognitifs :

1. offrir des traitements cognitifs visant directement à améliorer des habiletés cognitives susceptibles de lever un certain nombre d'obstacles ;

2. modifier le programme de réadaptation de façon que les interventions visent à mettre en valeur les forces de l'individu au lieu de se concentrer sur ses faiblesses, par exemple par une approche d'apprentissage sans erreur ;

3. adapter le milieu afin d'atténuer ses effets sur la cognition, un modèle semblable à celui qui est offert aux personnes souffrant de démence.

Ces options sont associées à des niveaux de désespoir croissants. La première option est susceptible d'améliorer les habiletés cognitives des clients et de leur permettre de mieux profiter des programmes de réadaptation psychosociale normaux. Cette option est de loin la plus optimiste, car elle permet à la personne d'améliorer son insertion sociale dans le cadre de ces programmes. La deuxième option implique l'adaptation des programmes de réadaptation normaux afin qu'ils s'attardent moins aux mécanismes déficitaires et davantage aux mécanismes compensatoires de l'individu. Par exemple, on pourra modifier un programme d'entraînement aux habiletés sociales afin d'alléger la demande sur le plan de la mémoire verbale et d'augmenter les stimuli visuels si la mémoire verbale pose un problème fondamental au client. Ce type de modification aux programmes de réadaptation existants a rarement été tenté et aucune étude à ce jour n'a vérifié si la chose est possible. Pourtant, de nombreux programmes de réadaptation sont conçus spécifiquement à l'intention des personnes ayant des troubles de l'apprentissage. La troisième option passe par une modification encore plus radicale des procédures de réadaptation afin que l'ensemble du milieu soit le moins exigeant possible pour les mécanismes déficitaires. Au Texas, Dawn Velligan a adopté cette approche plus radicale en offrant un programme intitulé *Cognitive Adaptational Training [formation cognitive adaptée]* où plusieurs mécanismes décisionnels sont contrôlés par les services. Par exemple, on remet au client ses vêtements dans des sacs indiquant le jour où les porter, et d'autres rappels de choses à faire sont affichés un peu partout dans sa demeure. Une étude récente randomisée avec groupe contrôle a révélé que cette intervention favorisait une amélioration des symptômes et du fonctionnement ainsi qu'une diminution du nombre de rechutes comparativement au groupe contrôle, dont les clients passaient le même temps avec un thérapeute (Velligan *et al.*, 2000), malgré le peu de sophistication de l'analyse effectuée pour cette étude. On pourrait toutefois envisager d'intégrer un programme de ce type à un programme plus complet et d'y recourir si les autres options échouent.

Un certain nombre de modèles d'apprentissage ont été adoptés dans le cadre de différents programmes (voir Wykes et van der Gaag, 2001 pour une discussion des différents modèles plus ou moins fructueux). Plusieurs de ces modèles supposent que le système d'encodage de l'information est fonctionnel et qu'il suffit d'entraîner de nouveau le client à certains systèmes pour rétablir son fonctionnement cognitif. Bien qu'implicitement, ces modèles prévoient un résultat des plus optimistes, car des fonctions cognitives intactes pourraient amener un rétablissement complet. Selon d'autres modèles, le mécanisme d'encodage de l'information aurait un retard de maturation et il ne serait pas toujours possible de le restaurer. Ces modèles sont donc plus pessimistes quant au processus de changement et à la possibilité de rétablir les fonctions cognitives.

Le modèle privilégié par l'auteur de ce chapitre porte sur le processus de fonctionnement exécutif décrit par Shallice (1988). Ce modèle a servi à élaborer une série de modules d'entraînement cognitif (Delahunty *et al.*, 2001) visant à enseigner aux clients des stratégies d'encodage de l'information et des habiletés cognitives susceptibles de leur servir dans plusieurs de leurs activités quotidiennes. On pourrait considérer ce modèle comme un mode de compensation des déficits, mais aussi comme une façon d'élaborer une batterie de stratégies utilisées automatiquement pour résoudre des problèmes. De fait, ce programme a permis d'améliorer la performance à la tâche, non en augmentant la capacité du participant à encoder l'information, mais plutôt en l'amenant à utiliser certaines stratégies d'encodage réduisant la surcharge d'information.

8.   LE SUCCÈS DE LA TRC

La remédiation cognitive en groupe a d'abord suscité un certain enthousiasme, car elle est considérée comme plus rentable (du moins en principe). Hans Brenner a élaboré une TRC de groupe dans le cadre d'un long programme exhaustif de traitement de difficultés variées, dont les problèmes sociaux (Brenner *et al.*, 1994). Si ce programme a d'abord donné des résultats prometteurs, les études contrôlées subséquentes n'ont toutefois pas permis d'établir de liens entre les améliorations cognitives obtenues par la TRC et les améliorations attribuables aux autres parties de ce programme de thérapie psychologique intégrée (*Integrated Psychological Therapy* ou IPT ; voir Hodel et Brenner, 1994). Une vaste étude rigoureuse de Spaulding et ses collègues (1998 ; 1999), où l'élément actif consiste à intégrer la remédiation cognitive en groupe à un entraînement intensif aux habiletés sociales, révèle des effets positifs. Ces chercheurs ont comparé les effets directs sur les habiletés sociales et la cognition d'un traitement expérimental (une version adaptée de l'IPT) à ceux observés chez un groupe contrôle recevant une thérapie de soutien.

Leurs résultats indiquent que le sous-programme cognitif a eu un effet spécifique sur l'amélioration des habiletés sociales, bien qu'ils n'aient guère constaté d'améliorations cognitives probantes (Spaulding *et al.*, 1998 ; 1999). Les écarts se situent davantage sur le plan du fonctionnement exécutif que sur celui du fonctionnement attentionnel ou préattentionnel. Selon des analyses plus récentes, il pourrait y avoir un lien direct entre l'amélioration des compétences sociales et l'amélioration des tâches de catégorisation de cartes (WCST), ainsi qu'une association entre la mémoire verbale et l'acquisition des aptitudes psychosociales (Spaulding *et al.*, 1999). Spaulding souligne qu'un des problèmes de l'IPT est l'apprentissage de groupe, car il est difficile d'aider un groupe hétérogène. Certains membres du groupe trouvent le temps long pendant une séance, tandis que d'autres trouvent la même activité trop difficile et n'arrivent pas à progresser au même rythme que les autres participants. Ce manque d'individualisation est problématique et se répercute sur le résultat global.

La plupart des autres programmes de TRC adoptent une approche individualisée. Ces approches sont variées : certains, comme Alice Medalia, optent pour un logiciel de type éducatif ; d'autres, Morris Bell par exemple, utilisent des programmes informatiques créés à l'origine pour des victimes de lésions cérébrales. L'auteure du présent chapitre et son équipe ont choisi une approche moins technologique et utilisent une démarche individuelle à base de tâches crayon-papier. La plupart de ces programmes de TRC ont eu du succès. Medalia et ses collègues (2000 ; 2001) ont révélé des améliorations concernant la résolution de problèmes, mais leur entraînement de la mémoire n'a donné aucun effet généralisé. Bell et ses collègues (2001) indiquent une amélioration des fonctions exécutives, de la mémoire de travail et de la reconnaissance des affects. D'après leur étude, les personnes ayant reçu la TRC sont plus susceptibles de présenter des effets significatifs (grande taille d'effet) ; le nombre de personnes obtenant des scores « normaux » sur le plan de la mémoire de travail s'accroît nettement avec la TRC, passant de 45 % à 77 %, alors que ces scores diminuent chez le groupe contrôle.

Wykes et ses collègues (1999, 2003) ont obtenu des améliorations sur les plans de la mémoire et de la flexibilité cognitive après une TRC ainsi qu'un maintien des améliorations de la mémoire après six mois, chez des personnes sélectionnées pour la gravité de leur déficits cognitifs. Dans cette étude, on compare le groupe expérimental à un groupe contrôle ayant passé une durée équivalente avec un thérapeute. Le fonctionnement social s'est également amélioré chez les personnes ayant eu une amélioration marquée de la flexibilité cognitive. Ces changements sont eux aussi demeurés significatifs après six mois.

Outre les effets sur le fonctionnement, les utilisateurs de services en santé mentale ont souligné que les traitements doivent avoir un impact sur leur qualité de vie. Dans l'étude de Wykes et ses collègues, l'estime de soi des participants s'était améliorée à la suite du traitement, mais cet effet avait disparu au moment du suivi (Wykes *et al.*, 1999 ; 2003). Cela se comprend, car le programme de TRC offre au client la chance de vivre des expériences de succès plutôt que d'échec. Ces succès ne font pas l'objet du même renforcement positif après la fin de l'intervention ; les effets se dissipent donc avec le temps.

Les sujets de cette étude suivaient tous un traitement pharmacologique stable ; or, par hasard, la moitié des clients de chaque groupe suivaient une ordonnance d'antipsychotique atypique, généralement de la clozapine. Malgré la petite taille de l'échantillon, nous avons voulu vérifier s'il y avait une relation entre le traitement pharmacologique et les résultats à la TRC. Nous savons déjà que les personnes ayant reçu la TRC se sont améliorées davantage que celles du groupe contrôle, mais nous avons aussi trouvé une tendance presque significative indiquant une amélioration plus conséquente pour les personnes traitées aux nouvelles molécules antipsychotiques (chi carré = 3,77, niveau 5 % = 3,84). Toutefois, cette tendance avait disparu au moment du suivi.

En plus d'influer sur le rendement cognitif, le fonctionnement et la qualité de vie, la TRC a sur le fonctionnement cérébral des effets qui intéressent de plus en plus de chercheurs. Les résultats d'une étude fonctionnelle d'imagerie de résonance magnétique (fMRI) utilisant la TRC indiquent que certains circuits frontaux, qui étaient préalablement considérés comme des traits de la schizophrénie, peuvent être modifiés au moyen de cette intervention (figure 4.3). Ce résultat est particulièrement marquant chez les personnes démontrant des améliorations importantes et généralisées à plusieurs tests cognitifs (Wykes *et al.*, 2002b). Ces constatations corrélationnelles, bien qu'elles nécessitent des études plus approfondies, vont

FIGURE **4.3**

Activation cérébrale du cortex dorsolatéral préfrontal pendant une tâche de mémoire de travail

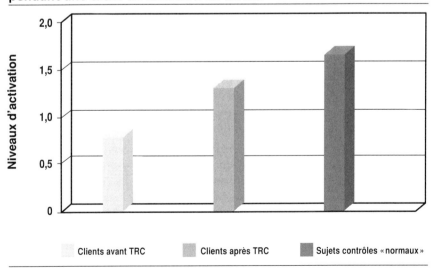

Source: Wykes *et al.*, 2002b.

dans le sens d'un certain optimisme quant à la capacité de la remédiation cognitive, telle que nous la connaissons actuellement, de réduire l'hyper-frontalité après une TRC.

9. LES IMPLICATIONS THÉRAPEUTIQUES

D'après des examens récents des écrits sur la question, la TRC n'a pas encore fait ses preuves (Wykes, 2000 ; Suslow *et al.*, 2001 ; Hayes et McGrath, 2000 ; Pilling *et al.*, 2002). Les études initiales sur la TRC visaient à déterminer s'il était possible d'améliorer le rendement cognitif. Ces études, avec leurs résultats pratiquement tous négatifs, vont continuer d'avoir un impact sur les méta-analyses futures. Elles ont toutefois produit des informations valables et rarement disponibles pour d'autres formes de traitements sur les impasses thérapeutiques à éviter.

Les études sur la TRC ont beaucoup évolué. Les premières tentaient d'améliorer le rendement cognitif sur une tâche spécifique en entraînant la personne à cette tâche ; par la suite, on a introduit des mesures indépendantes des mêmes processus cognitifs ; et nous observons maintenant un éventail de mesures du résultat de la TRC, notamment sur le plan des symptômes et du fonctionnement social. Ces études plus récentes ont insufflé un regain d'optimisme quant aux résultats de la TRC en révélant que certains effets obtenus sont généralisables à d'autres domaines du fonctionnement. Toutefois, les méthodes utilisées sont encore normatives et peu adaptées aux types de problèmes individuels que vivent les personnes souffrant de schizophrénie. La capacité d'adapter la TRC aux besoins individuels est nécessaire, mais difficile à accomplir dans le cadre d'études dont la mesure d'efficacité de l'intervention nécessite la fidélité à une intervention prédéterminée.

En conclusion, il est avéré que la thérapie de remédiation cognitive améliore le fonctionnement cognitif et qu'elle a des effets sur le fonctionnement social et l'estime de soi. Récemment, certaines indications suggèrent aussi qu'elle influerait sur les symptômes. La durée des effets de la remédiation reste à déterminer, quoique Wykes et ses collègues (2003) aient démontré des améliorations durables jusqu'à six mois après la fin de l'intervention. Si on envisage des interventions psychologiques pour entraîner de nouveau les clients à certains processus, ceux-ci devront donner lieu à des améliorations mesurables et durables. Il est également possible qu'une stimulation cognitive permette l'apprentissage de nouveaux comportements et que ces comportements perdurent après l'intervention, malgré la disparition progressive du processus cognitif stimulé au départ. Si l'effet est de courte durée, alors des efforts de remédiation seront nécessaires non seulement pendant la phase aiguë du traitement, mais aussi pendant une période plus longue de maintien des acquis, surtout si le client doit modifier ses comportements ou en apprendre de nouveaux. Cet aspect est tout à fait semblable au protocole établi pour le traitement pharmacologique aux antipsychotiques. L'absence d'effets prolongés ne signifie donc pas nécessairement que le traitement soit inefficace, mais plutôt qu'il ne serait pas « curatif ». Dans ce cas, il faudra organiser des services offrant un maintien de longue durée, probablement d'intensité moindre que la TRC initiale, afin de préserver ces améliorations cognitives inestimables.

BIBLIOGRAPHIE

Bell, M., Bryson, G., Greig, T., Corcoran, C. et Wexler, B. (2001). Neurocognitive enhancement therapy with work therapy : Effects on neurocognitive test performance. *Archives of General Psychiatry*, vol. 58, p. 763-768.

Brenner, H.D., Roder, V., Hodel, B., Kienzle, N., Reed, D. et Liberman, R.P. (1994). *Integrated Psychological Therapy for Schizophrenic Patients (IPT)*. Göttingen, Hogrefe and Huber.

Censits, D.M., Ragland, J.D., Gur, R.C. et Gur, R.E. (1997). Neuropsychological evidence supporting a neurodevelopmental model of schizophrenia : A longitudinal study. *Schizophrenia Research*, vol. 24, p. 289-298.

Delahunty, A., Reeder, C., Wykes, T., Morice, R. et Newton, E. (2001). *Cognitive Remediation Therapy Manual*, 2e éd. Londres, Kings College, Institute of Psychiatry.

Evans, J.J., Chua, S.E., McKenna, P.J. et Wilson, B.A. (1997). Assessment of the dysexecutive syndrome in schizophrenia. *Psychological Medicine*, vol. 27, p. 635-646.

Gold, S., Arndt, S., Nopoulos, P., O'Leary, D.S. et Andreasen, N.C. (1999). Longitudinal study of cognitive function in first-episode and recent-onset schizophrenia. *American Journal of Psychiatry*, vol. 156, n° 9, p. 1342-1348.

Goldberg, T., Weinberger, D., Berman, K. et Pliskin, N. (1987). Further evidence for dementia of the prefrontal type in schizophrenia ? A controlled study of teaching the Wisconsin Card Sorting Test. *Archives of General Psychiatry*, vol. 44, p. 1008-1014.

Green, M.F. (1996). What are the functional consequences of neurocognitive deficits in schizophrenia ? *American Journal of Psychiatry*, vol. 153, p. 321-330.

Green, M.F., Kern, R.S., Braff, D.L. et Mintz, J. (2000). Neurocognitive deficits and functional outcome in schizophrenia : Are we measuring the « right stuff » ? *Schizophrenia Bulletin*, vol. 26, p. 119-136.

Harvey, P. et Serper, M. (1999). The nature and management of cognitive dysfunction in patients with schizophrenia. *Directions in Psychiatry*, vol. 19, p. 21-35.

Hayes, R.I. et McGrath, J. (2000). Cognitive rehabilitation for people with schizophrenia and related conditions. *Cochrane Review*, novembre.

Hodel, B. et Brenner, H.D. (1994). Cognitive therapy with schizophrenic patients : Conceptual basis, present state, future directions. *Acta Psychiatrica Scandinavica Supplementum*, vol. 90, p. 108-115.

Johns, L.C. et McGuire, P.K. (1999). Verbal self-monitoring and auditory hallucinations in schizophrenia. *Lancet*, vol. 353, p. 469-470.

Liu, S.K., Chen, W.J., Chang, C.J. et Lin, H.N. (2000). Effects of atypical neuroleptics on sustained attention deficits in schizophrenia : A trial of risperidone versus haloperidol. *Neuropsychopharmacology*, vol. 22, n° 3, p. 311-319.

McGhie, A. et Chapman, J. (1961). Disorders of attention and perception in early schizophrenia. *British Journal of Psychiatry*, vol. 34, p. 103-116.

Medalia, A., Revheim, N. et Casey, M. (2000). Remediation of memory disorders in schizophrenia. *Psychological Medicine*, vol. 30, p. 1451-1459.

Medalia, A., Revheim, N. et Casey, M. (2001). The remediation of problem-solving skills in schizophrenia. *Schizophrenia Bulletin*, vol. 27, p. 259-267.

Meichenbaum, D. et Cameron, R. (1973). Training schizophrenics to talk to themselves : A means of developing attentional controls. *Behavior Therapy*, vol. 4, p. 515-534.

Morice, R. et Delahunty, A. (1996). Frontal/executive impairments in schizophrenia. *Schizophrenia Bulletin*, vol. 22, p. 125-137.

O'Leary, D.S., Flaum, M., Kesler, M.L., Flashman, L.A., Arndt, S. et Andreasen, N.C. (2000). Cognitive correlates of the negative, disorganized, and psychotic symptom dimensions of schizophrenia. *Journal of Neuropsychiatry and Clinical Neuroscience*, vol. 12, n° 1, p. 4-15.

Pilling, S., Bebbington, P., Kuipers, E., Garety, P., Geddes, J., Martindale, B., Orbach, G. et Morgan, C. (2002). Psychological treatments in schizophrenia : II. Meta-analyses of randomized controlled trials of social skills training and cognitive remediation. *Psychological Medicine*, vol. 32, p. 783-791.

Rutschmann, J., Cornblatt, B. et Erlenmeyer-Kimling, L. (1986). Sustained attention in children at risk for schizophrenia : Findings with two visual continuous performance tests in a new sample. *Journal of Abnormal Child Psychology*, vol. 14, n° 3, p. 365-385.

Shallice, T. (1988). *From Neuropsychology to Mental Structure*. Cambridge, Mass., Cambridge University Press.

Spaulding, W., Reed, D., Storzbach, D., Sullivan, M., Weiler, M. et Richardson, C. (1998). The effects of remediational approach to cognitive therapy for schizophrenia. Dans T. Wykes, N. Tarrier et S. Lewis (dir.), *Outcome and Innovation in Psychological Treatment of Schizophrenia*, Chichester, Wiley.

Spaulding, W.D., Fleming, S.K., Reed, D., Sullivan, M., Storzbach, D. et Lam, M. (1999). Cognitive functioning in schizophrenia : Implications for psychiatric rehabilitation. *Schizophrenia Bulletin*, vol. 25, p. 275-289.

Suslow, T., Schonuer, K. et Arolt, V. (2001). Attention training in the cognitive rehabilitation of schizophrenia patients : A review of efficacy studies. *Acta Psychiatrica Scandinavica*, vol. 103, p. 15-23.

Velligan, D., Bow-Thomas, C., Huntzinger, C., Ritch, J., Ledbetter, N., Prihoda, T. et Miller, A. (2000) Randomized controlled trial of the use of compensatory strategies to enhance adaptive functioning in outpatients with schizophrenia. *American Journal of Psychiatry*, vol. 157, p. 1317-1323.

Wong, A.H., Voruganti, L.N., Heslegrave, R.J. et Awad, A.G. (1997). Neurocognitive deficits and neurological signs in schizophrenia. *Schizophrenia Research*, vol. 23, n° 2, p. 139-146.

Wykes, T. (1994). Predicting symptomatic and behavioural outcomes of community care. *British Journal of Psychiatry*, vol. 165, p. 486-492.

Wykes, T. (2000). Cognitive rehabilitation and remediation. Dans T. Sharma et P. Harvey (dir.), *Schizophrenia in Cognition in Schizophrenia : Impairments, Importance and Treatment Strategies*, Oxford, Oxford University Press.

Wykes, T., Brammer, M., Mellers, J., Bray, P., Reeder, C., Williams, C. et Corner, J. (2002b). The effects of the brain of a psychological treatment, cognitive remediation therapy (CRT) : An fMRI study. *British Journal of Psychiatry*, vol. 181, p. 144-152.

Wykes, T., Reeder, C. et Corner, J. (2002a). The prevalence and stability of an executive processing deficit, response inhibition, in people with chronic schizophrenia. *Schizophrenia Research*, vol. 46, p. 241-253.

Wykes, T., Reeder, C., Corner, J., Williams, C. et Everitt, B. (1999). The effects of neurocognitive remediation on executive processing in patients with schizophrenia. *Schizophrenia Bulletin*, vol. 25, p. 291-307.

Wykes, T., Reeder, C., Williams, C., Corner, J., Rice, C. et Everitt, B. (2003). Are the effects of cognitive remediation therapy (TRC) durable ? Results from an exploratory trial. *Schizophrenia Research* (à paraître).

Wykes, T., Sturt, E. et Katz, R. (1990). The prediction of rehabilitative success after three years. The use of social, symptom and cognitive variables. *British Journal of Psychiatry*, vol. 157, p. 865-870.

Wykes, T. et van der Gaag, M. (2001). Is it time to develop a new cognitive therapy for psychosis – Cognitive Remediation Therapy (CRT) ? *Clinical Psychology Review*, vol. 21, p. 1227-1256.

CHAPITRE

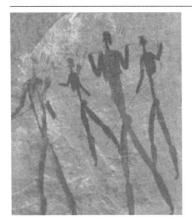

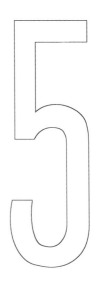

5

Programme de suivi intensif dans le milieu

Nicole Ricard[*], **inf., Ph. D.**
Hôpital Louis-H. Lafontaine, Montréal

Sylvie Noiseux, inf., Ph. D. (cand.)
Hôpital du Sacré-Cœur, Montréal

Jocelyn Bisson, M. Sc.
Hôpital Louis-H. Lafontaine, Montréal

Alain Lesage, M.D., M. Phil.
Hôpital Louis-H. Lafontaine, Montréal

* Nous tenons à remercier chaleureusement monsieur Daniel Gélinas, psychoéducateur, travailleur social et agent de recherche au Centre de recherche Fernand-Seguin affilié à l'hôpital Louis-H. Lafontaine. Ses généreux conseils nous ont été fort précieux pour alimenter et guider notre réflexion dans la rédaction de ce texte.

RÉSUMÉ

Au cours des vingt dernières années, divers programmes, s'inspirant principalement du modèle PACT (*Program for Assertive Community Treatment*), ont donné lieu à une multitude de recherches permettant non seulement de vérifier leur efficacité mais également de reconnaître le suivi intensif en équipe dans la communauté au titre de meilleures pratiques en psychiatrie. L'objectif de ce chapitre est de proposer des pistes de réflexion quant aux facteurs qui influencent l'efficacité des interventions dans un programme de suivi intensif dans le milieu (SIM) implanté au Québec. Plus spécifiquement, à la lumière de données qualitatives provenant de notre étude sur des dimensions organisationnelles du SIM, nous nous proposons de discuter des principaux enjeux inhérents au bon fonctionnement d'un programme de suivi intensif dans un milieu de pratique (SIM). De plus, à partir de situations cliniques types, nous décrivons certains facteurs associés à l'évolution positive ou moins positive des personnes suivies dans le SIM. Une meilleure compréhension de ces facteurs constitue une démarche essentielle aux cliniciens et aux gestionnaires pour adapter la formation des intervenants, améliorer la qualité des services et ajuster les interventions de réadaptation offertes dans la communauté aux personnes atteintes de troubles mentaux graves.

ABSTRACT

The past twenty years have seen multiple studies investigating programs inspired by the PACT (Program for Assertive Community Treatment) model and have helped define assertive community treatments as highly effective and as part of the best practices in psychiatry. The goal of this chapter is to explore or reflect upon the factors which might predict the efficiency of an assertive community treatment implemented in Quebec. Specifically, and guided by the results from our qualitative study, we wish to uncover the principal factors at stake for the optimal functioning of an assertive community treatment team. Clinical examples illustrate the positive, and at times less positive, paths of individuals followed by the team. A more thorough understanding of the factors at stake is essential in order to : adapt the professional training of the clinical team, improve the quality of services rendered, and modify the community rehabilitation interventions offered to people with severe mental illness.

Toute forme de suivi dans la communauté auprès de personnes présentant des troubles mentaux graves a pour objectif de répondre à leurs besoins de traitement, de réadaptation et de réhabilitation afin d'améliorer leur qualité de vie et de faciliter leur intégration sociale. Ces objectifs, les caractéristiques propres aux différents modèles de suivi dans la communauté, ainsi que leur efficacité ont été largement reconnus et documentés au cours des dix dernières années (Allness et Knoedler, 1998 ; CETS, 1999 ; Gélinas, 1998 ; Latimer, 2000 ; Marshall *et al.*, 2000 ; Marshall et Lockwood, 2000 ; Mueser *et al.*, 1998 ; Mueser *et al.*, 2001 ; Stein et Santos, 1998 ; Test, 1998). Cependant, nous savons encore très peu de chose sur la façon dont les interventions mises en place dans ces modèles de suivi dans la communauté contribuent à l'atteinte de ces objectifs de traitement, de réadaptation et de réhabilitation pour répondre efficacement aux besoins des personnes atteintes de troubles mentaux graves. Ainsi, nous ignorons de quelle façon ces interventions caractérisant le suivi dans la communauté influent sur l'évolution des personnes intégrées à ces programmes. C'est pourquoi plusieurs auteurs (Chinman *et al.*, 1999 ; Mueser *et al.*, 1998 ; Thornicroft, 2000) recommandent de mieux décrire les interventions et les activités cliniques des intervenants afin d'identifier les ingrédients actifs ou thérapeutiques qui contribuent à expliquer l'efficacité des modèles de suivi intensif dans la communauté. C'est dans cette perspective que les recommandations de ces auteurs ont été prises en compte dans la réalisation d'une recherche évaluative visant l'analyse de l'implantation d'un modèle de suivi dans le milieu à l'hôpital Louis-H. Lafontaine. Le but de ce chapitre est donc d'illustrer, à partir de données issues de cette recherche, ce qui caractérise le processus d'intervention dans le suivi intensif dans le milieu (SIM) et d'identifier certains facteurs susceptibles d'influer sur l'évolution des personnes suivies dans ce programme.

Le contexte de réalisation de cette recherche évaluative sera d'abord présenté, suivi d'un bref aperçu des aspects méthodologiques qui ont permis la réalisation de l'étude. Ensuite, la présentation de données comportera deux volets portant d'une part, sur la description des contacts quotidiens réalisés par les intervenants du SIM et, d'autre part, sur l'analyse de l'évolution d'un sous-groupe de personnes intégrées à ce programme. La présentation de ces données descriptives et de cas sélectionnés permettra d'illustrer divers aspects du processus de l'intervention et d'identifier des facteurs susceptibles d'influer sur la trajectoire des personnes suivies. Nous discuterons des liens entre le processus de l'intervention et certains objectifs de modèles de suivi dans la communauté. Enfin, cette discussion nous amènera à mettre en évidence des éléments centraux de ce processus et à proposer quelques pistes permettant de mieux documenter ce processus afin de soutenir les pratiques professionnelles et de développer les recherches futures.

1.   LE CONTEXTE DE RÉALISATION

Pour donner suite à son plan de transformation et aux recommandations du ministère de la Santé et des Services sociaux (MSSS), 1997 ; 1998), l'hôpital Louis-H. Lafontaine a procédé à l'implantation du SIM au printemps 1998. L'originalité de cette implantation provient de l'utilisation du dispositif de soins et de services déjà existant pour faciliter l'intégration des intervenants de SIM aux équipes interdisciplinaires des cliniques externes de secteur. En effet, l'hôpital Louis-H. Lafontaine dispose de sept cliniques externes qui couvrent un territoire rejoignant 340 000 habitants. Deux vagues d'implantation du SIM ont été mises en œuvre dans ces cliniques, soit en avril et en novembre 1998. Cette implantation a donc conduit à l'ajout de 35 intervenants, infirmières et éducateurs, à ces équipes de secteur pour offrir des services spécialisés aux personnes nécessitant un suivi intensif dans leur milieu de vie.

Il importe de souligner que le SIM s'inspire à la fois de certains principes du modèle PACT et du modèle de gestion clinique de cas et vise essentiellement le traitement, la réadaptation et la réhabilitation des personnes atteintes de troubles mentaux graves (Ally *et al.*, 1998). Ce nouveau modèle de soins dans la communauté s'inscrit nécessairement dans une transformation des pratiques traditionnelles conduisant les intervenants à œuvrer principalement dans la communauté et à exercer une diversité de fonctions telles que : *a*) la surveillance des symptômes de façon à intervenir rapidement pour prévenir les rechutes, *b*) le développement des habiletés des personnes pour accroître leur autonomie, *c*) l'offre d'une aide tangible pour accéder aux différents services dont les personnes ont besoin, et *d*) le soutien de la famille, des proches et de la communauté qui entretiennent des relations avec la personne intégrée au SIM. Par conséquent, la préoccupation première des intervenants du SIM est d'accompagner la personne dans ses multiples transactions sociales afin de lui permettre de résoudre les problèmes concrets vécus dans son quotidien et d'utiliser toutes les ressources de son milieu. Le résultat escompté vise une meilleure qualité de vie de la personne suivie et une amélioration de son fonctionnement afin qu'elle retrouve de la satisfaction dans les multiples lieux d'interactions sociales. C'est dans ce contexte d'implantation de ce nouveau modèle d'intervention dans le milieu et de transformation des pratiques professionnelles que nous avons mené une recherche évaluative dont la réalisation n'aurait pas été possible sans la participation active et constante des intervenants tout au long de l'étude. Dans l'ensemble, ce projet de recherche visait plusieurs objectifs reliés à l'évaluation de l'implantation du programme SIM aux plans clinique, professionnel et organisationnel. Cependant, comme nous l'avons souligné au début de ce chapitre, la nécessité d'analyser et de documenter la notion de processus de l'intervention s'est imposée comme étant au cœur des préoccupations à la fois des chercheurs et des intervenants. La prochaine partie expose plus spécifiquement le déroulement de cette portion de l'étude évaluative en présentant l'approche méthodologique retenue, les caractéristiques de l'échantillon ainsi que les différentes étapes de la collecte des données portant sur le processus de l'intervention.

2. LE DÉROULEMENT DE L'ÉTUDE SUR LE PROCESSUS DE L'INTERVENTION

2.1. L'approche méthodologique

Un devis longitudinal, alliant une approche quantitative et une approche qualitative, a permis d'examiner le processus d'intervention selon deux volets. Le premier volet visait à décrire les caractéristiques des contacts quotidiens des intervenants du SIM auprès de leurs clients, et ce, sur une période de 12 mois. Le deuxième volet, qui s'intéressait à l'analyse de l'évolution des personnes suivies, a été réalisé en deux étapes et conjuguait des approches quantitative et qualitative. L'approche quantitative visait d'abord à mesurer le changement dans la symptomatologie et la qualité de vie des personnes intégrées au SIM, puis à former trois sous-groupes de personnes se distinguant par une amélioration, par une détérioration ou par l'absence de changement significatif de ces variables de symptômes et de qualité de vie. L'approche qualitative de type exploratoire avait ensuite pour objectif d'analyser en profondeur la trajectoire des personnes appartenant à ces sous-groupes et d'identifier des facteurs liés à leur évolution. La collecte des données s'est échelonnée sur une période de 26 mois, soit du 18 octobre 1999 au 31 décembre 2001 pour le volet descriptif de l'étude et une année plus tard pour le volet qualitatif.

2.2. La description de l'échantillon des personnes suivies et des intervenants du SIM

2.2.1. LES CARACTÉRISTIQUES SOCIODÉMOGRAPHIQUES ET CLINIQUES DES PERSONNES SUIVIES

L'échantillon a été constitué à partir d'un bassin de 401 personnes aiguillées vers le programme de SIM entre le 1er avril 1998 et le 18 octobre 2000. De ce nombre, 249 personnes ayant accepté de participer à l'étude correspondaient au critère d'inclusion, c'est-à-dire être intégrées au SIM durant au moins deux mois. Parmi les participants à cette étude, un peu plus des deux tiers étaient des femmes ; leur moyenne d'âge était de 52,7 ans (S = 15,4) et la majorité d'entre eux (53 %) avaient de 40 à 65 ans. L'origine ethnique était majoritairement canadienne-française et le français était la langue d'usage de la presque totalité des participants (95,6 %). Les

participants avaient en moyenne près de dix années de scolarité (S = 3,6)
et près du quart d'entre eux avaient fait des études collégiales ou universitaires. La majorité des personnes vivaient en appartement autonome et
un peu plus de la moitié (55,2 %) avaient eu un ou plusieurs enfants. Les
principaux diagnostics psychiatriques étaient les troubles schizophréniques ou délirants (45,4 %), suivis des troubles de l'humeur (30,1 %) et
des troubles anxieux (11,2 %). Pour l'ensemble des personnes suivies, l'âge
moyen lors de la première consultation en psychiatrie se situait autour
de 34 ans (S = 18,1) et il était en moyenne de 35 ans (S = 18,5) lors de la
première hospitalisation.

2.2.2. LES CARACTÉRISTIQUES SOCIODÉMOGRAPHIQUES DES INTERVENANTS DU SIM

Au cours de cette étude, 31 intervenants ont été intégrés au programme
du SIM dans les sept cliniques de secteur et les trois cliniques spécialisées
de l'hôpital Louis-H. Lafontaine. Toutefois, trois d'entre eux, en raison de
leur entrée tardive dans le SIM ou de leur sortie avant la fin de la collecte
des données, n'ont pas participé aux deux temps de mesure de l'étude et
ont été retirés des analyses. Parmi les 28 intervenants, les trois quarts
étaient des femmes. La moyenne d'âge des intervenants était de 45,7 ans,
40 % d'entre eux étaient âgés de 26 à 44 ans et les autres avaient plus
de 45 ans. Ce groupe était réparti également entre les infirmiers ou infirmières et les éducatrices ou éducateurs spécialisés. La majorité, soit 57 %,
avait une formation collégiale et 43 % avaient une formation universitaire,
que ce soit au niveau d'un certificat (25 %), du premier cycle (14,3 %) ou
du deuxième cycle universitaire (3,6 %). Ces intervenants avaient en
moyenne 17 années d'expérience dans divers secteurs psychiatriques,
principalement dans les soins de courte durée (6,2 ans en moyenne) et
dans les soins de longue durée (9,7 ans en moyenne).

2.3. La mesure des contacts quotidiens des intervenants du SIM

2.3.1. L'ÉLABORATION D'UNE GRILLE DE RELEVÉ QUOTIDIEN DES CONTACTS (RQC)

La rareté des études portant sur l'intervention dans les programmes de
suivi dans le milieu a nécessité l'élaboration d'une grille de contacts, d'utilisation facile au quotidien, adaptée au contexte québécois et permettant
de décrire le travail des intervenants du SIM auprès de la clientèle suivie.
Cette grille s'inspire d'un outil similaire élaboré précédemment (Brekke
et Test, 1992) permettant de rendre compte des interventions réalisées *in vivo*
en regard de leur fréquence, de leur intensité, de leur nature et de leur
évolution. Bien que l'orientation de cette grille au plan conceptuel s'inspire
de différentes recherches et d'expériences menées aux États-Unis et en

Ontario, son adaptation à la réalité québécoise est surtout le fruit d'un processus d'échanges fructueux entre les concepteurs (Gélinas et Dion, 1999) et certains intervenants du SIM qui ont participé à plusieurs étapes du développement et de la validation de ce relevé quotidien des contacts (RQC).

Cette grille de RQC (voir le tableau 5.1) permet de rendre compte rapidement de la fréquence, de l'intensité, du lieu et de la nature des interventions réalisées par les intervenants auprès de leurs clients. Plus précisément, pour chaque intervention d'un intervenant pour un client, le RQC permet de noter :

– le moment et la durée de l'intervention ;

– le mode de communication utilisé (en personne ou par téléphone) ;

– les catégories de personnes avec qui l'intervenant est entré en contact (un client, un citoyen, un intervenant, un membre de l'équipe de soins, un membre de la famille) ;

– l'endroit où s'est déroulée l'intervention (résidence, communauté, service, clinique, hôpital) ;

– le type d'intervention réalisée : gestion clinique, représenter, faire avec, discuter, intervention de crise ;

– la sphère d'intervention : santé mentale, santé physique, médication, budget, activités de la vie quotidienne (AVQ), logement, travail/ école, loisirs/activités sociales, relations, justice, toxicomanie.

Concrètement, pour chaque intervention de plus de dix minutes réalisée auprès d'un client ou d'un tiers, l'intervenant remplit un RQC. Seul le temps de contact relationnel avec autrui est comptabilisé, de sorte que le temps requis pour les tâches administratives ou les déplacements de l'agent sont exclus. Pour chaque grille de contact, l'intervenant coche l'ensemble des catégories d'intervention pertinentes. À l'exception de la durée de l'intervention, toutes les réponses sont dichotomiques et non mutuellement exclusives. En ce sens, un contact peut avoir était fait en personne, mais aussi par téléphone (un appel suivi d'une visite constituant une même intervention). Une intervention peut avoir été faite auprès du client, mais aussi auprès d'un citoyen et d'un intervenant, etc. En théorie, on pourrait cocher toutes les catégories de réponse d'un RQC.

Afin d'assurer une utilisation rigoureuse et fidèle de cette grille par tous ses utilisateurs, un manuel de formation et d'utilisation du RQC a été élaboré (Gélinas *et al.*, 2002). Ce manuel décrit les paramètres d'une formation à l'utilisation du RQC (méthode et durée de formation) ; il comprend les définitions détaillées des différentes catégories de réponse du RQC – définitions appuyées d'exemples concrets tirés de la pratique d'intervenants –, les règles particulières de codification ainsi que de l'information sur l'utilisation clinique du RQC dans la pratique. Par ailleurs, après une année d'utilisation du RQC, un processus systématique de validation réalisé avec la collaboration des intervenants de divers programmes de SIM confirme que le RQC est un outil fiable et valide pour documenter les interventions dans un programme de SIM (Bisson *et al.*, article soumis).

2.3.2. L'UTILISATION DU RQC ET LA COLLECTE DES DONNÉES

Au début de l'étude, chaque intervenant a reçu une formation de neuf heures à partir du manuel présenté ci-dessus, de vignettes cliniques et d'exercices permettant de vérifier la compréhension des différentes catégories de la grille. De plus, une supervision a été assurée pour répondre aux questions des intervenants et pour déceler les erreurs de cotation possibles. À la suite de cette formation, on a demandé à chaque intervenant du SIM de remplir un RQC chaque fois qu'il enregistrait un contact significatif d'une durée de dix minutes ou plus avec le client, une autre personne au nom du client ou un membre de son équipe. Chaque semaine, les intervenants remettaient leurs relevés de contact quotidien à l'agent de recherche. Les RQC étaient vérifiés, saisis à l'aide du logiciel Téléform et transférés sur SPSS pour fins d'analyse. Cette collecte de données des RQC, réalisée par 28 intervenants, couvre une période de SIM de 12 mois pour chacune des 249 personnes formant l'échantillon de l'étude.

2.4.   L'évaluation de l'évolution des personnes suivies dans le SIM

2.4.1. L'APPROCHE QUANTITATIVE :
FORMATION DES SOUS-GROUPES DE PERSONNES SUIVIES

L'analyse de l'évolution des personnes suivies nécessitait d'abord que l'on identifie trois sous-groupes de personnes ($n = 36$) dont l'évolution de la condition de santé mentale était différente et se caractérisait par une amélioration, par une détérioration ou par l'absence de changement. L'identification de ces sous-groupes a été réalisée à partir de données quantitatives provenant de deux questionnaires dont l'un mesure la symptomatologie et le fonctionnement social (*Health of the Nation Outcome Scale* ou *HoNOS*) (Lauzon *et al.* 2001) et l'autre, la qualité de vie (*Quality of Life Index for Mental Health*) (Becker *et al.*, 1993 ; Caron *et al.*, 2003). Ces questionnaires, administrés à deux reprises (T1 et T2), à un an d'intervalle, ont permis de préciser la nature du changement observé chez les personnes suivies et de former les trois sous-groupes recherchés en identifiant les extrêmes, c'est-à-dire les personnes qui présentaient, aux deux questionnaires, les changements les plus positifs ($n = 10$) et les plus négatifs ($n = 10$). Le troisième groupe, pour sa part, a été formé à partir des personnes qui ne présentaient, à ces questionnaires, aucun changement significatif entre les deux temps de mesure ($n = 16$). Soulignons que le nombre de personnes sélectionnées ($n = 36$) pour la formation de ces sous-groupes a été estimé en tenant compte des indications des auteurs clés dans le domaine des approches qualitatives (Poupart *et al.*, 1997).

2.4.2. L'APPROCHE QUALITATIVE :
ENTREVUES AUPRÈS DES INTERVENANTS

Après la formation de ces trois sous-groupes, 36 entrevues semi-structurées ont été réalisées auprès des intervenants ayant suivi des personnes identifiées dans ces groupes. Il importe de mentionner que les intervenants ignoraient les résultats obtenus aux questionnaires et, de ce fait, à quel groupe était assignée la personne suivie. Une grille d'entrevue a été utilisée de manière à aider l'intervenant à tracer un portrait de la trajectoire de la personne au cours de son suivi dans le cadre du SIM. Les principaux thèmes abordés lors de ces entrevues sont les suivants : les antécédents cliniques de la personne, le motif de son aiguillage vers le SIM, les besoins de la personne lors de l'évaluation initiale faite par l'intervenant du SIM, les objectifs d'intervention, les changements observés et les éléments explicatifs de ces changements. Chacune des entrevues a été enregistrée et transcrite intégralement. De plus, un résumé a été effectué à partir de la transcription des entrevues et soumis à chaque intervenant pour en valider le contenu. L'analyse des entrevues a été réalisée selon différentes étapes, à commencer par la lecture d'une dizaine d'entrevues, qui a permis l'élaboration de grandes catégories. À ce stade, il est apparu important de tenir compte du cadre temporel ou de cet aspect de l'évolution des personnes suivies et des fluctuations observées au cours du suivi. Ensuite, une seconde catégorisation a été réalisée pour identifier cinq grandes catégories : *a*) les conditions de départ du suivi ; *b*) les changements au cours du suivi, *c*) les facteurs associés à ces changements, *d*) les changements survenus à la fin du suivi, *e*) les facteurs liés aux changements survenus à la fin du suivi. Cette catégorisation et les résumés des entrevues ont servi à reconstruire, dans une perspective temporelle, la trajectoire la plus détaillée possible de chaque personne suivie par les intervenants. De plus, cette analyse a permis d'identifier, à partir des observations et de la perception des intervenants, les personnes qui ont évolué favorablement, celles dont l'état s'est détérioré et celles dont l'état semble être demeuré stable. Enfin, l'analyse des caractéristiques propres à chacune des personnes et à ces trois sous-groupes a conduit à l'identification d'une conjoncture de facteurs ou de *patterns* liés à leur évolution.

3.   LA PRÉSENTATION DES RÉSULTATS RELATIFS AU PROCESSUS D'INTERVENTION DANS LE SIM

3.1.   Les caractéristiques des interventions dans le SIM

Le tableau 1 expose les résultats descriptifs caractérisant les contacts des intervenants du SIM auprès de leurs clients ou d'autres personnes en lien avec les clients durant la première année de suivi. Au total, 17 233 contacts ont été enregistrés pour les 249 personnes suivies. Près des trois-quarts de ces contacts (74 %) ont eu lieu en personne et un peu plus du quart, par téléphone (30 %). À cet égard, rappelons que ces catégories de contacts ne sont pas mutuellement exclusives et qu'un contact entamé au téléphone peut être suivi par une intervention auprès de la personne elle-même. En ce sens, les pourcentages de réponses pour ces catégories sont indépendants et peuvent être supérieurs à 100 %. Il en est ainsi pour toutes les catégories de réponse du RQC.

De plus, la très grande majorité des interventions se déroulent auprès des clients (79 %), dans leur milieu de vie (71 %) et la plupart de celles-ci ont lieu à leur résidence (voir le tableau 5.1). Parmi les interventions réalisées auprès des tiers, que ce soit en présence ou non du client, le plus grand nombre de contacts est réalisé auprès des membres de l'équipe de la clinique externe (19 %) et auprès d'autres intervenants dans le milieu de vie (17 %). Les interventions destinées à la famille sont beaucoup moins nombreuses (10 %), de même que celles adressées à d'autres citoyens tels un voisin, un concierge ou un colocataire (7 %).

3.1.1. L'INTENSITÉ DES CONTACTS

Dans l'ensemble, les contacts durent en moyenne 54 minutes et 41 % d'entre eux sont de plus d'une heure. L'analyse des données sur une base hebdomadaire démontre que les clients sont rencontrés en moyenne durant une heure et demie par semaine, à raison de 1,4 contact par semaine. Toutefois, l'intensité des interventions peut varier grandement selon la problématique du client et la gravité de son état de santé. Ainsi, vers la fin de leur suivi, certains clients peuvent être rencontrés pour des périodes aussi brèves que dix minutes par semaine, alors que pour d'autres les rencontres sont beaucoup plus longues et peuvent se prolonger jusqu'à six heures par semaine ou plus. Afin de mieux qualifier cette variabilité, nous avons défini trois groupes de clients, selon l'intensité du suivi hebdomadaire : *a)* les clients dont le suivi est peu intensif sont rencontrés, en moyenne, moins d'une heure par semaine (42 %) ; *b)* les clients bénéficiant d'un suivi moyennement intensif nécessitent entre une et deux heures de contact par semaine (43 %) ; *c)* les clients profitant d'un suivi plus intensif sont vus pendant deux heures ou plus par semaine (15 %).

TABLEAU 5.1

Statistiques descriptives relatives à la première année de suivi des clients du SIM à l'HLHL

Nombre de clients:	249	**Avec qui?**	
Nombre de contacts:	17 233	Client:	79 %
		Citoyen:	7 %
Type de contact		Intervenant:	17 %
En personne:	74 %	Membre/équipe:	19 %
Par téléphone:	30 %	Famille:	10 %
Durée des contacts		**À quel endroit?**	
Tous les contacts		Résidence:	52 %
Durée moyenne:	54 min./contact	Communauté:	35 %
% des contacts > 1 h:	41 %	Service:	9 %
		In vivo:	71 %
Contacts par téléphone		Local / Équipe:	27 %
Durée moyenne:	17 min./ contact	Unité / Hôpital:	9 %
Quart de travail			
Jour Soir Nuit			
96 % 5 % 1 %			

Types d'intervention

	Gestion clinique 21 %				
Sphères	**Repré-senter**	**Faire avec**	**Discuter**	**Interv. de crise**	**Tous**
Santé mentale	12 %	1 %	46 %	1 %	**51 %**
Santé physique	11 %	5 %	37 %	0 %	**42 %**
Médication	11 %	8 %	38 %	0 %	**45 %**
Budget	9 %	7 %	27 %	0 %	**35 %**
AVQ	11 %	24 %	45 %	0 %	**62 %**
Logement	5 %	1 %	16 %	0 %	**19 %**
Travail/école	1 %	0 %	9 %	0 %	**10 %**
Loisirs/social	3 %	3 %	27 %	0 %	**30 %**
Relations	6 %	0 %	36 %	0 %	**39 %**
Justice	1 %	0 %	2 %	0 %	**3 %**
Toxicomanie	1 %	0 %	4 %	0 %	**4 %**
Toutes	**32 %**	**35 %**	**74 %**	**1 %**	

Enfin, notons que la presque totalité des contacts se fait au cours de la journée (96 %) et quelques-uns ont lieu en soirée (5 %) ou la nuit (1 %). Ces faibles proportions de contacts relevés sur les quarts de soir ou de nuit s'expliquent par l'horaire des intervenants du SIM, disponibles de 8 heures à 16 heures à la suite d'une entente conclue avec un centre de crise qui assure la relève advenant un besoin en dehors des heures régulières de disponibilité des intervenants.

3.1.2. LA NATURE DES CONTACTS

Comme le montre le tableau 5.1, les caractéristiques relatives à la nature des interventions sont rapportées selon deux dimensions : d'abord le type d'intervention, qui s'intéresse au « comment » ou au type d'action qualifiant l'intervention, puis la sphère d'intervention, qui capte le « quoi », c'est-à-dire le domaine de vie sur lequel porte le type d'intervention.

Les interventions « discuter »

Sur l'ensemble des divers types d'intervention, on constate que la grande majorité des contacts, soit trois contacts sur quatre (74 %), sont des interventions de type « discuter ». La fréquence très élevée de ce type d'intervention n'est pas étonnante puisqu'elle rejoint toutes les interventions verbales réalisées auprès des clients et liées au soutien actif et régulier que ces derniers doivent recevoir dans le cadre du SIM. Le fait de discuter avec le client permet d'échanger sur son vécu ou sa situation, de le soutenir et de l'encourager par la voie d'informations, d'explications, de conseils, d'écoute active et de soutien émotionnel. En fait, ce type d'intervention est à la base des liens qui se tissent entre l'intervenant et le client et contribuent ainsi à la création et au développement d'une relation de confiance.

Lors de ces interventions sous forme de discussion, ce sont les domaines de la santé mentale (46 %) et des AVQ (45 %) qui sont le plus fréquemment abordés entre les intervenants et les clients. Ces interventions concernant la santé mentale sont larges et peuvent rejoindre plusieurs questions, car elles traitent non seulement des questions liées à la condition psychiatrique du client, à ses stratégies pour y faire face, mais également des diverses préoccupations de ce dernier, de son estime de soi, de ses projets et de ses aspirations. Quant aux interventions concernant les AVQ, elles concernent toutes les questions relatives à l'organisation de la vie quotidienne du client, tant sur le plan de son hygiène personnelle que de ses habitudes de vie, de son entretien, de son logis ou de ses déplacements.

Les interventions concernant la médication (38 %), la santé physique (37 %), et les relations sociales (36 %) se retrouvent dans des proportions similaires au cours des échanges entre l'intervenant et le client. Ces interventions visent à favoriser chez le client l'adhésion à la médication ou la résolution de difficultés liées à son traitement pharmacologique. Ces échanges ont également comme objectifs l'éducation à la santé, l'adoption de comportements de santé sains ou la résolution de problèmes de santé, soit par des soins infirmiers spécifiques, soit par la recherche de services appropriés. Quant aux interventions concernant les relations sociales, elles permettent de discuter avec le client des liens qu'il tisse avec toutes les personnes significatives de son réseau social de même qu'avec les personnes qu'il côtoie ou celles qu'il rencontre régulièrement.

Les discussions relatives au budget (27 %), aux loisirs et à la socialisation (27 %) rejoignent un peu plus du quart des échanges entre l'intervenant et le client. Ces interventions visent donc à assister le client dans la gestion de son budget ou dans ses différentes transactions avec les agences gouvernementales ou du domaine privé. Les échanges concernant les loisirs et la socialisation contribuent à soutenir le client dans la gestion de ses temps libres et dans la recherche de moyens de sortir de son isolement social. Enfin, la discussion concernant la question du logement (16 %), bien que moins fréquente, permet tout de même d'aborder avec le client toutes les questions relatives à l'hébergement.

Enfin, les trois sphères les moins discutées lors des échanges entre le client et l'intervenant concernent le travail et l'école (9 %), la justice (2 %) et la toxicomanie (4 %). De plus, à la colonne du tableau 5.1 regroupant tous les types d'intervention (*Tous*), on constate que ces sphères sont les moins fréquentes. En fait, les discussions traitant des interactions du client dans le cadre d'activités occupationnelles ou concernant des stratégies pour favoriser la poursuite d'une occupation ou pour faciliter son insertion en milieu du travail ou à l'école sont très peu fréquentes. Il en est de même des questions relatives aux démêlés du client avec les forces de l'ordre ou à ses relations avec divers professionnels œuvrant dans le domaine de la justice. Également, on retrouve très peu d'échanges portant sur la consommation de drogues illicites, d'alcool, de médicaments en vente libre, ainsi que sur les stratégies susceptibles d'aider le client à résoudre ce type de problèmes.

Les interventions « faire avec »

Un peu plus du tiers des contacts entre l'intervenant et le client sont des interventions d'enseignement, de *modeling*, de supervision visant l'entraînement aux habiletés sociales ou de la vie quotidienne. Ces interventions concrètes comprennent également diverses activités d'accompagnement de la personne afin de lui donner accès à diverses formes de services communautaires ou institutionnels. Ce type d'intervention se concrétise, le plus fréquemment, par la réalisation avec le client de tâches liées aux AVQ (24 %), telles que l'aide pour l'épicerie, la lessive ou l'entretien du logement. Les autres interventions de « faire avec » sont beaucoup moins nombreuses et concernent précisément la médication (8 %), la santé physique (5 %), le budget (7 %) et les loisirs (3 %). Enfin, notons que les interventions « faire avec » en lien avec les autres sphères sont peu fréquentes : 1 % dans le cas de la santé mentale et du logement et encore moins en ce qui a trait au travail et à l'école, aux relations sociales, à la justice et à la toxicomanie.

Les interventions « représenter »

Un peu moins du tiers (32 %) des contacts de l'intervenant prennent la forme d'une intervention auprès de tiers qui sont en lien avec le client, notamment les membres de sa famille, des citoyens ou d'autres intervenants offrant des services que peut utiliser le client. Ce type d'intervention vise à transmettre de l'information sur la situation de ce dernier, à faciliter ses diverses transactions sociales, à réduire la stigmatisation, à défendre ses droits et à résoudre divers problèmes qui font obstacle à son intégration sociale ou à son accessibilité à divers services. À cet égard, on constate que les fréquences dans ce type d'intervention sont similaires et concernent la santé mentale du client, sa santé physique, sa médication et les AVQ. Environ 11 % à 12 % de tous les contacts sont des représentations dans ces sphères. Viennent ensuite les interventions qui visent à représenter le client dans des questions concernant son budget (9 %), ses relations sociales (6 %), son logement (5 %) et ses loisirs (3 %). De telles interventions visent, par exemple, à rencontrer des tiers pour résoudre des problèmes liés à ces domaines de vie. En dernier lieu, les interventions permettant de représenter le client dans des domaines relatifs au travail, à la justice et à la toxicomanie représentent 1 % de tous les contacts auprès des tiers.

Les interventions de crise

Ce type d'intervention ne représente que 1 % de l'ensemble des contacts entre l'intervenant et le client. Selon la définition retenue dans le manuel de la grille de RQC (Gélinas *et al.* 2002), l'intervention de crise inclut toute action exceptionnelle qui vise la résolution immédiate d'une situation urgente de nature médicale, psychiatrique ou psychosociale qui pourrait mettre en danger la sécurité du client ou de son entourage et compromettre gravement le maintien de ses acquis. Cette définition est certes restrictive, ce qui peut expliquer la faible fréquence de ces interventions. Cependant, cette rareté d'interventions de crise n'est pas surprenante si l'on considère la continuité du suivi et des liens étroits qu'entretiennent les intervenants avec leurs clients. Il faut aussi noter, à cet effet, que les intervenants peuvent aiguiller leurs clients vers un service de crise ou l'urgence de l'hôpital dans des situations où ils ne sont pas disponibles. Comme on peut le constater au tableau 5.1, ces interventions concernent essentiellement la sphère de la santé mentale. Soulignons à cet égard que malgré le fait que seulement 1 % des contacts sont des interventions de crise en santé mentale, 22 % des 249 clients suivis ont fait l'objet de ce type d'intervention au cours de l'année. Aussi, la lecture du tableau 1 peut laisser croire à une absence d'intervention de crise dans les autres sphères (0 %). Cependant, lorsqu'on totalise l'ensemble des sphères, on observe qu'un client sur trois (33 %) a fait l'objet d'au moins une intervention de crise dans l'une ou l'autre de ces sphères au cours de sa première année de suivi. Ces interventions visaient surtout à résoudre des situations de crise en regard de la santé physique et de la médication du client (10 %).

Les interventions de gestion clinique

Ces interventions diffèrent de celles présentées précédemment en ce sens qu'elles concernent les activités de l'intervenant avec son équipe de secteur. Il ressort qu'une intervention sur cinq (21 %) consiste en des activités de gestion clinique. Ainsi, ce type d'intervention regroupe les activités de l'intervenant avec les membres de la clinique externe pour l'évaluation, la formulation et la révision du plan d'intervention du client.

En résumé, ces données descriptives permettent d'obtenir une vue d'ensemble sur les interventions qui caractérisent le SIM. Il ressort principalement que la très grande majorité des interventions se situent vraiment dans le milieu de vie des personnes suivies, que la relation intervenant / client prend une place prépondérante et que les aspects liés à la santé des personnes et aux AVQ sont évalués comme étant les domaines de vie les plus travaillés. Également, le tiers des interventions sont consacrées à des activités concrètes avec le client ainsi qu'à des interventions auprès du réseau de la personne, et ce, surtout dans une perspective de défense de ses droits. Les interventions en regard du travail sont beaucoup moins fréquentes. Ces données peuvent également être le reflet de certains besoins et des particularités de la clientèle suivie. Toutefois, bien que ces données aient été recueillies sur une année, elles ne permettent ni de reconstituer les événements dans le temps, ni de les mettre en lien avec l'évolution des personnes suivies, ce qui justifie le volet qualitatif de cette étude évaluative. De fait, l'analyse de contenu qui caractérise ce volet qualitatif permet de prendre en compte les notions d'évolution et de rapport interpersonnel entre l'intervenant et le client. La prochaine section présente les résultats de cette analyse qui documente le processus d'intervention du SIM.

3.2. L'évolution des personnes suivies dans le cadre du SIM

L'analyse du matériel issu des entrevues réalisées auprès des intervenants offre une richesse d'informations. Tout d'abord, cette analyse éclaire de façon nuancée la variabilité et la subtilité des changements observés ainsi que la réalité complexe et dynamique d'un ensemble de facteurs qui interviennent pour influencer ou pour moduler considérablement l'évolution de la personne. En effet, l'analyse qualitative révèle que l'évolution des personnes suit une trajectoire non linéaire, idiosyncrasique et pouvant être ponctuée par des périodes de fluctuations diverses. De plus, on observe que même si certains aspects de la condition de santé de la personne peuvent s'améliorer, d'autres demeurent stables ou se détériorent.

Également, certains changements rapportés par les intervenants sont très subtils et, de prime abord, apparaissent peu significatifs. Toutefois, il faut les prendre en considération, car ils constituent souvent des précurseurs essentiels à l'atteinte des objectifs du SIM.

Ainsi donc, en procédant à la reconstruction de la trajectoire des personnes intégrées au SIM, il a été possible d'approfondir notre compréhension de l'influence de divers facteurs susceptibles de faciliter une évolution favorable ou moins favorable des personnes suivies. Parmi ces facteurs, le processus de l'intervention est apparu primordial, notamment chez les personnes dont la trajectoire se caractérise par une évolution favorable. C'est pourquoi nous avons accordé une attention spéciale à ce processus en le décrivant par trois études de cas. Ces cas ont été sélectionnés parce qu'ils représentent le type de situations cliniques auxquelles doivent faire face les intervenants du SIM, ainsi que la spécificité des interventions utilisées dans un modèle de SIM.

3.2.1. LE CAS DE JEANNE

Il s'agit d'une femme, mère d'un garçon et vivant seule en appartement. Jeanne a reçu un diagnostic de troubles affectifs pour lequel elle a été hospitalisée à plusieurs reprises et suivie à l'une des cliniques de secteur de l'hôpital Louis-H. Lafontaine. Elle présente également un trouble de personnalité et des problèmes de toxicomanie (drogue et alcool). Jeanne souffre de douleurs faciales importantes, non soulagées, qui l'amènent à une surconsommation de médicaments pour laquelle elle a dû être hospitalisée. Le suivi médical de cette cliente est inapproprié, ce qui accentue ses problèmes de santé mentale. Ainsi, le but de l'aiguillage vers le SIM est d'offrir un accompagnement pour que la cliente obtienne des traitements médicaux adéquats pour ses problèmes de santé physique et des soins appropriés pour prévenir une rechute et une nouvelle hospitalisation en psychiatrie.

À l'évaluation initiale, l'intervenant constate que Jeanne est autonome dans la réalisation de ses activités quotidiennes, mais qu'elle vit dans un isolement social complet ; elle n'a pas de contact avec son fils unique et les membres de sa famille demeurent très distants. Toutefois, dès le début du suivi, elle demande à l'intervenant de l'accompagner pour ses courses, ce qui nécessite alors de clarifier les objectifs et les limites d'un SIM afin de favoriser le maintien de ses compétences dans les activités de la vie quotidienne. Dans cette première partie du suivi, l'intervenant précise les sources des difficultés de la cliente et met en place les conditions nécessaires à la création d'une alliance thérapeutique et à l'atteinte des objectifs identifiés au début du suivi. D'une part, ses observations l'amènent à remettre en question le diagnostic et à faire des démarches en ce sens :

> Ce qui m'a frappé le plus est le trouble de personnalité de madame, puis c'est une cliente qui présente des comportements histrioniques importants qui m'ont amené à douter du diagnostic initial. D'ailleurs, avec l'accord du psychiatre, la médication psychiatrique a été cessée.
>
> Ce qui est pire, c'est que madame avait des problèmes de toxicomanie ; elle avait abusé des drogues et de l'alcool. Par conséquent, elle consultait plusieurs médecins à la fois. J'ai dû intervenir à ce sujet auprès des pharmaciens de la communauté.

D'autre part, il constate que les comportements séducteurs de la cliente suscitent le rejet de la part des personnes faisant partie des groupes d'activités auxquels elle participe et provoquent également de nombreuses difficultés avec le médecin responsable du traitement relié à ses problèmes de santé physique. Les propos de l'intervenant du SIM illustrent bien l'analyse qu'il fait de cette situation :

> Concernant ses comportements histrioniques, madame finissait toujours par susciter le rejet si bien que ce n'était pas difficile pour elle de se trouver des activités, mais bien de les maintenir.
>
> Lors de ses premiers rendez-vous avec le médecin pour ses douleurs, j'ai vite observé que madame était toujours la dernière à passer ; on arrivait à 13 h 30 et on sortait à 18 h 30. Le médecin ne l'examinait jamais ; il lui donnait une injection pour geler la douleur, puis après une heure la douleur revenait. Il fallait donc se battre beaucoup et convaincre madame de chercher une autre expertise.

La première partie du suivi est donc caractérisée par un investissement important de l'intervenant dans une lutte pour que la cliente reçoive des soins appropriés. Cette lutte a été menée pour faire reconnaître les droits de la cliente et ainsi faciliter son accessibilité à des services médicaux en fonction de ses besoins. Ces interventions relatives à la défense des droits ont nettement contribué à créer les conditions nécessaires pour établir une relation de confiance entre la cliente et l'intervenant SIM. Du reste, cette relation de confiance s'est manifestée par le développement d'une collaboration réciproque, comme le démontrent les propos de l'intervenant :

> Je n'ai pas parlé de changer de médecin, mais de demander une autre expertise. En ce sens, j'ai réussi à la convaincre. Cela m'a pris beaucoup d'énergie et après deux mois, elle a accepté de voir un autre médecin, qui a diagnostiqué un cancer chez elle.

Considérant la gravité de l'état de santé de la cliente liée au diagnostic d'un cancer en phase terminale et la nécessité de suivre des traitements de radiothérapie et de chimiothérapie, l'intervenant a jugé pertinent d'accompagner Jeanne lors de ses traitements et d'orienter ses interventions de manière à offrir un soutien afin que cette dernière puisse composer le mieux possible avec sa situation. En effet, diverses ressources professionnelles ont été déployées pour offrir les soins à domicile nécessaires à une fin de vie et dont les interventions visaient essentiellement à préparer la cliente à traverser les différentes phases du deuil. Le déploiement de toutes ces ressources et une présence intensive de l'intervenant ont permis d'atteindre les objectifs de départ du suivi en brisant l'isolement social, en offrant des soins appropriés et en favorisant ainsi un certain état de bien-être chez la cliente. Cependant, ce contexte de mobilisation de nombreuses ressources et la grande disponibilité de l'intervenant pour soutenir la cliente semblent avoir eu une influence importante sur la réaction de cette dernière, qui a décidé de lutter pour demeurer en vie. Ces éléments contextuels conjugués aux caractéristiques personnelles de Jeanne ont eu, par la suite, une influence tout à fait inattendue sur l'évolution de son état de santé physique et mental. En effet, le médecin traitant n'a pu que confirmer la guérison du cancer. Les propos de l'intervenant du SIM sont révélateurs à ce sujet :

> C'était étonnant, car au point de vue psychiatrique, cela a été une de ses meilleures périodes ; la médication psychiatrique a même été cessée et elle n'est pas tombée en manie.

> Il s'agit d'une dame assez étonnante [...] elle avait décidé que malgré le diagnostic de cancer, elle s'en sortirait ; elle avait un moral de fer [...] plus le diagnostic de cancer était mauvais, plus le moral était bon.

> Le médecin m'a fait venir dans son bureau me disant que cette cliente n'avait plus le cancer, alors que moi, pendant tout ce temps, je travaillais le deuil.

Par ailleurs, comme la résolution des problèmes de santé initiaux de la cliente ont entraîné le retrait de certaines ressources et une présence moins importante de l'intervenant, la cliente a réagi par des sentiments de perte importants ; elle est devenue davantage déprimée, a menacé de s'enlever la vie et a refusé d'envisager la fin éventuelle du suivi par l'intervenant. Cette nouvelle problématique, caractérisée par une dépendance accrue de la cliente à l'endroit de l'intervenant de SIM, a contribué à mettre à l'épreuve les acquis ainsi que l'alliance thérapeutique établie entre l'intervenant et la cliente. De telles circonstances ont exigé une révision des objectifs de traitement et une réévaluation des interventions en cours en vue de préparer la fin du suivi.

> Le problème que j'avais personnellement était la dépendance de madame envers moi et cela dépassait grandement mon mandat. Elle voulait que j'intervienne dans la relation avec son fils et sa sœur, que je devienne exécuteur testamentaire advenant qu'il se passe quelque chose. Il a donc fallu que je [...] travaille davantage sur la relation thérapeutique en vue de la fermeture du dossier.

Finalement, il ressort que la qualité de l'alliance thérapeutique et la créativité des interventions ont grandement facilité l'établissement de limites auprès de la cliente, qui éprouvait des difficultés à accepter l'arrêt des services offerts par le SIM.

J'ai demandé à madame de faire un travail, durant la période de mes vacances, sur la fin de la relation, c'est-à-dire ce que le suivi lui avait apporté, ce qui avait été difficile, le soutien qu'elle avait besoin par la suite [...] elle a finalement accepté de faire ce travail en choisissant de communiquer son bilan sur cassette.

À la lumière de ce cas, il ressort que l'intervenant du SIM a su évaluer judicieusement l'influence de la dynamique comportementale de la cliente et de ses relations avec l'entourage afin de bien cerner les difficultés observées en début du suivi. À la suite de cette évaluation, des interventions concrètes et spécifiques, dont la défense des droits de la cliente au sein du système de santé, ont largement contribué à construire une alliance thérapeutique solide. Cette alliance s'est consolidée par la mobilisation et la concertation de ressources en fonction d'objectifs d'intervention communs visant, entre autres, des soins appropriés à l'état de santé de la cliente. En outre, ce cas s'avère particulièrement exceptionnel du fait qu'il démontre comment la reconnaissance d'un problème de santé physique et la mise en place de ressources appropriées a créé un contexte particulier amenant la personne à utiliser ses propres ressources personnelles pour se rétablir. Il importe donc de ne pas sous-estimer les ressources personnelles et leur influence sur l'évolution de l'état de santé physique et mental. Par ailleurs, malgré la présence de certains comportements inadaptés, la capacité de l'intervenant à réévaluer régulièrement les objectifs du suivi et à faire confiance au potentiel et aux capacités de la personne a contribué à l'issue positive du suivi. Enfin, on constate que la constance et la créativité dans les interventions utilisées se sont avérées des conditions essentielles et favorables à l'atteinte des objectifs.

3.2.2. LE CAS DE LUC

Il s'agit d'un homme ayant reçu un diagnostic de schizophrénie et qui a été hospitalisé pour des problèmes de santé physique importants reliés à un accident de voiture (20-25 hospitalisations). À la suite de cet accident, Luc a subi plusieurs interventions chirurgicales qui lui ont laissé des séquelles importantes tant au plan physique que psychologique. De plus, il présente des problèmes de toxicomanie et de consommation d'alcool qui l'ont amené à vivre des expériences particulièrement difficiles, lesquelles ont engendré des décompensations importantes. Plusieurs rechutes ayant nécessité une hospitalisation en psychiatrie ont engendré une telle détérioration de l'état du client que ce dernier a réalisé qu'il ne voulait plus vivre des expériences aussi destructrices. Cette prise de conscience s'est avérée un facteur de motivation important dans le suivi de ce client. Le but de l'aiguillage vers le SIM était d'aider Luc à s'installer dans un appartement à sa sortie de l'hôpital. Contrairement à cet objectif, le client désirait vivre chez sa mère plutôt que de vivre seul en appartement. D'autres besoins ont été identifiés lors de l'évaluation initiale du client par l'intervenant du SIM. Ces besoins étaient les suivants : *a*) accepter l'aide de l'intervenant du SIM, *b*) comprendre la nécessité de prendre régulièrement la médication psychiatrique, *c*) briser l'isolement social et se rapprocher de son réseau familial, *d*) régler des dettes. Soulignons qu'au début du suivi, Luc avait tendance à mettre en échec les interventions posées par l'intervenant du SIM. À cet égard, l'intervenant s'est questionné sur le but de l'aiguillage vers le SIM ainsi que sur les besoins réels et prioritaires du client. Cette évaluation judicieuse a permis à l'intervenant de faire des gestes qui se sont avérés fondamentaux pour établir les bases de l'alliance thérapeutique. En effet, les dettes du client constituaient une source de stress si importante que l'intervenant a jugé prioritaire d'entreprendre des démarches pour résoudre ce problème avant de mettre en œuvre tout autre type d'intervention.

> Lorsque j'ai pris le dossier, monsieur avait des dettes importantes, alors j'ai fait des démarches avec une entreprise de finance pour faire les arrangements nécessaires afin que monsieur rembourse ses dettes.

Ces démarches entreprises pour régler les dettes du client ont modifié sa perception en regard de l'aide offerte par l'intervenant, dont les interventions visaient d'abord la défense des intérêts du client. Voulant consolider une relation de confiance qui s'amorçait, l'intervenant a jugé pertinent de demander à ce dernier ce qu'il souhaitait réellement.

> Je lui ai demandé ce que lui voulait [...] il m'a répondu qu'il voulait aller vivre chez sa mère, alors que la travailleuse sociale voulait qu'il prenne un appartement. Donc, dans un premier temps, j'ai rencontré son médecin, la travailleuse sociale, puis la mère de monsieur afin de leur expliquer la situation.

Malgré l'opposition importante des membres de l'équipe et les craintes de la mère à accepter que son fils aille vivre chez elle, l'intervenant a persévéré à vouloir répondre au besoin formulé par le client. Ces interventions ont permis de clarifier la situation et de négocier des pistes de solution auprès des personnes concernées.

> La mère de monsieur a accepté que son fils vive avec elle, mais il fallait qu'il respecte un contrat. Dans ce contrat, il n'avait pas le droit de boire, de prendre de la drogue et devait payer un loyer parce qu'il vivait dans un appartement adjacent à la maison de sa mère.

La détermination de l'intervenant à rechercher des solutions en réponse aux besoins réels du client a consolidé l'alliance thérapeutique et ainsi favorisé un contexte favorable à poser d'autres interventions pour atteindre les objectifs de départ du suivi. Ainsi, le fait d'accompagner le client dans certaines activités sociales et de faire de l'enseignement sur la toxicomanie, sur la maladie et sur la médication a aidé le client à reconnaître non seulement son problème de santé mentale, mais également la nécessité de prendre une médication et de contrôler sa consommation de substances illicites.

Je lui parlais de sa maladie et de son traitement. Il avait un traitement aux injectables parce qu'il n'était pas fiable pour prendre ses médicaments. Comme il a dit, il ne voulait pas devenir un *légume* et il a donc commencé à se responsabiliser.

Par conséquent, l'état de santé mental du client s'est amélioré de même que ses relations interpersonnelles et familiales. Devant cette amélioration, le frère du client lui a offert un travail dans son entreprise, contribuant ainsi à lui redonner un rôle social et le pouvoir d'agir sur sa vie.

Il a commencé à s'ouvrir tranquillement. Son frère a fait des choses avec lui, ils sont sortis. Puis, son milieu social a commencé à s'élargir et il restait moins chez lui. De plus, il a commencé des activités. Il y a eu un processus à un moment donné : au lieu d'être destructif, monsieur a décidé d'être constructif.

De plus, l'intervenant constate que plus Luc s'implique dans son réseau familial, plus les liens familiaux se resserrent autour de lui et plus l'image de « malade », telle que perçue par les membres de sa famille depuis des années, se modifie. Cela permet alors au client de prendre conscience du chemin parcouru et de ses capacités.

Il a pris sa place dans la société, il est conscient de sa maladie, il comprend pourquoi il a besoin d'une médication qui lui permet d'avoir une vie normale. Il a aussi pris sa place dans sa famille. Sa famille le percevait comme un malade ; il a réussi à changer cette image.

Selon l'interprétation de l'intervenant de cette situation clinique, il est clair que plusieurs facteurs contribuent aux changements observés tout au long du suivi. Du reste, les propos de l'intervenant illustrent bien l'influence de ces facteurs, qui se traduisent notamment par un investissement à long terme, un jugement clinique approprié, une grande sensibilité en regard des besoins du client, une adhésion à la médication et un soutien significatif du réseau familial.

Avec les mois il y a eu quelque chose, j'ai réussi à aller le chercher dans sa solitude. Le fait qu'il y a eu quelqu'un qui a pris la peine d'aller le chercher, c'était assez pour commencer à faire confiance un peu.

Le fait de lui avoir posé la question à savoir ce qu'il voulait, son environnement familial qui était près de lui, l'acceptation de sa mère à ce qu'il vienne vivre avec elle, l'acceptation de sa maladie et les injectables sont les facteurs qui ont contribué aux changements observés chez monsieur.

Il importe aussi de souligner, comme le reflète les propos de l'intervenant, que l'objectif ultime visé par le SIM est de contribuer à une meilleure qualité de vie du client dans un contexte acceptable tout en respectant les choix et les limites de ce dernier.

De façon générale, j'ai observé des changements positifs, mais petit à petit il a commencé à prendre de la drogue, cela a été toléré parce qu'il en consommait beaucoup moins qu'auparavant. Il aime boire et il aime fumer, mais il y avait un contrôle, ce qui était différent.

Aujourd'hui, son milieu social est plus grand, il voit sa famille, il sort avec ses frères, il ne s'endette plus ; quand il n'a plus d'argent et qu'il a envie de boire une bière, il n'en achète pas. Au début du suivi, il ne voulait pas mettre de l'argent de côté ; aujourd'hui, il commence à voir que c'est important parce que ses besoins ont changé.

Pour résumer, il m'a dit : *Je suis heureux comme je ne l'ai jamais été dans ma vie.*

Ce cas démontre que pour engager le client dans son suivi et briser le *pattern* de comportements destructeurs, il a fallu défendre les intérêts du client non seulement dans son environnement social, mais également auprès de l'équipe de soins dont les visées ne permettaient pas de répondre aux besoins exprimés par le client et d'accroître sa motivation à s'en sortir. Il s'agissait ici d'une étape préalable pour assurer l'efficacité des interventions visant l'atteinte des objectifs de réadaptation et de réhabilitation. Il est aussi intéressant de constater l'effet systémique des interventions du SIM sur l'évolution du client. En effet, plus son état psychiatrique s'améliorait, plus la famille devenait réceptive et, réciproquement, plus les liens familiaux se reconstruisaient autour du client, plus l'état de celui-ci évoluait positivement, créant ainsi un changement de perception quant à l'image de la personne atteinte. Par la création de cette synergie, il devenait possible d'atteindre des objectifs de traitement, de réadaptation et de réhabilitation qui permettaient, d'une part, au client de retrouver un certain contrôle sur son état de santé et des moyens d'agir sur sa propre vie et, d'autre part, de réduire la stigmatisation et l'exclusion sociale (Morissette, 1997).

3.2.3. LE CAS DE DANIELLE

Il s'agit d'une cliente divorcée vivant en appartement avec ses deux enfants et un nouveau conjoint de fait. Danielle a fait plusieurs tentatives de suicide et était hospitalisée au moment de la demande d'un SIM. Le suivi a été imposé à la cliente par une ordonnance du tribunal en raison du fait qu'elle avait des antécédents de longue date de fréquentation abusive de l'urgence psychiatrique. Du reste, au début du suivi, la cliente refusait de quitter l'urgence. À cet égard, l'équipe de soins croyait que Danielle avait établi un réseau social à l'hôpital pour pallier l'isolement qu'elle vivait par rapport à ses difficultés et pour fuir ses responsabilités familiales.

Danielle a été aiguillée vers le SIM dans le but d'évaluer ses aptitudes à gérer ses activités de la vie quotidienne et à s'occuper de ses enfants. L'évaluation initiale faite par l'intervenant au début du SIM confirme les difficultés qu'éprouvait la cliente à assumer ses responsabilités familiales, à nouer des liens avec des personnes en dehors du milieu hospitalier et, finalement, à respecter la médication prescrite. La cliente refusait un SIM en démontrant de la méfiance à l'endroit de l'intervenant dont la présence symbolisait, pour elle, la maladie psychiatrique. Par la suite, on a observé cependant que la constance des visites et les réponses de l'intervenant à diverses demandes de la cliente contribuaient grandement à diminuer la méfiance de la cliente et l'encourageaient à collaborer au suivi.

> J'ai imposé ma présence, puis je la sortais dans la communauté pour prendre un café et m'entretenir avec elle de manière à remplacer le réseau qu'elle s'était créé à l'hôpital. J'étais devenue la personne à qui elle pouvait parler de ses problèmes. Ensemble, on trouvait des pistes de solutions pour améliorer sa qualité de vie et ses relations avec les gens. Puis, progressivement, elle a pris plaisir à sortir seule.

> Je l'ai beaucoup soutenue dans sa démarche [...] je restais là même si elle ne faisait rien dans la maison, puis un moment donné elle a commencé à faire son ménage.

Des interventions ont permis de chercher les sources de certains comportements inadaptés qui se manifestaient, chez la cliente, par la fréquence abusive de son recours aux services offerts à l'urgence psychiatrique et par une prise de médication inadéquate. Dans ce cas-ci, l'entourage familial de la cliente était, en partie, à l'origine de certaines de ses difficultés, dont le manque d'adhésion à la médication.

> J'ai rencontré sa famille, qui l'accusait de prendre trop de médicaments. J'ai donc fait de l'enseignement à la famille. Par la suite, il y a eu une nette amélioration de la prise de médicaments.

Également, le SIM a permis à l'intervenant de constater que les exigences de son rôle de mère dépassaient largement les ressources personnelles dont disposait la cliente pour faire face à ses responsabilités. En effet, Danielle vivait avec ses deux enfants et persistait à vouloir les garder auprès d'elle malgré le fait qu'ils vivaient dans des conditions déplorables. L'appartement était exigu pour quatre personnes et le milieu de vie, insalubre. Un tel contexte engendrait un stress considérable à la cliente, qui éprouvait, au départ, des difficultés importantes à gérer les responsabilités quotidiennes et familiales. L'intervenante, en accord avec la cliente et la travailleuse sociale, a donc recommandé que les enfants aillent vivre chez leur père.

> Madame a trouvé difficile de se séparer de ses enfants mais, en même temps, elle était soulagée puisqu'elle vivait moins de stress, moins de demandes d'argent, moins d'altercations parce qu'elle agressait ses enfants [...] en ce sens, on a protégé la famille.

En somme, la présence continue de l'intervenant a été fondamentale dans l'évolution positive de la cliente. L'intervenant explique les changements observés au cours du suivi par la nature de ses interventions et, surtout, par l'alliance thérapeutique établie avec la cliente. De fait, Danielle a identifié l'intervenant comme une personne-ressource à qui elle pouvait se confier plutôt que de recourir au réseau social créé avec le personnel de l'urgence. De plus, les demandes d'aide de la cliente témoignent de l'évolution de l'alliance thérapeutique entre elle et l'intervenant. Un événement démontre la qualité de cette alliance, lorsque la cliente a repris un *pattern* de comportement inadapté en se réfugiant dans une ressource communautaire et que l'intervenant est allé la chercher en lui faisant comprendre qu'elle voulait, à nouveau, fuir ses responsabilités. Cette intervention s'est avérée positive puisque la cliente est retournée à son domicile et que ce comportement ne s'est plus reproduit.

> Les intervenants de la ressource communautaire n'étaient pas vraiment d'accord avec le fait que je voulais que madame quitte ce milieu, mais moi, je connaissais très bien la cliente et elle n'est jamais retournée ni à cette ressource ni à l'urgence psychiatrique.

Dans ce cas, on constate que le SIM nécessite la recherche constante d'un équilibre entre les interventions qui visent à construire une alliance thérapeutique avec le client et celles qui sont orientées vers le changement de comportements inadaptés (Allness et Knoedler, 1998 ; Stein et Santos, 1998). Dans le cas présent, l'obligation d'accepter les services offerts par le SIM, la présence soutenue de l'intervenant auprès de la cliente et l'établissement des limites spécifiques à des comportements inadaptés peuvent laisser croire, à première vue, à des attitudes paternalistes ou à des stratégies coercitives (Diamond, 1996). Ces interventions se sont cependant avérées possibles en raison de la présence d'une alliance thérapeutique solide.

3.3.   Les facteurs liés à l'évolution des personnes suivies

Ces trois cas mettent clairement en évidence les conditions liées à l'établissement des bases de l'alliance thérapeutique ainsi que le caractère dynamique des facteurs qui interagissent entre eux pour déterminer l'évolution des personnes dans le cadre du SIM. Ces cas illustrent la façon dont l'intervenant s'y prend pour construire cette alliance avec la personne suivie. Ainsi, défendre les droits du client, trouver des stratégies pour diminuer certaines sources de stress, assurer une présence et une disponibilité sont autant d'interventions qui montrent la préoccupation qu'a l'intervenant de répondre aux besoins spécifiques du client. En réadaptation, ces types d'intervention s'avèrent essentiels pour construire cette alliance thérapeutique afin de travailler en collaboration avec le client sur ses différentes sources de difficultés.

Durant de nombreuses années, le concept d'alliance thérapeutique a surtout été étudié dans des contextes de psychothérapie et, surtout, auprès des personnes présentant des troubles névrotiques. De plus, certains auteurs (Gomes-Schwartz, 1984) ont remis en question la possibilité d'établir une alliance thérapeutique avec les personnes présentant des troubles mentaux graves. Également, dans le domaine des interventions de réadaptation, cette dynamique de la relation client/intervenant a, jusqu'à récemment, très peu suscité l'intérêt des chercheurs (Carpenter, 1986 ; Harris et Bergman, 1987 ; Mueser *et al.*, 1998). C'est pourquoi Goering et

Stylianos (1988) croient qu'il faut redéfinir ce concept et explorer comment il s'applique dans un contexte de réadaptation. À cet égard, ces auteurs proposent le cadre théorique de Bordin (1979) et de Luborsky (1976), qui transcende les orientations théoriques des différentes approches psycho-thérapeutiques et tient compte des interrelations entre les éléments relationnels et techniques de l'alliance thérapeutique comme moyen d'atteindre les buts de la relation thérapeutique. Selon Bordin (1979), l'alliance thérapeutique est le produit d'un lien émotionnel et de la colla-boration entre l'intervenant et le client. Cette définition souligne l'impor-tance de l'harmonie, de la collaboration et de l'interdépendance entre le client et l'intervenant pour contrer la détresse et les comportements ina-daptés. De plus, une alliance thérapeutique forte résulte de la combinaison de trois constituantes : les tâches, les buts et les liens. Les tâches sont caractérisées par les comportements, les pensées, les réactions ou les diffi-cultés qui émergent lors des rencontres et forment la substance du processus d'aide ou de *counseling*. Les buts sont les résultats visés par l'intervention ; ils doivent être partagés par le client et le thérapeute, c'est-à-dire qu'ils doivent s'entendre mutuellement sur les objectifs de l'inter-vention et les valoriser. Quant aux liens, il s'agit des liens d'attachement personnels et positifs entre le client et l'intervenant, notamment la confiance mutuelle, l'acceptation et l'assurance d'une issue favorable à cette relation thérapeutique. Selon la conception de Bordin, l'alliance est essentielle pour accomplir les objectifs de l'intervention, mais elle ne constitue pas en soi un véhicule de changement.

En fait, bien que la qualité de l'alliance thérapeutique soit une condi-tion essentielle à l'atteinte des objectifs de traitement, de réadaptation et de réhabilitation du SIM, d'autres facteurs qui contribuent également à expliquer l'évolution des personnes suivies doivent être mieux connus. Pour comprendre ces facteurs, nous avons reconstruit les diverses trajec-toires des personnes suivies dans le cadre du SIM, à partir des propos des intervenants recueillis au cours des entrevues. Partant de l'évolution de ces personnes, nous avons constitué trois sous-groupes comprenant respectivement celles qui ont évolué favorablement ($n = 20$), celles dont l'état s'est détérioré ($n = 6$) et celles dont l'état semble être demeuré stable ($n = 10$). L'analyse des caractéristiques propres à chacun de ces trois sous-groupes permet d'identifier certains *patterns* ou une conjoncture de facteurs liés à la nature des interventions mises en place, aux caractéristiques des personnes suivies et de leur réseau social, à certains événements de vie ainsi qu'à la disponibilité des ressources appropriées dans le milieu de vie de ces personnes.

L'analyse qualitative permet d'établir que les personnes qui ont davantage profité du SIM ($n = 20$) présentaient, au début du suivi, un profil de besoins complexes caractérisés par un état psychiatrique peu stable auquel pouvaient s'ajouter des problèmes de toxicomanie, des problèmes de santé physique et des conditions de vie difficiles. Toutefois, il semble que les interventions mises en place par l'intervenant aient plus d'emprise que dans les deux autres groupes que nous décrirons plus loin, soit pour mobiliser la personne elle-même ou sa motivation, pour modifier ses habitudes de santé, pour agir sur ses conditions de vie ou pour intervenir auprès de son réseau social. De plus, il est intéressant de noter que, dans ce groupe, les intervenants semblent avoir plus de facilité à décrire leurs interventions et à identifier les facteurs liés à une évolution positive de leur client. Le contenu du discours des intervenants semble plus étayé et il est possible dans ce groupe d'identifier ou de faire ressortir une plus grande variété d'interventions mises en place par ces derniers. Plus spécifiquement, en ce qui a trait aux caractéristiques des interventions relevées dans ce groupe, on observe que leur efficacité thérapeutique est étroitement liée à la sensibilité de l'intervenant, à son jugement clinique, à sa créativité et à sa flexibilité dans les approches qu'il utilise auprès des personnes suivies. Par exemple, même si les motifs du renvoi au SIM et les objectifs de départ peuvent être précisés par le médecin ou l'équipe de la clinique, on observe que la justesse du jugement clinique de l'intervenant pour réaliser l'évaluation initiale des besoins de la personne constitue un élément clé du suivi. Cette évaluation permet non seulement une analyse et une compréhension approfondies de l'ensemble de la situation du client, mais elle facilite aussi l'établissement des priorités d'intervention dans un contexte où les besoins sont complexes et les demandes, multiples.

L'intervention dans le milieu de vie de la personne dépasse largement les cadres thérapeutiques traditionnels et comporte de nombreux avantages dont celui de permettre des interventions plus directes et immédiates sur les sources de difficultés des personnes. Toutefois, le suivi dans ce contexte moins structuré est exigeant et son succès semble lié à la détermination des intervenants, à leur persévérance, à leur capacité d'être proactifs et créatifs. Une perception positive du client et la présence d'espoir permettent d'anticiper certaines situations, même lorsque les solutions ne sont pas évidentes ou que le client est réticent à accepter les services du SIM. De plus, la créativité de l'intervenant dans sa recherche de stratégies d'intervention, de même que dans le choix du moment opportun et dans la façon de les appliquer, ressortent également comme des facteurs contribuant à l'évolution positive de ces personnes suivies. Par exemple, il ne s'agit pas seulement d'instaurer l'usage d'une dosette à médicaments ou de faire de l'enseignement sur la médication pour s'assurer que le client respectera son traitement. Il importe d'identifier le moment où la personne est le plus réceptive à recevoir cet enseignement et la façon d'aborder cette question afin de respecter son rythme et ses choix. Un intervenant dira à ce sujet : « *J'ai arrêté d'argumenter, j'ai établi un contrat avec elle, j'avais le droit de lui faire de l'enseignement sur ses médicaments* […] *elle avait le droit d'exprimer ses croyances, sa frustration, son agressivité.* » Enfin, l'un des aspects importants qui attire également notre attention dans le processus de l'intervention est la capacité de l'intervenant, en collaboration avec le client, le réseau social et les ressources communautaires, à trouver des solutions individualisées pour diminuer les sources de stress et préserver ce fragile équilibre entre les capacités de la personne et les stresseurs inhérents au maintien d'une vie autonome dans la communauté.

En ce qui concerne le deuxième groupe de personnes, celles dont l'état de santé s'est détérioré, il ressort que l'équilibre entre les ressources de la personne et les stresseurs demeure fragile et constitue un défi majeur au cours du suivi. En effet, à la suite de l'analyse qualitative de la trajectoire des personnes ($n = 6$), il semble difficile d'associer cette détérioration uniquement aux difficultés dans l'établissement et le maintien de l'alliance thérapeutique. Bien que le manque de collaboration ou des ruptures dans la relation avec les intervenants aient été soulignés à quelques reprises dans ce groupe de personnes, il ressort que d'autres facteurs liés à l'état de la personne suivie et de son réseau doivent être pris en compte. Par exemple, chez toutes les personnes formant ce groupe (sauf un cas), on note que l'entrée d'un intervenant du SIM dans la vie de la personne conduit à certaines améliorations. Ces dernières se traduisent notamment par une plus grande adhésion à la médication, par un isolement moindre, par l'amélioration des conditions de vie, des habitudes de santé, des AVQ et, parfois, par la stabilisation de symptômes psychiatriques. Toutefois, on constate que cette amélioration demeure fragile et dès qu'un événement survient, par exemple, une détérioration de la santé physique, des conflits plus importants dans le réseau, une diminution des services, le départ de l'intervenant pour les vacances, une décision qui va à l'encontre des désirs de la personne, il s'ensuit une détérioration importante de son état, détérioration qui semble s'installer à plus long terme. À cet égard, il importe de souligner que les personnes faisant partie de cette trajectoire semblent présenter un profil particulier du fait qu'elles ont un réseau de soutien soit inexistant, soit conflictuel ou problématique au plan de la santé mentale. Bien que ce réseau fragilisé puisse procurer une certaine aide, les besoins de la personne deviennent plus importants. Dans ces circonstances, on constate que les membres du réseau se retirent ou encore deviennent une source de difficultés qui ajoute aux sources de stress supplémentaires, contribuant ainsi à la détérioration de l'état de la personne suivie. Également, dans tous les cas, sauf un, les personnes de ce groupe présentent d'importants problèmes de santé physique juxtaposés à des problèmes de santé mentale et qui, au cours du suivi, s'accentuent et contribuent à la détérioration de leur état de santé mentale. En conséquence, ce sont des personnes qui ont des besoins complexes et très importants : état psychiatrique peu stabilisé ou réfractaire au traitement pharmacologique ; problèmes de santé physique chroniques, conditions de vie insalubres liées à une pauvreté extrême, absence du réseau de soutien, violence, vieillissement, etc. En somme, les personnes faisant partie de ce groupe ont des besoins très importants aux plans de l'assistance instrumentale, du suivi étroit de la médication, des soins en regard de leur santé physique, du soutien psychologique et des ressources communautaires. Selon certains commentaires des intervenants, l'ampleur et l'intensité de ces besoins font appel à une diversité, à une complexité, à une intensité et à une continuité de services qu'il est difficile d'offrir à long terme dans le contexte du SIM. En fait, on peut penser que même en présence d'une alliance thérapeutique souvent positive, l'ensemble des besoins de la personne dépasse largement la capacité de l'intervenant et des ressources du milieu à offrir les services requis.

Enfin, dans le troisième groupe de personnes suivies ($n = 10$), où les intervenants ne relatent pas de changements significatifs de l'état de santé du client, mais plutôt une stabilisation ou un maintien des acquis, l'analyse de la trajectoire de ces personnes ne permet pas de dégager des caractéristiques prédominantes propres à ce groupe. Les intervenants estiment qu'il y a là une stabilisation parce qu'ils n'observent pas de changements marqués au plan de l'état mental. On peut cependant constituer trois types de trajectoire chez ces personnes. La première regroupe des personnes ayant certains acquis comme l'adhésion à la médication ou la présence d'un réseau de soutien, et l'objectif du suivi vise surtout à répondre à des besoins d'accompagnement et de soutien, entre autres, pour diminuer l'anxiété et pour trouver des réponses à des préoccupations spécifiques. Pour un deuxième sous-groupe de personnes, le SIM permet de faire des améliorations que l'on pourrait qualifier de niveau intermédiaire en raison du fait qu'elles sont susceptibles de favoriser éventuellement des changements plus significatifs. Ces améliorations intermédiaires s'observent notamment chez le client par son adhésion à la médication et par sa capacité à développer certaines habiletés dans les AVQ. Enfin, un troisième sous-groupe est surtout caractérisé par son peu de collaboration avec l'intervenant et ce sont plutôt certains événements de vie tels que l'arrivée d'un nouveau conjoint qui viendront combler des besoins de soutien dans l'organisation de la vie quotidienne ou encore contribuer à un certain maintien de l'état de santé. De plus, de façon générale, dans ce groupe de personnes, la nature du processus de l'intervention entre l'intervenant et le client est peu documentée, si bien qu'il est difficile d'identifier certains facteurs liés à la trajectoire de ce dernier. De façon peut-être paradoxale, ce serait dans ce sous-groupe que l'alliance thérapeutique serait la plus faible, plus que dans le groupe de personnes qui ont évolué vers une détérioration de leur état, et ce, malgré l'intervention et le lien avec l'intervenant du SIM.

L'un des aspects à relever qui marque davantage ce groupe s'avère être le motif de l'aiguillage, lorsque les objectifs de départ apparaissent peu réalistes à la suite de l'évaluation initiale de la personne suivie, compte tenu du contexte et des ressources du client. Le suivi peut permettre, dans certains cas, une meilleure évaluation des besoins et des ressources de la personne et mettre en place certaines interventions qui empêchent une détérioration de son état de santé ou une utilisation abusive des ressources. En ce sens, le suivi amène ces personnes à prendre des décisions afin de préserver un état de santé déjà précaire, et ce, même si elles peuvent représenter certains désavantages pour la personne concernée. Par exemple, une personne se sentant incapable de continuer à affronter les stresseurs présents dans sa vie décide d'annuler son mariage, de placer ses enfants et de vivre en appartement supervisé. Un autre exemple illustre la situation d'une personne qui voulait quitter son conjoint, mais qui, avec l'aide de l'intervenant, s'est rendu compte que même si cette relation entretenait une dépendance psychologique et financière, une séparation ne pourrait que nuire à son état de santé mental déjà fragile. En somme, bien que l'on assiste à des changements modestes chez certaines personnes suivies dans le SIM, on peut penser que certaines interventions contribuent à empêcher une détérioration de leur condition de santé et ainsi à répondre à des besoins spécifiques. De plus, on peut se demander, surtout à la lumière de ces quelques cas, si les intervenants, avec l'équipe, ont fait preuve de toute la créativité possible face à la personne et à son contexte. Nous ne pouvons en juger ainsi à distance. Ces mêmes intervenants ont aussi suivi des personnes qui ont évolué favorablement, ce qui permet de croire qu'il n'est pas toujours possible de trouver « la bonne intervention au bon moment » avec chaque personne rencontrée au cours du SIM. Cela s'avère encore plus difficile lorsque des attentes irréalistes ou peu claires ont été posées au début de la relation avec la personne suivie.

4. LES LIENS ENTRE LE PROCESSUS DE L'INTERVENTION ET LES OBJECTIFS DE MODÈLES DE SUIVI DANS LA COMMUNAUTÉ

Cette étude a permis d'analyser le processus de l'intervention dans le SIM en adoptant deux angles d'analyse différents mais complémentaires, soit par une approche descriptive visant à tracer un profil des interventions réalisées auprès de personnes suivies et par une approche qualitative visant à comprendre la nature de ce processus. L'amalgame de ces deux approches a, jusqu'à maintenant, fait l'objet de très peu de recherches dans le cadre de l'implantation ou de l'évaluation des différents modèles de suivi dans la communauté. En ce sens, la présente étude constitue une première étape en vue de documenter le processus de l'intervention dans le cadre du SIM et de répondre à certaines interrogations en regard des objectifs de traitement, de réadaptation et de réhabilitation poursuivis par le SIM.

Les résultats issus de la RQC permettent de faire des liens entre les types d'intervention réalisés et les objectifs poursuivis par le SIM. En premier lieu, les résultats démontrent que la très grande majorité des interventions se situent vraiment, comme le préconisent les objectifs du SIM, dans le milieu de vie des personnes suivies, principalement à leur domicile. Ces données rejoignent les résultats de l'étude de Brekke et Test (1987), les premiers à utiliser une grille semblable à la RQC pour vérifier si les interventions mises en place étaient cohérentes avec les bases conceptuelles de leur modèle de soins dans la communauté qu'il nommaient, à cette époque, le Training in Community Living. En deuxième lieu, les données du RQC nous informent sur l'intensité et la continuité des interventions réalisées dans le cadre du SIM. On constate qu'il s'agit d'interventions individualisées, soutenues, réalisées de façon hebdomadaire et dont la durée moyenne est de 1,5 heure. Ces interventions diffèrent de celles préconisées dans les programmes de type PACT, plus intensives, dont la durée approximative est de deux heures et plus par semaine (Phillips *et al.*, 2001). Pourtant, il importe de souligner que ces caractéristiques d'intensité et de continuité des interventions distinguent largement le SIM des suivis plus traditionnels dans la communauté, où l'intensité est moindre. Dans le SIM, la disponibilité, la présence intensive et régulière de l'intervenant contribuent à créer un contexte d'intervention différent permettant d'appréhender avec justesse la situation globale du client, d'anticiper ce qui est à venir, d'agir rapidement et aussi fréquemment que nécessaire auprès de la personne pour travailler directement sur les sources de difficulté rencontrées. En conséquence, l'intervenant prend une place importante dans la vie de la personne pour travailler, avec celle-ci, de façon continue à l'atteinte des objectifs poursuivis. Ces caractéristiques d'intensité et de continuité ont été reconnues comme étant des ingrédients critiques pour atteindre des résultats positifs au plan de la réadaptation (Bachrach, 1993; Brekke et Test, 1992). Toutefois, très peu d'études ont examiné leur influence sur l'évolution des personnes suivies, à l'exception de la recherche de Brekke *et al.* (1999) qui démontre que ces variables d'intensité et de continuité influent de façon significative sur l'évolution des personnes suivies, notamment au plan de leur fonctionnement et de leurs rôles sociaux.

Ces notions d'intensité et de continuité ne peuvent être dissociées de la nature des interventions réalisées dans le cadre du SIM. À cet égard, les données issues de la grille de RQC permettent de constater que l'intensité des interventions peut être variable, refléter un certain niveau de besoins et influer sur le type et la sphère des interventions relevées auprès de la clientèle. À cet effet, on constate, à la suite des analyses complémentaires, que certaines interventions sont significativement plus fréquentes en fonction du niveau d'intensité du suivi. Ainsi, dans le groupe de personnes présentant une intensité de suivi hebdomadaire élevée ou moyenne (≥ 1,5 heure), on note significativement plus d'interventions de type « faire avec » dans les sphères de la médication et des AVQ, comparativement au groupe de personnes nécessitant un suivi moins intensif. Ces résultats suggèrent qu'un suivi plus intensif se caractérise par l'intégration d'un plus grand nombre d'activités concrètes touchant l'organisation de la vie quotidienne et la médication. Par ailleurs, il est fort intéressant de constater qu'indépendamment de l'intensité du suivi, le domaine des AVQ et de la santé fait l'objet de la plupart des interventions. Ces données permettent de croire que les intervenants accordent principalement la priorité à l'amélioration des conditions de vie des personnes et à leur état de santé, étape préalable à la poursuite d'objectifs de réadaptation (Thomson *et al.*, 2002). Ainsi, l'importance accordée à ces deux dimensions doit être mise en lien avec les objectifs de traitement et de réadaptation du SIM, qui visent principalement à aider la personne à retrouver le contrôle sur son état de santé, à prévenir les rechutes et à retrouver des moyens d'agir sur sa vie pour développer son autonomie.

Les résultats provenant des données descriptives sont complémentaires de l'analyse qualitative sur le processus de l'intervention. Ces deux sources de données font ressortir l'importance que revêtent la relation intervenant/client, la défense des droits et les activités de type « faire avec » pour atteindre les objectifs du SIM. Les données descriptives indiquent que la discussion est la forme privilégiée d'intervention et qu'elle s'avère deux fois plus fréquente que les activités « faire avec » et « représenter ». Cependant, les données qualitatives illustrent le caractère thérapeutique de ces échanges permettant à l'intervenant et au client de s'engager mutuellement, de se connaître et d'« être en relation ». De plus, il ressort que les activités « représenter » et « faire avec » ont une double fonction. D'une part, elles contribuent à la reconnaissance des forces et des droits des personnes, favorisent l'accès aux services, permettent de réduire la stigmatisation et l'exclusion sociales auprès du réseau de la personne et augmente son pouvoir d'agir. D'autre part, ces activités s'avèrent des ingrédients puissants pour mobiliser la collaboration des personnes, consolider l'alliance thérapeutique qui se construit entre le client et l'intervenant et, partant, influer sur l'évolution des personnes et l'atteinte des objectifs du SIM.

À ce jour, très peu de recherches ont permis d'établir des liens entre les interventions et l'atteinte des objectifs de traitements de réadaptation et de réhabilitation, à l'exception de quelques études qui se sont intéressées à l'influence de l'alliance thérapeutique sur l'évolution de personnes suivies dans des programmes similaires au SIM (Gehrs et Goering, 1994 ; Priebe et Gruyters, 1993 ; Solomon *et al.*, 1995). Ces études indiquent la présence de relations significatives entre la force de l'alliance thérapeutique, telle que perçue par le client ou l'intervenant, et les résultats positifs dans l'atteinte des buts de la réadaptation (Gehrs et Goering, 1994) dans la qualité de vie, la réduction de symptômes, l'adhésion à la médication, la satisfaction des services en général (Solomon *et al.*, 1995), le nombre de réhospitalisations et l'insertion au travail (Priebe et Gruyters, 1993). Également, l'étude de Frank et Gunderson (1990), réalisée dans un contexte de psychothérapie auprès de personnes atteintes de schizophrénie, démontre que la qualité de l'alliance thérapeutique est reliée significativement à une plus grande adhésion à la médication, à de meilleurs résultats au plan des symptômes, du déni de la maladie, du fonctionnement social et interpersonnel et des réhospitalisations. Par ailleurs, l'influence déterminante de la relation intervenant/client dans l'évolution positive de personnes suivies dans un programme PACT est également bien documentée dans l'étude qualitative de Chinman *et al.* (1999), qui utilise une approche méthodologique similaire à la présente étude. Ces auteurs illustrent comment la persévérance de l'intervenant, l'aide pratique apportée et surtout la dimension relationnelle constituent des éléments clés pour engager le client dans son processus de traitement, créer une relation de confiance et l'amener à collaborer à son traitement. Ces auteurs soulignent qu'il y a dans le PACT une certaine tension liée au fait d'avoir à conjuguer les diverses activités du programme, comme l'enseignement d'habiletés de base, et le fait de travailler avec le client sur ses préoccupations et ses buts personnels. De plus, les auteurs soulignent que les intervenants ont beaucoup plus d'aisance à s'exprimer sur les activités réalisées dans le PACT que sur la façon dont ils construisent leur relation d'aide auprès de leurs clients. Or, l'importance accordée à cette dimension relationnelle peut sembler « être une évidence » mais elle peut être occultée facilement dans le contexte de programmes très structurés, centrés sur des tâches à réaliser et des objectifs prédéterminés à atteindre. Or, cette dimension relationnelle est d'autant plus importante que les études démontrent que ce ne sont pas les aspects structuraux des programmes qui influent le plus sur la satisfaction des personnes suivies, mais bien la qualité de la relation qui est établie avec l'intervenant (Gerber et Prince, 1999 ; McGrew *et al.*, 1996). En somme, les résultats de notre étude sur le processus de l'intervention permettent de penser que le SIM est un modèle unique de suivi dans le milieu de vie des personnes. En ce sens, il repose sur une philosophie d'humanisme tout en s'inspirant du modèle de gestion clinique de cas et du modèle des forces (Marty *et al.*, 2001). À l'instar de ces modèles, le SIM accorde une attention particulière à la qualité de la relation intervenant/client, aux buts et aux forces des personnes suivies, ainsi qu'à l'acquisition des ressources communautaires appropriées.

CONCLUSION

La majorité des études sur le suivi dans la communauté ont porté sur l'évaluation de l'efficacité des divers modèles et démontrent de façon constante la supériorité du programme de type PACT (Program for Assertive Community Treatment) sur certaines variables telles que l'utilisation des services psychiatriques, la stabilité du contexte résidentiel, l'emploi et la satisfaction à l'égard des services reçus (Bedell *et al.*, 2000 ; Bond *et al.*, 2001 ; Marshall *et al.*, 2000 ; Marshall et Lockwood, 2000 ; Mueser *et al.*, 1998 ; Ziguras et Stuart, 2000). Cependant, les résultats concernant la symptomatologie, le fonctionnement social et la qualité de vie des personnes atteintes sont beaucoup moins probants et ne permettent pas d'affirmer la supériorité du PACT comparativement à d'autres modèles de suivi, par exemple la gestion clinique de cas. Comment expliquer ces résultats ? Dune part, nous avons peu d'information sur le processus de l'intervention, sur les activités spécifiques ou les combinaisons d'activités réalisées dans ces modèles de suivi dans la communauté. D'autre part, la mesure et l'interprétation des résultats obtenus à la suite de l'implantation de services ou de programmes en santé mentale sont beaucoup plus difficiles à réaliser que dans les autres domaines de la santé (Slade, 2002). En effet, les bénéfices liés à un traitement peuvent prendre du temps à se manifester ou entraîner des changements subtils qui ne sont pas identifiables par les instruments de mesure habituellement utilisés dans ces recherches, et ce, en dépit de soins de bonne qualité. De plus, différents types de changement évoluent de façon diachronique, de sorte qu'ils ne se produisent pas à un même rythme au cours d'un suivi. Par exemple, on peut observer une amélioration dans le fonctionnement social d'une personne et en même temps une augmentation de la symptomatologie d'anxiété en raison des exigences inhérentes à ce nouveau mode de fonctionnement. En conséquence, les limites de ces recherches sur les modèles de suivi intensif dans le milieu ainsi que les difficultés liées à la mesure des effets des programmes incitent à pousser la réflexion afin de développer des approches d'évaluation de programmes susceptibles de mieux informer les divers acteurs impliqués dans ces programmes, c'est-à-dire les personnes suivies, les intervenants, les chercheurs et les gestionnaires. En ce sens, Slade (2002) propose de mettre en place un système d'évaluation de routine simple permettant d'évaluer les services de santé mentale à partir de multiples perspectives afin d'offrir une source de rétroaction continue pour ajuster le processus et le contenu des programmes. Cet auteur recommande d'évaluer les services sur trois plans : *a*) les interventions spécifiques ; *b*) les composantes des programmes ; *c*) le système de santé, c'est-à-dire en fonction de tous les programmes pour un groupe cible défini dans un domaine donné. De plus, ces données évaluatives doivent provenir des personnes suivies et des intervenants afin d'adapter continuellement les interventions en fonction de l'évolution des personnes. Enfin, les pratiques de suivi dans la communauté devraient s'accompagner d'une activité d'évaluation continue dans le but d'informer, plus systématiquement, les divers acteurs concernés sur le processus, le contenu et la structure des programmes. Cette démarche devrait favoriser la collaboration et le développement d'une pratique réflexive. À la lumière des résultats exposés dans ce chapitre, et comme Slade, nous proposons que l'alliance thérapeutique, qui est le cœur du travail fondamental des intervenants du SIM, fasse l'objet d'une évaluation continue dans le traitement et la réadaptation des personnes souffrant de troubles mentaux graves.

BIBLIOGRAPHIE

Allness, D.J. et Knoedler, W.H. (1998). *The PACT Model of Community-based Treatment for Persons with Severe and Persistent Mental Illnesses: A Manual for PACT Start-up.* Arlington (Virginie), NAMI.

Ally, G., Benoît, D., Desjardins, M., Lesage, A., Luyet, A. et Morissette, R. (1998). *Le suivi intensif dans le milieu.* Document approuvé par le Comité du suivi intensif dans le milieu, Montréal, hôpital Louis-H. Lafontaine, établissement psychiatrique affilié à l'Université de Montréal.

Bachrach, L.L. (1993). Continuity of care and approaches to case management for long-term mentally ill patients. *Hospital and Community Psychiatry*, vol. 44, p. 465-468.

Becker, M., Diamond, R. et Sainfort, F. (1993). A new patient focused index for measuring quality of life in persons with severe and persistent mental illness. *Quality of Life Research*, vol. 2, p. 239-251.

Bedell, J.R., Cohen, N.L. et Sullivan, A. (2002). Case management: The current best practices and the next generation of innovation. *Community Mental Health Journal*, vol. 36, n° 2, p. 179-194.

Bisson, J., Gélinas, D., Lesage, R. et Laliberté, L. (soumis). The development and validation of the RQC Daily Contact Log. *Psychiatric Services.*

Bond, G.R., Drake, R.E., Mueser, K.T. et Latimer, E. (2001). Assertive community treatment for people with severe mental illness. *Disease Management and Health Outcomes*, vol. 9, n° 3, p. 141-159.

Bordin, E.S. (1979). The generalizability of the psychoanalytic concept of the working alliance. *Psychotherapy, Theory, Research and Practice*, vol. 16, p. 252-260.

Brekke, J., et Test, M.A. (1987). An empirical analysis of services delivered in a model community support program. *Psychosocial Rehabilitation Journal*, vol. 10, n° 4, p. 51-56.

Brekke, J.S. et Test, M.A. (1992). A model for measuring the implementation of community support programs. *Community Mental Health Journal*, vol. 28, p. 227-247.

Brekke, J.S., Ansel, M., Long, J., Slade E. et Weinstein, M. (1999). Intensity and continuity of services and functional outcomes in the rehabilitation of persons with schizophrenia. *Psychiatric Services*, vol. 50, n° 2, p. 248-256.

Caron, J., Corbière, M., Mercier, C., Diaz, P., Ricard, N. et Lesage, A. (2003). The construct validity of the client questionnaire of the Wisconsin quality of life index : A cross-validation study. *International Journal of Methods in Psychiatric Research*, vol. 12, n° 3, p. 128-138.

Carpenter, W.T. (1986). Thoughts on the treatment of schizophrenia. *Schizophrenia Bulletin*, vol. 12, p. 527-539.

Chinman, M., Allende, M., Bailey, P., Manst, J. et Davidson, L. (1999). Therapeutic agents of assertive community treatment. *Psychiatric Quaterly*, vol. 70, n° 2, p. 137-162.

Conseil d'évaluation des technologies de la santé du Québec (CETS) (1999). *Le suivi intensif en équipe dans la communauté pour les personnes atteintes de troubles mentaux persistants et particulièrement sévères.* Gouvernement du Québec, ministère de la Santé et des Services sociaux.

Diamond, R.J. (1996). Coercion and tenactious treatment in the community applications to the real world. Dans D.L. Dennis et J. Mohanan, *Coercion and Agressive Community Treatment : A New Frontier in Mental Health Law*, New York, Plenum Press, p. 51-72.

Frank, A.F. et Gunderson, J.G. (1990). The role of the therapeutic alliance in the treatment of schizophrenia. *Archives of General Psychiatry*, vol. 47, p. 228-236.

Gehrs, M. et Goering, P. (1994). The relationships between the working alliance and rehabilitation outcomes of schizophrenia. *Psychosocial Rehabilitation Journal*, vol. 18, p. 43-54.

Gélinas, D. (1998). Points de repère pour différencier la gestion de cas du suivi intensif dans le milieu auprès des personnes souffrant de troubles mentaux graves. *Santé mentale au Québec*, vol. 23, n° 2, p. 17-47.

Gélinas, D. et Dion, E. (1999). *Manuel d'utilisation du Relevé quotidien des contacts.* Montréal, Groupe de recherche sur le suivi intensif dans le milieu ; hôpital Louis-H. Lafontaine, établissement psychiatrique affilié à l'Université de Montréal.

Gélinas, D., Dion, E. et Bisson, J. (2002). *Manuel d'utilisation du Relevé quotidien des contacts.* Montréal, Groupe de recherche sur le suivi intensif dans le milieu, hôpital Louis-H. Lafontaine, établissement psychiatrique affilié à l'Université de Montréal.

Gerber, G.J. et Prince, P.N. (1999). Measuring client satisfaction with assertive community treatment. *Psychiatric Services*, vol. 50, n° 4, p. 546-550.

Goering, P.N. et Stylianos, S.K. (1988). Exploring the helping relationship between the schizophrenic client and rehabilitation therapist. *American Journal of Orthopsychiatry*, vol. 58, p. 271-280.

Gomes-Schwartz, B. (1984). Individual psychotherapy in schizophrenia. Dans A.S. Bellack (dir.), *Schizophrenia : Treatment, Management, and Rehabilitation*, Orlando, Grune and Statton, p. 307-336.

Harris, M. et Bergman, H.C. (1987). Case management with chronically mentally ill : A clinical perspective. *American Journal of Orthopsychiatry*, vol. 57, p. 296-302.

Latimer, E. (2000). *Le suivi intensif en équipe pour personnes atteintes de troubles mentaux graves.* Association des hôpitaux du Québec.

Lauzon, S., Corbière, M., Bonin, J.P., Bonsack, C , Lesage, A.D. et Ricard, N. (2001). Validation de la version française du *Health of the Nation Outcomes Scale* (HoNOS-F). *Revue canadienne de psychiatrie*, vol. 46, p. 841-846.

Luborsky, L.L. (1976). Helping alliances in psychotherapy. Dans J. Claghorn (dir.), *Successful Psychotherapy*, New York, Brunner/Mazel, p. 92-116.

Marshall, M., Gray, A., Lockwood, A. et Green, R. (2000). Case management for people with severe disorders. *The Cochrane Database of Systematic Reviews*, The Cochrane Collaboration.

Marshall, M. et Lockwood, A. (2000). Assertive community treatment for people with severe mental disorders. *The Cochrane Database of Systematic Reviews*, The Cochrane Collaboration.

Marty, D., Rapp, C.A. et Carlson, L. (2001). The experts speak : The critical ingredients of strength model of case management. *Psychiatric Rehabilitation Journal*, vol. 24, n° 3, p. 214-221.

McGrew, J.H., Wilson, R.G. et Bond, G.R. (1996). Clients perspectives in helpful ingredients of assertive community treatment. *Psychiatric Rehabilitation Journal*, vol. 19, n° 3, p. 13-21.

Ministère de la Santé et des Services sociaux (MSSS) (1998). *Plan d'action pour la transformation des services en santé mentale.* Québec, Gouvernement du Québec, ministère de la Santé et des Services sociaux.

Ministère de la Santé et des Services sociaux (MSSS) (1997). *Orientations pour la transformation des services de santé mentale.* Québec, Gouvernement du Québec, ministère de la Santé et des Services sociaux, <www.msss.gouv.qc.ca>.

Morissette, R. (1997). Un modèle de traitement, de réadaptation et de réhabilita-tion. Dans *Plan de transformation : les orientations et le modèle d'organisation des services en psychiatrie*, Montréal, hôpital Louis-H. Lafontaine, p. 17-20.

Mueser, K.T., Bond, G.R. et Drake, R.E. (2001). Community-based treatment of schizophrenia and other severe mental disorder : Treatment outcomes ? *Medscape Mental Health*, vol. 6, n° 1, <www.medscape.com/medscape/psychiatry>.

Mueser, K.T., Bond, G.R., Drake, R.E. et Resnick, S.G. (1998). Models of community care for severe mental illness : A review of research on case management. *Schizophrenia Bulletin*, vol. 24, n° 1, p. 37-74.

Neale, M.S. et Rosenheck, R.A. (1995). Therapeutic alliance and outcome in a VA intensive case management program. *Psychiatric Services*, vol. 46, p. 719-721.

Phillips, S.D., Burns, B. J., Edgard, E.R., Mueser, K.T., Linkins, K.W., Rosenheck, R.A., Drake, R.E. et McDonel-Herr, E.C. (2001). Moving assertive commu-nity treatment into standard practice, *Psychiatric Services*, vol. 52, n° 6, p. 771-779.

Poupart, J., Deslauriers, J.P., Groulx, L.H., Laperrière, A., Mayer, R. et Pires, A.P. (1997). *La recherche qualitative : enjeux épistémologiques et méthodologiques.* Montréal, Gaëtan Morin.

Priebe, S. et Gruyters, T. (1993). The role of the helping alliance in psychiatric community care : A prospective study. *Journal of Nervous and Mental Disease*, vol. 181, n° 9, p. 552-557.

Slade, M. (2002). Routine outcome assessment in mental health services. *Psychological Medicine,* vol. 32, p. 1339-1343.

Solomon, P., Draine, J. et Delaney, M.A. (1995). The working alliance and consumer case management. *The Journal of Mental Health Administration,* vol. 22, p. 126-134.

Stein, L.I. et Santos, A.B. (1998). *Assertive Community Treatment of Persons with Severe Mental Illness.* New York, W.W. Norton.

Test, M.A. (1998). Modèles de traitement dans la communauté pour adultes ayant des maladies graves et persistantes. *Santé mentale au Québec,* vol. 23, n° 2, p. 119-147.

Thornicroft, G. (2000). Testing and retesting assertive community treatment. *Psychiatric Services* vol. 51, n° 6, p. 703.

Thomson, D., Gélinas, D. et Ricard, N. (2002). Le modèle PACT. *L'infirmière du Québec,* vol. 10, n° 1, p. 26-36.

Ziguras, S.J. et Stuart, G.W. (2000). A meta-analysis of the effectivness of mental health case management over 20 years. *Psychiatric Services,* vol. 51, n° 11, p. 1410-1421.

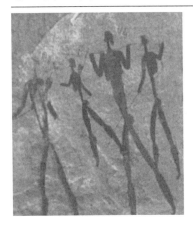

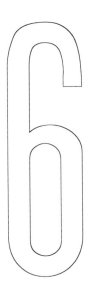

Intégration communautaire et soutien à l'emploi

Deborah R. Becker, M. Ed.
New Hampshire-Dartmouth Psychatric Research Center

Robert E. Drake, M.D., Ph. D.
New Hampshire-Dartmouth Psychatric Research Center

RÉSUMÉ

L'isolement social et les discriminations associés à la stigmatisation qui entoure les troubles mentaux graves sont monnaie courante. Le fait de trouver de l'emploi dans des milieux courants où œuvrent des gens sans handicaps permet aux personnes souffrant de troubles mentaux graves de jouer des rôles significatifs dans leur communauté. Le soutien en emploi a évolué pour devenir aujourd'hui une des approches les plus efficaces pour permettre à ces personnes d'obtenir des emplois fixes de leur choix.

Dans ce chapitre, nous allons brièvement survoler l'évolution du domaine de la réadaptation professionnelle et du soutien en emploi. Nous allons décrire les principes et la pratique du soutien en emploi comme intervention basée sur les données probantes. Afin d'illustrer comment l'implantation du soutien en emploi peut avoir lieu, nous présentons une vignette suivie d'une discussion soulignant les composantes essentielles de l'intervention.

ABSTRACT

Social isolation and discrimination resulting from the stigma around severe mental illness are common. Employment in community-based settings alongside others without disabilities is one way that people with severe mental illness are establishing meaningful roles in their communities. Supported employment has evolved as the most effective approach, to date, in assisting people with severe mental illness obtain competitive jobs of their choice in community-based settings.

In this chapter we will review briefly the evolution of vocational rehabilitation and supported employment. We will describe the principles and practices of evidence-based supported employment. To illustrate how supported employment is implemented, we will include a vignette followed by a discussion highlighting the critical components of the intervention.

L'isolement social et la discrimination qu'entraîne la stigmatisation rattachée à la maladie mentale sont monnaie courante. Détenir un emploi dans la collectivité, aux côtés de personnes ne souffrant pas d'incapacités, représente pour celles qui ont des troubles mentaux graves une façon de jouer un rôle significatif dans leur milieu. À ce jour, le soutien à l'emploi s'est montré l'approche la plus efficace pour aider les personnes atteintes de troubles mentaux graves à obtenir un emploi de leur choix sur le marché du travail.

Historiquement, ces personnes ont été confinées à des emplois réservés. Dans les années 1960, dans le cadre du mouvement de désinstitutionnalisation qui visait à transférer les soins hospitaliers de longue durée à des organismes œuvrant dans la collectivité, le gouvernement des États-Unis a légiféré sur la création de centres communautaires en santé mentale. En fait, les services de ces centres communautaires manquaient de coordination ; ils étaient offerts de façon épisodique et ne répondaient pas convenablement aux besoins des personnes ayant des troubles mentaux graves.

Le traitement clinique habituel axé sur les déficits a contribué à perpétuer cet isolement social. La pratique en santé mentale avait comme visée la stabilisation des symptômes et la protection des personnes souffrant de troubles mentaux graves afin de pallier les tensions liées aux réalités de la vie quotidienne. Les programmes de traitement de jour (ou d'hospitalisation partielle) ont été créés comme solution de rechange à l'hospitalisation. Ces derniers ont ensuite poursuivi des objectifs de réadaptation, mais n'ont pas démontré leur efficacité pour aider les personnes à passer du cadre du traitement à celui d'une participation d'adulte normal dans la collectivité.

Les sondages indiquent que la majorité des personnes atteintes de troubles mentaux graves visent à obtenir un emploi. Jusqu'aux années 1980, les services d'emploi étaient fournis presque exclusivement dans des cadres réservés. Il était alors généralement admis que les clients devaient s'engager dans des activités distinctes de préparation au travail avant d'être capables de détenir un véritable emploi compétitif dans la collectivité. On incitait plutôt les clients à procéder par étapes : ateliers protégés, unités de travail de préparation professionnelle, emplois réservés, entreprises dirigées par un organisme de santé mentale ou emplois de transition. Un grand nombre de ces programmes de préparation professionnelle ressemblaient en fait aux programmes offerts dans les hôpitaux à soins de longue durée. Ces programmes de réadaptation professionnelle étaient caractérisés par l'accent mis sur la structure, une supervision étroite, des approches à progression graduelle pour préparer les clients aux expériences de travail dans la collectivité en ayant peu d'attentes.

Les programmes dits transitionnels ont été critiqués pour plusieurs raisons. Premièrement, il arrive souvent que les gens ne soient pas motivés ou qu'ils perdent leur motivation quand ils sont dans des milieux de formation au travail. Deuxièmement, les tâches liées à l'emploi ne correspondent généralement pas aux aptitudes ni aux préférences de la personne. Troisièmement, les habiletés ne sont pas habituellement celles requises pour les emplois que ces personnes détiendront éventuellement dans des milieux de travail au sein de la collectivité. Quatrièmement, il y a peu de preuves qui permettent de conclure que ces expériences de formation préalable à l'emploi facilitent le passage à un emploi compétitif (Bond, 1992 ; 1998).

Au début des années 1980, Wehman et Moon (1988) ont conceptualisé la notion de soutien à l'emploi comme un modèle placement-formation, renversant ainsi la pratique courante d'offrir une préparation professionnelle suivie d'une évaluation (c'est-à-dire le modèle formation-placement). Se centrant sur les services à offrir aux personnes ayant des troubles développementaux, ils ont décrit une approche susceptible d'aider ces personnes à se trouver un emploi rapidement et de leur fournir la formation et le soutien nécessaires sur place. Dans les *Rehabilitation Act Amendments* de 1986, l'approche du soutien à l'emploi a été définie comme l'aide à trouver un emploi compétitif dans un cadre de travail intégré et l'assurance d'un soutien continu pour les personnes ayant les incapacités les plus graves. Toutefois, bon nombre de gestionnaires de programmes ont continué à se fier à une approche formation-placement, quand bien même ils prétendaient offrir une approche de soutien à l'emploi.

Le soutien à l'emploi de type *Individual Placement and Support* ou IPS *[Placement et soutien individuels]* représente l'approche la plus complète et la plus étudiée pour les personnes ayant des troubles mentaux graves. L'approche IPS est décrite dans un manuel pratique intitulé *A Working Life : The Individual Placement and Support (IPS) Program* (Becker et Drake, 1993) qui a été récemment mis à jour et amélioré dans *A Working Life for People with Severe Mental Illness* (Becker et Drake, 2003). Les donnés probantes relatives à l'approche IPS pour aider les personnes atteintes de troubles mentaux graves à obtenir de meilleurs résultats dans un travail compétitif sont soutenues (Bond, 1998 ; Bond *et al.*, 1997 ; Drake *et al.*, 1999 ; Lehman *et al.*, 2002 ; Meisler *et al.*, 2000 ; Mueser *et al.*, 2002). Bond, Becker et ses collègues (1997) ont validé la *Supported Employment Fidelity Scale* (anciennement, *The Individual Placement and Support Model Fidelity Scale*) qui mesure la mise en œuvre des composantes essentielles de la pratique de soutien à l'emploi fondée sur des données probantes.

1. LA RECHERCHE SUR LE SOUTIEN À L'EMPLOI

Aux États-Unis, les données empiriques concernant l'approche du soutien à l'emploi ont été présentées à ce jour dans trois études quasi expérimentales et neuf essais contrôlés randomisés (Bond, Becker *et al.*, 2001). L'emploi compétitif est défini comme un travail dans la collectivité pour lequel n'importe qui peut postuler et pour lequel on est rémunéré au moins au salaire minimum. La rémunération ne devrait pas être en deça du salaire normal (ainsi que le niveau des prestations) accordé pour un même travail accompli par des individus ne souffrant pas de maladie mentale. Les trois études quasi expérimentales examinent les programmes de traitement de jour qui ont été convertis au soutien à l'emploi. Dans la première étude, un programme de traitement de jour converti à l'approche IPS de soutien à l'emploi a été comparé à un traitement similaire de programme de jour localisé dans les environs qui n'avait pas modifié ses services. Les clients ayant participé à la transformation du programme ont continué à recevoir d'autres services en santé mentale tels que la gestion de cas et le soutien à la prise des médicaments.

Le programme de traitement de jour transformé à l'approche IPS aidait déjà les clients à obtenir des emplois compétitifs avant même la transition, mais obtenait de meilleurs résultats de placement après sa transformation. Le taux annuel d'emplois compétitifs s'est amélioré significativement passant de 33 % à 56 %, alors que le site de référence n'a montré aucune amélioration significative (Drake *et al.*, 1994). Les clients, les familles et les cliniciens se sont montrés très satisfaits de la transformation du programme de traitement de jour. Les clients qui n'étaient pas intéressés à trouver un emploi ont apprécié recevoir de l'aide pour accéder aux ressources communautaires telles que les bibliothèques publiques, un centre pour les aînés, des installations sportives locales et des activités de bénévolat.

Les clients et les cliniciens du programme qui était sujet à comparaison, après avoir pris connaissance des résultats de l'étude, ont décidé de convertir leur programme à l'approche IPS. Les résultats étaient similaires à ceux de la première transformation ; le taux d'emploi compétitif est passé de 9 % à 40 % (Drake, *et al.*, 1996).

Dans le cadre d'une autre transformation de programme, un groupe de 32 clients, qui avaient travaillé dans des ateliers protégés pendant plus de cinq ans et qui étaient considérés par le personnel comme étant incapables de travailler dans un emploi concurrentiel, se sont portés volontaires pour participer à un programme de soutien à l'emploi à la suite de la transformation du programme de traitement de jour. En l'espace d'un an, 74 % d'entre eux avaient obtenu un emploi compétitif (Bailey *et al.*, 1998).

Une troisième conversion de programme s'est produite à l'occasion de la mise en œuvre, à la grandeur de l'État du New Hampshire, de programmes de soutien à l'emploi (McCarthy *et al.*, 1998). Deux programmes de traitement de jour de réadaptation transformés à l'approche IPS de soutien à l'emploi ont été comparés à un programme de traitement de jour similaire, qui n'avait pas effectué la transition. Les taux d'obtention d'emplois compétitifs pour les clients sans emploi qui participaient à l'ancien traitement de jour ont augmenté significativement, passant de 44,2 % à 56,7 % (Becker *et al.*, 2001). Les clients du programme de référence n'ont obtenu aucun changement concernant les retombées d'emplois pendant la même période de temps.

Bond, Drake et leurs collègues (1997) ont résumé les résultats de six études expérimentales qui ont comparé le soutien à l'emploi aux services traditionnels de réadaptation professionnelle, tels les programmes de préparation professionnelle, les ateliers protégés et les emplois de transition. L'emploi de transition renvoie à des emplois de premier niveau, limités dans le temps, qui durent habituellement de six à neuf mois et qui appartiennent à un organisme de services plutôt qu'à un client en particulier. Une moyenne de 58 % des clients participant à des programmes de soutien à l'emploi ont trouvé un emploi compétitif à l'intérieur de 12 à 18 mois, comparativement à une moyenne de 21 % pour les groupes de contrôle. Crowther et ses collègues (2001) ont rapporté des résultats semblables dans une méta-analyse.

À Baltimore, au Maryland, Lehman et ses collègues (2002) ont recruté des clients provenant de quartiers défavorisés et vivant avec des troubles concomitants d'abus de substances dans l'optique d'effectuer une étude expérimentale. Les taux d'emploi compétitif étaient significativement plus élevés pour les clients IPS que pour ceux qui participaient à des programmes traditionnels de réadaptation psychiatrique (27 % par rapport à 7 %). Les taux relativement bas peuvent être attribués aux troubles comorbides dont souffraient les clients participant à l'étude et à leur manque d'intérêt pour les services de formation professionnelle et ceux relatifs à l'emploi.

À Hartford, au Connecticut, Mueser et ses collègues (2002) rapportent les résultats d'une étude expérimentale réalisée auprès de résidants de quartiers défavorisés provenant de diverses origines (incluant des Afro-Américains et des Hispano-Américains), ayant des antécédents de travail déplorables, mais intéressés à trouver un emploi compétitif. Les clients ont été assignés de façon aléatoire à l'un des trois types de services suivants : 1) un programme IPS de soutien à l'emploi, 2) un programme de réadaptation psychosociale qui comprenait des unités de travail et des emplois de transition et 3) des « dispensateurs » habituels de services de réadaptation offrant un soutien à l'emploi à l'extérieur du centre de santé mentale et d'autres services de formation professionnelle. Au cours de cette période de 24 mois, les clients IPS ont atteint des résultats d'emploi respectivement de quatre fois et de trois fois supérieurs à ceux des deux programmes de référence. Le taux global d'emploi compétitif pour les clients IPS était de 74 %. Dans une troisième étude expérimentale effectuée dans des régions rurales de la Caroline du Sud, Meisler *et al.* (2000) ont relevé des résultats similaires, l'approche de type IPS obtenant un taux d'emploi significativement plus élevé que le programme de préparation professionnelle qui était objet de comparaison.

Des études contrôlées sont actuellement en cours au Canada, en Europe et en Asie pour vérifier si l'approche du soutien à l'emploi peut bonifier les résultats dans d'autres pays où les marchés de l'emploi sont différents. Aux États-Unis, au moins trois autres études expérimentales de soutien à l'emploi de type IPS sont en cours afin de continuer à perfectionner cette approche.

À ce jour, la recherche a révélé que plusieurs aspects du programme de soutien à l'emploi sont fondés sur des données probantes. L'obtention d'emplois compétitifs est relativement élevée selon les résultats des études de programmes de soutien à l'emploi qui suivent les principes IPS, et ses résultats s'avèrent positifs dans différents milieux et auprès de clientèles différentes. Même les clients ayant peu d'expériences de travail, mais intéressés à travailler, ont démontré une capacité à trouver un emploi compétitif à un taux plus élevé que les clients engagés dans des programmes traditionnels de formation professionnelle conçus par étapes. Cette constatation semble également s'appliquer aux clients de diverses ethnies, aux clients provenant de milieux défavorisés et à ceux dont les troubles concomitants entraînent des complications.

Quels sont les résultats d'ordre non professionnel liés au soutien à l'emploi ? Bon nombre de cliniciens, de familles et certains clients croient qu'aider les personnes ayant des troubles mentaux graves à trouver tout de suite un emploi compétitif, plutôt que de procéder par une approche graduelle, pourrait entraîner des résultats négatifs. La recherche démontre de façon constante que lorsque les clients participent à un programme de soutien en emploi, en occupant des emplois compétitifs ou en quittant un cadre de traitement de jour, ils ne subissent pas de conséquences négatives telles que des symptômes accrus, des hospitalisations psychiatriques, l'itinérance, le suicide, l'arrêt de leur traitement ou la diminution de leur estime de soi (Bailey, Ricketts *et al.*, 1998 ; Becker *et al.*, 2001 ; Drake *et al.*, 1994 ; Drake *et al.*, 1996 ; Torrey *et al.*, 1995). Lorsqu'on a interviewé les clients qui avaient connu le traitement de jour et qui avaient participé au programme de soutien à l'emploi, quelques-uns ont cependant rapporté un sentiment plus aigu de solitude (Torrey *et al.*, 1995). Pour remédier à cela, les organismes de santé mentale et les autorités gouvernementales en matière de santé mentale ont supporté le financement de centres de dépannage et de programmes gérés par les usagers (Torrey *et al.*, 1998).

Il nous faut approfondir la recherche dans le domaine des effets non professionnels liés à l'emploi parce que, jusqu'à maintenant, les résultats d'études ne sont pas clairs. Une étude de la pratique du soutien à l'emploi fondée sur des données probantes a révélé que des clients qui avaient travaillé pendant une période assez longue dans des emplois compétitifs avaient bénéficié d'effets importants tels qu'une réduction de leurs symptômes, une satisfaction accrue par rapport à leur situation financière et à leurs loisirs, ainsi qu'une meilleure estime de soi (Bond, Resnick *et al.*, 2001). Des clients ayant les mêmes caractéristiques et qui avaient travaillé dans des emplois non compétitifs n'ont pas rapporté de tels bénéfices.

Les études ont indiqué invariablement que la plupart des clients participant à un programme de soutien à l'emploi fondé sur des données probantes détiennent des emplois à temps partiel. Il est courant de commencer un travail à raison de dix heures par semaine. Les clients passent souvent par deux ou trois emplois avant de trouver un travail qui leur plaît vraiment. Les emplois sont en général de premier niveau et correspondent aux aptitudes et aux expériences des clients. Ces derniers tendent à retirer plus de satisfaction de leur travail et à conserver leur emploi lorsqu'il correspond à leurs préférences (Becker *et al.*, 1996 ; Mueser *et al.*, 2001).

2.   LES PRINCIPES DU SOUTIEN À L'EMPLOI

Le soutien à l'emploi a été mis en œuvre de diverses façons pour les personnes souffrant de troubles mentaux graves, mais la recherche a montré que plusieurs principes ont été reliés à de meilleurs résultats d'emploi de façon constante (Bond, 1998 ; Bond, Becker *et al.*, 2001 ; Cook et Razzano, 2000). Le programme de soutien à l'emploi fondé sur des données probantes comprend les six principes suivants :

L'accès est fondée sur le choix du client. On invite tous les clients à penser à la possibilité de travailler et un soutien à l'emploi leur est offert. L'accès au programme IPS n'est pas limité par les critères d'exclusion habituels tels qu'un certain potentiel d'employabilité, l'abstinence d'alcool et de drogues, des symptômes psychiatriques moindres, l'absence d'antécédents criminels ou autres facteurs susceptibles d'écarter des clients des services d'emploi. Pour certains, le désir de travailler peut les motiver à gérer les symptômes de la maladie mentale ainsi que leur consommation abusive de substances. Le client est celui qui doit décider de sa participation à un programme de soutien à l'emploi.

Le soutien à l'emploi est intégré au traitement en santé mentale. La réadaptation est perçue comme une composante du traitement de la maladie mentale, plutôt que comme un service distinct. Le spécialiste en emploi rencontre régulièrement l'équipe de traitement en santé mentale pour assurer une prestation de services harmonieuse et coordonnée. L'équipe est généralement composée d'un psychiatre, d'un gestionnaire de cas, d'un spécialiste en emploi et d'autres personnes en rapport avec le client. Une bonne communication entre les cliniciens est essentielle. Par exemple, si une personne éprouve des difficultés par rapport à des symptômes de paranoïa au travail, le spécialiste en emploi partagera cette information avec l'équipe. Si, par ailleurs, le psychiatre ajuste la médication de la personne, il en informera ses collègues. Les spécialistes en emploi sont donc des membres de l'équipe de traitement du client. Une approche multi-disciplinaire, plutôt que des interventions parallèles dans des organismes ou des systèmes distincts, favorise l'intégration de services professionnels, cliniques et de soutien.

Les membres de l'équipe transmettent tous des messages concertés aux clients, selon une approche de services intégrés. Il peut en effet être troublant pour les clients de recevoir des messages contradictoires. Les membres de l'équipe possèdent généralement des formations et des expériences différentes, ce qui fait que leurs opinions sur les enjeux auxquels les clients font face peuvent varier. Par exemple, si un client rapporte une augmentation de ses symptômes, le gestionnaire de cas ou le psychiatre pourrait l'inciter à arrêter de travailler, car les cliniciens sont formés à réduire les tensions et à aider les clients à atteindre une certaine stabilité dans leur vie. Dans pareil cas, le spécialiste en emploi aura plutôt tendance à aider la personne à identifier des stratégies qui lui permettront de conserver son travail et de gérer ses symptômes. À titre de membre de l'équipe soignante, le spécialiste en emploi expliquera à l'équipe en quoi le travail représente souvent un point d'appui pour les personnes quand elles éprouvent certains symptômes.

Une manière efficace de renforcer l'intégration des équipes de soutien à l'emploi et de traitement en santé mentale est de faire en sorte que le spécialiste en emploi participe aux réunions d'équipe et qu'il partage les mêmes locaux que les gestionnaires de cas.

L'objectif est de trouver un emploi compétitif. Le spécialiste en emploi aide les clients à dénicher un emploi compétitif rémunéré (au moins le salaire minimum) et, de préférence, au taux de salaire en vigueur. L'accent est mis sur des milieux de travail intégrés, plutôt que sur des expériences de travail de préparation professionnelle, d'emplois protégés ou réservés. Les ressources des organismes offrant des services de réadaptation privilégieront le soutien à l'emploi, plutôt que le traitement de jour ou les activités en ateliers protégés.

La plupart des individus choisissent un emploi à temps partiel. Des emplois de 5 à 10 heures par semaine sont les plus courants. Beaucoup font ce choix parce qu'ils craignent de perdre des avantages (p. ex., des chèques d'aide gouvernementale, l'assurance-maladie). D'autres font ce choix parce qu'ils n'ont jamais travaillé ou n'ont pas travaillé depuis longtemps, ou encore parce qu'ils ont eu des expériences antérieures négatives, préférant ainsi retourner travailler à temps partiel. Il arrive souvent qu'avec le temps, les personnes augmentent leurs heures de travail. Pour pouvoir décider combien d'heures la personne veut travailler, elle doit posséder des informations précises sur les conséquences de son activité de travail sur ses prestations.

La recherche rapide d'emploi. L'approche du soutien à l'emploi ne met pas l'accent sur l'évaluation de la préparation professionnelle. Les approches par étapes conçues pour préparer les gens au travail comme les ateliers protégés, les équipes de travail, les activités de bénévolat ne sont pas des moyens utilisés par les équipes de soutien à l'emploi. Le spécialiste en emploi recueille de(s) l'information(s) sur le client, y compris ses préférences d'emploi, ses expériences antérieures de travail, son niveau de scolarité, le niveau actuel d'adaptation, et d'autres facteurs liés au travail (moyens de transport, soutien de la famille, etc.). Il communique avec le client, les cliniciens et, après avoir obtenu la permission du client, avec les membres de sa famille, les autres intervenants et les employeurs antérieurs. Le spécialiste en emploi aide le client à élaborer un plan d'emploi fondé sur ses objectifs de travail. Le plan d'emploi et l'évaluation professionnelle sont examinés à la lumière des expériences du client.

Le spécialiste en emploi ou le client lui-même commence les démarches auprès des employeurs potentiels dans le mois qui suit la référence au programme de soutien à l'emploi. Certains clients veulent postuler tout de suite. D'autres préfèrent visiter des lieux de travail, faire de l'observation sur place ou encore s'entretenir avec des travailleurs pour en apprendre davantage sur le genre de travail qu'ils souhaitent exercer. Le programme de soutien à l'emploi aide les gens à trouver immédiatement des emplois compétitifs dans la collectivité, sans qu'ils aient à suivre une préparation professionnelle au préalable ou à passer une évaluation exhaustive de leurs compétences.

La recherche d'emploi personnalisée. Les clients reçoivent du soutien pour trouver un emploi fondé sur leurs préférences, leurs forces et leurs défis particuliers, plutôt qu'un emploi choisi à partir d'une liste de postes disponibles.

Les clients peuvent choisir d'informer eux-mêmes leur employeur au sujet de leur maladie mentale ou demander au spécialiste en emploi de communiquer directement avec l'employeur en leur nom. Environ la moitié des personnes ayant des troubles mentaux graves engagées dans un programme de soutien à l'emploi choisissent de ne pas divulguer eux-mêmes leur maladie. Bon nombre de clients changent d'idée avec le temps, au fur et à mesure qu'ils apprécient le rôle du spécialiste qui intervient auprès de leur employeur.

Les spécialistes en emploi font leurs recherches au moyen du réseautage. Ils font appel à toutes leurs relations pour trouver des possibilités d'emplois qui correspondent au profil du client. Ils communiquent avec les connaissances du client, ses proches, les membres de l'équipe, les membres du conseil d'administration, les amis, les amis des amis, les employeurs antérieurs, les membres du clergé, les entreprises locales, etc. Ils joignent la Chambre de commerce locale et des organismes de services tels que le club Rotary pour multiplier les contacts avec des employeurs potentiels.

La recherche d'emploi, la divulgation de la maladie mentale et le soutien à l'emploi sont fondés sur les choix et les préférences des clients, plutôt que sur l'opinion des dispensateurs de services. L'approche du soutien à l'emploi est centrée sur la personne.

Les suivis de soutien sont continus. Les personnes reçoivent du soutien afin de conserver leur emploi au moyen d'interventions individualisées des membres de l'équipe, des camarades de travail, des proches et d'autres intervenants que le client a identifiés. Le type et le degré de soutien varient d'un individu à l'autre. Par exemple, le psychiatre ajustera la médication, le gestionnaire de cas pourra offrir une formation aux habiletés sociales pour minimiser les difficultés interpersonnelles éprouvées au travail, le spécialiste en emploi pourra rencontrer la personne plusieurs fois par semaine à l'extérieur de son lieu de travail pour évaluer son rendement avec elle. Les activités de soutien continuent aussi longtemps que le client le désire, plutôt que de se terminer à un moment prédéterminé après l'embauche.

3.   UN PORTRAIT

La plupart des personnes souffrant de troubles mentaux graves disent qu'elles veulent vivre comme tout le monde. Elles souhaitent être des personnes ordinaires (Bailey, 1998). Elles veulent être perçues comme leurs concitoyens, c'est-à-dire avoir une vie professionnelle, une vie de famille et une vie sociale. Carmen, par exemple, qui a reçu un diagnostic de schizophrénie de type paranoïde il y a cinq ans, croit que l'emploi lui a permis de devenir une personne comme les autres. Le travail lui a donné de l'espoir et une certaine motivation, deux sentiments qui étaient absents de sa vie pendant les années où elle a dû se battre contre la maladie mentale. « Je suis maintenant comme les autres. Je vais travailler. J'ai une paie toutes les semaines. Je peux répondre quelque chose quand on me demande ce que je fais dans la vie. Je suis caissière. Je ne me vois plus comme une malade mentale. Je suis quelqu'un qui gagne sa vie et qui vit comme tout le monde dans ma ville. »

Carmen reçoit des services de soutien à l'emploi de l'organisme communautaire en santé mentale où elle suit un traitement. Elle rencontre un spécialiste en emploi qui l'aide, selon ses besoins, dans tout le processus d'emploi : déterminer le type de travail qu'elle désire et qui peut lui convenir à partir de son expérience et de ses habiletés, postuler à des emplois, comprendre la relation entre un revenu d'emploi et ses droits (p. ex., les prestations mensuelles gouvernementales, l'assurance-maladie), et finalement conserver son emploi. « Je n'aurais pas pu faire cela sans l'aide du spécialiste en emploi et les marques d'encouragement de mon médecin et de mon gestionnaire de cas. Il y a deux ans, j'avais suivi un autre programme de préparation professionnelle, mais on m'avait fait travailler dans les cuisines de l'organisme pour me préparer à un vrai travail. Le problème, c'est que je n'aime pas cuisiner et que je ne voulais pas me préparer à travailler, peu importe ce que cela signifiait. Je voulais un véritable emploi. Et ce n'était pas le cas ! Mais avec le soutien que j'ai maintenant, j'ai un emploi que j'aime. Si j'ai des difficultés avec les voix (hallucinations auditives) au travail, j'en parle à mon conseiller. L'un des bons côtés pour moi, c'est que j'entends rarement les voix quand je travaille. C'est donc une façon d'être soulagée des voix. » Carmen a commencé à travailler 10 heures par semaine. Un an plus tard, elle travaille 20 heures par semaine.

4.   LA MISE EN ŒUVRE DU SOUTIEN À L'EMPLOI

Bon nombre de personnes souffrant de troubles mentaux graves veulent travailler, mais elles ont besoin d'aide pour ce faire. L'approche du soutien à l'emploi a été élaborée pour aider les personnes ayant des incapacités graves (qui ont généralement été exclues des services d'emploi) à trouver rapidement un emploi compétitif dans la collectivité, aux côtés d'autres qui n'ont pas nécessairement d'incapacités, et pour leur fournir un soutien continu afin qu'elles conservent leur emploi. Les résultats de recherche révèlent que les programmes de soutien à l'emploi constituent actuellement la façon la plus efficace d'aider les personnes à atteindre leur objectif, soit décrocher un emploi compétitif. Toutefois, la plupart des gens sont incapables d'avoir accès à des services de soutien à l'emploi. Et malheureusement, quand il n'y a pas de services d'emploi efficaces, les intervenants en santé mentale ne s'attendent pas à ce que ces personnes puissent travailler. Les attentes demeurent faibles. Comment les personnes atteintes de troubles mentaux graves peuvent-elles avoir de l'espoir et des attentes élevées si leur entourage n'en a pas ?

La majorité des personnes souffrant de troubles mentaux graves veulent obtenir un emploi. À ce jour, l'approche la plus efficace en réadaptation professionnelle est celle du soutien à l'emploi. Toutefois, moins de 5 % des personnes ayant des troubles mentaux graves ont participé à un programme de soutien à l'emploi. Pour accroître l'accès au soutien à l'emploi, les divers groupes intéressés ont besoin d'information sur la pratique du soutien à l'emploi fondée sur des données probantes.

Afin de promouvoir le développement de services efficaces, les autorités gouvernementales responsables des services en santé mentale et en réadaptation professionnelle doivent se pencher sur les obstacles d'ordre financier et organisationnel. Les directeurs d'organismes doivent veiller à mettre en place le leadership et le soutien financier nécessaires. Les superviseurs doivent s'assurer que les spécialistes en emploi et les membres de l'équipe ont les habiletés nécessaires et les outils pertinents pour offrir un programme de soutien à l'emploi. Quant aux clients, aux proches et aux intervenants, ils doivent apprendre à reconnaître les pratiques fondées sur des données probantes telles que le soutien à l'emploi et plaider pour leur mise en œuvre. L'objectif global est d'aider les personnes ayant des troubles mentaux graves à avoir accès à des services efficaces susceptibles de leur permettre de vivre et de travailler de façon aussi autonome que possible.

L'accès à cette approche et à d'autres pratiques fondées sur des données probantes aidera des personnes comme Carmen à devenir des citoyens à part entière dans leur collectivité. Les interactions entre personnes ayant des incapacités et d'autres qui n'en ont pas font ressortir les similarités entre les individus plutôt que leurs différences et favorisent ainsi l'inclusion et l'intégration communautaire. Des attentes élevées et des services efficaces sont deux notions qui, bien comprises et véhiculées d'une manière constante par les clients, les familles, les dispensateurs de services et les gestionnaires, assureront aux personnes souffrant de troubles mentaux graves l'accès à une vie normale.

5. LES ORIENTATIONS FUTURES

Quelles orientations doit-on prendre dans l'avenir pour aider les personnes atteintes de troubles mentaux graves à jouer un rôle significatif dans leur collectivité ? Aux États-Unis, le programme de soutien à l'emploi fondé sur des données probantes est très prometteur à l'égard des personnes intéressées à trouver un emploi compétitif. Pour favoriser l'accès à un tel programme, il est nécessaire de comprendre ce qu'il faut faire pour aider les organismes habituels de santé mentale à mettre en œuvre un soutien à l'emploi efficace. Il convient de mener plus de recherches sur la façon d'allonger la durée de l'emploi, probablement au moyen d'un entraînement aux habiletés sociales (*social skills training*), d'un counseling motivationnel et d'une remédiation cognitive. En outre, offrir également un soutien efficace à l'éducation aidera les personnes ayant des troubles mentaux graves à se perfectionner et à avancer dans leur carrière. Afin d'implanter l'IPS ailleurs qu'en Amérique du Nord, il est nécessaire de mieux comprendre les divers marchés de l'emploi, certains facteurs culturels, et les obstacles potentiels pour saisir comment appliquer cette approche.

BIBLIOGRAPHIE

Bailey, J. (1998). I'm just an ordinary person. *Psychiatric Rehabilitation Journal*, vol. 22, n° 1, p. 8-10.

Bailey, E.L., Ricketts, S.K., Becker, D.R., Xie, H. et Drake, R.E. (1998). Do long-term day treatment clients benefit from supported employment? *Psychiatric Rehabilitation Journal*, vol. 22, n° 1, p. 24-29.

Becker, D.R., Bond, G.R., McCarthy, D., Thompson, D., Xie, H., McHugo, G.J. et Drake, R.E. (2001). Converting day treatment centers to supported employment programs in Rhode Island. *Psychiatric Services*, vol. 52, n° 3, p. 351-357.

Becker, D.R. et Drake, R.E. (1993). *A Working Life: The Individual Placement and Support (IPS) Program*. Concord (NH), New Hampshire-Dartmouth Psychiatric Research Center.

Becker, D.R. et Drake, R.E. (2003). *A Working Life for People With Severe Mental Illness*. New York, Oxford University Press.

Becker, D.R., Drake, R.E., Farabaugh, A. et Bond, G.R. (1996). Job preferences of clients with severe psychiatric disorders participating in supported employment programs. *Psychiatric Services*, vol. 47, n° 11, p. 1223-1226.

Bond, G.R. (1992). Vocational rehabilitation. Dans R.P. Liberman (dir.), *Handbook of Psychiatric Rehabilitation*, New York, Macmillan, p. 244-275.

Bond, G.R. (1998). Principles of the Individual Placement and Support Model: Empirical support. *Psychiatric Rehabilitation Journal*, vol. 22, n° 1, p. 11-23.

Bond, G.R., Becker, D.R., Drake, R.E., Rapp, C.A., Meisler, N., Lehman, A.F. et Bell, M.D. (2001). Implementing supported employment as an evidence-based practice. *Psychiatric Services*, vol. 52, n° 3, p. 313-322.

Bond, G.R., Becker, D.R., Drake, R.E. et Vogler, K.M. (1997). A fidelity scale for the individual placement and support model of supported employment. *Rehabilitation Counseling Bulletin*, vol. 40, n° 4, p. 265-284.

Bond, G.R., Drake, R.E., Mueser, K.T. et Becker, D.R. (1997). An update on supported employment for people with severe mental illness. *Psychiatric Services*, vol. 48, n° 3, p. 335-346.

Bond, G.R., Resnick, S.G., Drake, R.E., Xie, H., McHugo, G.J. et Bebout, R.R. (2001). Does competitive employment improve nonvocational outcomes for people with severe mental illness? *Journal of Consulting and Clinical Psychology*, vol. 69, p. 489-501.

Cook, J. et Razzano, L. (2000). Vocational rehabilitation for persons with schizophrenia : Recent research and implications for practice. *Schizophrenia Bulletin*, vol. 26, p. 87-103.

Crowther, R.E., Marshall, M., Bond, G.R. et Huxley, P. (2001). Helping people with severe mental illness to obtain work : Systematic review. *British Medical Journal*, vol. 322, p. 204-208.

Drake, R.E., Becker, D.R., Biesanz, J.C., Torrey, W.C., McHugo, G.J. et Wyzik, P.F. (1994). Rehabilitative day treatment *vs.* supported employment : I. Vocational outcomes. *Community Mental Health Journal*, vol. 30, p. 519-532.

Drake, R.E., Becker, D.R., Biesanz, J.C., Wyzik, P.F. et Torrey, W.C. (1996). Day treatment versus supported employment for persons with severe mental illness : A replication study. *Psychiatric Services*, vol. 47, n° 10, p. 1125-1127.

Drake, R.E., Becker, D.R., Clark, R.E. et Mueser, K.T. (1999). Research on the individual placement and support model of supported employment. *Psychiatric Quarterly*, vol. 70, p. 289-301.

Lehman, A.F., Goldberg, R.W., Dixon, L.B., McNary, S., Postrado, L., Hackman, A. et McDonnell, K. (2002). Improving employment outcomes for persons with severe mental illness. *Archives of General Psychiatry*, vol. 59, n° 1, p. 165-172.

McCarthy, D., Thompson, D. et Olson, S. (1998). Planning a statewide project to convert day treatment to supported employment. *Psychiatric Rehabilitation Journal*, vol. 22, p. 30-33.

Meisler, N., Williams, O. et Kelleher, J. (2000). Rural-based supported employment approaches : Results from South Carolina site of the Employment Intervention Demonstration Project. Paper presented at the Fourth Biennial Research Seminar on Work, Matrix research Institute, Philadelphia, October.

Mueser, K.T., Becker, D.R. et Wolfe, R. (2001). Supported employment, job preferences, and job tenure and satisfaction. *Journal of Mental Health*, vol. 10, n° 4, p. 411-417.

Mueser, K.T., Clark, R.E., Haines, M., Drake, R.E., McHugo, G.J., Bond, G.R., Essock, S.M., Becker, D.R., Wolfe, R. et Swain, K. (2002). The Hartford study of supported employment for severe mental illness : Employment and non-vocational outcomes. Paper presented at the 155th Annual Meeting of the American Psychiatric Association, Philadelphia (PA), May.

Torrey, W.C., Becker, D.R. et Drake, R.E. (1995). Rehabilitative day treatment *vs.* supported employment : II. Consumer, family and staff reactions to a program change. *Psychosocial Rehabilitation Journal*, vol. 18, n° 3, p. 67-75.

Torrey, W.C., Mead, S. et Ross, G. (1998). Addressing the social needs of mental health consumers when day treatment programs convert to supported employment : Can consumer-run services play a role ? *Psychiatric Rehabilitation Journal*, vol. 22, n° 1, p. 73-75.

Wehman, P. et Moon, M.S. (1988). *Vocational Rehabilitation and Supported Employment*. Baltimore, Paul Brookes.

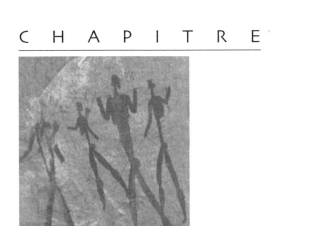

7

Traitement intégré des troubles mentaux graves et de la toxicomanie

Kim T. Mueser, Ph. D.
Dartmouth Medical School

RÉSUMÉ

Il est indéniable que les personnes aux prises avec un trouble mental grave et un problème de dépendance (à l'alcool ou à d'autres drogues) ne tirent aucun avantage des traitements traditionnels qui traitent chacun de ces problèmes en parallèle ou de façon séquentielle. Depuis dix ans, le domaine commence à reconnaître l'importance d'offrir des traitements intégrés en santé mentale et en toxicomanie, tout en adoptant une vision à long terme du traitement des deux affections. Ce chapitre sert d'introduction aux aspects fondamentaux du traitement intégré des troubles concomitants. Le chapitre débute par de l'information sur la prévalence, les variables associées et les théories des troubles concomitants, en portant une attention particulière aux personnes souffrant de troubles mentaux graves. Suivent les principes de l'évaluation des troubles concomitants et une discussion portant sur les ingrédients essentiels d'un programme de traitement intégré. Nous présentons la notion d'étapes du traitement en soulignant les stratégies d'entrevues motivationnelles auprès de cette clientèle. Enfin, nous abordons brièvement la recherche portant sur le traitement des troubles concomitants.

ABSTRACT

It is now widely recognized that individuals with severe mental illness and substance use disorders fail to benefit from traditional treatments that attempt to address both problems in a parallel or sequential fashion. Over the past decade the field has begun to embrace the importance of integrating mental health and substance abuse treatments, while taking a long-term perspective for the treatment of dual disorders. This chapter will provide an introduction to the fundamentals of integrated treatment for dually diagnosed individuals. The chapter will begin with information about the prevalence, correlates, and theories of dual diagnosis, with a focus on persons with severe mental illness. The principles of assessment of dual disorders will be reviewed next, followed by a discussion of the core ingredients of integrated treatment programs. The concept of stages of treatment will be presented, with an emphasis of motivational interviewing strategies for this population. Research on the treatment of dual disorders will be briefly reviewed.

La forte incidence de troubles concomitants de toxicomanie et de troubles mentaux graves tels que la schizophrénie et le trouble bipolaire (Cuffel, 1996 ; Regier *et al.*, 1990), combinée à l'inefficacité des démarches traditionnelles (Polcin, 1992 ; Ridgely *et al.*, 1990) offrant un traitement pour chaque affection en parallèle ou de manière séquentielle ont mené à la prolifération de programmes de traitement intégré destinés à répondre aux besoins spécifiques de cette population (Carey, 1996 ; Drake *et al.*, 1990 ; Kavanagh, 1995 ; Minkoff, 1989 ; Mueser *et al.*, 2003 ; Ziedonis et Fisher, 1996). Le principe de ce programme intégré repose sur la prestation simultanée de services de traitement en santé mentale et en toxicomanie par une même équipe de cliniciens, ces derniers assumant la responsabilité du traitement intégré des deux troubles (Drake *et al.*, 1993). Le présent chapitre offre un résumé des stratégies de traitement intégré des personnes ayant reçu un diagnostic mixte. Nous y donnons d'abord un bref aperçu de la prévalence et des corrélats de la toxicomanie chez les personnes atteintes de troubles mentaux graves, suivi d'une discussion des divers modèles proposés pour justifier la forte incidence de l'abus de substances psychoactives au sein de cette population. Nous procédons ensuite à un examen de l'évaluation des troubles de dépendance chez les personnes souffrant de troubles mentaux graves. Enfin, nous définissons les composantes essentielles du traitement intégré, y compris les interventions primaires et auxiliaires. Tout au long de notre description des interventions cliniques, nous mettons l'accent sur les recherches qui confirment l'efficacité du traitement intégré des personnes ayant un double diagnostic. Le livre de Mueser *et al.* (2003) donne des renseignements supplémentaires sur l'évaluation et le traitement des personnes ayant un double diagnostic.

1. LA PRÉVALENCE ET LES CORRÉLATS DE L'ABUS DE SUBSTANCES CHEZ LES CLIENTS ATTEINTS DE TROUBLES MENTAUX GRAVES

La consommation d'alcool et de drogues de la rue parmi les personnes atteintes de troubles mentaux graves semble être répandue et en hausse (Cuffel, 1996). Les estimations concernant la prévalence de l'alcoolisme et de la toxicomanie chez les personnes souffrant de schizophrénie varient, mais les études indiquent généralement des taux de comorbidité à vie de 40 % à 60 %, et des taux d'abus récent de substances (p. ex., au cours des six derniers mois) de 25 % à 40 % (Mueser *et al.*, 1995). Il s'agit de déterminer si les individus ayant des troubles mentaux graves risquent davantage d'abuser de substances que la population générale. La recherche épidémiologique dans ce domaine comporte certaines difficultés : les variations géographiques et temporelles dans la consommation d'alcool et de drogues de la rue au sein de la population générale, le défi de constituer un groupe témoin représentatif et la difficulté inhérente à l'obtention d'estimations fiables, particulièrement auprès d'une clientèle où la divulgation d'une telle information peut entraîner le retrait de certains privilèges (Drake *et al.*, 1996 ; Galanter *et al.*, 1988). Malgré ces problèmes, les signes relevés dans les sondages communautaires indiquent que les clients atteints de troubles mentaux graves courent un risque considérablement plus élevé d'abuser de substances que les membres des groupes témoins sans troubles psychiatriques ou les personnes ayant des troubles psychiatriques moins graves, tels que la dépression majeure ou les troubles de l'anxiété (Regier *et al.*, 1990 ; Teeson *et al.*, 2000).

En général, la recherche sur les corrélats d'abus de substances chez les personnes atteintes de troubles mentaux graves révèle que les mêmes caractéristiques qui sont prédictives de l'abus de substances dans l'ensemble de la population s'appliquent à la population psychiatrique (Drake et Brunette, 1998 ; Mueser *et al.*, 1992 ; Mueser *et al.*, 1990 ; Mueser *et al.*, 2000). Les corrélats démographiques comprennent le sexe, l'âge, la situation de famille et le niveau de scolarité. L'abus de substances est plus fréquent chez les hommes, les jeunes, les célibataires et les personnes moins scolarisées. Un résultat quelque peu contre-intuitif indique que l'abus de substances, particulièrement de drogues illicites, semble plus courant chez les clients qui avaient un meilleur fonctionnement social prémorbide (Arndt *et al.*, 1992), ce qui reflète peut-être la nature sociale de presque toute consommation de drogues (Becker, 1953) et le peu d'accès aux drogues qu'ont les clients au fonctionnement social le plus déficitaire. Plusieurs autres caractéristiques de la clientèle sont également liées aux niveaux élevés d'abus de substances chez les personnes aux prises avec des troubles mentaux graves, y compris des antécédents familiaux d'abus de substances (Noordsy *et al.*, 1994), le trouble de la personnalité antisociale (Mueser *et al.*, 1999) et l'état de stress traumatique et post-traumatique (Goodman *et al.*, 2001 ; Mueser, Salyers *et al.*, à paraître).

Plusieurs raisons importantes justifient qu'on aborde la question de la comorbidité de l'abus de substances chez les clients atteints de troubles mentaux graves. Premièrement, l'abus de substances, surtout de drogues stimulantes, peut déclencher un premier épisode psychotique (Breakey *et al.*, 1974 ; Mueser *et al.*, 1990). On débat depuis longtemps du statut nosologique de ces épisodes. En ce qui concerne la schizophrénie, on s'entend sur le fait que des drogues comme les amphétamines peuvent, à cause de leur activité fonctionnelle dopaminergique, déclencher un premier épisode de schizophrénie chez des individus prédisposés et qui auraient vraisemblablement développé ce trouble de toute façon (Tsuang *et al.*, 1982). Ainsi, l'abus de drogues peut déterminer la survenue de la schizophrénie, mais non sa présence. Deuxièmement, les preuves abondent pour démontrer que l'abus de substances précipite les rechutes et la réhospitalisation des individus souffrant de troubles mentaux graves (Drake *et al.*, 1989 ; Linszen *et al.*, 1994). Un cercle vicieux d'hospitalisations d'urgence peut s'installer (Shaner *et al.*, 1993). Troisièmement, l'abus de substances est lié à un large éventail de situations négatives telles que l'instabilité résidentielle, l'accroissement du stress familial, la violence et les problèmes juridiques, les difficultés financières, les problèmes médicaux et une victimisation accrue (Clark, 1996 ; Mueser *et al.*, 2001 ; Rosenberg *et al.*, 2001 ; Swartz *et al.*, 1998).

2. LES MODÈLES DE COMORBIDITÉ

Diverses hypothèses ont été avancées pour rendre compte du risque accru d'abus de substances que courent les personnes atteintes de troubles mentaux graves (Mueser, Drake et Wallach, 1998). L'une des plus populaires est l'hypothèse de l'automédication, qui veut que l'abus de substances soit perçu comme une stratégie naturelle qu'adopte le client pour réduire la détresse associée aux symptômes psychiatriques (Khantzian, 1985 ; Khantzian, 1997). Certaines études rapportent une relation inverse entre l'abus de substances et l'ensemble des symptômes (Dixon *et al.*, 1991), ainsi qu'entre l'abus d'amphétamines ou de cocaïne et les symptômes négatifs (Serper *et al.*, 1995). Toutefois, la plupart des études n'ont pas réussi à établir de telles associations, pas plus qu'il n'est évident que des symptômes spécifiques tendent à être corrélés avec une vulnérabilité à abuser de types particuliers de substances, comme pourrait le laisser supposer l'hypothèse de l'automédication (Mueser, Drake et Wallach, 1998).

Une autre hypothèse pouvant expliquer le taux élevé d'abus de substances dans les cas de troubles mentaux graves est que la vulnérabilité biologique qui caractérise ces troubles rend les clients hypersensibles aux effets de très faibles quantités d'alcool ou de drogues (Mueser, Drake et Wallach, 1998). Dans le sens de cette hypothèse, les clients souffrant de troubles mentaux graves et de toxicomanie auraient tendance à consommer des quantités moindres de substances et seraient moins vulnérables à la dépendance physique aux substances que les personnes qui souffrent de troubles primaires d'abus de substances (Corse *et al.*, 1995 ; Lehman *et al.*, 1994 ; Test *et al.*, 1989). De plus, ils seraient moins capables de soutenir un modèle de consommation modérée d'alcool sans, à la longue, avoir des conséquences négatives (Drake et Wallach, 1993) et seraient sujets à ressentir l'aggravation des symptômes après l'administration de faibles doses de drogues, particulièrement des psychostimulants (Lieberman *et al.*, 1987). Cette hypothèse semble indiquer que l'abus de substances chez les personnes ayant des troubles mentaux graves est davantage attribuable à leur extrême sensibilité aux substances psychoactives, qu'à une consommation accrue de substances en soi.

Une dernière hypothèse concernant l'imprtante concomitance d'abus de substances chez les clients ayant des troubles mentaux graves est que la personnalité antisociale constitue un facteur commun qui accroît le risque de ces deux troubles. En effet, le trouble de la personnalité antisociale et son précurseur, les troubles de comportement, sont surreprésentés à la fois chez les clients ayant des troubles primaires d'abus de substances (Kessler *et al.*, 1997 ; Regier *et al.*, 1990) et chez les personnes souffrant de schizophrénie (Asarnow, 1988). De plus, les clients atteints de troubles mentaux graves ayant des antécédents de troubles de comportement, de trouble de la personnalité antisociale à l'âge adulte ou des deux, courent un risque accru de comorbidité de l'abus de substances (Caton, 1995 ; Mueser *et al.*, 1999). Finalement, parmi les clients ayant des troubles mentaux graves qui abusent de substances psychoactives, le trouble de la personnalité antisociale est associé à des antécédents plus graves d'abus de substances, y compris l'âge plus précoce du début de l'abus de substances, un nombre accru d'épisodes de traitement et des conséquences plus dramatiques de l'abus de substances (Mueser *et al.*, 1997). Ainsi, le trouble de la personnalité antisociale peut justifier en partie la comorbidité accrue de l'abus de substances chez les personnes souffrant de schizophrénie. Pour certaines personnes qui présentent un diagnostic de schizophrénie et abusent de substances, il peut entrer en ligne de compte d'autres facteurs tels les antécédents familiaux de toxicomanie, mais ils ne semblent pas expliquer la comorbidité accrue (Mueser, Drake et Wallach, 1998). Il est évident qu'aucune hypothèse ne peut, à elle seule, expliquer toute la comorbidité de l'abus de substances dans les cas de schizophrénie et que, par conséquent, des modèles multiples peuvent s'appliquer à un individu donné.

3.   L'ÉVALUATION DE L'ABUS DE SUBSTANCES

Une évaluation fiable de l'abus de substances est importante à la fois pour la pratique clinique et pour la recherche. En clinique, les méthodes courantes d'évaluation reposaient jusqu'ici sur les déclarations volontaires des personnes, l'analyse d'urine et les notes au dossier du clinicien. Des instruments auto-administrés de dépistage des abus de substances ont récemment été élaborés et validés tout spécialement pour la population atteinte de troubles mentaux. Par exemple, le *Dartmouth Assessment of Lifestyle Instrument [Instrument d'évaluation du mode de vie]* (Rosenberg *et al.*, 1998), élaboré pour des clients atteints de troubles mentaux graves, rapporte des taux d'exactitude de l'ordre de 85 % à 90 % en ce qui concerne la détection d'abus de substances dans cette population, un taux beaucoup plus précis que celui des instruments conçus pour le même objectif mais destinés à la population générale.

Un contrôle régulier explicite au moyen de l'examen des urines, d'alcootests ou d'analyses capillaires est exercé dans bon nombre de programmes afin de surveiller l'abus de substances. Bien que la détection de la consommation de substances soit vitale pour le traitement efficace de la toxicomanie, les tests de laboratoire ne nous renseignent guère sur les conséquences d'une telle consommation. Or, ces renseignements sont nécessaires pour déterminer si la consommation représente une forme d'abus de substances (p. ex., des conséquences sociales, médicales ou psychologiques négatives) ou de dépendance aux drogues (p. ex., la tolérance, des symptômes physiques de sevrage indiquant une dépendance physique ou un intérêt excessif dans la consommation de drogues et une incapacité à réduire cette consommation malgré des tentatives, ce qui indique une dépendance psychologique). Les déclarations de l'intéressé obtenues dans le cadre d'entrevues structurées peuvent aider à évaluer les conséquences de la consommation de drogues, mais ces déclarations ont tendance à sous-estimer les renseignements recherchés parce que le client les minimise ou les nie (Drake *et al.*, 1996).

Pour obtenir de l'information diagnostique fiable concernant les conséquences de la consommation de drogues, il est très utile de pouvoir consulter les rapports de cliniciens expérimentés (Carey et Correia, 1998). En effet, ces derniers sont souvent formés à reconnaître les conséquences les plus courantes de l'abus de substances chez les clients ayant des troubles mentaux graves (p. ex., aggravation des symptômes, conflits familiaux, problèmes financiers). Une formation préalable permet aux cliniciens de recueillir l'information concernant la consommation de drogues par les clients et ses conséquences à partir d'un éventail de sources, y compris les clients eux-mêmes, les tiers, les analyses de laboratoire, les dossiers médicaux, leurs propres observations ainsi que les observations des autres dispensateurs de traitements. Cette information peut être colligée pour donner des estimations fiables et valides de l'abus de substances, utiles pour déterminer qui doit recevoir un traitement et surveiller les effets de l'intervention.

Par exemple, les *Clinician Rating Scales for Alcohol and Drugs [Échelles de cotation de l'alcool et des drogues à l'usage du clinicien]* (Mueser *et al.*, 2003) permettent de noter sur deux échelles d'évaluation en cinq points la consommation de drogues au cours des six derniers mois : 1 = abstinence (aucune consommation) ; 2 = consommation de substances sans effets nuisibles ; 3 = abus de substances caractérisé par un ensemble de conséquences négatives résultant de la consommation de drogues ; 4 = dépendance aux drogues, caractérisée par des conséquences négatives et une dépendance physique ou psychologique ; 5 = dépendance grave, incluant des conséquences négatives, une dépendance physique ou psychologique, et des institutionnalisations fréquentes (ou prolongées).

4. LE TRAITEMENT INTÉGRÉ DES TROUBLES CONCOMITANTS

Les programmes de traitement intégré sont des plus efficaces lorsqu'ils incorporent un certain nombre de composantes clés. Ces dernières comprennent une prise de contact intensive (*assertive outreach*), des services complets visant à répondre aux besoins précis des clients, ainsi qu'une démarche à long terme, tenant compte de la durée de la consommation passée et de l'importance d'un engagement à long terme, ainsi que des efforts qui visent à réduire les conséquences nuisibles de l'abus de substances (Mueser *et al.*, 2003). De plus, dans le traitement intégré des personnes ayant un double diagnostic, on s'efforce de veiller à ce que les interventions conviennent au degré de motivation des clients à remédier à leurs problèmes d'abus. Avant de décrire les interventions spécifiques au traitement des troubles concomitants, il convient d'aborder la notion de stades du traitement (Osher et Kofoed, 1989), qui offre une heuristique utile pour apparier les interventions aux états de motivation des clients. Après avoir discuté des stades du traitement, nous décrirons les interventions particulières comprises dans les modalités du traitement individuel, en groupe ou familial ; suivra une brève discussion des interventions auxiliaires pour les troubles concomitants, notamment la réadaptation au travail et le traitement en résidence. Des lignes directrices spécifiques de traitement sont énoncées pour ces interventions dans Mueser *et al.* (2003).

4.1. Les stades du traitement

Les stades du traitement (Osher et Kofoed, 1989) sont fondés sur la notion des stades du changement (Connors *et al.*, 2001 ; Prochaska et DiClemente, 1984), qui suppose que la personne modifie son comportement malsain en passant par une série de stades distincts dont chacun se caractérise par un état de motivation particulier. La notion de stades du changement a été adaptée aux stades du traitement de manière à décrire les états de motivation spécifiques qu'éprouve la personne ayant un double diagnostic au fur et à mesure qu'elle prend conscience de ses problèmes d'abus et s'engage à modifier ses habitudes en jouant une part active dans son traitement. La connaissance du stade de traitement du client et, partant, de son degré de motivation personnelle en ce qui concerne sa volonté de modifier son comportement peut fournir au clinicien des renseignements utiles qui lui permettront d'apparier les interventions du traitement à la motivation de changer du client, optimisant ainsi les résultats du traitement (McHugo *et al.*, 1995 ; Mueser, Drake et Noordsy, 1998). Certains modèles de traitement intégré des troubles concomitants sont explicitement fondés sur les stades de traitement (Drake *et al.*, 1993 ; Mueser, Drake et Noordsy,

1998). D'autres approches de traitement intégré correspondent aux stades du traitement sans les incorporer formellement dans la formulation et la planification du traitement (Barrowclough *et al.*, 2001 ; Carey, 1996).

Osher et Kofoed (1989) ont décrit quatre stades de traitement distincts : l'engagement, la persuasion, le traitement actif et la prévention de la rechute. Nous décrirons chacun de ces stades en mentionnant la définition de ses objectifs et des exemples de stratégies utiles pour les atteindre. Au cours du *stade de l'engagement*, avant que le client ait établi une relation avec le clinicien, on vise à forger une alliance de travail ou alliance thérapeutique avec le client. Les efforts déployés pour modifier un comportement avant que soit établie une telle alliance sont souvent contre-productifs, vu qu'il n'existe pas de base commune pour la collaboration, facteur essentiel pour que se produise un changement dans un contexte de psychothérapie (Frank et Gunderson, 1990 ; Gehrs et Goering, 1994 ; Priebe et Gruyters, 1993). Ainsi, l'objectif premier du stade de l'engagement est de former une alliance avec le client, ce qui s'établit par un contact régulier avec la personne. Parmi les exemples de stratégies susceptibles de faciliter l'engagement des clients, citons le travail de prise de contact intensive (*assertive outreach*), qui consiste à rencontrer le client dans son milieu naturel (p. ex., à son domicile, dans un parc ou dans un café), l'aide à la satisfaction des besoins essentiels, la gestion de crise et le soutien au réseau social du client.

Au *stade de la persuasion*, le clinicien a un contact régulier avec le client, mais le point central de leur alliance ne vise ni la réduction de la consommation de substances ni l'abstinence. En effet, avant de tenter de modifier son comportement de consommation, il est essentiel que le client trouve une motivation pour faire face à son problème (Carey, 1996 ; Miller et Rollnick, 1991). L'objectif du stade de la persuasion est d'abord de convaincre la personne qu'elle a un problème de consommation et de l'inciter à commencer à remédier à ce problème. On peut considérer que le client est motivé à faire quelque chose pour s'en sortir quand il commence à donner des signes véritables de diminution de sa consommation de substances ou qu'il y a évidence d'efforts concertés visant à réduire cette consommation.

Le clinicien peut avoir recours à un certain nombre de stratégies pour aider le client à se motiver à remédier à ses problèmes de consommation. Il est important de stabiliser les symptômes psychiatriques aigus, car ces symptômes pourraient nuire à la capacité du client de percevoir les conséquences de sa consommation sur sa vie. Des groupes de soutien formés de pairs où les clients sont invités à discuter dans un environnement ouvert et non conflictuel de la façon dont la consommation de substances a marqué leur vie peuvent les aider à développer la motivation nécessaire pour faire face à leur problème d'abus. Le fait de renseigner le client et ses proches sur la toxicomanie et ses interactions avec la maladie mentale peut également le motiver à diminuer ou à arrêter sa consommation pour mieux gérer ses troubles psychiatriques. Des stratégies fondées sur la réadaptation, y compris l'apprentissage de compétences sociales et la réadaptation professionnelle, peuvent aider les gens à mener une vie plus productive et plus gratifiante, une vie qui ne soit pas centrée sur la consommation de substances, ce qui peut contrebalancer, aux yeux du client, les coûts personnels associés à l'effort de se défaire de ses habitudes de consommation et de développer un mode de vie d'abstinence. Les entretiens de motivation peuvent aider le client à définir ses propres objectifs et à se donner la motivation nécessaire pour remédier à son problème de consommation s'il a l'impression que ce dernier nuit à l'atteinte de ses objectifs.

Le client arrive au *stade du traitement actif* lorsqu'il a diminué sa consommation de façon significative, qu'il consomme avec modération ou qu'il est abstinent depuis une période de temps limitée (moins de six mois). Comme une diminution de la consommation indique une motivation concrète du client à faire face à son problème, le but du stade du traitement actif est d'aider le client à réduire encore plus sa consommation ou à atteindre l'abstinence. Pour ce faire, on pourra avoir recours à un large éventail de stratégies. Par exemple, on peut inviter le client à se joindre à un groupe d'entraide comme les Alcooliques anonymes (*Alcoholics Anonymous*, 1985) ou *Dual Recovery Anonymous* (Hamilton et Sample, 1994). En enseignant au client les moyens de contrôler ses fortes envies de consommer et les épisodes d'abus de substances, on peut le sensibiliser davantage aux facteurs qui contribuent à la consommation excessive. Les interventions de groupe au cours de ce stade peuvent être efficaces dans la mesure où elles sont axées sur l'apprentissage d'habiletés visant à réduire l'urgence de consommer que le client éprouve ou à maintenir l'abstinence, de compétences sociales permettant d'affronter les situations reliées à l'abus de substances, d'habiletés à faire face aux symptômes qui peuvent contribuer à rendre le client plus vulnérable à l'abus de substances, d'habiletés à prévenir une rechute et à affronter l'état de manque.

Quand le client ne répond plus aux critères de diagnostic correspondant au trouble d'abus de substances depuis au moins six mois, on considère qu'il est passé du stade du traitement actif au *stade de la prévention de la rechute*. Le but de ce stade est de faire réaliser au client qu'une rechute est toujours possible et de poursuivre le rétablissement dans d'autres domaines de sa vie tels que les relations sociales, la santé et le travail. Les stratégies employées pour atteindre ces objectifs comprennent la participation à des groupes d'entraide, l'examen périodique des plans de prévention des rechutes et la participation à d'autres exercices de réadaptation conçus pour améliorer le fonctionnement social, autonome ou professionnel.

Les stades du traitement offrent au clinicien un guide utile pour définir des objectifs de traitement correspondant à l'état de motivation du client. Après le stade de l'engagement, qui repose surtout sur le travail individuel, on peut faire appel à des modalités de traitement psychothérapeutique individuel, en groupe ou familial pour aider le client à progresser d'une étape à l'autre. Dans la section qui suit, nous décrirons la nature de diverses approches psychothérapeutiques susceptibles d'aider les clients ayant un double diagnostic à passer à travers les stades du traitement.

5. LES MODALITÉS PSYCHOTHÉRAPEUTIQUES DU TRAITEMENT

On peut classer les interventions psychothérapeutiques qui abordent la problématique des troubles concomitants en trois catégories générales de modalités de traitement : *individuel*, *de groupe* ou *familial*. Les interventions à l'intérieur de chacune de ces modalités sont expliquées ci-dessous.

5.1. L'intervention individuelle

Deux approches individuelles de traitement psychothérapeutique sont largement utilisées dans le traitement des troubles comorbides : *l'entretien motivationnel* et *la thérapie cognitive comportementale*.

5.1.1. L'ENTRETIEN MOTIVATIONNEL

L'entretien motivationnel était à l'origine une intervention destinée au traitement des personnes ayant un trouble primaire d'abus de substances (Miller et Rollnick, 2002), qui a été adaptée par la suite à la problématique des clients atteints de troubles mentaux graves (Corrigan *et al.*, 2001 ; Kemp *et al.*, 1996 ; Kemp *et al.*, 1998), y compris le problème concomitant d'abus de substances (Carey, 1996). L'entretien motivationnel vise à insuffler, aux clients à qui elle manque, la motivation nécessaire pour remédier à leur problème d'abus de substances. L'essence même de l'entretien motivationnel repose sur le fait que les gens ne développent pas la motivation de modifier leur comportement en se fondant sur ce que les autres croient être des effets négatifs de leur comportement, mais plutôt lorsque eux-mêmes commencent à s'apercevoir que leur propre comportement nuit à leur capacité d'atteindre leurs objectifs personnels. En effet, lorsqu'ils en sont là, ils développent la motivation intrinsèque de faire face à leur problème d'abus de substances, et une modification comportementale s'ensuit. L'aide aux clients à évaluer en quoi leur consommation nuit à l'atteinte de leurs objectifs personnels se conjugue généralement à une exploration des conséquences négatives de la consommation de drogues et de l'ambivalence éprouvée quant au changement à apporter aux habitudes de consommation. Il est essentiel que cette recherche soit menée de façon objective, sans porter de jugement, afin d'éviter les réactions de déni ou de défense qui accompagnent souvent une approche plus conflictuelle. Ainsi, l'entretien motivationnel est particulièrement pertinent pour un client qui a établi une alliance thérapeutique avec son clinicien, mais qui ne possède pas encore la motivation nécessaire pour aborder sa problématique de consommation (p. ex., un client au stade de la persuasion du traitement).

Les principes de l'entretien motivationnel ont été adaptés par l'auteur et ses collègues aux clients ayant un double diagnostic. Bien que les stades ressemblent beaucoup à ceux que décrivent Miller et Rollnick (2002), nous avons porté une attention particulière à l'aide à offrir aux clients afin de développer, d'explorer et de formuler leurs objectifs personnels et de progresser vers l'obtention de ces objectifs. Cette accentuation du soutien aux personnes ayant un double diagnostic dans l'articulation de leurs objectifs et la planification de l'atteinte de ceux-ci est des plus importantes en raison des reculs et des échecs répétés que ces personnes ont vécus et qui les mènent souvent au découragement, à une baisse de l'autoefficacité et à un manque d'engagement à l'égard du traitement.

L'entretien motivationnel peut se diviser en cinq étapes distinctes, bien qu'il y ait toujours moyen d'aller et de venir d'une étape à l'autre. Le clinicien doit d'abord faire preuve d'empathie afin de comprendre l'expérience de vie du client et se montrer intéressé à l'aider sans porter de jugement. Cette empathie sert de fondement à la relation thérapeutique, laquelle pourra résister aux moments de tension qui se présenteront lorsque, plus tard dans l'entretien, les discussions porteront sur la consommation de substances. Deuxièmement, le clinicien veille à établir les objectifs personnels ou à énoncer les modifications désirées dans la vie du client. En effet, pour que le client puisse percevoir que l'abus de substances nuit à l'atteinte des objectifs souhaités, il doit d'abord définir ses objectifs et, dans la plupart des cas, commencer activement à chercher à les atteindre. Il peut être difficile et long de cerner ces objectifs personnels à cause des nombreux reculs que le client a habituellement vécus et des sentiments de découragement et d'échec qui ont suivi. Toutefois, avec de l'empathie, de l'encouragement et de la patience de la part du clinicien, le client est capable de déterminer les objectifs vers lesquels il tendra.

Troisièmement, une fois les objectifs définis, le clinicien commence à aider le client à progresser vers l'atteinte de ces objectifs, cherchant des occasions de faire ressortir l'incompatibilité entre l'atteinte des objectifs souhaités et la poursuite de la consommation de substances. Le développement de ce sens d'incompatibilité représente l'étape la plus délicate de l'entretien motivationnel parce que l'exercice a pour but d'aider le client à prendre conscience de la façon dont sa consommation nuit à l'atteinte de ses objectifs, tout en évitant une confrontation directe qui ne ferait que renforcer la résistance de la personne et entraver le développement de l'autocritique (Milton *et al.*, 1978). La façon la plus efficace pour le clinicien de mettre au jour cette incompatibilité est de collaborer activement avec le client à l'atteinte des objectifs souhaités et de lui poser des questions pour l'inciter à examiner l'impact éventuel de sa consommation abusive sur ses efforts d'atteindre l'objectif désiré.

Quatrièmement, une fois que le client a constaté cette incompatibilité, le clinicien doit sonder plutôt que contrer la résistance au changement, qui s'exprime souvent après que le client a commencé à penser à modifier son comportement, mais avant qu'il s'engage vraiment dans cette voie. Il vaut mieux considérer cette résistance comme un élément naturel du processus de changement que comme un type de pathologie. Cinquièmement, une fois que le client a établi sa motivation à modifier son comportement de toxicomane, le clinicien doit soutenir la confiance qu'a le client de pouvoir faire les changements souhaités. Sans cette confiance en soi, le client ne déploiera pas l'énergie nécessaire pour modifier ses habitudes de consommation. On peut soutenir ce sentiment d'autoefficacité en insufflant de l'espoir, en exprimant sa confiance dans la possibilité d'un changement et en recadrant les difficultés passées de manière à mettre l'accent sur les forces personnelles du client qui lui ont déjà permis de relever des défis.

Bien que l'entretien motivationnel serve souvent d'approche individuelle de traitement, les principes qui le sous-tendent peuvent aussi être mis en œuvre dans des modalités de traitement en groupe ou familial, que nous décrirons brièvement dans les sections subséquentes du présent chapitre.

5.1.2. LA THÉRAPIE COGNITIVE COMPORTEMENTALE

La thérapie cognitive comportementale vise à enseigner aux personnes de nouvelles habiletés qui les aideront à s'occuper de leurs symptômes et de leurs problèmes ainsi qu'à atteindre leurs objectifs. Fondé sur les principes de l'apprentissage, cet enseignement comprend de l'apprentissage par imitation, des jeux de rôles et de la pratique d'habiletés visées pendant et après la séance de formation. La thérapie cognitive comportementale offre un large éventail d'applications pour le traitement intégré des troubles concomitants. De manière générale, ces applications comprennent l'enseignement de compétences en prévention des rechutes, de compétences en adaptation et de compétences sociales ou de loisirs.

L'enseignement de compétences en prévention des rechutes vise à aider le client qui n'est plus un consommateur actif à éviter de retomber dans la consommation ou l'abus de substances (Marlatt et Gordon, 1985). Comme cet enseignement présuppose une motivation à ne pas consommer, il est prodigué aux derniers stades du traitement, soit au cours des stades du traitement actif et de la prévention de la rechute. L'entraînement à la prévention des rechutes renvoie à l'identification des déclencheurs et des signes annonciateurs d'une rechute dans la toxicomanie et à l'élaboration de stratégies ayant pour but d'éviter l'exposition à de telles situations ou de se préparer à les affronter sans recommencer à consommer. Au cours de la séance de formation, le client apprend diverses stratégies à mettre en pratique à la maison et est invité à les communiquer à des personnes de son réseau de soutien et à les faire participer à l'élaboration de son plan de prévention des rechutes.

L'enseignement d'habiletés d'adaptation vise à aider le client à apprendre des stratégies plus efficaces pour faire face aux humeurs, aux pensées ou aux sentiments susceptibles de contribuer à l'abus de substances. Par exemple, les clients ayant un double diagnostic rapportent souvent qu'ils consomment pour faire face à des sentiments de dépression ou d'anxiété et pour venir à bout de leurs problèmes de sommeil et de leurs hallucinations (Carey et Carey, 1995 ; Noordsy *et al.*, 1991 ; Spencer *et al.*, 2002 ; Warner *et al.*, 1994). La thérapie cognitive comportementale axée sur l'aide dont les clients ont besoin pour mieux faire face à ces symptômes peut réduire leur vulnérabilité à la consommation de substances visant à répondre à ces besoins. On peut en effet enseigner aux clients un large éventail d'habiletés qui les aideront à s'adapter aux symptômes spécifiques qu'ils éprouvent et à lutter contre l'envie de consommer (p. ex., par des techniques de visualisation pour lutter contre l'envie de boire) (Mueser *et al.*, 2003 ; Tarrier et Haddock, 2002). Une fois la relation thérapeutique bien établie, on peut enseigner des techniques d'adaptation afin de traiter certains symptômes problématiques à n'importe quel stade du traitement, soit au cours des stades de la persuasion, du traitement actif ou de la prévention de la rechute. On peut également recourir à des stratégies d'adaptation pour traiter les états de manque au cours des stades du traitement actif et de la prévention de la rechute, une fois que le client a établi sa motivation à l'abstinence.

5.2. L'intervention de groupe

Les interventions de groupe offrent plusieurs avantages sur les approches individuelles (Mueser et Noordsy, 1996). Il y a à cela plusieurs raisons : d'abord, comme la consommation excessive a souvent lieu dans un contexte social, les clients y trouvent d'amples occasions d'obtenir un soutien social de leurs pairs ; deuxièmement, les interventions de groupe sont économiques ; troisièmement, elles offrent l'avantage unique de fournir aux clients qui en sont aux premiers stades du traitement de bons modèles de personnes qui ont fait des progrès personnels et qui en sont aux derniers stades du traitement. Nous allons maintenant décrire trois types différents d'interventions de groupe destinées aux clients atteints de troubles concomitants : le groupe axé sur un stade précis du traitement, le groupe d'apprentissage de compétences sociales et le groupe d'entraide.

5.2.1. LE GROUPE AXÉ SUR UN STADE PRÉCIS DU TRAITEMENT

Ce type de groupe a pour thème central un stade particulier du traitement (Mueser *et al.*, 2003). Les deux concepts de groupe axé sur un stade du traitement qui ont été élaborés au *New Hampshire-Dartmouth Psychiatric Research Center* et qui sont largement répandus (Carmichael *et al.*, 1998 ; Drake *et al.*, 1998) sont le *groupe de persuasion* et le *groupe de traitement actif*.

Le groupe de persuasion s'efforce d'aider les clients qui en sont au stade de la persuasion à développer la motivation nécessaire pour faire face à leurs habitudes de consommation. On y parvient en créant un milieu sans danger où règne un climat de confiance et de soutien et où le client peut parler à l'aise de son expérience de la maladie mentale et de la toxicomanie sans se sentir obligé de reconnaître qu'il a des problèmes de consommation ou d'être motivé à les régler. Lorsqu'on donne au client la possibilité de parler honnêtement et ouvertement de son expérience de vie, sans crainte d'être confronté ou désavoué, il développe une prise de conscience de la façon dont sa consommation marque sa vie, ce qui peut le motiver à changer de comportement. Même si ce type de groupe vise surtout celles et ceux qui en sont au stade de la persuasion, on y inclut également d'autres clients arrivés aux stades du traitement actif et de la prévention de la rechute afin qu'ils servent de modèles aux premiers.

Le groupe de traitement actif vise à aider les clients à diminuer leur consommation ou à persister dans l'abstinence ; il s'avère pertinent pour les clients qui en sont aux stades du traitement actif et de la prévention de la rechute. Dans ce type de groupe, on a souvent recours à des stratégies cognitives comportementales afin de favoriser chez les participants l'apprentissage de compétences à affronter des situations à haut risque face à la consommation de substances, à réagir aux envies de consommer et à se soutenir mutuellement dans leur quête de sobriété. Il y a parfois des affrontements dans les groupes de traitement actif, par exemple quand un client fait une rechute et qu'il tente de se cacher le fait à lui-même ou de le cacher aux autres.

5.2.2. LE GROUPE D'APPRENTISSAGE DE COMPÉTENCES SOCIALES

Les groupes de ce type visent à aider les clients à acquérir de meilleures compétences interpersonnelles de manière à établir et à maintenir des relations avec autrui, à résoudre leurs conflits et à faire face aux situations sociales liées à la consommation de substances. L'apprentissage de compétences se fait d'une manière très structurée, avec un recours à l'apprentissage actif par imitation, aux jeux de rôles, à la rétroaction positive et constructive, à des exercices ; on met l'accent sur l'expérience positive et gratifiante que constitue l'acquisition de nouvelles aptitudes. L'apprentissage de compétences sociales fait depuis longtemps partie du traitement des troubles mentaux graves (Bellack *et al.*, 1997 ; Liberman *et al.*, 1989) et de la toxicomanie (Monti *et al.*, 2002). Plus récemment, on a élaboré des approches normalisées d'apprentissage des compétences afin d'y intégrer des contenus psychoéducatifs en rapport avec ces troubles de façon à répondre aux besoins de clients souffrant de troubles concomitants (Bellack et DiClemente, 1999 ; Bennett *et al.*, 2001 ; Mueser *et al.*, 2003 ; Roberts *et al.*, 1999) ; par ailleurs, une étude contrôlée confirme les effets de l'apprentissage de compétences sur cette population (Jerrell et Ridgely, 1995).

Au cours du stade de la persuasion, quand le client n'est pas encore motivé à faire face à ses problèmes de consommation, l'apprentissage de compétences sociales est axé sur l'amélioration de la qualité de ses relations interpersonnelles, y compris son aptitude à nouer et à maintenir des liens avec des personnes qui ne sont pas des consommateurs actifs. Aux stades du traitement actif et de la prévention de la rechute, quand le client est vraiment motivé à réduire sa consommation ou à persister dans l'abstinence, la formation touche plutôt les compétences sociales fondamentales, notamment la façon de faire face aux situations sociales liées à la consommation de substances. Bien que la plupart des applications de formation aux habiletés pour les clients ayant un double diagnostic se fassent en groupe, rien n'empêche d'utiliser les mêmes méthodes dans un entretien individuel, en guise de counseling cognitif comportemental.

5.2.3. LE GROUPE D'ENTRAIDE

Les groupes d'entraide tels les Alcooliques anonymes sont souvent recherchés par les personnes ayant des troubles d'abus de substances dans leur effort de désintoxication (Room, 1993). Ces groupes présentent de nombreux avantages : une accessibilité généralisée, des occasions de soutien social et une philosophie commune qui met l'accent sur l'importance de l'abstinence face aux drogues et à l'alcool. Parmi les groupes d'entraide mis sur pied récemment à l'intention particulière des personnes ayant un double diagnostic, citons *Dual Recovery* (Hamilton et Sample, 1994) et *Double Trouble* (Vogel *et al.*, 1998).

Même si, dans l'ensemble de la population, on fait souvent appel à des groupes d'entraide, ces derniers présentent par contre bien des obstacles aux personnes souffrant de troubles concomitants (Noordsy *et al.*, 1996). Les déficits en compétences sociales que présentent les individus atteints de troubles mentaux graves, notamment la schizophrénie (Bellack *et al.*, 1990), peuvent rendre difficile leur adaptation à un groupe d'entraide. Ces groupes, souvent formés de 15 à 20 personnes, peuvent représenter une foule intimidante pour une personne atteinte de troubles mentaux graves. Le fort courant de spiritualité qui règne dans bon nombre de groupes d'entraide peut aussi poser problème à certains, bien que des clients ayant des troubles concomitants soulignent l'importance de ce thème dans leur rétablissement (McDowell *et al.*, 1996). Les clients ayant un double diagnostic éprouvent aussi parfois de la difficulté à comprendre l'expérience vécue par d'autres participants à leur groupe d'entraide, comme la rupture d'un couple ou la perte d'une maison, d'un travail ou de biens matériels. Enfin, certains participants à des groupes d'entraide émettent parfois des opinions négatives catégoriques sur les personnes toxicomanes qui prennent des médicaments, croyant à tort qu'un véritable rétablissement requiert l'abstinence à l'égard de toutes les substances, y compris les drogues psychotropes qui servent à traiter les troubles psychiatriques (Meissen *et al.*, 1999).

Malgré ces restrictions, les groupes d'entraide ont certainement un rôle important à jouer dans le rétablissement de beaucoup de personnes ayant un double diagnostic. Plusieurs stratégies d'intégration des personnes souffrant de troubles concomitants à un groupe d'entraide sont efficaces (Mueser *et al.*, 2003). D'abord, par définition, la participation à un groupe d'entraide est toujours volontaire et jamais obligatoire ; le clinicien doit toujours respecter le droit du client de choisir de participer ou non à un groupe de ce genre. Deuxièmement, les groupes d'entraide supposent que les participants sont conscients des conséquences de la toxicomanie dans leur vie et qu'ils visent l'abstinence. Il convient donc de recommander la participation à un groupe d'entraide surtout aux clients qui en sont au stade du traitement actif ou de la prévention de la rechute et qui sont déjà motivés à ne pas consommer. Troisièmement, beaucoup de clients craignent de participer à un groupe d'entraide et ont besoin de l'aide de leur clinicien pour trouver les divers groupes accessibles et en choisir un qui soit susceptible de répondre à leurs propres besoins. Pour faciliter une telle recherche, le clinicien pourra accompagner le client aux réunions de divers groupes d'entraide, puis revenir avec lui sur l'expérience vécue avec chacun de ces groupes afin de déterminer lequel correspond le mieux à ses besoins. Toutefois, il est important de rester vigilant, car des recherches indiquent que la participation de clients ayant des troubles concomitants à des groupes d'entraide est associée à des taux de rémission plus élevés sur une période de 18 mois (Trumbetta *et al.*, 1999).

5.3. L'intervention familiale

Plusieurs raisons peuvent justifier l'intervention familiale comme traitement pour les personnes ayant un double diagnostic. Premièrement, il faut noter qu'entre 60 % et 80 % des clients ayant un double diagnostic ont au moins un contact par mois avec des membres de leur famille (Clark,

1996 ; 2001). Des taux de contact si élevés laissent entrevoir le potentiel qu'a le travail avec la famille d'influer sur les troubles concomitants. Deuxièmement, la perte du soutien familial, habituellement précipitée par un comportement imprévisible, non coopératif, voire violent de la personne malade, représente souvent un facteur qui contribue à l'instabilité résidentielle et à l'itinérance dans cette population (Caton *et al.*, 1994 ; 1995). La problématique liée à la toxicomanie est une source courante de tension dans les familles qui cohabitent avec un membre atteint de troubles concomitants (Dixon *et al.*, 1995 ; Salyers et Mueser, 2001). Les interventions qui visent à réduire le stress lié au maintien d'une relation étroite avec une personne ayant un double diagnostic et qui sont efficaces pour aborder la question de l'abus et du fardeau familial peuvent également réduire l'instabilité résidentielle et l'itinérance. Troisièmement, en diminuant la tension au sein des relations familiales, on peut améliorer le pronostic tant sur le plan des troubles psychiatriques que sur celui de la toxicomanie, car la recherche associe la tension des relations familiales à une évolution négative de ces deux types de troubles (Butzlaff et Hooley, 1998 ; Fichter *et al.*, 1997). Quatrièmement, enfin, on dispose d'assez de données pour démontrer l'efficacité des programmes d'intervention familiale, notamment en ce qui concerne l'atténuation des troubles psychiatriques (Pitschel-Walz *et al.*, 2001) et des troubles de consommation abusive (Stanton et Shadish, 1997).

L'intervention auprès d'une famille dont un membre vit avec un problème de comorbidité cible plusieurs objectifs (Barrowclough, 2003 ; Mueser *et al.*, 2003). L'atténuation du stress global au sein de la famille est l'un des plus importants et des plus immédiats, car ces tensions menacent d'étouffer la capacité d'adaptation des membres de la famille et de compromettre leur aptitude à fournir au client un soutien social et économique. Il importe également de renseigner tous les membres de la famille sur la maladie mentale, la toxicomanie et leurs interactions ; en effet, bien des familles ignorent comment ces deux troubles interagissent et n'ont pas conscience de la problématique liée à l'abus de substances. Un autre objectif à long terme consiste à mettre à contribution les ressources collectives de la famille pour faire face aux troubles concomitants du client et à recourir au soutien familial quand l'abus de substances devient problématique. Enfin, le travail avec la famille vise à aider ses membres à acquérir des compétences susceptibles d'améliorer la qualité de vie de chacun, y compris celle du client.

Tout comme pour l'intervention individuelle ou en groupe, la décision d'intervenir avec la famille dépend du stade de traitement du client. Au tout premier stade du traitement, le clinicien va vers la famille et l'engage dans le traitement avec l'objectif de développer une relation thérapeutique et d'évaluer les besoins particuliers de ses membres. Au stade de la persuasion, si la famille s'est engagée dans le traitement, on met l'accent sur l'aide à apporter pour que se développe chez les membres de la famille, y compris le client, la motivation nécessaire pour remédier à son problème de toxicomanie. On peut motiver la famille à chercher une solution à ce problème en lui proposant des rencontres psychoéducatives traitant des troubles concomitants, de leur interaction et de leur traitement. Si cette information ne suffit pas à insuffler à la famille la motivation nécessaire, on peut identifier d'autres objectifs familiaux à poursuivre et inviter les membres de la famille à tenter de découvrir si les habitudes de consommation du client compromettent l'atteinte de ces objectifs, en suivant les principes de l'entretien motivationnel (Miller et Rollnick, 2002) décrits ci-dessus. Au stade du traitement actif, si la famille a reconnu l'importance de l'abus de substances et que le client a réduit sa consommation (ou cessé de consommer), le travail avec la famille se centre sur l'aide à lui donner pour qu'elle puisse gérer les situations sociales présentant une forte tentation de consommer des substances, améliorer sa capacité d'adaptation aux symptômes psychiatriques, définir des activités sociales de remplacement et trouver des activités récréatives nouvelles et agréables. Au stade de la prévention de la rechute, l'intervention familiale porte sur l'aide à apporter au client pour qu'il améliore d'autres aspects de sa vie tels que la santé, les relations sociales, le travail ou l'école.

Le *Family Intervention for Dual Disorders Program* (FIDD) *[Programme d'intervention familiale pour les cas de troubles concomitants]* (Mueser et al., 2003) est un bon exemple de programme d'intervention familiale. Comprenant deux volets, il est offert à des familles seules ou, sous la forme d'un groupe de soutien, à plusieurs familles en même temps. L'intervention familiale individuelle comprend une évaluation personnelle de chaque membre de la famille, des séances de psychoéducation sur les troubles concomitants et leur traitement, l'apprentissage de compétences sociales et de la formation à la résolution de problèmes. Les séances ont lieu soit à la clinique, soit chez le client; elles durent environ une heure chacune et s'échelonnent sur une période de neuf mois à deux ans, à intervalles de plus en plus espacés. L'intervention familiale en groupe se fait à raison d'une rencontre par mois; elle combine la psychoéducation, l'échange de stratégies d'adaptation face aux problèmes communs et des activités de soutien mutuel. On fait participer le client et ses proches à l'intervention familiale, qu'elle se fasse auprès d'une seule famille ou d'un groupe formé de plusieurs familles. Une évaluation préliminaire du programme FIDD révèle un taux élevé de rétention au traitement et de rémission de l'abus de substances (Mueser et Fox, 2002). Le programme fait actuellement l'objet d'une évaluation expérimentale. De plus, l'évaluation expérimentale d'un autre traitement composé d'un programme d'intervention familiale, d'un entretien individuel motivationnel et d'une thérapie cognitive comportementale a mis en évidence une baisse de l'abus de substances chez les sujets du groupe expérimental, comparativement au groupe contrôle, ainsi qu'une diminution des cas de rechute et de réhospitalisation (Barrowclough *et al.*, 2001).

5.4. Les autres modalités de traitement

Les principales modalités de traitement pour faire face aux problèmes de toxicomanie des clients ayant des troubles mentaux graves sont donc l'intervention individuelle, l'intervention de groupe et l'intervention familiale, mais d'autres stratégies d'intervention auxiliaires sont également incluses à des programmes intégrés de traitement des troubles concomitants. Nous en décrirons quelques-unes : le traitement pharmacologique, la réadaptation professionnelle, le traitement en résidence (Mueser *et al.*, 2003) et les interventions coercitives (ou mesures involontaires).

Le *traitement pharmacologique* est le principal traitement offert aux personnes souffrant de troubles mentaux graves ; pour être efficace, le programme de réduction des troubles concomitants doit assurer l'administration de ce traitement à tous ses clients. De plus, un traitement pharmacologique agissant plus directement sur la dépendance est justifiable pour les personnes à double diagnostic ; on pense notamment à des médicaments comme la clozapine (Drake *et al.*, 2000), le disulfiram (Mueser, Noordsy *et al.*, à paraître) et le naltrexone (Anton *et al.*, 1999).

La *réadaptation professionnelle* est une composante importante du traitement pour les clients souffrant de troubles comorbides parce qu'elle les motive à pratiquer l'abstinence et les aide à s'établir un mode de vie intéressant sans avoir recours à la drogue ou à l'alcool. Les programmes de soutien en emploi constituent l'approche la plus efficace en réadaptation professionnelle (voir le chapitre 6) ; les résultats montrent en effet que les clients ayant un double diagnostic tirent des avantages significatifs de leur participation à un programme de ce genre (Sengupta *et al.*, 1998).

Bien que les résultats de recherche ne justifient pas l'institutionnalisation prolongée pour le traitement de la toxicomanie chez les personnes ayant des troubles mentaux graves, les programmes de *traitement en résidence* peuvent jouer un rôle dans la réadaptation de certains clients ayant des troubles concomitants. Les clients qui ont eu accès à des programmes communautaires de traitement intégrés, comprenant la prise de contact et l'engagement dans un traitement individuel, de groupe ou familial, mais qui n'ont pas modifié leur consommation abusive de substances pourraient bénéficier d'un traitement en résidence. Certains faits indiquent que les programmes de traitement en résidence peuvent être efficaces pour les clients ayant des troubles concomitants lorsqu'ils sont administrés dans la collectivité où vivent les clients, qu'ils sont centrés également sur la problématique de l'abus et l'atteinte d'objectifs de rétablissement fondamentaux et qu'il y a une transition graduelle de la participation au programme au retour à la vie dans la collectivité (Brunette *et al.*, 2001). Finalement, les *interventions coercitives* ou les *mesures involontaires* peuvent aussi jouer un rôle auprès de personnes ayant des troubles concomitants si ces troubles entraînent de graves dangers pour le client ou son entourage, bien qu'aucun résultat n'appuie le recours à ces interventions. Celles-ci peuvent prendre des formes variées : la gestion financière sous fiducie (Rosen et Rosenheck, 1999), l'ordonnance de traitement en clinique externe ou le congé sous conditions (O'Keefe *et al.*, 1997 ; Swartz *et al.*, 1999), le traitement en milieu hospitalier (Kavanagh *et al.*, 2003) ou le traitement en milieu carcéral (Edens *et al.*, 1997). De telles interventions sont efficaces pour engager les clients dans un traitement, mais il ne faut pas les confondre avec le traitement lui-même.

CONCLUSION

Le traitement intégré des personnes ayant un double diagnostic a considérablement évolué depuis dix ans ; on élabore constamment des programmes de plus en plus complets et efficaces. Les programmes de traitement des troubles concomitants mettent en application la notion de stades du traitement pour déterminer et pratiquer des interventions correspondant à la motivation du client à remédier à son problème d'abus de substances. Un tel traitement lié au stade de la motivation réduit au minimum le risque d'abandon du programme en raison d'un manque d'alliance avec le clinicien et maximise les résultats en forgeant activement chez le client la motivation à modifier son comportement.

Les programmes intégrés de traitement des troubles concomitants offrent des choix thérapeutiques variés, dont les modalités primaires de traitement psychothérapeutique individuel, de groupe ou familial. Le choix de l'approche thérapeutique spécifique est déterminé par des facteurs pratiques (p. ex., les modalités susceptibles de favoriser l'engagement du client), par les besoins du client et par le stade du traitement. L'accès à plus d'une modalité psychothérapeutique augmente les chances de réussite, car chaque modalité possède ses propres avantages. D'autres types d'intervention, dont le traitement pharmacologique, la réadaptation professionnelle, le traitement en résidence et les interventions coercitives ou mesures involontaires, peuvent aussi avoir une importance critique pour l'évolution positive des troubles concomitants. Ces progrès dans le traitement augurent bien pour le pronostic à long terme des personnes aux prises avec un double diagnostic.

BIBLIOGRAPHIE

Alcoholics Anonymous. (1985). *Twelve Steps and Twelve Traditions.* New York, Alcoholics Anonymous World Services, Inc.

Anton, R.F., Moak, D.H., Waid, L.R., Latham, P.K., Malcolm, R.J. et Dias, J.K. (1999). Naltrexone and cognitive behavioral therapy for the treatment of outclient alcoholics : Results of a placebo-controlled trial. *American Journal of Psychiatry*, vol. 156, p. 1758-1764.

Arndt, S., Tyrrell, G., Flaum, M. et Andreasen, N.C. (1992). Comorbidity of substance abuse and schizophrenia : The role of pre-morbid adjustment. *Psychological Medicine*, vol. 22, p. 379-388.

Asarnow, J.R. (1988). Children at risk for schizophrenia : Converging lines of evidence. *Schizophrenia Bulletin*, vol. 14, p. 613-631.

Barrowclough, C. (2003). Family intervention for substance misuse in psychosis. Dans H.L. Graham, A. Copello, M.J. Birchwood et K.T. Mueser (dir.), *Substance Misuse in Psychosis : Approaches to Treatment and Service Delivery,* Chichester, John Wiley and Sons, p. 227-243.

Barrowclough, C., Haddock, G., Tarrier, N., Lewis, S., Moring, J., O'Brien, R., Schofield, N. et McGovern, J. (2001). Randomized controlled trial of motivational interviewing, cognitive behavior therapy, and family intervention for clients with comorbid schizophrenia and substance use disorders. *American Journal of Psychiatry*, vol. 158, p. 1706-1713.

Becker, H.S. (1953). Becoming a marijuana user. *American Journal of Sociology*, vol. 59, p. 235-242.

Bellack, A.S. et DiClemente, C.C. (1999). Treating substance abuse among clients with schizophrenia. *Psychiatric Services*, vol. 50, p. 75-79.

Bellack, A.S., Morrison, R.L., Wixted, J.T. et Mueser, K.T. (1990). An analysis of social competence in schizophrenia. *British Journal of Psychiatry*, vol. 156, p. 809-818.

Bellack, A.S., Mueser, K.T., Gingerich, S. et Agresta, J. (1997). *Social Skills Training for Schizophrenia : A Step-by-step Guide.* New York, Guilford.

Bennett, M.E., Bellack, A.S. et Gearson, J.S. (2001). Treating substance abuse in schizophrenia : An initial report. *Journal of Substance Abuse Treatment*, vol. 20, p. 163-175.

Breakey, W.R., Goodell, H., Lorenz, P.C. et McHugh, P.R. (1974). Hallucinogenic drugs as precipitants of schizophrenia. *Psychological Medicine*, vol. 4, p. 255-261.

Brunette, M.F., Drake, R.E., Woods, M. et Hartnett, T. (2001). A comparison of long-term and short-term residential treatment programs for dual diagnosis clients. *Psychiatric Services*, vol. 52, p. 526-528.

Butzlaff, R.L. et Hooley, J.M. (1998). Expressed emotion and psychiatric relapse. *Archives of General Psychiatry*, vol. 55, p. 547-552.

Carey, K.B. (1996). Substance use reduction in the context of outclient psychiatric treatment : A collaborative, motivational, harm reduction approach. *Community Mental Health Journal*, vol. 32, p. 291-306.

Carey, K.B. et Carey, M.P. (1995). Reasons for drinking among psychiatric outclients : Relationship to drinking patterns. *Psychology of Addictive Behaviors*, vol. 9, p. 251-257.

Carey, K.B. et Correia, C.J. (1998). Severe mental illness and addictions: Assessment considerations. *Addictive Behaviors*, vol. 23, p. 735-748.

Carmichael, D., Tackett-Gibson, M., O'Dell, L., Jayasuria, B., Jordan, J. et Menon, R. (1998). *Texas Dual Diagnosis Project Evaluation Report 1997-1998*. College Station (Texas): Public Policy Research Institute/Texas A&M University.

Caton, C.L., Shrout, P.E., Eagle, P.F., Opler, L.A., Felix, A.F. et Dominguez, B. (1994). Risk factors for homelessness among schizophrenic men: A case-control study. *American Journal of Public Health*, vol. 84, p. 265-270.

Caton, C.L.M. (1995). Mental health service use among homeless and never-homeless men with schizophrenia. *Psychiatric Services*, vol. 46, p. 1139-1143.

Caton, C.L.M., Shrout, P.E., Dominguez, B., Eagle, P.F., Opler, L.A. et Cournos, F. (1995). Risk factors for homelessness among women with schizophrenia. *American Journal of Public Health*, vol. 85, p. 1153-1156.

Clark, R.E. (1996). Family support for persons with dual disorders. Dans R.E. Drake et K.T. Mueser (dir.), *Dual Diagnosis of Major Mental Illness and Substance Abuse, Volume 2: Recent Research and Clinical Implications. New Directions for Mental Health Services*, San Francisco, Jossey-Bass, vol. 70, p. 65-78.

Clark, R.E. (2001). Family support and substance use outcomes for persons with mental illness and substance use disorders. *Schizophrenia Bulletin*, vol. 27, p. 93-101.

Connors, G.J., Donovan, D.M. et DiClemente, C.C. (2001). *Substance Abuse Treatment and the Stages of Change*. New York, Guilford.

Corrigan, P.W., McCracken, S.G. et Holmes, E.P. (2001). Motivational interviews as goal assessment for persons with psychiatric disability. *Community Mental Health Journal*, vol. 37, p. 113-122.

Corse, S.J., Hirschinger, N.B. et Zanis, D. (1995). The use of the Addiction Severity Index with people with severe mental illness. *Psychiatric Rehabilitation Journal*, vol. 19, p. 9-18.

Cuffel, B.J. (1996). Comorbid substance use disorder: Prevalence, patterns of use, and course. Dans R.E. Drake et K.T. Mueser (dir.), *Dual Diagnosis of Major Mental Illness and Substance Abuse, Volume 2: Recent Research and Clinical Implications. New Directions in Mental Health Services*, San Francisco, Jossey-Bass, vol. 70, p. 93-105.

Dixon, L., Haas, G., Weiden, P.J., Sweeney, J. et Frances, A.J. (1991). Drug abuse in schizophrenic clients: Clinical correlates and reasons for use. *American Journal of Psychiatry*, vol. 148, p. 224-230.

Dixon, L., McNary, S. et Lehman, A. (1995). Substance abuse and family relationships of persons with severe mental illness. *American Journal of Psychiatry*, vol. 152, p. 456-458.

Drake, R.E., Bartels, S.B., Teague, G.B., Noordsy, D.L. et Clark, R.E. (1993). Treatment of substance abuse in severely mentally ill clients. *Journal of Nervous and Mental Disease*, vol. 181, p. 606-611.

Drake, R.E. et Brunette, M.F. (1998). Complications of severe mental illness related to alcohol and other drug use disorders. Dans M. Galanter (dir.), *Recent Developments in Alcoholism: Consequences of Alcoholism*, New York, Plenum, vol. 14, p. 285-299.

Drake, R.E., McHugo, G.J., Clark, R.E., Teague, G.B., Xie, H., Miles, K. et Ackerson, T.H. (1998). Assertive community treatment for clients with co-occurring severe mental illness and substance use disorder : A clinical trial. *American Journal of Orthopsychiatry*, vol. 68, p. 201-215.

Drake, R.E., Osher, F.C. et Wallach, M.A. (1989). Alcohol use and abuse in schizophrenia : A prospective community study. *Journal of Nervous and Mental Disease*, vol. 177, p. 408-414.

Drake, R.E., Rosenberg, S.D. et Mueser, K.T. (1996). Assessing substance use disorder in persons with severe mental illness. Dans R.E. Drake et K.T. Mueser (dir.), *Dual Diagnosis of Major Mental Illness and Substance Abuse, Volume 2 : Recent Research and Clinical Implications. New Directions for Mental Health Services*, San Francisco, Jossey-Bass, vol. 70, p. 3-17.

Drake, R.E., Teague, G.B. et Warren, R.S. (1990). Dual diagnosis : The New Hampshire Program. *Addiction and Recovery*, vol. 10, p. 35-39.

Drake, R.E. et Wallach, M.A. (1993). Moderate drinking among people with severe mental illness. *Hospital and Community Psychiatry*, vol. 44, p. 780-782.

Drake, R.E., Xie, H., McHugo, G.J. et Green, A.I. (2000). The effects of clozapine on alcohol and drug use disorders among schizophrenic clients. *Schizophrenia Bulletin*, vol. 26, p. 441-449.

Edens, J.F., Peters, R.H. et Hills, H.A. (1997). Treating prison inmates with co-occurring disorders : An integrative review of existing programs. *Behavioral Sciences and the Law*, vol. 15, p. 439-457.

Fichter, M.M., Glynn, S.M., Weyer, S., Liberman, R.P. et Frick, U. (1997). Family climate and expressed emotion in the course of alcoholism. *Family Process*, vol. 36, p. 203-221.

Frank, A.F. et Gunderson, J.G. (1990). The role of the therapeutic alliance in the treatment of schizophrenia. *Archives of General Psychiatry*, vol. 47, p. 228-236.

Galanter, M., Castaneda, R. et Ferman, J. (1988). Substance abuse among general psychiatric clients : Place of presentation, diagnosis and treatment. *American Journal of Drug and Alcohol Abuse*, vol. 14, p. 211-235.

Gehrs, M. et Goering, P. (1994). The relationship between the working alliance and rehabilitation outcomes of schizophrenia. *Psychosocial Rehabilitation Journal*, vol. 18, p. 43-54.

Goodman, L.A., Salyers, M.P., Mueser, K.T., Rosenberg, S.D., Swartz, M., Essock, S.M., Osher, F.C. et Butterfield, M.I. (2001). Recent victimization in women and men with severe mental illness : Prevalence and correlates. *Journal of Traumatic Stress*, vol. 14, p. 615-632.

Hamilton, T. et Sample, P. (1994). *The Twelve Steps and Dual Recovery : A Framework of Recovery for Those of Us with Addiction and an Emotional or Psychiatric Illness*. Center City (Minn.), Hazelden.

Jerrell, J.M. et Ridgely, M.S. (1995). Comparative effectiveness of three approaches to serving people with severe mental illness and substance use disorders. *Journal of Nervous and Mental Disease*, vol. 183, p. 566-576.

Kavanagh, D.J. (1995). An intervention for substance abuse in schizophrenia. *Behaviour Change*, vol. 12, p. 20-30.

Kavanagh, D.J., Young, R., White, A., Saunders, J.B., Shockley, N., Wallis, J. et Clair, A. (2003). Start Over and Survive : A brief intervention for substance misuse in early psychosis. Dans H.L. Graham, A. Copello, M.J. Birchwood et K.T. Mueser (dir.), *Substance Misuse in Psychosis : Approaches to Treatment and Service Delivery*, Chichester, John Wiley and Sons, p. 244-258.

Kemp, R., Hayward, P., Applewhaite, G., Everitt, B. et David, A. (1996). Compliance therapy in psychotic clients : Randomised controlled trial. *British Medical Journal*, vol. 312, p. 345-349.

Kemp, R., Kirov, G., Everitt, B., Hayward, P. et David, A. (1998). Randomised controlled trial of compliance therapy : 18-month follow-up. *British Journal of Psychiatry*, vol. 173, p. 271-272.

Kessler, R.C., Crum, R.M., Warner, L.A., Nelson, C.B., Schulenberg, J. et Anthony, J.C. (1997). Lifetime co-occurrence of DSM-III-R alcohol abuse and dependence with other psychiatric disorders in the National Comorbidity Survey. *Archives of General Psychiatry*, vol. 54, p. 313-321.

Khantzian, E. (1985). The self-medication hypothesis of addictive disorders : Focus on heroin and cocaine dependence. *American Journal of Psychiatry*, vol. 142, p. 1259-1264.

Khantzian, E.J. (1997). The self-medication hypothesis of substance use disorders : A reconsideration and recent applications. *Harvard Review of Psychiatry*, vol. 4, p. 231-244.

Lehman, A., Myers, C., Corty, E. et Thompson, J. (1994). Severity of substance-use disorders among psychiatric inclients. *The Journal of Nervous and Mental Disease*, vol. 182, p. 164-167.

Liberman, R.P., DeRisi, W.J. et Mueser, K.T. (1989). *Social Skills Training for Psychiatric Clients*. Needham Heights (Mass.), Allyn and Bacon.

Lieberman, J.A., Kane, J.M. et Alvir, J. (1987). Provocative tests with psycho-stimulant drugs in schizophrenia. *Psychopharmacology*, vol. 91, p. 415-433.

Linszen, D., Dingemans, P. et Lenior, M. (1994). Cannabis abuse and the course of recent onset schizophrenic disorders. *Archives of General Psychiatry*, vol. 51, p. 273-279.

Marlatt, G.A. et Gordon, J.R. (dir.) (1985). *Relapse Prevention : Maintenance Strategies in the Treatment of Addictive Behaviors*. New York, Guilford.

McDowell, D., Galanter, M., Goldfarb, L. et Lifshutz, H. (1996). Spirituality and the treatment of the dually-diagnosed : An investigation of client and staff attitudes. *Journal of Addictive Diseases*, vol. 15, p. 55-68.

McHugo, G.J., Drake, R.E., Burton, H.L. et Ackerson, T.H. (1995). A scale for assessing the stage of substance abuse treatment in persons with severe mental illness. *Journal of Nervous and Mental Disease*, vol. 183, p. 762-767.

Meissen, G., Powell, T.J., Wituk, S.A., Girrens, K. et Arteaga, S. (1999). Attitudes of AA contact persons toward group participation by persons with a mental illness. *Psychiatric Services*, vol. 50, p. 1079-1081.

Miller, W.R. et Rollnick, S. (1991). *Motivational Interviewing : Preparing People to Change Addictive Behavior*. New York, Guilford.

Miller, W.R. et Rollnick, S. (dir.) (2002). *Motivational Interviewing : Preparing People for Change* (2e éd.). New York, Guilford.

Milton, F., Patwa, V.K. et Hafner, R.J. (1978). Confrontation *vs.* belief modification in persistently deluded clients. *British Journal of Medical Psychology*, vol. 51, p. 127-130.

Minkoff, K. (1989). An integrated treatment model for dual diagnosis of psychosis and addiction. *Hospital and Community Psychiatry*, vol. 40, p. 1031-1036.

Monti, P.M., Abrams, D.B., Kadden, R.M. et Cooney, N.L. (2002). *Treating Alcohol Dependence* (2ᵉ éd.). New York, Guilford.

Mueser, K., Drake, R. et Wallach, M. (1998). Dual diagnosis : A review of etiological theories. *Addictive Behaviors*, vol. 23, p. 717-734.

Mueser, K.T., Bennett, M. et Kushner, M.G. (1995). Epidemiology of substance abuse among persons with chronic mental disorders. Dans A.F. Lehman et L. Dixon (dir.), *Double Jeopardy : Chronic Mental Illness and Substance Abuse*, New York, Harwood Academic Publishers, p. 9-25.

Mueser, K.T., Drake, R.E., Ackerson, T.H., Alterman, A.I., Miles, K.M. et Noordsy, D.L. (1997). Antisocial personality disorder, conduct disorder, and substance abuse in schizophrenia. *Journal of Abnormal Psychology*, vol. 106, p. 473-477.

Mueser, K.T., Drake, R.E. et Noordsy, D.L. (1998). Integrated mental health and substance abuse treatment for severe psychiatric disorders. *Practical Psychiatry and Behavioral Health*, vol. 4, p. 129-139.

Mueser, K.T., Essock, S.M., Drake, R.E., Wolfe, R.S. et Frisman, L. (2001). Rural and urban differences in dually diagnosed clients : Implications for service needs. *Schizophrenia Research*, vol. 48, p. 93-107.

Mueser, K.T. et Fox, L. (2002). A family intervention program for dual disorders. *Community Mental Health Journal*, vol. 38, p. 253-270.

Mueser, K.T. et Noordsy, D.L. (1996). Group treatment for dually diagnosed clients. Dans R.E. Drake et K.T. Mueser (dir.), *Dual Diagnosis of Major Mental Illness and Substance Abuse, Volume 2 : Recent Research and Clinical Implications*, San Francisco, Jossey-Bass, vol. 70, p. 33-51.

Mueser, K.T., Noordsy, D.L., Drake, R.E. et Fox, L. (2003). *Integrated Treatment for Dual Disorders : A Guide to Effective Practice*. New York, Guilford.

Mueser, K.T., Noordsy, D.L., Fox, L. et Wolfe, R. (à paraître). Disulfiram treatment for alcoholism in severe mental illness. *American Journal on Addictions*.

Mueser, K.T., Rosenberg, S.D., Drake, R.E., Miles, K.M., Wolford, G., Vidaver, R. et Carrieri, K. (1999). Conduct disorder, antisocial personality disorder, and substance use disorders in schizophrenia and major affective disorders. *Journal of Studies on Alcohol*, vol. 60, p. 278-284.

Mueser, K.T., Salyers, M.P., Rosenberg, S.D., Goodman, L.A., Essock, S.M., Osher, F.C., Swartz, M.S., Butterfield, M. et Committee, T.S.H. a. R.S.R. (à paraître). Interpersonal trauma and posttraumatic stress disorder in clients with severe mental illness : Demographic, clinical, and health correlates. *Schizophrenia Bulletin*.

Mueser, K.T., Yarnold, P.R. et Bellack, A.S. (1992). Diagnostic and demographic correlates of substance abuse in schizophrenia and major affective disorder. *Acta Psychiatrica Scandinavica*, vol. 85, p. 48-55.

Mueser, K.T., Yarnold, P.R., Levinson, D.F., Singh, H., Bellack, A.S., Kee, K., Morrison, R.L. et Yadalam, K. G. (1990). Prevalence of substance abuse in schizophrenia : Demographic and clinical correlates. *Schizophrenia Bulletin*, vol. 16, p. 31-56.

Mueser, K.T., Yarnold, P.R., Rosenberg, S.D., Swett, C., Miles, K.M. et Hill, D. (2000). Substance use disorder in hospitalized severely mentally ill psychiatric clients : Prevalence, correlates, and subgroups. *Schizophrenia Bulletin*, vol. 26, p. 179-192.

Noordsy, D.L., Drake, R.E., Biesanz, J.C. et McHugo, G.J. (1994). Family history of alcoholism in schizophrenia. *Journal of Nervous and Mental Disease*, vol. 186, p. 651-655.

Noordsy, D.L., Drake, R.E., Teague, G.B., Osher, F.C., Hurlbut, S.C., Beaudett, M.S. et Paskus, T.S. (1991). Subjective experiences related to alcohol abuse among schizophrenics. *Journal of Nervous and Mental Disease*, vol. 179, p. 410-414.

Noordsy, D.L., Schwab, B., Fox, L. et Drake, R.E. (1996). The role of self-help programs in the rehabilitation of persons with severe mental illness and substance use disorders. *Community Mental Health Journal*, vol. 32, p. 71-81.

O'Keefe, C., Potenza, D.P. et Mueser, K.T. (1997). Treatment outcomes for severely mentally ill clients on conditional discharge to community-based treatment. *Journal of Nervous and Mental Disease*, vol. 185, p. 409-411.

Osher, F.C. et Kofoed, L.L. (1989). Treatment of clients with psychiatric and psychoactive substance use disorders. *Hospital and Community Psychiatry*, vol. 40, p. 1025-1030.

Pitschel-Walz, G., Leucht, S., Bäuml, J., Kissling, W. et Engel, R.R. (2001). The effect of family interventions on relapse and rehospitalization in schizophrenia : A meta-analysis. *Schizophrenia Bulletin*, vol. 27, p. 73-92.

Polcin, D.L. (1992). Issues in the treatment of dual diagnosis clients who have chronic mental illness. *Professional Psychology : Research and Practice*, vol. 23, p. 30-37.

Priebe, S. et Gruyters, T. (1993). The role of the helping alliance in psychiatric community care : A prospective study. *The Journal of Nervous and Mental Disease*, vol. 181, p. 552-557.

Prochaska, J.O. et DiClemente, C.C. (1984). *The Transtheoretical Approach : Crossing the Traditional Boundaries of Therapy*. Homewood (Ill.), Dow-Jones/Irwin.

Regier, D.A., Farmer, M.E., Rae, D.S., Locke, B.Z., Keith, S.J., Judd, L.L. et Goodwin, F.K. (1990). Comorbidity of mental disorders with alcohol and other drug abuse : Results from the Epidemiologic Catchment Area (ECA) study. *Journal of the American Medical Association*, vol. 264, p. 2511-2518.

Ridgely, M.S., Goldman, H.H. et Willenbring, M. (1990). Barriers to the care of persons with dual diagnoses : Organizational and financing issues. *Schizophrenia Bulletin*, vol. 16, p. 123-132.

Roberts, L.J., Shaner, A. et Eckman, T.A. (1999). *Overcoming Addictions : Skills Training for People with Schizophrenia*. New York, W.W. Norton.

Room, R. (1993). Alcoholics Anonymous as a social movement. Dans B.S. McCrady et W.R. Miller (dir.), *Research on Alcoholics Anonymous*, New Brunswick (N.J.), Rutgers Center of Alcohol Studies, p. 167-189.

Rosen, M.I. et Rosenheck, R. (1999). Substance use and assignment of representative payees. *Psychiatric Services*, vol. 50, p. 95-98.

Rosenberg, S.D., Drake, R.E., Wolford, G.L., Mueser, K.T., Oxman, T.E., Vidaver, R.M., Carrieri, K.L. et Luckoor, R. (1998). The Dartmouth Assessment of Lifestyle Instrument (DALI): A substance use disorder screen for people with severe mental illness. *American Journal of Psychiatry*, vol. 155, p. 232-238.

Rosenberg, S.D., Goodman, L.A., Osher, F.C., Swartz, M., Essock, S.M., Butterfield, M.I., Constantine, N.T., Wolford, G.L. et Salyers, M.P. (2001). Prevalence of HIV, hepatitis B and hepatitis C in people with severe mental illness. *American Journal of Public Health*, vol. 91, p. 31-37.

Salyers, M.P. et Mueser, K.T. (2001). Social functioning, psychopathology, and medication side effects in relation to substance use and abuse in schizophrenia. *Schizophrenia Research*, vol. 48, p. 109-123.

Sengupta, A., Drake, R.E. et McHugo, G.J. (1998). The relationship between substance use disorder and vocational functioning among persons with severe mental illness. *Psychiatric Rehabilitation Journal*, vol. 22, p. 41-45.

Serper, M.R., Alpert, M., Richardson, N.A., Dickson, S., Allen, M.H. et Werner, A. (1995). Clinical effects of recent cocaine use on clients with acute schizophrenia. *American Journal of Psychiatry*, vol. 152, p. 1464-1469.

Shaner, A., Khalsa, M.A., Roberts, L., Wilkins, J., Anglin, D. et Hsieh, S.C. (1993). Unrecognized cocaine use among schizophrenic clients. *American Journal of Psychiatry*, vol. 150, p. 758-762.

Spencer, C., Castle, D. et Michie, P.T. (2002). Motivations that maintain substance use among individuals with psychotic disorders. *Schizophrenia Bulletin*, vol. 28, p. 233-247.

Stanton, M.D. et Shadish, W.R. (1997). Outcome, attrition, and family-couples treatment for drug abuse: A meta-analysis and review of the controlled, comparative studies. *Psychological Bulletin*, vol. 122, p. 170-191.

Swartz, M.S., Swanson, J.W., Hiday, V.A., Borum, R., Wagner, H.R. et Burns, B.J. (1998). Violence and mental illness: The effects of substance abuse and nonadherence to medication. *American Journal of Psychiatry*, vol. 155, p. 226-231.

Swartz, M.S., Swanson, J.W., Wagner, H.R., Burns, B.J., Hiday, V.A. et Borum, R. (1999). Can involuntary outclient commitment reduce hospital recidivism? Findings from a randomized trial with severely mentally ill individuals. *American Journal of Psychiatry*, vol. 156, p. 1968-1975.

Tarrier, N. et Haddock, G. (2002). Cognitive-behavioral therapy for schizophrenia: A case formulation approach. Dans S.G. Hoffman et M.C. Tompson (dir.), *Treating Chronic and Severe Mental Disorders: A Handbook of Empirically Supported Interventions*, New York, Guilford, p. 69-95.

Teeson, M., Hall, W., Lynskey, M. et Degenhardt, L. (2000). Alcohol and drug use disorders in Australia: Implications of the National Survey of Mental Health and Wellbeing. *Australian and New Zealand Journal of Psychiatry*, vol. 34, p. 206-213.

Test, M.A., Wallish, L.S., Allness, D.G. et Ripp, K. (1989). Substance use in young adults with schizophrenic disorders. *Schizophrenia Bulletin*, vol. 15, p. 465-476.

Trumbetta, S.L., Mueser, K.T., Quimby, E., Bebout, R. et Teague, G.B. (1999). Social networks and clinical outcomes of dually diagnosed homeless persons. *Behavior Therapy*, vol. 30, p. 407-430.

Tsuang, M.T., Simpson, J.C. et Kronfol, Z. (1982). Subtypes of drug abuse with psychosis. *Archives of General Psychiatry*, vol. 39, p. 141-147.

Vogel, H.S., Knight, E., Laudet, A.B. et Magura, S. (1998). Double Trouble in Recovery : Self-help for the dually diagnosed. *Psychiatric Rehabilitation Journal*, vol. 21, p. 356-364.

Warner, R., Taylor, D., Wright, J., Sloat, A., Springett, G., Amold, S. et Weinberg, H. (1994). Substance use among the mentally ill : Prevalence, reasons for use and effects on illness. *American Journal of Orthopsychiatry*, vol. 64, p. 30-39.

Ziedonis, D.M. et Fisher, W. (1996). Motivation-based assessment and treatment of substance abuse in clients with schizophrenia. *Directions in Psychiatry*, vol. 16, p. 1-7.

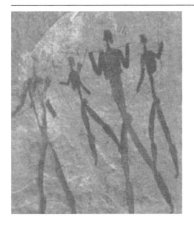

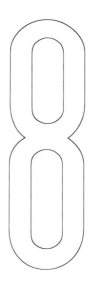

Interventions précoces
dans les cas de psychose

Marc Laporta, M.D.
McGill University

RÉSUMÉ

Certains troubles psychotiques, notamment la schizophrénie, sont associés à des déficits qui se traduisent par une détérioration dans plusieurs sphères du fonctionnement humain, social, psychologique et spirituel. Tous les efforts déployés en phase précoce visent à détecter rapidement les signes de ces troubles afin d'offrir des soins permettant de ralentir, voire de prévenir, les déficits et la détérioration. Ils visent à enclencher une réadaptation et à renverser l'isolement et la marginalisation qui caractérisent souvent la vie de personnes atteintes d'une maladie mentale grave. Le processus de la détérioration semble s'engager par plusieurs voies et inclure plusieurs facteurs. Certains de ces facteurs sont liés à la pathophysiologie de la maladie alors que d'autres sont plus fluides et peuvent être accessibles lors de l'intervention, surtout aux premiers stades de la psychose. Plusieurs de ces facteurs seront analysés dans ce chapitre. Les symptômes psychotiques constituent une cible essentielle, mais non exclusive, des interventions précoces. Aussi, les interventions pharmacologiques, qui sont au cœur du traitement et de la prévention des symptômes psychotiques, comprennent des limites importantes. Ce chapitre présente une description d'interventions psychosociales efficaces, qui incluent les interventions de réadaptation, visant à améliorer la qualité de vie de la personne en phase précoce de la psychose.

ABSTRACT

Psychotic disorders, especially schizophrenia, are associated with highly consequential cognitive, psychological, spiritual, and social impairments. Many efforts have been geared at slowing or preventing deterioration and deficit, and at the rehabilitation of individuals suffering from them. Early interventions may permit more effective prevention. The process of deterioration seems to enlist many pathways and include multiple factors. Somes of these factors are linked to the pathophysiology of the psychotic illness whereas others are more fluid contributors and may be more accessible to intervention, especially early in the course of the illness. Clearly, psychotic symptoms constitute a primary focus for interventions, but have important caveats. Effective evidence-based psychosocial interventions aimed at preventing psychosis have been developed which are described briefly in this chapter. Preventing psychotic relapse is an important focus of rehabilitative interventions.

Depuis vingt ans, l'intérêt pour l'amélioration des résultats associés à la schizophrénie a suscité un appel à la détection précoce des nouveaux cas de personnes souffrant de troubles psychotiques et au traitement rapide de ces clients. Ces approches visaient à prévenir la détérioration qui peut se produire dans les premières années qui suivent l'apparition de la maladie (Falloon, 1992 ; Birchwood et Macmillan, 1993). Ce chapitre traite des interventions précoces dans les cas de troubles psychotiques.

1. LE CONTEXTE

1.1. La définition de la psychose

L'importance de la psychose réside dans sa prégnance clinique et sa nature perturbatrice, ainsi que dans ses multiples manifestations cliniques. Les symptômes psychotiques sont relativement faciles à reconnaître ; c'est en termes phénoménologiques qu'ils se comprennent le mieux, bien que ces symptômes ne soient ni spécifiques ni pathognomoniques et qu'ils ne renvoient pas à une étiologie en particulier. Les expériences psychotiques comprennent principalement les hallucinations et les idées délirantes, mais elles peuvent aussi se traduire par une pensée désorganisée ou un comportement bizarre.

Les hallucinations sont des perturbations de la perception par lesquelles la personne voit, entend, sent, goûte ou touche des choses en l'absence d'un stimulus extérieur. Par exemple, une personne souffrant d'hallucinations auditives entend des voix alors que personne ne parle. Ces expériences ne peuvent être objectivées par autrui. Les hallucinations les plus courantes chez les personnes atteintes de schizophrénie sont : l'impression que ses propres pensées sont audibles, l'impression d'entendre une discussion ou une conversation entre deux ou plusieurs personnes, et les voix hallucinatoires qui commentent les actions du client.

Les idées délirantes sont des perturbations par lesquelles des pensées viennent à l'esprit du client sous une forme fragmentée, étrange, bizarre, voire tout à fait inhabituelle compte tenu de la culture ou des antécédents de la personne. Ces pensées n'ont aucun fondement dans la réalité, mais le client peut arriver à y croire fermement. Par exemple, la personne peut acquérir la conviction qu'elle est la victime d'un complot minutieux sans avoir de raison de penser de la sorte, ou que son corps est capable de voler, ou encore, plus bizarrement, que son corps a subi une transplantation soudaine au moyen d'un dispositif technologique. Ces idées peuvent sembler relativement plausibles dans certaines circonstances ou totalement improbables dans d'autres cas, mais on peut finalement constater qu'elles n'ont aucun fondement dans la réalité. Chez les personnes atteintes de schizophrénie, les formes d'idées délirantes les plus courantes sont : la diffusion de pensée, le retrait de pensée, l'insertion de pensée et l'impression que son corps est passif, sous l'emprise d'une force extérieure.

La pensée désorganisée est un état où les associations entre les pensées du client sont très lâches au point où il n'est pas possible de comprendre leur relation logique, même si le client tente de l'expliquer. Le comportement bizarre est un comportement qui est étrange ou qui transgresse les mœurs sociales. On peut citer comme exemples les gestes, les expressions faciales et les grimaces très étranges sans aucun lien avec les émotions ni avec le contenu de la discussion, le mutisme et le regard fixe pour toute réponse à une question, etc.

1.2. Les causes de la psychose

Bien que ce chapitre porte sur les états psychiatriques associés à la psychose, nous allons nous attarder brièvement aux nombreuses causes médicales, neurologiques et génétiques (dont certaines sont réversibles) qui sont susceptibles de mener à une psychose. Le DSM-IV classe les psychoses qui surviennent dans le contexte d'un état pathologique physique dans la catégorie « Trouble psychotique dû à une affection médicale générale » et la CIM-10, dans la catégorie équivalente « Troubles délirants [schizophréniques] organiques ». Il faut toujours prendre soigneusement en compte l'étiologie médicale et les autres étiologies non psychiatriques dans l'établissement du diagnostic initial d'un nouveau client, car beaucoup de ces états sont traitables par des interventions spécifiques visant les états pathologiques sous-jacents et peuvent s'accompagner d'un pronostic très favorable. Dans une étude de suivi sur cinq ans de troubles neurologiques avec symptômes psychotiques, on a constaté que plus de la moitié des sujets de l'échantillon souffraient d'épilepsie (Feinstein et Ron, 1998). La plupart des épisodes psychotiques étaient transitoires, l'apparition des symptômes était plus tardive que pour la schizophrénie, et le quart des sujets n'ont jamais subi de rechute. Le tableau 8.1 présente une liste partielle de causes non psychiatriques de symptômes psychotiques.

Un certain nombre d'états psychiatriques peuvent être associés à des symptômes psychotiques plus ou moins dominants dans le cadre de leur portrait clinique (voir le tableau 8.2). Il faut comprendre que les symptômes psychotiques peuvent apparaître à n'importe quel stade de l'histoire naturelle de ces diagnostics. Ils peuvent être transitoires ou spontanément résolutifs ; ils peuvent être autonomes et limités à quelques pensées ou perceptions spécifiques, ou envahir le point de vue de la personne sur presque tous les aspects de sa vie quotidienne. La psychose peut se vivre avec ou sans conscience de la véracité de l'expérience, de sorte que le client peut savoir que les voix qu'il entend sont associées non pas à quelque chose qui se passe dans le monde extérieur, mais bien aux caractéristiques d'une maladie.

TABLEAU 8.1

Exemples de causes non psychiatriques de symptômes psychotiques

Consommation de drogues, p. ex. amphétamines, cocaïne, hallucinogènes, phencyclidine (PCP), état hallucinatoire alcoolique, anticholinergiques, sevrage de barbituriques, alcaloïde de la belladone, cimétidine, digitale, disulfirame, L-dopa

Troubles associés à l'alcool, p. ex. dégénérescence cérébelleuse, syndrome de Korsakoff

Épilepsie, en particulier d'origine temporale

Tumeurs du système nerveux central (SNC), particulièrement frontales ou limbiques

Infections du SNC, p. ex. encéphalite herpétique, maladie de Creutzfeldt-Jakob, neurosyphilis, sida

Démence sénile (maladie d'Alzheimer)

Chorée de Huntington

Sclérose en plaques

Hydrocéphalie à pression normale

Maladie de Parkinson

Accident vasculaire cérébral

Porphyrie intermittente aiguë

Troubles endocriniens, en particulier surrénaliens et thyroïdiens

Intoxication oxycarbonée

Intoxication par des métaux lourds (arsenic, manganèse, mercure, thallium)

Homocystinurie

Lupus érythémateux systémique

TABLEAU 8.2

Troubles psychiatriques associés à des symptômes psychotiques selon le DSM-IV

Schizophrénie

Trouble schizophréniforme

Trouble psychotique bref

Trouble de l'humeur

Trouble schizo-affectif

Trouble psychotique non spécifique

Trouble délirant

Trouble autistique

Trouble de la personnalité, en particulier de type schizotypal, schizoïde, limite, paranoïde

Trouble obsessivo-compulsif

Simulation psychiatrique

Trouble factice aux symptômes psychologiques prédominants

La psychose est donc un symptôme très saillant qui apparaît dans un certain nombre de troubles mentaux. Sa prégnance vient principalement de sa déviance frappante par rapport aux façons normatives de penser, de ressentir, de se comporter et d'envisager sa propre personne et son monde. On y observe souvent un changement dans la personnalité même de la personne touchée, ce qui a des effets psychologiques profonds sur la personne qui présente les symptômes et sur tous ceux et celles qui interviennent dans sa vie.

1.3.   La psychose a-t-elle une valeur pronostique ?

La psychose est un trouble de la pensée dont la durée et la forme peuvent varier énormément. Fait intéressant, la présence de symptômes psychotiques n'est associée exclusivement à aucune catégorie diagnostique. Des études concluantes ont porté sur la présence de symptômes psychotiques («symptômes schneidériens de premier rang»). Le tableau 8.3 résume quelques-uns de ces résultats.

TABLEAU 8.3

**Incidence des symptômes psychotiques courants
dans diverses maladies psychiatriques**

Trouble psychiatrique	Carpenter *et al.*, 1973 Critères du DSM-II	Peralta et Cuesta, 1999 Critères du DSM-III-R
Schizophrénie	51 %	69 %
Trouble schizophréniforme		83 %
Psychose réactionnelle brève		52 %
Psychose non spécifique		48 %
Trouble schizo-affectif		65 %
Psychoses affectives / troubles de l'humeur	23 %	43 %

D'après Carpenter *et al.*, 1973 ; Peralta et Cuesta, 1999.

D'un point de vue clinique, le pronostic est surtout déterminé par les troubles comportementaux associés et par le niveau de détérioration fonctionnelle, qui sont les facteurs qui ont le plus d'effets sur la vie du client et des personnes associées au client. Même des symptômes psychotiques transitoires, par exemple, peuvent parfois être associés à des comportements de violence ou d'auto mutilation. Le clinicien doit toujours évaluer ces risques avec soin, car ils ne sont pas nécessairement évidents dans une discussion superficielle avec le client. Les moyens d'évaluer les clients et leur état mental débordent le cadre du présent chapitre.

Mme S et M. T

On avait vu une jeune femme si convaincue d'être capable de voler qu'elle se préparait à sauter d'un pont pour prendre des photographies aériennes. Un autre individu avait cessé de manger, car il croyait que l'air suffirait à le nourrir. Un troisième évitait d'aller au travail, car il était convaincu que la couleur des vêtements que les gens portaient symbolisait des messages cachés hostiles qui étaient oppressants au point de devenir intolérables.

Les symptômes psychotiques sont donc non spécifiques, mais ils sont associés à des risques immédiats.

1.4. Les troubles psychotiques et la détérioration psychosociale

Cependant, dans certains cas, les symptômes psychotiques sont « la pointe de l'iceberg » et indiquent une maladie mentale sous-jacente qui mènera à un état chronique, à une aggravation progressive ou à une détérioration psychologique, sociale ou cognitive. Ce dernier état, la détérioration de l'adaptation fonctionnelle, est le plus souvent associé aux formes les plus graves de la schizophrénie. Le but des interventions précoces dans les cas de troubles psychotiques, qui sont le sujet du présent chapitre, est de tenter de prévenir, d'éviter, de réduire au minimum ou d'inverser cette détérioration et ses conséquences, qui définissent souvent le cours de la maladie bien plus que les symptômes psychotiques eux-mêmes.

On pourrait se demander quels aspects de la maladie sont le plus souvent associés à la détérioration. Dans l'ensemble, la détérioration renvoie à des difficultés observées sur une longue durée à l'égard des relations avec autrui, du travail et de l'autonomie. La détérioration associée à certains troubles psychotiques a été décrite au milieu du XIXe siècle par Lasègue, qui nota cependant que les symptômes psychotiques sont relativement indépendants de la détérioration. En 1896, Emil Kraepelin fit la distinction entre la *démence précoce*, qui mène souvent à la détérioration, et la psychose *maniaco-dépressive*, qui ne présente pas cette caractéristique. La démence précoce, bien entendu, est le précurseur historique de notre diagnostic moderne de la schizophrénie. Eugen Bleuler accordait lui aussi une importance centrale aux changements observés dans l'affect, la cognition, le grégarisme et les fondements de la réalité des personnes atteintes de schizophrénie. Aujourd'hui, la détérioration s'observe surtout chez les personnes ayant reçu un diagnostic de schizophrénie (et de troubles schizo-affectifs).

Il nous faut aborder la question du diagnostic de schizophrénie. En psychiatrie, le diagnostic dépend encore pour beaucoup des signes et des symptômes cliniques, et les critères cliniques utilisés pour diagnostiquer la schizophrénie ont subi depuis quelques décennies plusieurs révisions, qui ne mettent pas toutes l'accent sur la détérioration. Les critères diagnostiques de recherche pour la schizophrénie (Spitzer *et al.*, 1978) considèrent la psychose comme un élément central du diagnostic, tandis que la détério-ration a une importance moindre. De même, la *Classification internationale des maladies*, dixième édition (CIM-10) (1993) inclut des symptômes négatifs parmi les critères, mais pas la détérioration par rapport au niveau de fonc-tionnement prémorbide. Un diagnostic de schizophrénie effectué selon ces critères a une corrélation moindre avec la détérioration qu'un diagnostic effectué à partir des critères définis dans le *Manuel diagnostique et statistique des troubles mentaux*, quatrième édition (DSM-IV) (1994), le système le plus couramment utilisé en Amérique du Nord ; ce système prescrit une durée des symptômes d'au moins six mois et prend en compte la variation du niveau de fonctionnement, ce qui lui donne davantage de corrélation avec la détérioration (voir les critères diagnostiques du DSM-IV au tableau 8.4). Pour plus de détails sur les similitudes et les différences entre les systèmes diagnostiques, voir Feighner *et al.*, 1972 ; Spitzer *et al.*, 1978 ; APA, 1994.

Dans l'ensemble, il faut retenir que, selon les estimations, la schizo-phrénie est associée à un rétablissement complet chez 20 % des personnes ayant reçu ce diagnostic, tandis qu'environ 15 % développent une défi-cience chronique et plus profonde (Linszen *et al.*, 1998) et que 65 % ont un cheminement intermédiaire. Donc, certaines des personnes que nous voyons vivre un premier épisode psychotique auront une bonne issue.

1.4.1. LES SYMPTÔMES POSITIFS

Le terme « symptômes positifs » renvoie au fait que les hallucinations et les idées délirantes représentent l'« ajout » d'éléments irrationnels à l'expérience habituelle de la vie. On peut facilement imaginer comment, empiriquement, un client aux prises avec des hallucinations auditives ou tourmenté par des idées délirantes pourrait avoir du mal à porter attention aux stimuli extérieurs, à se concentrer et à avoir des rapports avec autrui au cours de la phase aiguë. Ces effets cognitifs s'atténuent à mesure que les symptômes psychotiques cessent. On a proposé que la psychose aurait un effet neurotoxique entraînant une détérioration fonctionnelle. Nous consa-crerons la section 1.5 à l'analyse de cette « hypothèse neurodégénerative ».

1.4.2. LES SYMPTÔMES NÉGATIFS

On emploie le terme « symptômes négatifs » par opposition aux « symp-tômes positifs » parce qu'ils sont associés à ce qui semble la « soustrac-tion » ou la perte de certaines aptitudes et attributions généralement associées à l'expérience de la vie. Les symptômes négatifs semblent faire partie de l'évolution de la schizophrénie dans bien des cas, et ils sont fortement associés à une détérioration de l'adaptation psychologique et sociale (Carpenter *et al.*, 1999). Les clients pourront paraître étranges et déconcertants aux yeux d'autrui et présenter des habitudes de discours

TABLEAU 8.4

Critères diagnostiques de la schizophrénie selon le DSM-IV

A. *Symptômes caractéristiques* : Deux (ou plus) des manifestations suivantes sont présentes, chacune pendant une période de 1 mois (ou moins quand elles répondent favorablement au traitement) :

   Idées délirantes
   Hallucinations
   Discours désorganisé
   Comportement grossièrement désorganisé ou catatonique
   Symptômes négatifs

N.B. : Un seul symptôme du critère A est requis si les idées délirantes sont bizarres ou si les hallucinations consistent en une voix commentant en permanence le comportement ou les pensées du sujet, ou si, dans les hallucinations, plusieurs voix conversent entre elles.

B. *Dysfonctionnement social des activités* : Pendant une partie significative du temps depuis la survenue de la perturbation, un ou plusieurs domaines majeurs du fonctionnement tels que le travail, les relations interpersonnelles, ou les soins personnels sont nettement inférieurs au niveau atteint avant la survenue de la perturbation (ou, en cas de survenue dans l'enfance ou l'adolescence, incapacité à atteindre le niveau auquel on aurait pu s'attendre).

C. *Durée* : Des signes permanents de la perturbation persistent pendant au moins six mois. Cette période de six mois doit comprendre au moins un mois de symptômes qui répondent au critère A. Ces six mois peuvent comprendre des périodes où les symptômes sont présents sous une forme atténuée.

D. *Exclusion d'un trouble schizo-affectif et d'un trouble de l'humeur* : Un trouble schizo-affectif et un trouble de l'humeur avec caractéristiques psychotiques ont été éliminés soit parce qu'aucun épisode dépressif majeur, maniaque ou mixte n'a été présent simultanément aux symptômes de la phase active ; soit parce que si des épisodes thymiques ont été présents pendant les symptômes de la phase active, leur durée totale a été brève par rapport à la durée des périodes actives et résiduelles.

E. *Exclusion d'une affection médicale générale/due à une substance* : La perturbation n'est pas due aux effets physiologiques directs d'une substance ou d'une affection médicale générale.

F. *Relation avec un trouble envahissant du développement* : En cas d'antécédent de trouble autistique ou d'un autre trouble envahissant du développement, le diagnostic additionnel de schizophrénie n'est fait que si des idées délirantes ou des hallucinations prononcées sont également présentes pendant au moins un mois (ou moins quand elles répondent favorablement au traitement).

---

bizarre ou une vie en marge de la société. Les symptômes négatifs se manifestent sous forme de profonds changements de comportement relativement stables caractérisés par le retrait social, la négligence de soi, un affect émoussé ou aplati, le manque d'activités autodéterminées et axées sur un but (avolition), et la pauvreté du discours (alogie). Les symptômes négatifs peuvent persister bien au-delà des périodes de rémission et de rechute des symptômes psychotiques et constituent souvent un état « résiduel »

observé chez les personnes atteintes de schizophrénie. Les symptômes
négatifs, s'ils apparaissent, peuvent varier ou même s'améliorer dans certaines conditions, mais ils tendent le plus souvent à persister pendant des
années.

1.4.3. LES DÉFICITS COGNITIFS

Il existe aussi une série de déficits cognitifs associés à la schizophrénie,
dont certains sont des facteurs de vulnérabilité chroniques associés à la
détérioration, alors que d'autres sont transitoires, liés à un épisode, et
n'entraînent pas de détérioration (Rund, 1998 ; Green, 1998). Certains
éléments indiquent que les déficits cognitifs ne sont pas nécessairement
progressifs et qu'ils ne semblent donc pas causés par une pathophysiologie
neurodégénérative dans la plupart des cas (Hoff *et al.*, 1999).

Les déficits cognitifs décrits chez les personnes atteintes de schizophrénie comprennent la distractibilité, les difficultés avec les aptitudes
verbales, la mémoire, la concentration, l'attention et bien d'autres sphères.
Le champ des recherches et des interventions disponibles déborde le cadre
du présent chapitre (voir chapitre 4).

1.5.   Y a-t-il un lien entre la psychose et les effets neurodégénératifs ?

L'idée que les symptômes psychotiques eux-mêmes puissent jouer un rôle
dans le processus à long terme de la détérioration est attrayante. Sa véracité
ou sa fausseté devrait nous amener à conclure à l'existence ou à l'absence
d'une justification solide pour une prophylaxie prépsychotique agressive.
Examinons cette hypothèse de plus près.

Dans des écrits récents, on propose l'idée que la psychose non traitée
risque d'avoir des effets neurotoxiques sur le cerveau, ce qui induirait
des dommages irréversibles cliniquement détectables en tant que détérioration et résistance au traitement (Wyatt, 1991 ; Wyatt *et al.*, 1997). Certains
éléments semblent confirmer ce point de vue (Lieberman, 1999 ; Loebel
et al., 1992 ; Edwards *et al.*, 1998), tandis que d'autres l'infirment (Lieberman
et Fenton, 2000 ; Sweeney *et al.*, 1991 ; Ho *et al.*, 2000).

Pour aborder cette question, nous pourrions examiner les taux de
détérioration dans les études de suivi de longue durée sur des personnes
atteintes de schizophrénie. La méta-analyse qu'a réalisée James Hegarty
à partir de 320 documents publiés de 1895 à 1991 est éclairante à cet égard
(Hegarty *et al.*, 1994). Sur près de 52 000 sujets suivis en moyenne pendant
six ans, 40,2 % « se sont améliorés », ce qui signifie qu'ils étaient rétablis
ou en rémission, qu'ils n'avaient pas de symptômes résiduels, qu'ils
présentaient des symptômes minimes ou légers, qu'ils n'avaient aucun
déficit important, qu'ils s'étaient rétablis sur le plan social ou qu'ils

travaillaient ou vivaient de façon autonome. Les résultats d'autres observations de longue durée (l'« étude de Bonn » : Huber, 1997) vont dans le même sens.

Certes, les écrits ne nous permettent d'approuver en bloc ni l'hypothèse neurodégénérative ni celle de la neurotoxicité de la psychose. Il n'en reste pas moins qu'une proportion de personnes atteintes de psychose subissent une détérioration progressive de leur état, qui peut être due à plusieurs facteurs.

1.6. Un regard plus large sur la détérioration causée par les troubles psychotiques

Lorsqu'il y a détérioration, elle est d'abord rapide pendant quelques années, après quoi elle semble se stabiliser. Ce fait justifie qu'on examine soigneusement les événements susceptibles de provoquer cette évolution, car le jeune client aura avantage à bénéficier de services de santé mentale qui offrent, aux premiers stades de la psychose, des interventions opportunes visant à améliorer son pronostic à plus long terme (Birchwood *et al.*, 1998). Dans la brève analyse des facteurs biologiques que nous avons faite dans les sections précédentes, nous avons vu que les facteurs qui contribuent à la détérioration agissent de façon imprévisible. À ce stade de notre compréhension, il demeure difficile de prévoir si un client subira ou non une détérioration.

Dans la présente section, nous examinerons d'autres facteurs susceptibles de contribuer à la détérioration, et nous tenterons de les organiser en fonction du thème central de la prévention de la détérioration. Plus particulièrement, nous allons examiner des recherches qui soulignent le rôle essentiel des facteurs psychologiques et socioculturels dans la détermination des résultats.

Leona Bachrach (1996) a établi une distinction utile entre les niveaux d'invalidité « primaire », « secondaire » et « tertiaire » ; nous articulerons notre analyse en fonction de ces niveaux.

L'invalidité primaire est associée à la maladie et aux symptômes eux-mêmes, dont nous avons traité plus haut. Nous ajoutons à ce niveau primaire les invalidités iatrogènes telles que les effets secondaires des médicaments.

Les effets secondaires des médicaments s'observent couramment et varient d'un médicament à l'autre. Les antipsychotiques, par exemple, peuvent contribuer à l'affaissement de l'expressivité affective, causer la rigidité des membres ou de la démarche et avoir divers autres effets secondaires qui débordent le cadre du présent chapitre (voir le numéro spécial de *Psychoneuroendocrinology*, vol. 28, suppl. 1, janvier 2003).

Disons simplement que certains de ces effets entraînent des difficultés d'adaptation personnelle et sociale et que les cliniciens doivent s'efforcer d'équilibrer les avantages et les inconvénients de ces pharmacothérapies.

L'invalidité secondaire résulte de l'expérience de la maladie, des réactions ou des réponses personnelles à la maladie. Le profond ébranlement de l'expérience subjective de la psychose, ainsi que la détérioration fonctionnelle peuvent constituer une confrontation existentielle entraînant la peur, l'isolement, le déni et l'évitement du traitement adéquat. Ces réactions se traduisent souvent par un mode de vie démotivé, désintégré et marginalisé qui a l'aspect d'une détérioration. Figurent au nombre de ces réactions psychologiques la dépression, ainsi que la peur, l'anxiété, voire une expérience traumatique de la psychose elle-même.

Les styles de rétablissement des clients, même longtemps après la survenue de la psychose, peuvent se classer en deux catégories : l'« intégration » et le « scellage ». Les clients capables de se considérer eux-mêmes comme des personnes en continuité avant et après l'expérience psychotique arrivent à parler plus librement de leur expérience, à s'en servir comme source d'information spéciale et à l'« intégrer » à leur point de vue sur l'ensemble de leur vie. Mais plusieurs ont tendance à « sceller » ou à isoler l'expérience psychotique et à la considérer comme un élément étranger qui perturbe leur existence (McGlashan, 1987). L'expérience troublante de la psychose, tant pour la personne atteinte que pour son entourage, est attribuable en partie à la difficulté à différencier les symptômes et les traits de personnalité. La psychose déforme les idées, les comportements et les attitudes qui sont normalement à la base de notre personnalité, notre sentiment d'identité et d'appartenance. Le fait qu'une personne vive, par exemple, des délires paranoïdes à l'égard d'un parent en qui elle a confiance risque de déclencher des réactions d'incrédulité et de colère. Le clinicien qui espère travailler avec des personnes souffrant de psychose a avantage à comprendre que les questions de l'identité et de l'appartenance seront constamment au centre des préoccupations des personnes souffrant de psychose et de leur famille.

Mlle X

La détresse est bien illustrée par le cas d'une cliente qui avait développé des délires paranoïdes après avoir consommé un cocktail de drogues. Pour tenter de dissiper sa crainte anxieuse d'avoir développé une maladie mentale, elle délaissa l'école pendant le trimestre suivant afin d'essayer systématiquement des doses incrémentielles de chacune des drogues qu'elle avait consommées, dans l'espoir de conclure qu'elle avait vécu un état dû aux drogues…

La dépression est un état courant dans le contexte des troubles psychotiques : elle touche environ 25 % des personnes atteintes de schizophrénie (Siris, 2000) et encore plus de personnes qui vivent un premier épisode (Koreen *et al.*, 1993). En plus de définir une forme de souffrance personnelle, elle contribue à l'altération fonctionnelle, aux rechutes et au suicide. En effet, les tentatives de suicide sont fréquentes, de 10 % à 15 % des personnes atteintes de schizophrénie parviennent à se suicider. Les scénarios qui mènent à ce comportement concernent des personnes aux premiers stades de la maladie qui comprennent mal que l'expérience psychotique est due à une maladie traitable, ainsi que des personnes qui comprennent leur maladie, mais qui sont incapables d'accepter l'idée d'être atteintes de chizophrénie et qui développent un certain niveau de désespoir (Kim *et al.*, 2003). Le fait que le risque suicidaire soit élevé même aux premiers stades de la psychose, et même dans les cas où le pronostic est favorable, renforce la notion que la psychose contribue à semer la peur et les perturbations dans la vie des personnes qui en vivent les symptômes (Jorgensen et Mortensen, 1990). Quand on évalue la dépression, il est parfois difficile de distinguer l'akinésie, un effet secondaire des médicaments antipsychotiques, de la dépression (Siris *et al.*, 2000).

La contribution de l'abus de substances aux troubles psychotiques est importante, et la proportion de toxicomanes est plus élevée dans ce groupe que dans l'ensemble de la population (voir chapitre 7). Les substances peuvent précipiter ou suivre la survenue de la psychose (Buehler *et al.*, 2002). Dans l'ensemble, les faits semblent indiquer un pronostic beaucoup moins favorable chez les clients aux prises avec un trouble concomitant (Mueser *et al.*, 2001 ; Cantor-Graae *et al.*, 2001).

De même, l'infidélité au traitement est corrélée à des résultats négatifs. Le clinicien doit présupposer qu'il faudra évaluer la fidélité sur une base régulière, car le taux d'infidélité s'élève à près de la moitié des clients en début de psychose, qu'ils utilisent ou non des antipsychotiques atypiques. Les effets secondaires, les symptômes, la complexité des régimes médicamenteux et le coût des médicaments ne sont que quelques-unes des causes les plus courantes (Dolder *et al.*, 2003 ; Perkins, 2002). Une compréhension accrue de la nature de la maladie a généralement un effet salutaire tant sur le pronostic que sur la fidélité au traitement (Schwartz *et al.*, 1997).

L'invalidité tertiaire est une conséquence des réactions d'autrui, notamment la famille, les amis et l'ensemble de la société. La vie de la famille et des personnes soignantes est souvent bouleversée par la maladie mentale de la personne atteinte. La façon dont la famille s'adapte et réagit aux changements, le type de réactions qu'elle développe et la manière d'offrir les services de santé mentale sont au nombre des facteurs d'influence critiques. En outre, diverses limitations professionnelles et sociales dépendent moins de la maladie elle-même que de la stigmatisation sociale des personnes souffrant d'une maladie mentale. La société joue en effet un rôle dans le maintien de la stigmatisation et de l'ostracisation des personnes atteintes de maladies mentales ; les interventions sur ce plan sont toujours nécessaires et prometteuses.

Soulignons l'importance de la recherche sur les attitudes familiales et le pronostic de la schizophrénie. Les écrits sur le sujet sont nombreux ; nous renvoyons le lecteur au livre intéressant que Julian Leff et Christine McGill ont consacré à cette question (Leff et McGill, 1985). En quelques mots : des attitudes familiales trop hostiles ou critiques peuvent être liées à une rechute plus rapide de la maladie psychotique.

En relation avec ceci, le milieu postcure, y compris celui qu'offrent les familles qui sont en relation étroite avec la personne atteinte de schiophrénie, peut avoir des effets importants sur le rétablissement des clients (McFarlane et Lukens, 1998 ; McEvoy *et al.*, 1989).

Nous terminerons ce survol des facteurs psychosociaux qui influent sur les résultats par un mot sur les obstacles institutionnels au traitement rapide et adéquat des personnes aux premiers stades de la psychose.

Les cliniciens intéressés à travailler dans ce domaine doivent être conscients des difficultés que vivent les familles et les clients à la recherche d'un traitement à ce stade. Les symptômes atypiques, l'abus de substances, le manque d'attitudes préventives, les longs délais d'évaluation, les milieux hospitaliers aversifs et une foule d'autres facteurs contribuent à compliquer l'accès des familles et des personnes atteintes de psychose à l'aide dont ils ont besoin.

En résumé, on peut dire que la détérioration associée à la psychose est multifactorielle et que les interventions doivent viser tous les facteurs pertinents pour l'individu.

2.   LES INTERVENTIONS

Les interventions précoces dans les cas de psychose visent à prévenir, à gérer et à traiter les symptômes et les invalidités qui y sont associées. Les interventions peuvent se faire sur les plans biologique, psychologique, familial ou socioculturel. La figure 8.1 illustre schématiquement les différents stades où les interventions peuvent avoir lieu.

Au stade prémorbide, avant que les symptômes soient évidents, la façon et la pertinence d'intervenir, même chez des personnes à haut niveau de risque, suscitent beaucoup de controverse. Aux tout premiers stades symptomatiques, la détection précoce des premiers symptômes avant-coureurs est un facteur essentiel. L'établissement d'une relation thérapeutique à ce stade précoce aidera souvent les personnes à obtenir de l'aide plus rapidement lorsqu'elles en auront besoin à des stades ultérieurs. À

FIGURE 8.1

La précocité de l'intervention

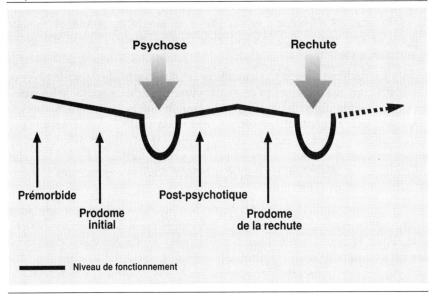

ce stade prodromique, la nature de la maladie n'est évidente ni pour le client ni pour le clinicien, car les symptômes ne sont pas encore entièrement formés. Lors du premier épisode de psychose aiguë, l'on commence généralement l'intervention pharmacologique et on peut articuler plus clairement un plan de traitement. Pendant la phase de rémission post-psychotique, une intervention intensive permet de maximiser le rétablissement et la réinsertion. Le risque élevé de rechute est toujours une préoccupation qui nécessite une certaine vigilance. La prévention des rechutes devient un champ d'intervention essentiel, car chaque épidode aigu de la maladie s'accompagne d'une perturbation accrue de la vie de la personne.

2.1. Le stade prémorbide : la prévention et les interventions prépsychotiques

Il y a plusieurs questions éthiques à envisager lorsqu'on pense à une intervention précoce, surtout avant l'apparition de symptômes psychotiques, en présence des caractéristiques non psychotiques de la schizophrénie (McGlashan *et al.*, 2001). Ces caractéristiques ressemblent souvent à celles des troubles de la personnalité schizoïde ou de type schizotypal.

Certains auteurs ont discuté de l'opportunité de conceptualiser et de nommer cette phase. On a avancé la notion de « schizotaxie » afin de représenter l'état correspondant à ces caractéristiques prémorbides

(Tsuang *et al.*, 2000). Dans cette formulation, la schizotaxie est considérée comme un aspect central mais non pathognomonique de la schizophrénie qui peut répondre à un traitement aux antipsychotiques. Cependant, la « schizotaxie » n'évolue pas toujours vers la schizophrénie, et il existe un risque que son diagnostic entraîne une stigmatisation inutile et un traitement excessif.

La justification des traitements préventifs agressifs au stade précoce sera plus convaincante lorsqu'on pourra identifier de façon fiable les sujets à risque. Même alors, les statégies de traitement qui sont efficaces chez les sujets qui présentent les symptômes de la maladie ne le seront pas nécessairement pour les personnes qui en présentent des symptômes avant-coureurs (Warner, 2001). Cependant, les groupes cibles et les méthodes de traitement présentant un risque moindre d'effets secondaires fâcheux se raffinent de plus en plus.

La clinique PACE, en Australie, a identifié des facteurs de risque avant-coureurs fortement corrélés au développement de la psychose (Yung *et al.*, 2003). Figurent au nombre des prédicteurs une longue durée des symptômes avant-coureurs, une diminution marquée du fonctionnement des symptômes psychotiques d'évolution lente, des symptômes de la dépression et de la désorganisation.

Pour ce qui est des traitements prémorbides, les antidépresseurs peuvent être autant sinon plus efficaces que les antipsychotiques et s'accompagnent d'effets secondaires moindres (Cornblatt *et al.*, 2001). En outre, les interventions non pharmacologiques aux stades précoces sont prometteuses. Les traitements psychothérapeutiques ciblés sur les problèmes, telles les thérapies cognitives, peuvent s'avérer des moyens utiles d'aider les personnes à haut niveau de risque (Morrison *et al.*, 2002).

Des recherches ultérieures aideront à préciser les risques et les avantages relatifs découlant des interventions prépsychotiques auprès de personnes présentant des symptômes négatifs ou des personnes à risque de développer une schizophrénie.

2.2. La détection au stade prodromique initial

La détection précoce des symptômes avant-coureurs est elle aussi relativement imprécise. De fait, la psychose elle-même en tant que symptôme peut débuter insidieusement par des expériences d'hallucinations imprécises ou de délires mal formés, et il est difficile d'établir le moment précis où la psychose débute. La tâche essentielle de la détection précoce est facilitée par la recherche des plaintes qui tendent à être courantes à ce stade. Le tableau 8.5 présente des signes prodromiques courants qui peuvent mettre la puce à l'oreille du clinicien.

TABLEAU 8.5

Signes prodromiques courants de la survenue et de la rechute

Anxiété	Attitude soupçonneuse
Irritabilité	Baisse d'énergie
État dépressif	Déformation perceptive
Retrait social	Humeur délirante

D'après Yung et McGorry, 1996a ; 1996b.

On estime que l'incidence d'un premier épisode de psychose dans l'ensemble de la population se situe entre 10 et 20 cas par 100 000 personnes. Pourtant, la psychose peut être présente plus d'un an avant le premier épisode et le début du traitement (Varsamis et Adamson, 1976 ; Beiser *et al.*, 1993 ; Loebel *et al.*, 1992).

Dans certains cas, plusieurs facteurs suggèrent la présence de la psychose malgré le déni du client. Cette situation est malheureuse, car il paraît avantageux de détecter la maladie et de commencer le traitement le plus tôt possible, la « durée de la psychose non traitée » pouvant exercer une influence négative sur la réponse à un traitement précoce (Norman et Malla, 2001).

La détection précoce se fait souvent dans les services médicaux de première ligne. La sensibilisation des intervenants à la psychose, l'offre de renseignements et de formation sur sa détection et l'établissement de relations permanentes avec ces services peuvent avoir des effets déterminants. Généralement, l'intervention précoce passe par de bonnes relations de travail entre les services de première ligne et les services psychiatriques plus secondaires et plus spécialisés. (On trouvera certains détails à ce sujet dans Edwards et McGorry, 2002.) Nous reviendrons sur cet aspect à la section 2.6.1.

Exemple : Le programme EPIC du Centre universitaire de santé McGill (CUSM)

Pour mettre notre programme sur pied, nous avons établi soigneusement des liens avec des services médicaux de première ligne – des médecins de famille traitant des jeunes à la fin de l'adolescence et au début de l'âge adulte, des centres locaux de services communautaires (CLSC), des ressources communautaires en santé mentale (des groupes de soutien aux familles, par exemple) – et visité les écoles secondaires de la région. Nous avons également organisé un forum d'une journée à l'intention de tous les alliés que la psychose intéresse. Bien entendu, nous sommes aussi entrés en liaison avec les services de crise de notre région et les services d'admission de notre hôpital. L'établissement de ces contacts, le maintien de ces liens et l'organisation de forums d'information et de discussion permanents est une tâche qui exige beaucoup de temps et de continuité.

Lorsque notre service d'intervention précoce a démarré au CUSM, nos premiers clients étaient âgés de 20 ans en moyenne à la survenue des symptômes. Certains signes avant-coureurs non psychotiques (notamment la détérioration psychosociale) étaient apparus jusqu'à 2,5 ans auparavant. En général, les clients nous ont confié qu'ils n'auraient pas accepté d'aide plus tôt, même si on les avait approchés posément. Nous avons évalué rétrospectivement la baisse moyenne du fonctionnement psychosocial depuis la puberté à l'aide de l'Évaluation générale du fonctionnement du DSM-IV et nous avons décelé une baisse de 16 points.

2.3.   La relation thérapeutique

Les premiers stades de la maladie sont le plus souvent empreints d'un sentiment de terreur, de confusion quant à l'expérience subjective de la psychose et de crainte des effets dévastateurs des symptômes sur le sens de soi du client (McGorry *et al.*, 1991). Souvent, les membres de la famille ont également de la difficulté à reconnaître les symptômes. La désorganisation découlant des symptômes peut aussi rendre plus difficile l'accès aux soins, comme nous l'avons vu à la section 1.6. Il n'est pas rare que l'abus de substances fasse partie du tableau, et d'autres troubles comportementaux susceptibles d'exercer leur emprise soulèvent des obstacles institutionnels.

Il est évident qu'une attitude non menaçante et coopérative, dans un cadre confortable pour le client et dans une démarche qui lui laisse la latitude de s'adapter à l'équipe d'aidants et de se préparer à suivre le traitement, contribuera grandement à l'efficacité des interventions.

> *Exemple : Le programme EPIC du CUSM*
>
> *Un jeune aiguillé vers notre service nous a appelé après beaucoup d'agitation. Il avait consulté un médecin de famille dans une petite clinique privée, et l'idée de venir consulter un psychiatre à l'hôpital, dans un service de psychiatrie, le terrorisait ; il s'inquiétait de ce que penseraient les membres de sa famille s'ils apprenaient cela.*
>
> *Comme nous savons à quel point cette expérience peut être effrayante pour une personne vivant un premier épisode et appréhendant la possibilité d'avoir contracté une maladie chronique, nous avons organisé nos services de manière que les évaluations se fassent dans une petite clinique séparée de l'hôpital, à des heures qui ne chevauchent pas les périodes de fort achalandage du service, afin d'éviter que les jeunes soient face à des clients plus chroniques.*
>
> *Après s'être fait expliquer le cadre, le jeune s'est senti plus à l'aise de venir passer une évaluation avec un membre de notre équipe.*
>
> *Notre sensibilité à ces problèmes et le fait d'établir le client en tant qu'acteur central d'une entreprise coopérative visant à l'aider nous ont permis d'aller de l'avant et d'établir une bonne alliance.*

2.4.   La phase aiguë

2.4.1. LA GESTION DES SYMPTÔMES ET DES RISQUES

Ce stade se caractérise par l'expérience même des symptômes psychotiques. Les principales cibles du traitement à ce stade sont la psychose et les autres troubles mentaux comorbides tels que la dépression, l'anxiété et l'abus de substances. Les symptômes psychotiques répondent bien aux médicaments antipsychotiques. Les symptômes corollaires tels que la dépression, l'anxiété, le syndrome de stress post-traumatique, mais aussi le retrait social, l'isolement et le sentiment d'écroulement existentiel, peuvent tous avoir un effet significatif sur le rétablissement psychosocial ; nous allons analyser plus loin les modes de gestion de ces symptômes. L'évaluation continue des comportements à risque permet une planification adéquate des interventions nécessaires en cas de crise. Il faut retenir, comme nous l'avons déjà mentionné, que l'idéation du suicide est une réalité courante chez les personnes atteintes de schizophrénie.

Au milieu d'interventions aiguës, le soutien peut être prodigué par la rassurance, par la contextualisation de l'épisode en vue de normaliser l'expérience, par la psychothérapie de soutien ainsi que par une approche « psycho-éducative ». Cette dernière peut être définie comme une approche visant à promouvoir chez le client et chez ses proches une meilleure compréhension de la maladie selon une perspective bio-psycho-sociale. Cette approche est discutée plus loin (section 2.6.2).

2.4.2. LES ANTIPSYCHOTIQUES

L'emploi d'antipsychotiques est tout à fait indiqué à ce stade, car ils sont très efficaces pour soulager les symptômes positifs aigus.

Les antipsychotiques déclenchent fréquemment des effets secondaires, notamment les effets extrapyramidaux tels que l'akathisie (une impression d'inconfort ou d'inquiétude intérieure qui se manifeste parfois par une agitation motrice), la bradykinésie ou l'akinésie (la lenteur des mouvements ou la difficulté à initier des mouvements), le masque facial, la voix monotone, l'amoindrissement du mouvement pendulaire des bras, etc. ; les symptômes négatifs secondaires (Kirkpatrick *et al.*, 2000) ; et les symptômes cognitifs (il faut noter que des études sur les antipsychotiques indiquent une amélioration de certaines fonctions cognitives et une détérioration de certaines autres). En outre, il peut se produire plusieurs autres effets secondaires tels que le gain de poids, la galactorrhée, la dysfonction sexuelle, etc. Par contre, il existe plusieurs stratégies pour éviter ces effets secondaires. Il faut aussi noter que les anticholinergiques, qui servent souvent à traiter ou à prévenir les effets secondaires extrapyramidaux, peuvent aggraver les fonctions cognitives en affectant la mémoire verbale (Spohn et Strauss, 1989).

Habituellement, les doses nécessaires pour traiter les épisodes précoces de psychose sont beaucoup plus faibles que les doses généralement prescrites dans les cas de psychose. Dans notre clinique du Centre de santé de l'Université McGill, à Montréal, les doses thérapeutiques peuvent varier de 0,25 mg à 8 mg pour la rispéridone, de 2,5 mg à 15 mg pour l'olanzapine ou de 25 mg à 800 mg pour la quetiapine. Le fait de débuter par une faible dose a l'avantage de réduire au minimum les risques d'effets secondaires, qui sont l'une des raisons les plus courantes de l'infidélité subséquente au traitement (Kampman et Lehtinen, 1999).

Pour les premiers épisodes, nous recommandons actuellement de maintenir la pharmacothérapie pour une période d'environ un an. Il est prouvé que cette approche réduit de beaucoup le taux de rechute pendant cette période à haut niveau de risque.

On peut espérer que la nouvelle génération d'antipsychotiques s'avérera plus efficace que la première pour le traitement des symptômes négatifs et cognitifs. Cet espoir découle de l'observation que l'antipsychotique atypique clozapine s'est révélé efficace à cet égard – avec une réserve, à savoir qu'il s'agit d'un médicament dont certains effets secondaires rendent son usage plus compliqué (Meltzer et McGurk, 1999).

2.4.3. LE CADRE DU TRAITEMENT

Dans la mesure du possible, le traitement au sein de la collectivité est à conseiller, bien que de brèves périodes d'hospitalisation soient parfois nécessaires, notamment quand le client présente un grave danger pour lui-même ou pour autrui. S'il existe dans la collectivité un centre de crise adéquatement doté en personnel bien formé, ce cadre peut parfois convenir. Il est recommandé que les interventions soient offertes et coordonnées par un « gestionnaire de cas » (*case manager*).

2.5. La prévention des rechutes et la fidélité au traitement

Après un épisode psychotique, la prévention des rechutes et la garantie d'une bonne participation et de la fidélité au plan de traitement deviennent des préoccupations importantes. La prise continue de doses thérapeutiques d'antipsychotiques est un traitement prophylactique très efficace (Kane, 1982 ; Leff et Wing, 1971 ; Johnstone et Geddes, 1994 ; Crow, 1986 ; Schooler *et al.*, 1997).

La prévention des rechutes de symptômes psychotiques peut également bénéficier de l'évaluation régulière des signes de rechute. On a employé diverses approches pour surveiller ces signes (Birchwood et Spencer, 2001 ; Herz et Melville, 1980 ; Heinrichs et Carpenter, 1985 ; Birchwood *et al.*, 1989). Le tableau 8.6 présente les résultats de deux études différentes portant sur les signes avant-coureurs.

TABLEAU 8.6

Signes avant-coureurs d'une rechute

Heinrichs et Carpenter (1985)	Herz et Melville (1980)
Hallucinations	Tension et nervosité
Méfiance	Difficulté à se concentrer
Changement d'habitudes de sommeil	Dépression
Anxiété	Agitation
Inefficacité cognitive	Insomnie
Colère/hostilité	Perte d'intérêt
Symptômes somatiques ou délires	Perte de plaisir pour les choses
Trouble de la pensée	Perte d'appétit
Comportement perturbateur inapproprié	Inquiétude à l'égard de 1 ou 2 choses
Dépression	Oubli de certains détails

La présence de signes avant-coureurs de rechute indique généralement qu'il faut rajuster la posologie, mais aussi localiser et gérer les agents stressants. Cela se fait souvent dans le contexte de la gestion familiale ou de la thérapie cognitive, bien que l'utilisation de simples méthodes de résolution de problèmes avec le client et les aidants en période de risque accru puisse aussi s'avérer très efficace (voir sections 2.6.2 et 2.6.3) (Barrowclough *et al.*, 2001).

Exemple : Le programme EPIC du CUSM

Un jeune homme inscrit à notre programme depuis un an a décidé de nous dire qu'il voulait abaisser sa dose d'antipsychotique (la rispéridone en l'occurrence) afin de réduire au minimum les effets secondaires qui lui rendaient plus difficile l'exécution correcte de son travail à temps partiel comme DJ. Nous avons convenu de le suivre de plus près par des consultations plus fréquentes. Il a choisi de conserver le même dosage, mais de prendre son médicament moins de jours par semaine en évitant particulièrement les jours où il voulait travailler. Il a commencé à donner des signes avant-coureurs d'une rechute après environ deux mois ; il manquait alors d'auto-critique vis-à-vis son état, de telle sorte qu'il ne trouvait plus acceptable de revenir à la posologie originale. Nous l'avons convaincu de participer à un programme de jour où nous lui avons donné ses médicaments quotidiennement pendant deux semaines, après quoi il a commencé à afficher moins de symptômes. Quand l'importance des effets secondaires sur le plan sexuel est devenue évidente, un changement de régime comportant une combinaison de doses plus faibles de rispéridone et de doses d'olanzapine lui a facilité la tâche de prendre ses médicaments tous les jours.

2.6. La rémission, le rétablissement et la réadaptation

Alors que le traitement s'attaque aux déficiences dues à la maladie, le rétablissement et la réadaptation visent à maximiser la santé, ce qui ne se produit pas automatiquement par le traitement des symptômes. Les résultats de recherche favorisent constamment la combinaison des traitements pharmacologiques et psychosociaux chez les personnes atteintes de schizophrénie (Marder, 2000). Après le traitement d'une psychose aiguë, les clients, leur famille et les autres aidants sont souvent particulièrement motivés à prendre des mesures plus intensives en vue du rétablissement et de la réinsertion, afin de retrouver leur capacité d'atteindre le bien-être psychologique, social et professionnel. Évidemment, certaines de ces interventions devront se poursuivre à plus long terme.

La réadaptation vise les invalidités de longue durée, même si les symptômes sont bien contrôlés. Elle a pour buts d'améliorer et de maximiser la performance des rôles sociaux, professionnels, éducatifs et familiaux, et d'arriver au plus haut niveau de qualité de vie et de productivité accessibles par chaque individu. On met l'accent sur le fonctionnement social de l'individu ainsi que sur ses aptitudes et sur les appuis du milieu (il y a tout un contraste entre ce paradigme et le soulagement des symptômes !).

La formation de la personne et le renforcement des aptitudes nécessaires sont les éléments centraux du rétablissement et de la réadaptation. Le renforcement de ces aptitudes utilisables se produit donc par le développement des ressources communautaires utiles (Anthony, 1980), y compris la coopération des membres de la famille, des amis et des pairs, des professions et des institutions. Dans la présente section, nous analyserons quelques questions relatives à ces interventions.

2.6.1. LE CADRE DES INTERVENTIONS DE RÉTABLISSEMENT

Plusieurs facteurs ont favorisé l'émergence du phénomène de la désinstitutionnalisation. Dans les années 1940, les conditions inhumaines qui avaient cours dans des établissements psychiatriques infestés, surpeuplés et sous-équipés ont été rendues publiques et sont devenues inacceptables (Deutsch, 1948). Un rapport publié en 1977 par le General Accounting Office des États-Unis définit la désinstitutionnalisation en fonction de trois conditions : le processus de prévention de l'admission et de la rétention inutiles des personnes dans les établissements ; la recherche et le développement de solutions adéquates dans la collectivité pour le logement, la formation, l'éducation et la réadaptation des personnes atteintes de maladie mentale qu'il n'est pas nécessaire de garder dans un établissement ; et l'amélioration des conditions, des soins et des traitements destinés aux personnes qui ont besoin de soins en établissement.

À ce jour, ces conditions ne sont toujours pas remplies dans bien des milieux ; les définitions demeurent des points de référence utiles pour l'évaluation de nos modèles de soins. Idéalement, les interventions de rétablissement doivent combiner une série d'éléments complémentaires qui, ensemble, faciliteront la gestion des troubles :

- une « gestion de cas » intensive fondée sur les besoins des personnes et de celles qui les soignent ;
- la disponibilité de médicaments neuroleptiques et autres (des anti-dépresseurs, par exemple) ciblés en fonction des besoins cliniques de chaque individu ;
- l'information aux clients et aux personnes soignantes à propos des aspects biomédicaux et psychosociaux pertinents de la psychose et de sa gestion clinique ;
- la mise en valeur de techniques de gestion du stress et de *coping* pour les clients et les personnes soignantes ;
- la formation axée sur des compétences afin d'améliorer le fonctionnement social, la réinsertion et la réadaptation professionnelle ;
- des stratégies psychothérapeutiques spécifiques pour régler des problèmes spécifiques (p. ex., la thérapie cognitive comportementale pour la psychose).

Exemple : Le Buckingham Mental Health Service (BMHS)

Le BMHS fonctionnait au Royaume-Uni sous la direction d'Ian R.H. Falloon (Falloon et al., 1998). Ce service avait pour buts de traiter les symptômes, de prévenir la morbidité attribuable à l'invalidité de longue durée et d'améliorer la qualité de vie de chacun des membres de la famille. Dans ce service, les interventions se déroulaient dans un contexte de soins de première ligne au sein de la collectivité. On organisait régulièrement, avec les généralistes et les infirmières de leur pratique, des réunions où, à l'aide de présentations vidéo, de documents écrits et de discussions continues, on leur enseignait à faire le dépistage précoce des maladies mentales. Le personnel psychiatrique s'intégrait aux équipes de soins primaires, partageait les mêmes locaux et était disponible en tout temps pour des consultations. La responsabilité clinique était partagée avec les généralistes et, selon les besoins de chaque client, l'intensité de l'engagement variait de la simple consultation au cabinet à l'extension des services à domicile à plein temps par des « gestionnaires de cas » lorsque la situation le justifiait. Les interventions comprenaient des traitements psychosociaux et une pharmacothérapie spécifique, le cas échéant. L'éducation sur la maladie et son traitement était également offerte aux clients ; elle comprenait de l'information sur les aspects émergents de la maladie pendant tout le traitement.

Bien sûr, on peut adapter ce genre de buts à d'autres contextes. Mais le cadre privilégié de ces interventions est la collectivité, au moyen de services d'extension capables de maintenir les personnes atteintes de psychose dans leur milieu naturel, là où ils ont le plus de chances de continuer à participer à la vie communautaire. Les centres de jour de réadaptation offrant une structure et un soutien adéquats peuvent offrir des interventions plus intensives en matière de compétences sociales et de préparation professionnelle.

2.6.2. Les interventions auprès de la famille : l'éducation, l'objectivation et la résolution de problèmes

Nous avons mentionné dans une section antérieure que les clients qui vivent avec une famille où se trouvent des éléments critiques ou hostiles risquent davantage d'avoir une rechute plus tôt (Leff et McGill, 1985). Il n'est donc pas étonnant que la très respectée *Patient Outcome Research Team* (PORT) ait recommandé d'offrir aux personnes atteintes de schizophrénie en contact permanent avec leur famille une intervention auprès de la famille comportant les éléments suivants : l'éducation quant à la maladie ; le soutien familial ; l'intervention en cas de crise ; l'acquisition d'aptitudes à résoudre les problèmes. Il faut offrir aussi ces interventions aux personnes soignantes qui ne font pas partie de la famille (Lehman et Steinwachs, 1998 ; Dixon et Lehman, 1995*)*. On appelle (un peu à tort) « thérapies psychoéducatives familiales » les thérapies familiales fondées sur ces éléments.

La thérapie familiale utilisant des techniques de formation à la communication et de résolution de problèmes, quand elle s'ajoute à la « gestion de cas » et à une pharmacothérapie soutenue, réduit le taux de rechute et contribue au rétablissement des personnes atteintes de schizophrénie (Falloon *et al.,* 1987). Des recherches plus récentes ont donné des résultats très comparables avec une thérapie familiale multiple fondée sur le même modèle psychoéducatif et de résolution de problèmes (McFarlane *et al.,* 1995). Ce genre de thérapie familiale peut fonctionner selon des mécanismes variés : l'abaissement du stress et de l'« émotion exprimée », l'allègement du fardeau familial par la résolution de problèmes, l'amélioration de la fidélité au traitement, la réduction des insatisfactions et des perturbations associées à la stigmatisation, et plusieurs autres. Selon une étude récente, les résultats de la thérapie familiale sur les symptômes négatifs sont prometteurs (Dyck *et al.,* 2000). Ces résultats méritent des recherches plus approfondies.

Les thérapies psychoéducatives familiales sont très différentes des thérapies familiales classiques fondées sur la théorie des systèmes. En effet, leur approche repose sur une relation de coopération avec la famille, où on considère que la maladie apparaît à la suite de l'interaction entre certains facteurs de vulnérabilité biomédicaux et le stress. Dans cette optique, le fait, pour le client et sa famille, d'être informés des complexités de la maladie favorise la fidélité au traitement, le développement d'attitudes non critiques et un sentiment de contrôle et de reconnaissance des signes et des symptômes. La modalité de traitement est utilisée simultanément à la pharmacothérapie, et les interventions visent des objectifs de rétablissement.

En plus de l'éducation, on met l'accent sur les habiletés d'adaptation, sur les interventions précoces visant à éviter les rechutes et sur la gestion des crises, en donnant un rôle important aux membres de la famille.

En fait, la famille est considérée comme un allié très important pour le processus de réadaptation, car le milieu familial peut être le lieu de beaucoup de relations et d'échanges gratifiants, mais aussi une source éventuelle de stress anormalement élevé qu'il faut atténuer adéquatement.

En dernière analyse, les familles et les soignants sont eux aussi aux prises avec la confusion, l'incertitude, la peur, le fardeau et l'espoir (Fadden *et al.*, 1987 ; Magliano *et al.*, 2000). Le client, sa famille et ses amis auront besoin de soutien et d'explications quant à la maladie.

Les écrits sur les interventions auprès de la famille dans le cas particulier d'un premier épisode de schizophrénie ou de psychose sont plus rares, plus difficiles à interpréter et, généralement, d'une qualité scientifique inférieure. Certains auteurs soulignent que le client et sa famille peuvent avoir une attitude ambivalente face à leur engagement dans une thérapie familiale à ce stade. Il est possible que la famille ait du mal à faire face au stress associé aux interventions familiales et qu'elle éprouve de l'aversion pour les interventions intensives et ciblées. Il faut toutefois retenir deux points : premièrement, la famille qui a déjà une attitude de soutien et de réduction du stress face à la maladie doit bénéficier d'un appui à ces efforts ; deuxièmement, une intervention formelle auprès de la famille n'est pas toujours nécessaire, ou on peut avoir avantage à l'adapter (Lenior *et al.*, 2001 ; Linszen *et al.*, 1996).

Exemple : Le programme EPIC du CUSM

D'après notre expérience, au moment du premier épisode, la plupart des familles sont en crise et ont besoin d'appui, de compréhension, de ventiler leur désarroi et d'une certaine objectivation quant à l'évolution de la personne atteinte de psychose. Les parents en particulier ont besoin d'aide pour réagir à la surprise et au choc qu'ils éprouvent face aux événements. Souvent, ils éprouvent aussi un véritable sentiment de perte, et le deuil est parfois plus important à ce stade. De plus, les membres de la famille ont souvent contribué à forcer le client à se faire traiter, une position que nombre d'entre eux trouvent profondément troublante et aliénante…

Dans un premier épisode de psychose, la psychoéducation en soi peut au moins avoir un effet positif ; il faut donc l'offrir (Xiong *et al.*,1994 ; Zhang *et al.*, 1994). Il faut se rappeler que le diagnostic n'est pas toujours clair à ce stade et que le pronostic, qui est déjà difficile à établir avec un diagnostic clair de schizophrénie, est encore plus incertain après un premier épisode psychotique. Comme le pronostic est particulièrement incertain après un premier épisode, une attitude vigilante mais encourageante est indiquée. Une intervention de type « debriefing » ou le maintien d'un rôle de consultation permanent avec la famille peuvent s'avérer plus utiles et mieux adaptés aux besoins de la famille à ce stade que l'approche structurée utilisée en thérapie familiale.

2.6.3. LA THÉRAPIE COGNITIVE FACE AUX SYMPTÔMES PSYCHOTIQUES

D'après des études récentes, la thérapie cognitive dans les cas d'hallucinations et de délires est une stratégie de traitement efficace et pratique (voir Chadwick *et al.*, 1996). La thérapie cognitive se fonde sur les théories des troubles affectifs de Beck et Ellis, selon qui les croyances qu'a la personne à l'égard d'elle-même, du monde et de l'avenir peuvent exercer une puissante influence sur son état symptomatique. La tâche coopérative de remettre en question ces croyances vise à modifier la façon de vivre les symptômes psychotiques et d'y réagir ; elle peut aussi contribuer à prévenir les rechutes (Tarrier, 1998). En évaluant les origines des expériences délirantes ou hallucinatoires, en confrontant certaines croyances qui perpétuent les modèles explicatifs adoptés par le client et en aidant celui-ci à expliquer ses expériences d'une façon plus normalisatrice, le client accède à une meilleure lucidité et peut alors élaborer des techniques qui l'aideront à se sentir moins absorbé par l'expérience. Le but visé est évidemment d'aider la personne à adopter un mode de vie mieux adapté à son état. D'après une étude récente, les effets positifs se répercutent aussi sur les symptômes négatifs et les symptômes dépressifs (Sensky *et al.*, 2000). Pour plus de détails, voir les chapitres 1 et 2.

2.6.4. L'APPRENTISSAGE SOCIAL ET LA REMÉDIATION COGNITIVE

L'apprentissage social vise à aider les clients à acquérir des aptitudes à la résolution des problèmes associés à la vie quotidienne, à l'emploi, aux loisirs et aux relations interpersonnelles. Il s'agit d'une démarche très structurée qui aide les personnes à adopter des comportements adaptatifs spécifiques afin d'améliorer des questions ciblées qui posent problème, comme la gestion des médicaments, l'identification des signes avant-coureurs de rechute, les entrevues avec des employeurs, la façon de parler au « gestionnaire de cas », etc. Ces aptitudes s'enseignent au moyen de techniques comportementales et d'activités d'apprentissage. Le thérapeute se sert souvent de modélisations et de démonstrations suivies d'un jeu de rôle où le client fait l'essai des techniques dans le cadre d'une interaction simulée. Le thérapeute lui prodigue une rétroaction positive et corrective et lui donne des devoirs visant à généraliser les acquis (voir le chapitre 3).

Les recherches sur l'utilité de l'apprentissage social pour les personnes ayant vécu un premier épisode psychotique sont rares, mais les écrits sur son utilité pour les personnes pour qui la schizophrénie est établie montre de bons résultats dans l'ensemble (Bustillo *et al.*, 2001). Les recherches indiquent aussi que, sur le plan professionnel, les résultats atteints par les personnes atteintes de schizophrénie sont plus mitigés chez les personnes ayant moins d'aptitudes sociales, de même que chez les personnes souffrant de déficits cognitifs plus sévères (Johnstone *et al.*, 1990).

Ces interventions comportent certains risques. En demandant au client de mettre en application des aptitudes sociales ou d'effectuer des exercices de réadaptation alors qu'il en est incapable ou qu'il n'y est pas disposé, on risque de provoquer une réaction indésirable. Certaines personnes aux prises avec des incapacités complexes ou multiples seront plus difficiles à engager sur la voie de l'apprentissage social, tandis que d'autres qui fonctionnent mieux pourront aisément s'inscrire dans des démarches exigeant moins d'apport thérapeutique (voir plus loin). En outre, on n'est pas certain de la durée de l'effet de ces interventions (Hogarty *et al.*, 1991). Il reste que l'apprentissage social doit être accessible aux clients dès les premiers stades des troubles psychotiques et qu'il faut faire preuve de jugement clinique dans la prise en compte d'éventuels effets indésirables.

Dans le même ordre d'idées, des efforts ont été mis en œuvre afin de concevoir des interventions visant spécifiquement à remédier aux déficits neuropsychologiques et aux déficiences cognitives qui peuvent accompagner la schizophrénie et qui contribuent à des déficits sociaux. Ces interventions, qui peuvent être très spécialisées, reposent aussi sur des principes de la théorie de l'apprentissage. Citons parmi les déficits ciblés la distractibilité, les déficiences de la mémoire et les difficultés associées à l'attention, à la planification et à la prise de décisions. L'examen de ces interventions déborde le cadre du présent chapitre ; nous dirons simplement qu'elles peuvent améliorer le fonctionnement social ainsi que d'autres formes de fonctionnement, bien que la durabilité de leurs effets bénéfiques n'ait pas encore été établi (voir le chapitre 4).

2.6.5. LA RÉADAPTATION PROFESSIONNELLE

La réadaptation professionnelle a pour but d'aider la personne à atteindre le meilleur niveau de fonctionnement professionnel possible. La réadaptation professionnelle suscite de plus en plus d'intérêt dans les écrits récents, d'une part parce que le travail est un moyen d'accéder à une autonomie complète pour les adultes ayant souffert d'une maladie mentale et, d'autre part, parce que l'emploi peut contribuer grandement à entretenir l'estime de soi. Cependant, la proportion de gens souffrant de schizophrénie qui ont un emploi semble demeurer faible, même à partir de leur première admission à l'hôpital (Cook et Razzano, 2000).

La réadaptation professionnelle repose sur des principes semblables à ceux des interventions mentionnées dans la présente section, interventions auxquelles elle est d'ailleurs souvent intégrée. Après qu'on a établi les objectifs de la personne, une évaluation fonctionnelle et une évaluation des ressources disponibles dans la collectivité servent de base à un plan d'intervention. Les interventions mettent en jeu une formation directe axée sur les compétences, mais aussi l'utilisation optimale des ressources disponibles pour aider la personne à atteindre ses objectifs professionnels.

Par exemple, un «gestionnaire de cas» l'aide à téléphoner aux bons endroits ou à présenter un curriculum vitae pertinent. Enfin, les interventions peuvent comprendre une transformation des ressources, par exemple en délimitant les conditions de travail adéquates compte tenu des aptitudes de la personne et de ses difficultés.

M. M.

Ce client s'était bien stabilisé après une exacerbation aiguë de délires paranoïdes. Dans ces délires paranoïdes, ses collègues de travail d'un emploi antérieur sur-veillaient ses moindres faits et gestes et poussaient des gens à faire avorter le travail qu'il faisait à l'ordinateur, juste pour le rendre confus et pour le déconsi-dérer. L'ordinateur avait été le véhicule de problèmes semblables dans un autre emploi antérieur qu'il avait aussi perdu à cause des comportements étranges qu'il avait développés à l'égard des coupables présumés. Dans sa recherche d'un nouvel emploi, il devait demander spécifiquement qu'on le laisse travailler trois mois sans lui faire toucher à un ordinateur, puis commencer à travailler à l'ordinateur pendant un certain temps avec l'encadrement de l'équipe de traitement. L'entre-prise a accepté ces conditions et le client oscille depuis entre un bon rendement et des périodes de recrudescence de son idéation paranoïde au cours desquelles l'équipe de traitement renouvelle son effort d'encadrement.

Les ateliers protégés peuvent aussi s'avérer utiles aux personnes qui ne sont pas prêtes à occuper un emploi concurrentiel. Le but visé ici est davantage la réadaptation que la réussite d'un emploi durable. Ces ateliers se caractérisent souvent par des heures de travail raccourcies, une pression moindre, des tâches simplifiées et un milieu de travail positif et structuré. L'emploi de transition repose sur la philosophie selon laquelle les clients reçoivent leur formation initiale à l'hôpital, puis emménagent dans une résidence communautaire supervisée où des emplois à l'interne aident les clients à gagner de la confiance en soi, de l'endurance et de la productivité. À partir de là, les emplois communautaires rémunérés sont plus faciles à intégrer surtout avec l'aide et l'appui du personnel traitant.

Les programmes de soutien à l'emploi visent davantage l'emploi durable des personnes atteintes de maladies mentales graves. Cette modalité offre un soutien professionnel sur une base continue, avec des instructions sur l'hygiène personnelle et les compétences sociales. Les résultats sont prometteurs sur le plan de l'emploi durable (Bond *et al.*, 1997). Environ la moitié des personnes qui bénéficient de ce genre de soutien arrivent à occuper avec succès un emploi durable (voir le chapitre 6).

D'autres écrits décrivent une approche plus habilitante et plus autonome de la réadaptation professionnelle. Dans le cas des « clubs d'emploi », des pairs assurent la formation sur la production du curriculum vitae, la sollicitation de pistes d'emploi et le processus de l'entrevue avec l'employeur. On offre également de l'aide à la localisation des emplois, à l'obtention d'une entrevue et au suivi après l'entrevue.

2.6.6. L'AUTO-ASSISTANCE (*SELF-HELP*)
ET LES GROUPES DE SOUTIEN FAMILIAL

Le clinicien a un rôle à jouer pour ce qui est d'aider les familles et les clients à former des groupes offrant un soutien mutuel et de l'information. Tout au long de ce chapitre, nous avons soutenu l'idée que le client et sa famille peuvent et doivent prendre une part active au processus de traitement. L'auto-assistance et les groupes de soutien sont un prolongement de cette idée. Le but visé par ces groupes n'est pas seulement de donner aux intéressés un sentiment d'habilation, mais aussi qu'ils gagnent de l'influence sur la planification et la mise en œuvre du traitement et qu'ils contribuent à atténuer la stigmatisation et l'ostracisation associées aux maladies mentales.

Ces groupes peuvent prendre trois formes générales. Les « *organisations de bénéficiaires* » sont des organismes indépendants fondés par des clients afin d'assurer la défense de leurs droits et de leur choix de traitement. Les « *organisations de traitement auto-assisté* » recourent principalement à des approches éducatives et cognitives. Les « *organisations de parents* » sont formées principalement de parents de personnes aux prises avec une maladie mentale, mais il se forme aussi des regroupements de frères et sœurs et d'autres membres de la parenté. Souvent, ces organismes s'emploient à améliorer les services et la prestation des services par l'éducation et la défense des droits des clients ; ils peuvent former une association réussie avec les services de santé mentale organisés.

Un organisme comme la *National Alliance for the Mentally Ill* (NAMI) appartient à cette dernière catégorie. La NAMI et ses sections locales jouent un rôle de premier plan dans l'évolution de la législation de manière à réduire les « incapacités tertiaires » associées à la stigmatisation et à l'incompréhension sociale et à lever les obstacles aux soins et au soutien adéquats dans la collectivité. On peut fonder un groupe de défense des personnes atteintes de maladie mentale avec l'appui des organismes qui se consacrent déjà à la défense et au soutien de ces personnes. On peut encourager les familles à communiquer avec la section locale de la NAMI la plus proche ou à consulter le site Web (en anglais) de la NAMI sous <www.nami.org>. Le site de la section québécoise (en anglais aussi) se trouve à l'adresse <www.amiquebec.org>.

BIBLIOGRAPHIE

American Psychiatric Association (1994). *Diagnostic and Statistical Manual of Mental Disorders*, 4ᵉ éd. Washington, APA.

Anthony, W.A. (1980). *The Principles of Psychiatric Rehabilitation*. Baltimore, University Park Press.

Bachrach, L. (1996). What do patients say about program planning ? Dans B. Abosh et A. Collins (dir.), *Mental Illness and the Family*, Toronto, University of Toronto Press.

Barrowclough, C., Haddock, G., Tarrier, N., Lewis, S.W., Moring, J., O'Brien, R., Schofield, N. et McGovern, J. (2001). Randomized controlled trial of motivational interviewing, cognitive behavior therapy, and family intervention for patients with comorbid schizophrenia and substance use disorders. *American Journal of Psychiatry, vol.* 158, n° 10, p. 1706-1713.

Beiser, M., Erickson, D., Fleming, J.A. et Iacono, W.G. (1993). Establishing the onset of psychotic illness. *American Journal of Psychiatry*, vol. 150, n° 9, p. 1349-1354.

Birchwood, M. et Macmillan, F. (1993). Early interventions in schizophrenia. *Australian and New Zealand Journal of Psychiatry*, vol. 27, p. 374-378.

Birchwood, M., Smith, J., Macmillan, F., Hogg, B., Prasad, R., Harvey, C. et Bering, S. (1989). Predicting relapse in schizophrenia : The development and implementation of an early signs monitoring system using patients and families as observers, a preliminary investigation. *Psychological Medicine*, vol. 19, n° 3, p. 649-656.

Birchwood, M. et Spencer, E. (2001). Early intervention in psychotic relapse. *Clinical Psychological Review*, vol. 21, n° 8, p. 1211-1226.

Birchwood, M., Todd, P. et Jackson, C. (1998). Early intervention in psychosis : The critical period hypothesis. *British Journal of Psychiatry*, vol. 172, n° 33, (suppl. 1), p. 53-59.

Bond, G.R., Drake, R.E., Mueser, K.T. et Becker, D.R. (1997). An update on supported employment for people with severe mental illness. *Psychiatric Services*, vol. 48, p. 335-346.

Buehler, B., Hambrecht, M., Loeffler, W., an der Heiden, W. et Haefner, H. (2002). Precipitation and determination of the onset and course of schizophrenia by substance abuse : A retrospective and prospective study of 232 population-based first illness episodes. *Schizophrenia Research*, vol. 54, n° 3, p. 243-252.

Bustillo, J.R., Lauriello, J., Horan, W.P. et Keith, S.J. (2001). The psychosocial treatment of schizophrenia : An update. *American Journal of Psychiatry*, vol. 58, p. 163-175.

Cantor-Graae, E., Nordstroem, L.G. et McNeil, T.F. (2001). Substance abuse in schizophrenia : A review of the literature and a study of correlates in Sweden. *Schizophrenia Research*, vol. 48, n° 1, p. 69-82.

Carpenter, W.T. Jr., Arango, C., Buchanan, R.W. et Kirkpatrick, B. (1999). Deficit psychopathology and a paradigm shift in schizophrenia research. *Biological Psychiatry*, vol. 46, n° 3, p. 352-360.

Carpenter, W.T., Strauss. J.S. et Muleh, S. (1973). Are there pathognomonic symptoms in schizophrenia ? An empiric investigation of Schneider's first-rank symptoms. *Archives of General Psychiatry*, vol. 28, n° 6, p. 847-852.

Chadwick, P., Birchwood, M. et Trower, P. (1996). *Cognitive Therapy for Delusions, Voices and Paranoia*. New York, Wiley.

Cook, J.A. et Razzano, L. (2000). Vocational rehabilitation for persons with schizophrenia : Recent research and implications for practice. *Schizophrenic Bulletin*, vol. 26, n° 1, p. 87-103.

Cornblatt, B.A., Lencz, T. et Kane, J.M. (2001). Treatment of the schizophrenia prodrome : Is it presently ethical ? *Schizophrenia Research*, vol. 51, p. 31-38.

Crow, T.J. (1986). A randomized trial of prophylactic NL treatment. *British Journal of Psychiatry*, vol. 148, p. 120-127.

Deutsch, A. (1948). *The Shame of the States*. New York, Harcourt, Brace and Co.

Dixon, L.B. et Lehman A.F. (1995). Family interventions for schizophrenia. *Schizophrenia Bulletin*, vol. 21, n° 4, p. 631-643.

Dolder, Christian R., Lacro, Jonathan P. et Jeste, Dilip V. (2003). Adherence to antipsychotic and nonpsychiatric medications in middle-aged and older patients with psychotic disorders. *Psychosomatic Medicine*, vol. 65, n° 1, p. 156-162.

Dyck, D.G., Short, R.A., Hendryx, M.S., Norell, D., Myers, M.M., Patterson, T., McDonell, M.G., Voss, W.D. et McFarlane, W.R. (2000). Management of negative symptoms among patients with schizophrenia attending multiple-family groups. *Psychiatric Services*, vol. 51, n° 4, p. 513-519.

Edwards, J., Maude, D., McGorry, P.D., Harrigan, S.M. et Cocks, J.T. (1998). Prolonged recovery in first-episode psychosis. *Criminal Journal of Psychiatry*, vol. 172 (suppl. 33), p. 107-116.

Edwards, J. et McGorry, P.D. (2002). *Implementing Early Interventions in Psychosis : A Guide to Establishing Early Psychosis Services*. Londres, Dunitz.

Fadden, G., Bebbington, P. et Kuipers, L. (1987). The burden of care : The impact of functional psychiatric illness on the patient's family. *British Journal of Psychiatry*, vol. 150, p. 285-292.

Falloon, I.R.H. (1992). Early interventions for first episodes of schizophrenia : A preliminary exploration. *Psychiatry*, vol. 55, p. 4-15.

Falloon, I.R.H., Coverdale, J.H., Laidlaw, T.M., Merry, S., Kydd, R.R. et Morosini, P. (1998). Early interventions for schizophrenic disorders : Implementing optimal treatment strategies in routine clinical services. *British Journal of Psychiatry*, vol. 172 (suppl. 33), p. 33-38.

Falloon, I.R.H., McGill, C.W., Boyd, J.L. et Pedersen, J. (1987). Family management in the prevention of morbidity of schizophrenia : Social outcome of a two-year longitudinal study. *Psychological Medicine*, vol. 17, p. 59-66.

Feighner, J.P., Robins, E., Guze, S.B., Woodruff, R.A. Jr., Winokur, G. et Munoz, R. (1972). Diagnostic criteria for use in psychiatric research. *Archives of General Psychiatry*, vol. 26, n° 1, p. 57-63.

Feinstein, A. et Ron, M. (1998). A longitudinal study of psychosis due to a general medical (neurological) condition : Establishing predictive and construct validity. *Journal of Neuropsychiatry Clinical Neurosciences*, vol. 10, n° 4, p. 448-452.

Green, M.F. (1998). *Schizophrenia from a Neurocognitive Perspective*. Boston, Allyn and Bacon.

Hegarty, J.D., Baldessarini, R.J., Tohen, M., Waternaux, C. et Oepen, G. (1994). One hundred years of schizophrenia : A meta-analysis of the outcome literature. *American Journal of Psychiatry*, vol. 151, p. 1409-1416.

Heinrichs, D.W. et Carpenter, W.T. Jr. (1985). Prospective study of prodromal symptoms in schizophrenic relapse. *American Journal of Psychiatry*, vol. 142, n° 3, p. 371-373.

Herz, M.I. et Melville, C. (1980). Relapse in schizophrenia. *American Journal of Psychiatry*, vol. 137, n° 7, p. 801-805.

Ho, B.C., Andreasen, N.C., Flam, M., Nopoulos, P. et Miller, D. (2000). Untreated initial psychosis : Its relation to quality of life and symptom remission in first-episode schizophrenia. *American Journal of Psychiatry*, vol. 157, p. 808-815.

Hoff, A.L., Sakuma, M. et Wieneke, M. (1999). Longitudinal neuropsychological follow-up study of patients with first-episode schizophrenia. *American Journal of Psychiatry*, vol. 159, n° 9, p. 1336-1341.

Hogarty, G.E., Anderson, C.M., Reiss, D.J., Kornblith, S.J., Greenwald, D.P., Ulrich R.F. et Carter, M. (1991). Family psychoeducation, social skills training, and maintenance chemotherapy in the aftercare treatment of schizophrenia : II. Two-year effects of a controlled study on relapse and adjustment : Environmental-Personal Indicators in the Course of Schizophrenia (EPICS) Research Group. *Archives of General Psychiatry*, vol. 48, n° 4, p. 340-347.

Huber, G. (1997). The heterogeneous course of schizophrenia. *Schizophrenia Research*, vol. 28, p. 177-185.

International Classification of Diseases (1993). 10ᵉ éd.

Johnstone, E.C.C.C. et Geddes, J. (1994). How high is the relapse rate in schizophrenia ? *Acta Psychiatrica Scandinavica*, vol. 89 (suppl. 1382), p. 6-10.

Johnstone, E., Macmillan, J., Frith, C., Benn, D. et Crow, T. (1990). Further investigation of the predictors of outcome following first schizophrenia episodes. *British Journal of Psychiatry*, vol. 157, p. 182-189.

Jorgensen, P. et Mortensen, P. B. (1990). Reactive psychosis and mortality. *Acta Psychiatrica Scandinavica*, vol. 81, p. 277-279.

Kampman, O. et Lehtinen, K. (1999). Compliance in psychoses. *Acta Psychiatrica Scandinavica*, vol. 100, p. 167-175.

Kane, J. M. (1982). Fluphenazine *vs.* placebo in patients with remitted, acute first-episode schizophrenia. *Archives of General Psychology*, vol. 39, p. 70-73.

Kim, C.H., Jayathilake, K. et Meltzer, H.Y. (2003). Hopelessness, neurocognitive function, and insight in schizophrenia : Relationship to suicidal behavior. *Schizophrenia Research*, vol. 60, n° 1, p. 71-80.

Kirkpatrick, B., Kopelwicz, A., Buchanan, R.W. et Carpenter, W.T. (2000). Assessing the efficacy of treatments for the deficit syndrome of schizophrenia. *Neuropsychopharmacology*, vol. 22, p. 303-310.

Koreen, A.R., Siris, S.G., Chakos, M., Alvir, J., Payerhoff, D. et Lieberman, J. (1993). Depression in first episode schizophrenia. *American Journal of Psychiatry*, vol. 150, p. 1643-1648.

Leff J. et McGill, C. (1985). *Expressed Emotion in Families*. New York, Guilford.

Leff, J.P. et Wing, J.K. (1971). Trial of maintenance therapy in schizophrenia. *British Journal of Psychiatry*, vol. 11, p. 599-604.

Lehman, A.F. et Steinwachs, D.M. (1998). Translating research into practice : The Schizophrenia Patient Outcomes Research Team (PORT) treatment recommendations. *Schizophrenia Bulletin*, vol. 24, n° 1, p. 1-10.

Lenior, M.E., Dingemans, P.M., Linszen, D.H., de Haan, L. et Schene, A.H. (2001). Social functioning and the course of early-onset schizophrenia : Five-year follow-up of a psychosocial intervention. *British Journal of Psychiatry*, vol. 179, p. 53-58.

Lieberman, J.A. (1999). Is schizophrenia a neurogenerative disorder ? A clinical and neurobiological perspective. *Biological Psychiatry*, vol. 46, p. 729-739.

Lieberman, J.A. et Fenton, W.S. (2000). Delayed detection of psychosis : Causes, consequences, and effects on public health. *American Journal of Psychiatry*, vol. 157, n° 11, p. 1727-1730.

Linszen, D., Dingemans, P., van der Does, J.W., Nugter, A., Scholte, P., Lenoir, R. et Goldstein, M.J. (1996). Treatment, expressed emotion, and relapse in recent onset schizophrenic disorders. *Psychological Medicine*, vol. 26, p. 333-342.

Linszen, D.H., Dingermans, P.M.A.J., Scholte, W.F., Lenior, M.E. et Goldstein, M. (1998). Early recognition, intensive intervention and other protective and risk factors for psychotic relapse in patients with first psychotic episodes in schizophrenia. *International Clinical Psychopharmacology*, vol. 13 (suppl. 1), p. 7-12.

Loebel, A.D., Lieberman, J.A., Alvir, J.M.J., Mayerhoff, D.I., Geisler, S.H. et Szymanski, S.R. (1992). Duration of psychosis and outcome in first-episode schizophrenia. *American Journal of Psychiatry*, vol. 149, p. 1183-1188.

Magliano, L., Fadden, G., Economou, M., Held, T., Xavier, M., Guarneri, M., Malangone, C., Marasco, C. et Maj, M. (2000). Family burden and coping strategies in schizophrenia : 1-year follow-up data from the BIOMED I study. *Social Psychiatry and Psychiatric Epidemiology*, vol. 35, n° 3, p. 109-115.

Marder, S.R. (2000). Integrating pharmacological and psychosocial treatments for schizophrenia. *Acta Psychiatrica Scandinavica*, vol. 102 (suppl. 407), p. 87-90.

McEvoy, J.P., Freter, S., Everett, G. et Geller, J.L. (1989). Insight and the clinical outcome of schizophrenic patients. *Journal of Nervous and Mental Disease*, vol. 177, n° 1, p. 48-51.

McFarlane, W.R. et Lukens, E.P. (1998). Insight, families, and education : An exploration of the role of attribution in clinical outcome. Dans Xavier F. Amador et Anthony S. David (dir.), *Insight and Psychosis*, New York, Oxford University Press, p. 317-331 et 366.

McFarlane, W.R., Lukens, E., Link, B., Dushay, R., Deakins, S., Newmark, M., Dunne, E.J., Horen, B. et Toran, J. (1995). Multiple-family groups and psychoeducation in the treatment of schizophrenia. *Archives of General Psychiatry*, vol. 52, p. 679-687.

McGlashan, T.H. (1987). Recovery style from mental illness and long-term outcome. *Journal of Nervous and Mental Disease*, vol. 175, n° 11, p. 681-685.

McGlashan, T.H., Miller, T.J. et Woods, S.W. (2001). Pre-onset detection and intervention research in schizophrenia psychoses : Current estimates of benefit and risk. *Schizophrenia Bulletin*, vol. 27, n° 4, p. 563-570.

McGorry, P.D., Chanen, A., McCarthy, E., Van Riel, R. *et al.* (1991). Posttraumatic stress disorder following recent-onset psychosis : An unrecognized postpsychotic syndrome. *Journal of Nervous & Mental Disease*, vol. 179, n° 5, p. 253-258.

Meltzer, H.Y. et McGurk, S.R. (1999). The effect of clozapine, risperidone, and olanzapine on cognitive functions in schizophrenia. *Schizophrenia Bulletin*, vol. 25, n° 2, p. 233-255.

Morrison, A.P., Bentall, R.P., French, P., Walford, L., Kilcommons, A., Knight, A., Kreutz, M. et Lewis, S.W. (2002). Randomised controlled trial of early detection and cognitive therapy for preventing transition to psychosis in high-risk individuals : Study design and interim analysis of transition rate and psychological risk factors. *British Journal of Psychiatry*, vol. 43 (suppl. 1), p. 78-84.

Mueser, K.T., Essock, S.M., Drake, R.E., Wolfe, R.S. et Frisman, L. (2001). Rural and urban differences in patients with a dual diagnosis. *Schizophrenia Research*, vol. 48, n° 1, p. 93-107.

Norman, R.M.G. et Malla, A.K. (2001). Duration of untreated psychosis : A critical examination of the concept and its importance. *Psychological Medicine*, vol. 31, n° 4, p. 381-400.

Peralta, V. et Cuesta, M.J. (1999). Diagnostic significance of Schneider's first-rank symptoms in schizophrenia : Comparative study between schizophrenic and non-schizophrenic psychotic disorders. *British Journal of Psychiatry*, vol. 174, p. 243-248.

Perkins, Diana O. (2002). Predictors of noncompliance in patients with schizophrenia. *Journal of Clinical Psychiatry*, vol. 63, n° 12, p. 1121-1128.

Psychoneuroendocrinology, vol. 28 (2003), suppl. 1.

Rund, B.R. (1998). A review of longitudinal studies of cognitive functions in schizophrenia patients. *Schizophrenia Bulletin*, vol. 24, n° 3, p. 425-435.

Schooler, N.R., Keith, S.J., Severe, J.B. et Matthews, S.M. (1997). Relapse and rehospitalization during maintenance treatment of schizophrenia : The effects of dose reduction and family treatment. *Archives of General Psychiatry*, vol. 54, n° 5, p. 453-463.

Schwartz, R.C., Cohen, B.N. et Grubaugh, A. (1997). Does insight affect long-term inpatient treatment outcome in chronic schizophrenia ? *Comprehensive Psychiatry*, vol. 38, n° 5, p. 283-288.

Sensky, T., Turidngton, D., Kingdon, D., Scott, J., Scott, J.L., Siddle, R., O'Carroll, M. et Barnes, T.R.E. (2000). A controlled trial of cognitive-behavioral therapy for persistent symptoms in schizophrenia resistant to medication. *Archives of General Psychiatry*, vol. 57, p. 165-172.

Siris, S.G. (2000). Depression in schizophrenia : Perspective in the ear of « atypical » antipsychotic agents. *American Journal of Psychiatry*, vol. 157, p. 1379-1389.

Siris, S.G., Adan, F., Cohen, M., Mandeli, J., Aronson, A. et Casey, E. (1988). Postpsychotic depression and negative symptoms : An investigation of syndromal overlap. *American Journal of Psychiatry*, vol. 145, p. 1532-1537.

Spitzer, R.L., Endicott, J. et Robins, E. (1978). Research diagnostic criteria : Rationale and reliability. *Archives of General Psychiatry*, vol. 35, n° 6, p. 773-782.

Spohn, H.E. et Strauss, M.E. (1989). Relation of neuroleptic and anticholinergic medications to cognitive functions in schizophrenia. *Journal of Abnormal Psychology*, vol. 98, p. 367-380.

Sweeney, J.A., Haas, G.L., Keilp, J.G. et Long, M. (1991). Evaluation of the stability of neuropsychological functions after acute episodes of schizophrenia : One-year follow-up study. *Psychiatry Research*, vol. 38, p. 63-76.

Tarrier, N. (1998). Randomised controlled trial of intensive cognitive behaviour therapy for patients with chronic schizophrenia. *British Medical Journal*, vol. 317, p. 303-307.

Tsuang, M.T., Stone, W.S. et Faraone, S.V. (2000). Toward reformulating the diagnosis of schizophrenia. *American Journal of Psychiatry*, vol. 157, p. 1041-1050.

Varsamis, J. et Adamson, J.D. (1976). Somatic symptoms in schizophrenia. *Canadian Psychiatric Association Journal*, vol. 21, n° 1, p. 1-6.

Warner, R. (2001). The prevention of schizophrenia : What interventions are safe and effective. *Schizophrenia Bulletin*, vol. 27, n° 4, p. 551-562.

Wyatt, R.J. (1991). Neuroleptics and the natural course of schizophrenia. *Schizophrenia Bulletin*, vol. 17, p. 325-351.

Wyatt, R.J., Green, M.F. et Tuma, A.H. (1997). Long-term morbidity associated with delayed treatment of first-admission schizophrenic patients : A re-analysis of the Camarillo State Hospital data. *Psychological Medicine*, vol. 27, p. 261-268.

Xiong, W., Phillips, M.R., Hu, X., Wang, R., Dai, Q., Kleinman, J. et Kleinman, A. (1994). Family-based intervention for schizophrenic patients in China : A randomized controlled trial. *British Journal of Psychiatry*, vol. 165, p. 239-247.

Yung, A.R. et McGorry, P.D. (1996a). The initial prodrome in psychosis : Descriptive and qualitative aspects. *Australian and New Zealand Journal of Psychiatry*, vol. 30, n° 5, p. 587-599.

Yung, A.R. et McGorry, P.D. (1996b). The prodromal phase of first-episode psychosis : Past and current conceptualizations. *Schizophrenia Bulletin*, vol. 22, n° 2, p. 353-370.

Yung, A.R., Phillips, L.J., Yuen, H.P. et Francey, S.M. (2003). Psychosis prediction : 12-month follow-up of a high-risk (« prodromal ») group. *Schizophrenia Research*, vol. 10, p. 21-32.

Zhang, M., Wang, M., Li, J. et Phillips, M.R. (1994). Randomized-control trial of family intervention for 78 first episode male schizophrenic patients : An 18-month study in Suzhou, Jiangsu. *British Journal of Psychiatry*, vol. 165 (suppl. 24), p. 96-102.

C H A P I T R E

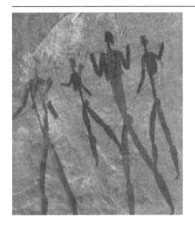

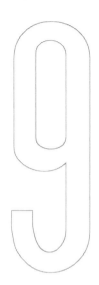

Approches familiales

Sébastien Collette, M.D.
Clinique des jeunes adultes
Hôpital Louis-H. Lafontaine

Pierre Lalonde, M.D.
Université de Montréal

Christiane Jalbert, ts
Clinique des jeunes adultes
Hôpital Louis-H. Lafontaine

RÉSUMÉ

Dans le passé, les familles des personnes atteintes de psychose ont souvent été mises à l'écart par les équipes de soins et même considérées comme partie prenante des problèmes plutôt que comme génératrices de solutions. Avec le développement de la théorie des émotions exprimées ainsi que du fardeau de la maladie et avec le développement des modalités d'interventions contemporaines, dont l'approche psychoéducative, l'organisation des soins en santé mentale s'est modifiée. La famille est maintenant considérée comme une alliée précieuse dans le traitement et la réadaptation du client. Fréquemment, c'est elle qui est appelée à fournir hébergement, encadrement et soutien au client. Elle est à haut risque d'épuisement si elle n'arrive pas à concilier ses besoins avec ceux du client. De plus, devant la maladie, la famille s'engage dans divers processus émotifs qui peuvent la déstabiliser et entraver sa capacité à collaborer avec l'équipe de soins. En effet, l'annonce du diagnostic psychiatrique est souvent un événement traumatique pour la famille qui doit traverser un processus de deuil. La famille a besoin d'être guidée à travers ce processus selon une approche personnalisée qui tient compte de son histoire, de son cheminement émotif face à son vécu traumatique, de sa progression à travers le processus de deuil et des projets de vie de chacun de ses membres. Nous nous proposons donc de développer ces diverses notions en tenant compte des nouvelles réalités familiales telles que les familles reconstituées.

ABSTRACT

In the past, families were often excluded from the treatment of individuals with psychosis, being considered as part of the problem more than part of the solution. Since the development of theories pertaining to family expressed emotions and family burden, the delivery of mental health care has evolved to include family interventions such as psychoeducation. Nowadays, families are considered an essential ally in the treatment and rehabilitation of individuals with psychosis. It is often the family that offers the client housing, structure and support. If not able to juggle their needs with those of the affected family member, families can easily become exhausted. Furthermore, families can experience various emotional stages which can, at times, make collaborating with the clinical team difficult. From the shocking effect of learning the diagnosis to accepting the illness, the family often has to go through a mourning process. Families need to be guided through this process in an individual way that takes into consideration each member's history, emotional stage, as well as their mourning process and life aspirations. The following chapter will address these issues while considering new social realities such as reconstructed families.

Des changements majeurs ont eu lieu au cours des vingt dernières années en ce qui a trait à la prise en charge des personnes souffrant de troubles psychiatriques sévères et persistants. Leur maladie réduisant à divers degrés leur autonomie, elles avaient, pendant plusieurs décennies, été hébergées en institution psychiatrique. Plusieurs effets pervers, comme la dépendance et la perte des habiletés sociales, ont cependant été associés à ce type de prise en charge. Ces handicaps, doublés de l'escalade des coûts associés à ce modèle, donnèrent naissance au mouvement de désinstitutionnalisation. On privilégie maintenant la dispensation des soins et l'hébergement dans la communauté. La famille immédiate des personnes atteintes devient alors souvent le principal dispensateur de soins. Par conséquent, elle est fréquemment appelée à prendre rapidement en charge un proche, sans préparation et avec peu de soutien, alors que celui-ci est souvent encore symptomatique et à risque de rechute.

1. LE CONTEXTE FAMILIAL DE LA SCHIZOPHRÉNIE

La schizophrénie est une maladie qui apparaît dans les dernières années de l'adolescence ou au début de l'âge adulte. Dans le contexte nord-américain moderne où le jeune adulte quitte le domicile familial de plus en plus tardivement, les premiers symptômes se manifestent habituellement alors qu'il vit encore dans sa famille. S'il a déjà quitté le domicile familial, il demeure habituellement en lien étroit avec sa famille, revenant souvent plusieurs jours par semaine au domicile. À l'apparition des symptômes, la famille est donc appelée à se mobiliser pour lui venir en aide et est souvent l'instigatrice de la première consultation en psychiatrie. Après la première hospitalisation, le client réintègre habituellement le domicile familial et le fardeau des soins retombe alors sur les parents. Au fil du temps, alors que le client aura souvent tendance à interrompre son suivi psychiatrique ou qu'il déménagera dans un autre logement, la famille demeurera fréquemment le seul lien significatif maintenu en permanence sur lequel il puisse s'appuyer.

1.1. La famille en tant qu'agent causal de la schizophrénie

Vers les années 1950 et pendant plus d'une trentaine d'années, la famille a été culpabilisée en tant que responsable de la schizophrénie d'un de ses membres. Dans ce contexte, elle était soit exclue du processus de traitement, soit considérée comme l'objet du traitement. La famille étant présumée l'agent causal, on l'isolait ou on tentait de traiter ses « dysfonctions ». Du modèle psychanalytique axé sur la psychogenèse des troubles mentaux étaient issues les théories de la communication, qui ont donné naissance à quelques conceptions non fondées pour expliquer le rôle parental, notamment le rôle maternel, dans la genèse de la schizophrénie.

FIGURE 9.1

Modèle vulnérabilité-stress de la schizophrénie

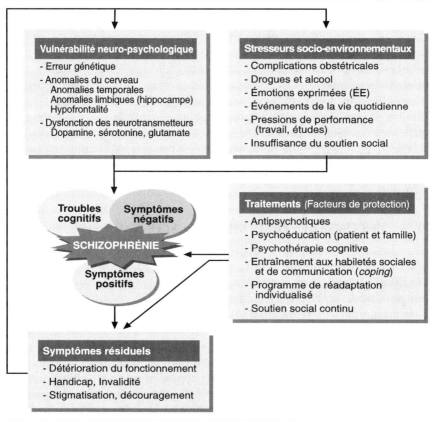

Source : Hôpital Louis-H. Lafontaine, Pierre Lalonde, M.D.

Ces théories provenaient d'énoncés (et non d'études validées) comme la « mère schizophrénogène » (Fromm-Reichmann, 1948), la « double contrainte » (*double bind*) (Bateson *et al.*, 1956), le « schisme et le biais » (*marital schism and skew*) (Lidz *et al.*, 1957), la « transmission de l'irrationalité » (Lidz *et al.*, 1958) et la « pseudo-mutualité » (Wynne *et al.*, 1958).

Il faut attendre 1975 pour que Goldstein et Rodnick prennent la défense de la famille, soulignant que les évidences ne permettent pas d'affirmation précise quant au rôle étiologique des parents dans la schizophrénie. Si on sait aujourd'hui que des facteurs environnementaux sont certainement impliqués dans le déclenchement de la schizophrénie, on sait également que des facteurs génétiques et neurobiologiques sont clairement à la base des anomalies cérébrales démontrées. Cependant, aucune donnée n'incrimine expressément la famille en tant qu'agent causal.

C'est le modèle vulnérabilité-stress (figure 9.1) qui explique actuellement le mieux comment il existe, chez certains individus, une vulnérabilité neurobiologique découlant d'une prédisposition génétique ou d'une constitution mentale qui les rendent plus sensibles aux stresseurs socio-environnementaux, déclenchant ainsi une schizophrénie. Parmi les stresseurs environnementaux relevés, notons les stress toxiques comme les drogues ou les stress sociaux comme l'intensité des émotions exprimées, les pressions de performance et la baisse du soutien social (Lalonde, 1999).

1.2. La théorie des émotions exprimées

La théorie des émotions exprimées (EE) implique le mode relationnel familial comme facteur non spécifique de rechute se combinant à la vulnérabilité constitutionnelle des personnes atteintes de schizophrénie, dans les familles à haute expression émotionnelle. La *Camberwell Family Interview* (CFI) (Vaughn et Leff, 1976a) est un instrument servant à mesurer les EE lors d'une entrevue familiale. Le niveau d'intrusion de même que le nombre de commentaires critiques et l'hostilité sont les critères utilisés pour établir une dichotomie entre des familles à forte expression émotionnelle (FEE) et à faible expression émotionnelle (fee). Il s'agit cependant d'un questionnaire complexe à administrer et son utilisation en clinique, à l'extérieur d'un contexte de recherche, est pratiquement inexistante.

En 1972, Brown *et al.* publièrent les résultats d'une étude démontrant que les rechutes sont plus fréquentes chez les personnes atteintes de schizophrénie vivant dans une famille à FEE que pour celles vivant dans une famille à fee. En 1976(b), Vaughn et Leff publièrent à leur tour un article démontrant ce phénomène (figure 9.2). Par ailleurs, leur étude

FIGURE 9.2

Taux de rechute (%) chez 128 personnes atteintes de schizophrénie, neuf mois après le retour dans leur famille

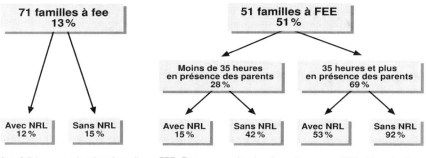

fee : faible expression émotionnelle   FEE : Forte expression émotionnelle   NRL : Neuroleptique

Source : C.E. Vaughn et J.P. Left, «The influence of the family and social factors on the course of psychiatric illness», *British Journal of Psychiatry*, vol. 129, 1976.

démontra également que la diminution du temps d'exposition directe à la FEE du milieu familial de même que la prise de la médication constitueraient des facteurs de protection. Plusieurs recherches confirmeront cette relation par la suite.

Une critique émise à l'égard de ces résultats est que la FEE observée pourrait être une résultante d'une aggravation de la symptomatologie. King (2000) a en effet montré que ce ne sont pas les expressions émotionnelles de la mère qui causent les exacerbations symptomatiques de leur jeune adulte. C'est plutôt la non-coopération hostile et la sévérité des symptômes négatifs du client qui sont corrélés avec une augmentation des commentaires critiques et des attitudes intrusives de la mère, qui vont diminuer à nouveau quand ces symptômes vont s'atténuer. Ce concept de circularité des EE a grandement contribué à faire régresser la vision de la famille comme cause de la schizophrénie. Mais on doit être conscient du risque de stigmatisation des familles étiquetées « FEE », certains parents se sentant à nouveau culpabilisés par cette conceptualisation. En fait, les EE constituent simplement un contexte de stress non spécifique assaillant un cerveau vulnérable.

Le taux de rechute plus faible observé chez les familles à fee a permis d'identifier des caractéristiques de ces familles qui pourraient agir comme facteur protecteur contre les rechutes. Quand la famille comprend que des comportements symptomatiques sont secondaires à la maladie plutôt qu'une manifestation de mauvaise volonté de la part du client, ses attentes s'ajustent. Parmi les autres attitudes observées chez les familles à fee, notons le respect d'une certaine distance relationnelle nécessaire à plusieurs clients, l'ajustement des attentes envers le jeune à un niveau correspondant à ses capacités et le développement d'habiletés à réagir calmement aux problèmes quotidiens liés à la cohabitation avec une personne atteinte de maladie mentale. La thérapie psychoéducative et les groupes d'entraide peuvent favoriser cette compréhension, comme nous le verrons plus loin.

1.3. La famille en tant qu'alliée

La collaboration entre les familles et les équipes de soins est capitale à la réussite du traitement de la maladie et de la réadaptation du client. Les familles peuvent en effet le soutenir et faciliter son engagement au traitement, diminuant ainsi la morbidité à long terme (EPPIC, 1997). Par ailleurs, la famille constitue une source d'informations précieuse pour l'équipe traitante en ce qui a trait à l'évolution des symptômes, à la réponse à la médication et à l'observance du traitement. Lors des visites en clinique externe, des clients peuvent se montrer sous un meilleur jour par manque d'autocritique ou afin de se conformer aux attentes qu'ils perçoivent de leurs thérapeutes. Il peut en aller tout autrement au quotidien, dans le milieu familial, où des observations au long cours peuvent être effectuées par les membres de la famille.

1.4. Les nouvelles réalités familiales

Depuis les années 1960, nous avons assisté, en Amérique, au remplacement d'un modèle familial traditionnel homogène par une pluralité de modèles. La composition, la structure, la taille et la culture des familles se sont diversifiées. On assiste à une diminution de la taille de la famille nucléaire et du réseau de parenté disponible. Les parents et les enfants forment maintenant seuls le noyau familial, alors qu'auparavant les grands-parents, oncles, tantes, cousins et cousines en constituaient le tissu. L'augmentation du nombre de familles monoparentales et recomposées, la présence des deux parents sur le marché du travail, les diversités culturelles sont également des réalités nouvelles.

Les femmes avaient traditionnellement assumé le rôle de soignante auprès de leurs proches (Guberman *et al.*, 1993). Leur arrivée sur le marché du travail, conjuguée au rétrécissement de la fratrie et à la réduction de la solidarité traditionnelle à l'intérieur de la famille élargie, résulte en une diminution de la capacité familiale à prendre en charge ses proches et en une augmentation du fardeau de chacun des individus s'il faut soutenir une personne atteinte de psychose dans la maisonnée. Dans ce contexte, il est donc paradoxal que la demande d'implication dans le soutien des personnes souffrant de troubles psychiatriques repose de plus en plus sur la famille.

1.5. Parentalité et grossesse

Bien que les écrits s'attardent surtout à la réalité des familles de personnes atteintes de schizophrénie, on ne peut passer sous silence la réalité des personnes vivant une sexualité active et qui entretiennent aussi le projet d'être parents, alors que leurs capacités parentales sont affectées par la maladie. Cela peut avoir des conséquences directes et indirectes sur la sécurité et le développement de l'enfant sous leur responsabilité (Lebel et St-André, 1999). Parmi les conséquences directes, notons le développement de pathologies relationnelles, les carences affectives et la parentification de l'enfant appelé à prendre soin du parent. Parmi les conséquences indirectes, on retrouve la pauvreté, la désorganisation du milieu de vie et l'isolement social. Dans ce contexte, l'implication des services sociaux est indispensable, idéalement dès que la grossesse est connue. À ce moment, la mère peut être accompagnée dans son processus décisionnel face à la poursuite ou à l'interruption de sa grossesse et, par la suite, dans l'élaboration d'un projet réaliste pour l'enfant. Le droit à l'autodétermination de la mère doit être respecté et, compte tenu de l'ambivalence fréquemment rencontrée chez les personnes souffrant de schizophrénie, son rythme doit être respecté (Jalbert et Valade, 1999). Le psychiatre peut être appelé à évaluer les aptitudes parentales et l'aptitude à prendre une décision libre et éclairée face au devenir de l'enfant.

Après la naissance, si l'enfant demeure avec ses parents, la situation doit faire l'objet d'une évaluation continue des capacités parentales, des facteurs de risque et des besoins de protection. Il est clair que le parent atteint de schizophrénie ne peut assumer seul la responsabilité d'un enfant. La présence d'au moins un autre adulte présentant des compétences parentales suffisantes ainsi que d'un réseau social pouvant assurer un soutien en tout temps est essentielle. Les détériorations surviennent souvent à l'insu des équipes, la femme rapportant peu ses symptômes de peur de perdre la garde de son enfant. On note un écart inquiétant entre l'attachement et les soins à l'enfant tels que décrits par la mère souffrant de pscyhose et ce qui est actualisé et observé directement. Selon la situation, un placement peut s'avérer nécessaire : 40 % des femmes atteintes de schizophrénie n'ont pas été en mesure d'élever leur enfant jusqu'à l'âge de trois ans. Dans ce cas, on doit favoriser le maintien de liens entre le parent et l'enfant tout en assurant la sécurité de ce dernier.

On doit également apporter un soutien éducatif à la famille et favoriser une diversification des influences interpersonnelles pour l'enfant afin de favoriser son développement (Lebel et St-André, 1999). Une attention particulière doit être apportée au père et à l'entourage (grands-parents) qui sont les figures clés permettant à l'enfant de demeurer ou non au sein de la famille. Selon Coverdale (1989), 60 % des enfants étaient assumés par le père, qui confirme le principe de réalité auprès de l'enfant tout en contenant la détresse psychologique de la mère. Le père doit assumer plusieurs rôles dont celui d'aidant naturel auprès de sa femme et de pourvoyeur de soins et d'éducation auprès de l'enfant, souvent dans un contexte d'isolement et d'incompréhension.

2.   UN PROCESSUS DE DEUIL

L'annonce du diagnostic psychiatrique est souvent un événement traumatique pour la famille, qui doit traverser un processus de deuil (Miller, 1996). Pour bien comprendre l'impact que l'annonce du diagnostic peut avoir sur le client et sa famille, il convient de définir la notion de traumatisme. *Le Petit Larousse* définit ce concept comme un « événement qui, pour un sujet, a une forte portée émotionnelle et qui entraîne chez lui des troubles psychiques ou somatiques par suite de son incapacité à y répondre adéquatement et sur-le-champ ». Les notions de forte portée émotionnelle et d'impuissance sont centrales dans cette définition. Or, l'annonce d'un diagnostic de maladie mentale telle que la schizophrénie a certes une portée émotive importante puisqu'elle implique une sorte de « deuil » de la personne atteinte telle qu'elle a été, ainsi que des espoirs et des attentes entretenus à son égard pour l'avenir. Le sentiment d'impuissance est également marqué puisque les proches perdent leurs points de repère quant aux attitudes à adopter avec la personne atteinte et ne savent comment lui venir en aide. Un véritable travail de deuil doit alors s'élaborer, mais il se trouve compliqué du fait que la perte est moins tangible puisque la personne est toujours présente et que les périodes d'accalmie dans la maladie peuvent faire émerger des attentes irréalistes de « guérison ». Le processus général de deuil et ses étapes ont été décrits en détail (Kubler-Ross, 1969). Bien que ces phases ne soient pas universellement traversées par chaque individu, leur description est néanmoins d'une grande utilité dans l'interprétation des réactions des membres de la famille des personnes atteintes de maladie mentale.

2.1. Le déni

La première étape observée est souvent celle du déni, qui se manifeste par une incrédulité face à l'annonce du diagnostic. Sous le choc, les gens refusent d'accepter leur perte. La manifestation peut prendre diverses formes telles que de ne pas voir les symptômes ou de chercher une autre explication. Il s'agit en fait d'un mécanisme de défense évitant à la personne concernée une prise de conscience trop douloureuse. Tant que la personne est à cette étape, que la notion de maladie est refusée, l'information fournie n'est pas intégrée et l'aide psychoéducative offerte n'est pas reçue. Un refus de la maladie de la part de la famille peut entraîner un processus d'épuisement. Une disponibilité d'écoute du vécu de la personne peut être précurseur à la prise de conscience, lorsque celle-ci sera prête à faire face à cette épreuve.

2.2. L'anxiété et la colère

Au stade de la prise de conscience, l'importance des handicaps et les limites du traitement deviennent évidentes. Des émotions intenses, associées à la perte subie, font leur apparition. On accuse les médecins, les médicaments d'aggraver la maladie. L'anxiété et la colère prédominent et la personne peut les exprimer ouvertement, mais elle peut aussi les retenir afin d'éviter de se placer en antagonisme avec l'entourage par crainte du rejet qui la laisserait seule avec sa souffrance. À cette étape, la personne souhaite que le changement vienne de l'extérieur, mais elle n'est pas prête à changer elle-même pour s'adapter.

2.3. Le marchandage

Après avoir pris conscience du problème et de l'inutilité de sa réaction émotive pour modifier la situation, la personne est prête à prendre des engagements irréalistes ou à essayer des solutions miracles avec l'espoir de faire disparaître la maladie. C'est ce qu'on appelle l'étape du marchandage, où on promet d'aller à la messe tous les dimanches, d'arrêter de fumer, etc., pour obtenir une guérison. Tant que la personne est à ce stade, il n'y a pas de résolution du deuil puisqu'il n'y a pas d'acceptation de la perte. Pendant cette période, plusieurs familles peuvent se tourner vers des thérapies non validées, surtout si elles sont présentées avec un enthousiasme irréaliste quant aux possibilités de guérison. Sans faire preuve de fermeture, le clinicien doit alors tenter de rétablir les faits afin d'éviter que la personne atteinte de psychose ne soit entraînée sur une voie pouvant favoriser les rechutes.

2.4.   La tristesse

Malgré toutes ces tentatives, la personne se retrouve face à la réalité de la perte subie. Une tristesse face aux renoncements qu'implique le deuil ainsi qu'une culpabilité face à d'hypothétiques fautes qui ont pu amener la perte encourue s'installent. S'y ajoutent une crainte de la désapprobation, un sentiment d'échec et de honte qui pousse la personne à dissimuler sa condition psychiatrique, à s'isoler et à se priver ainsi d'appuis.

2.5.   L'acceptation

Une fois le processus de deuil résolu, la famille accepte que le jeune soit maintenant différent de ce qu'elle a connu. La personne est cependant toujours présente, mais avec de nouvelles caractéristiques que son entourage apprend à connaître. Des relations différentes peuvent alors s'établir. C'est ce qu'on appelle le stade de l'acceptation.

Le processus de deuil fait donc vivre une gamme d'émotions pénibles au client et à ses proches. Chacun est appelé à redéfinir son rôle dans la famille et des responsabilités nouvelles incombent à ceux qui soutiendront le client. Les attentes par rapport à celui-ci doivent être révisées. Cette nouvelle réalité a un impact important sur la vie personnelle de chacun des membres de la famille, sur la relation conjugale des parents ainsi que sur la vie familiale en général. La façon d'intégrer cette nouvelle réalité déterminera si ces différentes sphères pourront se réorganiser de façon constructive afin de permettre à chacun de mener une vie satisfaisante et équilibrée. Il est donc important de favoriser le déroulement du processus de deuil afin de permettre une telle intégration, qui ne saurait avoir lieu tant que la famille niera cette nouvelle réalité.

3.   LES DIFFICULTÉS DE VIVRE AVEC UNE PERSONNE ATTEINTE DE SCHIZOPHRÉNIE

Alors que les jeunes du même âge acquièrent progressivement leur autonomie, les jeunes atteints de troubles psychiatriques se retrouvent souvent dans un état de dépendance face à leur famille. Même lorsqu'un certain niveau d'autonomie a été atteint pendant la période prémorbide, une régression à un niveau d'autonomie moindre est fréquente après l'apparition de la maladie. Les parents redeviennent des pourvoyeurs de soins pour leur enfant, sans points de repère efficaces pour exercer un rôle parental qui s'est complexifié. Cela les amène à vivre de l'impuissance et de l'ambivalence devant la double contrainte de chercher à minimiser la dépendance tout en prodiguant soins et encadrement (Pepper et Ryglewicz, 1983) : doivent-ils traiter leur enfant en jeune adulte ou leur jeune adulte en enfant ?

La stigmatisation associée aux maladies mentales tend à isoler les familles qui s'occupent d'un membre atteint d'une telle maladie de façon beaucoup plus importante que pour les familles s'occupant d'un membre atteint d'une maladie physique. Cet isolement provient tant de la perception de l'entourage, qui tend à prendre ses distances, que de la famille elle-même, qui peut vivre de la honte et de la culpabilité face à cette maladie et à ses manifestations. Dans certains cas, les parents peuvent même être blâmés par la famille élargie lorsqu'ils persistent à aider leur jeune malgré une comorbidité avec un abus de drogues et d'alcool ou encore face à de graves problèmes de comportement.

3.1. Les éléments de la prise en charge

Les éléments de la prise en charge ainsi que leur importance relative varient d'une famille à l'autre en fonction des caractéristiques de la famille, des caractéristiques de la personne atteinte et des déficits associés à sa maladie (Guberman *et al.*, 1993). Parmi ces éléments, notons :

- *La surveillance,* dont le niveau requis dépend de la symptomatologie résiduelle, des problèmes de comportement associés et de leur imprévisibilité. Elle doit être accrue lors de l'exacerbation des symptômes ;
- *L'aide aux activités de vie quotidiennes (AVQ) et aux activités de vie domestiques (AVD),* dont le niveau varie selon le degré d'autonomie : tâches ménagères, préparation des repas, soins d'hygiène, courses (achat du tabac, des vêtements, etc.) ;
- *Le soutien affectif,* qui peut prendre la forme d'un soutien moral, d'une présence permettant de briser la solitude ou encore d'activités communes ;
- *La gestion du traitement,* comme le maintien des contacts avec l'équipe soignante, la gestion de la médication, le maintien de la vigilance envers les signes de rechute, le rappel des rendez-vous et l'accompagnement à ceux-ci, l'accompagnement à l'urgence au besoin (nécessitant parfois une ordonnance d'examen) ;
- *La gestion du budget et l'aide financière,* lorsque les allocations de la sécurité du revenu, dont dépendent de nombreux clients, sont insuffisantes ;

- *Le soutien et la stimulation au développement de l'autonomie,* comme la stimulation à la participation aux activités de réadaptation et l'encouragement à la prise en charge graduelle de ses propres besoins par le client tout en tenant compte de façon réaliste de son potentiel ;
- *Les démarches juridiques,* lorsque surviennent des problèmes judiciaires liés ou non aux comportements inappropriés survenant dans le cadre de la maladie (régime de protection, probation, ordonnance d'examen, de traitement).

Ces éléments de prise en charge requièrent des membres de la famille impliqués dans le soutien à leur proche qu'ils développent des capacités à accomplir diverses tâches traditionnellement dévolues aux professionnels de la santé. Il est cependant important de souligner que, contrairement à ces derniers, ils n'ont reçu aucune formation préalable à cet effet.

3.2. L'acquisition de compétences nouvelles

Malgré toute la bonne volonté dont elle peut faire preuve, la famille éprouve fréquemment de la difficulté à offrir le soutien nécessaire. Pour soutenir adéquatement la personne vivant avec un trouble de santé mentale, l'entourage doit se familiariser avec la maladie et être lui-même soutenu dans ce processus d'apprentissage. Les proches doivent réapprendre à communiquer et à interagir avec la personne atteinte de psychose afin d'intégrer leurs nouveaux rôles respectifs et de mieux gérer les conflits interpersonnels.

Un nouveau savoir-faire, basé sur des connaissances transmises par des sources compétentes, doit être acquis pour faire face à une multitude de situations nouvelles. Ainsi, pour amener le client à consulter lors d'une rechute, il sera plus efficace de lui souligner le malaise et la souffrance liés à certains symptômes désagréables (par exemple, l'inconfort associé aux troubles du sommeil, l'angoisse attachée aux hallucinations) que de le confronter à ses comportements dérangeants pour l'entourage. De même, pour l'aider à accéder à une plus grande autonomie tout en respectant son rythme, il sera plus utile de lui fournir du soutien dans une tâche que de la faire à sa place ou de le laisser se débrouiller lui-même, avec la probable conséquence d'un échec et d'un découragement. Les refus de médication, les fugues, la négligence face à l'hygiène personnelle, les gestes agressifs et les menaces suicidaires sont d'autres exemples de situations dont la gestion nécessite l'acquisition d'un savoir-faire. Ce que les parents apprécient le plus de leurs rencontres avec les thérapeutes ou les groupes d'entraide, c'est d'envisager une série de situations éventuelles et de discuter ce qu'il est possible de faire dans ces cas.

Le développement de nouvelles attitudes permet d'offrir l'encadrement nécessaire au client tout en favorisant son autonomie et en minimisant l'impact de la maladie sur la vie personnelle de la personne soignante. Par exemple, le fait d'arriver à se détacher de la gêne personnelle produite par les comportements embarrassants du client qui est sous ses soins permet certainement d'en réduire l'impact sur le soignant. Un tel changement d'attitude nécessite cependant un cheminement personnel important qui peut être facilité par le soutien de l'entourage, de l'équipe traitante ou des groupes d'entraide.

3.3. Le fardeau de soins

Lorsque les membres de la famille sont les principaux dispensateurs de soins, ils doivent faire face quotidiennement à des difficultés liées directement et indirectement à la maladie. Monopolisés par une lourde prise en charge, ils peuvent en venir à se sentir captifs, ce qui mène souvent à un isolement progressif. Centrés sur les besoins de la personne atteinte de psychose au détriment de leurs besoins propres, ils en viennent à délaisser leur vie personnelle et conjugale (Hatfield, 1979), ce qui entraîne insatisfaction, ressentiment et épuisement. On observe alors une vulnérabilité accrue aux symptômes dépressifs, anxieux ou psychosomatiques. En effet, le tiers des parents développeraient des symptômes psychologiques sérieux à cause du fardeau associé à leur rôle de soutien. Par ailleurs, au-delà de la détresse morale, le fardeau de soins peut également entraîner des problèmes d'ordre financier (Fadden *et al.*, 1987 ; Guberman *et al.*, 1993) ou familial. En effet, le parent dispensateur de soins peut être forcé de diminuer le nombre d'heures travaillées ou même d'abandonner son emploi. Une sécurité financière précaire peut en découler, augmentant ainsi la détresse morale. De plus, les frères et sœurs peuvent éprouver du ressentiment face à la diminution de la disponibilité des parents à leur égard au profit de leur frère ou de leur sœur atteinte de maladie mentale, mais aussi de la culpabilité : « Pourquoi lui et pas moi ? »

Les difficultés à l'origine d'un épuisement sont de plusieurs ordres. Les manifestations de la maladie sont, bien sûr, une composante importante du fardeau. En effet, si les symptômes positifs de la schizophrénie et les comportements inappropriés qui y sont associés sont des stresseurs évidents pour la famille, qui doit parfois assurer une surveillance étroite, les symptômes négatifs sont un fardeau tout aussi important au quotidien et ce sont ceux dont les proches se plaignent le plus (Creer et Wing, 1974). Pensons entre autres au retrait social, à l'absence de motivation, à l'apathie et à la négligence des soins d'hygiène qui sont fréquemment rapportés et qui entravent le processus normal d'émancipation du jeune de sa famille, créant une ambiance familiale pénible.

Au-delà des manifestations de la maladie elle-même, la stigmatisation sociale est une difficulté fréquemment rapportée ou redoutée. En effet, les voisins, les amis et la famille élargie ne comprennent souvent que très peu la nature de la maladie et le client tout comme ses soignants peuvent vivre beaucoup de rejet, ce qui les mène à l'isolement alors même qu'ils ont besoin plus que jamais de soutien. Les attentes sont alors d'autant plus grandes envers les professionnels et les déceptions d'autant plus amères lorsque les traitements et les interventions ne donnent pas les résultats escomptés. Par ailleurs, la famille peut elle-même limiter volontairement ses contacts avec l'extérieur par crainte d'une potentielle stigmatisation (Fadden *et al.*, 1987).

Dans cette situation, ce fardeau peut être subjectivement vécu comme intolérable; on observe aussi un risque élevé de développer de l'hostilité face au client ainsi qu'envers l'équipe de soins et de se retirer du partenariat souhaité. À l'inverse, la famille peut simplement développer une tolérance extrême face aux comportements inappropriés et minimiser le fardeau qui y est associé.

Il est donc important de tenir compte du fardeau de soins associé à la maladie et de soutenir la famille face à ses difficultés. Une écoute et une validation empathiques des difficultés exprimées et des sentiments négatifs vécus est nécessaire de la part du thérapeute, qui devra s'efforcer d'alléger la culpabilité vécue par les parents face à ces sentiments. Le clinicien doit également veiller à ce que les soins s'organisent de façon à permettre à chacun de s'épanouir sur le plan personnel afin de prévenir l'épuisement du réseau de soutien du client.

4.   LE SOUTIEN AUX FAMILLES

C'est au cours de la première année suivant l'annonce du diagnostic que les changements les plus marquants surviennent dans les interactions familiales (Virtanen et Keinänen, 1989). Il s'agit d'une période critique pour l'intervention auprès des familles car c'est à ce moment que leurs besoins sont les plus criants. Selon Hatfield (1979), les besoins les plus souvent exprimés par les familles sont :

- la transmission de connaissances sur la symptomatologie du client ;
- l'enseignement de moyens spécifiques pour faire face aux comportements problématiques du client ;
- la mise en contact avec des personnes ayant vécu la même situation ;
- la possibilité d'obtenir du répit dans les soins à donner au client.

Ces besoins varient cependant d'une famille à l'autre et nécessitent donc une évaluation spécifique afin que les interventions soient adaptées.

Au plan pédagogique, il faut évaluer le niveau de connaissance par rapport à la maladie afin de combler les lacunes et de corriger les préjugés et les convictions erronés (Deleu et Chambon, 1999). La prise en compte du cheminement dans le processus de deuil est essentielle afin de mettre les interventions en place au moment opportun. En ce qui a trait aux comportements problématiques de la personne atteinte, l'efficacité des stratégies utilisées par la famille doit être évaluée. Les stratégies efficaces peuvent faire l'objet d'un renforcement alors qu'on peut suggérer des stratégies mieux adaptées pour remplacer celles qui perpétuent ou exacerbent les difficultés. Le besoin de partager les expériences ainsi que le besoin de répit doivent également faire l'objet d'une évaluation.

Les services à la famille doivent tenir compte tant des capacités variables de prise en charge par les parents que de leurs limites. Il faut donc permettre aux membres de la famille de réévaluer leurs attentes, leur engagement, leur rôle et leurs responsabilités. Le milieu familial ne doit pas être considéré comme ayant un mandat de soutien et d'hébergement à vie. Des options résidentielles répondant à différents besoins et au niveau d'autonomie de la personne concernée devraient être disponibles et offertes pour soutenir le processus d'émancipation et d'autonomie de la personne atteinte et, par ricochet, donner un répit à la famille. En effet, le départ du jeune vers une ressource résidentielle ne signifie pas qu'on mette fin à la relation familiale, mais plutôt qu'on la transforme. Et il ne faut pas non plus se servir de ce départ pour interrompre les services professionnels à la famille qui a encore besoin de soutien.

L'approche psychoéducative permet de répondre aux besoins d'information ainsi qu'aux difficultés associées à la gestion des comportements du client. Les groupes de soutien et d'entraide permettent par ailleurs de répondre au besoin de partage des expériences. La réponse au besoin de répit relève principalement des services sociaux des milieux institutionnels, des CLSC et de certains groupes communautaires.

4.1. L'approche psychoéducative

La thérapie psychoéducative peut se définir comme l'éducation, dans un contexte particulièrement émotif, offerte à une personne atteinte d'un trouble psychiatrique et à sa famille, sur les différents aspects de la maladie, du traitement et des activités de réadaptation (Deleu et Lalonde, 2001). Cette approche a d'abord été élaborée à la suite des études sur les émotions exprimées afin d'aider les familles à adopter des modes d'interactions moins stressants à partir d'attentes plus réalistes à l'égard de la personne atteinte de maladie mentale (Pepper et Ryglewicz, 1983). Actuellement, l'approche psychoéducative vise tant l'acquisition de connaissances sur la maladie que la gestion des enjeux psychologiques qui y sont liés ainsi que les stratégies visant à modifier les comportements inadéquats. Elle vise également à créer un climat de collaboration entre l'équipe de soins, le client et sa famille, afin que tous soient partenaires dans l'élaboration et la mise en œuvre du plan de traitement et de réadaptation.

4.1.1. LA TRANSMISSION DES CONNAISSANCES

On vise d'abord à établir un modèle de compréhension commun de la maladie. Il s'agit d'une étape préalable à la définition d'objectifs synergiques de traitement. Pour ce faire, l'information véhiculée doit être complète, s'appuyer sur des données scientifiques, faire consensus et être transmise de façon objective. En effet, si les différents intervenants impliqués font des recommandations divergentes, cela génèrera de l'insécurité chez ceux qui les reçoivent et il risque d'en résulter une non-observance du traitement (Kissling, 1994). Le clinicien doit s'assurer que l'information est bien assimilée et éviter de se montrer dogmatique. Il existe certains programmes standardisés qui permettent de systématiser cette approche et de s'assurer que l'ensemble des informations pertinentes a été abordé (voir la section 4.1.3). Par ailleurs, il est important de tenir compte des besoins d'information des familles, dont le niveau de connaissance peut varier beaucoup. Ces besoins changent aussi avec le temps et il faut détecter, au moment de chaque intervention, la réceptivité de chacun et ses capacités à intégrer l'information.

La seule transmission de connaissances ne suffit habituellement pas à mobiliser le client et sa famille pour qu'ils participent activement au traitement. L'approche psychoéducative ne consiste pas seulement à éduquer, mais aussi à tenir compte du contexte psychologique et émotif relié aux phases de deuil et de traumatisme décrites ci-dessus.

4.1.2. LA RÉVÉLATION DU DIAGNOSTIC

En soutenant un espoir réaliste, l'approche psychoéducative peut être utile pour réduire le traumatisme lié à l'annonce du diagnostic. Pour commencer, il faut préparer le terrain en amenant la personne atteinte et sa famille à reconnaître progressivement les symptômes pour ce qu'ils sont, puis leur expliquer que l'ensemble des symptômes observés constitue un diagnostic d'une maladie mentale.

- La première étape de ce processus consiste en la reconnaissance par la personne de la souffrance associée à son expérience subjective de symptômes qui le rendent perplexe.

- Lorsque cette souffrance est reconnue, il est plus facile de la nommer. Par exemple, « la radio m'envoie des messages pour me mettre en garde » peut s'appeler « délire ». L'acquisition d'un vocabulaire commun entre le thérapeute, le client et sa famille est un aspect important du développement d'un modèle de compréhension de la maladie partagé par tous. Il peut cependant arriver que l'utilisation de certains termes médicaux soit rebutante pour le client et un mot plus familier (par exemple, paranoïa plutôt que délire, voix plutôt qu'hallucinations) peut alors être retenu pour autant que tous en comprennent la signification. L'objectif de cette démarche psychoéducative consiste à transformer un phénomène subjectif en un symptôme égo-dystone dont le client devient observateur et pas seulement victime.

– Graduellement, lorsqu'un groupe de symptômes a été identifié, il devient plus aisé d'aborder le diagnostic auquel ils correspondent, puisque celui-ci sert à nommer le malaise vécu par la personne plutôt que de représenter une entité inconnue et effrayante. Il vaut mieux donner un nom à la maladie dont souffre une personne que de réduire la personne à la seule maladie dont elle souffre. Ainsi, le client et ses proches reconnaîtront plus facilement qu'il est une « personne souffrant de schizophrénie » plutôt qu'un « schizophrène » ou, pire, un « schizo » ou un « fou ».

– En fin de compte, l'essentiel n'est pas d'arriver à l'annonce du diagnostic mais de transmettre un message d'espoir quant à la possibilité d'une amélioration dont nul ne peut en prédire l'ampleur. Maintenant qu'on a identifié la maladie, on peut trouver plus précisément des interventions pour traiter les problèmes. En effet, cette étape préalable de nommer les symptômes et la maladie vise à mobiliser l'individu et sa famille vers une adhésion à un plan de traitement dont les objectifs sont tant le contrôle symptomatique que la récupération la plus complète possible des capacités fonctionnelles (Deleu et Lalonde, 2001).

Comme l'approche psychoéducative demande un important investissement de la part de l'équipe traitante, le volet pédagogique peut être en grande partie offert au cours de séances psychoéducatives de groupe de parents. En plus de favoriser l'acquisition de connaissances théoriques et pratiques, ces groupes permettent également de briser l'isolement des familles en leur donnant l'occasion de partager leur vécu avec d'autres familles ayant des expériences semblables (Deleu et Chambon, 1999). En complémentarité, un groupe d'entraide peut élargir le réseau social des familles, leur permettre de bénéficier d'un soutien mutuel et favoriser la valorisation de nouvelles compétences partagées entre pairs.

4.1.3. LES PROGRAMMES STANDARDISÉS[1]

Certains programmes psychoéducatifs standardisés permettent d'intégrer aisément la psychoéducation à la pratique clinique. Ils contiennent du matériel pédagogique s'adressant aux participants et au thérapeute. L'information qu'on y trouve est fiable, tandis que les conseils pédagogiques qu'ils contiennent permettent au thérapeute de développer ses compétences (Deleu et Chambon, 1999).

- *Le programme Prelapse* a été élaboré par Kissling en 1994 à l'instigation de la firme pharmaceutique Lundbeck, dans le cadre d'une campagne internationale de prévention des rechutes chez les personnes atteintes de schizophrénie. Ce programme, dont le contenu a été vérifié par des experts, est particulièrement utile pour l'enseignement à des groupes. Il est organisé en 10 séances de 90 minutes et son matériel peut être utilisé auprès des familles ou des clients.

- *Le programme Pro-famille* (Cormier *et al.*, 1991) est conçu pour l'éducation des proches de personnes atteintes de schizophrénie afin qu'ils puissent « assurer leur propre réalisation personnelle malgré la présence de la personne atteinte et les responsabilités de soins et de soutien qui y sont inhérentes ». La capacité à mettre des limites, le développement de l'estime de soi, la définition d'attentes réalistes et le maintien d'un réseau de soutien social y sont des thèmes centraux. Il est utilisé pour l'enseignement à des groupes et comporte neuf séances de 90 minutes.

- *Les modules psychoéducatifs de Liberman* sont des programmes structurés et interactifs destinés à enseigner à des personnes souffrant de troubles psychiatriques les connaissances et les habiletés sociales nécessaires dans des domaines précis de fonctionnement. Le module intitulé « Prise en charge familiale comportementale des personnes atteintes de schizophrénie » peut être utilisé dans un contexte monofamilial ou avec des groupes de familles.

- *Le programme PACT* (Psychose : Aider, Comprendre, Traiter) diffusé par la firme Janssen-Cilag contient trois vidéocassettes illustrant des scènes de la vie quotidienne de familles et des personnes aux prises avec des problèmes liés à la schizophrénie. On peut s'en servir comme point de départ à une discussion de groupe.

---

1. On peut se procurer ces programmes ainsi que d'autres outils de réadaptation en communiquant avec le Réseau francophone des programmes de réhabilitation psychiatrique, Socrate-Réhabilitation, C.H.U. Charleroi, site Vincent Van Gogh, 55 rue de l'Hôpital, B-6030, Marchienne-au-Pont, Belgique, tél. : 1 32 71 92 07 09, téléc. : 1 32 71 92 05 81 <www.rehab-infoweb.net/>.

4.2. L'ajustement du comportement

Il faut aussi aider la famille à élaborer des stratégies comportementales adaptatives pour mieux gérer les problèmes variés pouvant se présenter au quotidien afin de préserver ou de restaurer une qualité de vie convenable pour chacun.

- Il faut d'abord rétablir un dialogue dans la famille en évitant les confrontations.

- Pour ce faire, il faut développer de nouvelles habiletés de communication qui tiennent compte des difficultés d'attention et de concentration de la personne atteinte et apprendre à exprimer, de façon constructive, des sentiments positifs ou négatifs, ainsi que des demandes de changement précises et réalistes.

- Enfin, on exerce la capacité de faire preuve d'écoute active.

Afin de favoriser l'acquisition de ces comportements, le clinicien sert de guide et d'exemple. Il doit pouvoir expliquer clairement ce que sont ces habiletés de même que leur pertinence et favoriser leur développement par la participation à des jeux de rôles. Une fois bien comprises par les membres de la famille, ces habiletés peuvent ensuite être pratiquées lors d'exercices à la maison où leur intégration à des situations du quotidien est l'objectif ultime.

4.3. La résolution de problèmes

Il s'agit d'une démarche très structurée qui permet de faire face aux problèmes en générant des solutions constructives. Cette procédure se compose des huit étapes suivantes :

1) S'arrêter et réfléchir.

2) Définir le problème : l'objectif visé et les obstacles à surmonter pour l'atteindre. Préciser le problème à résoudre ; on ne peut pas tout changer.

3) Générer une série de solutions aussi exhaustive que possible.

4) Évaluer les avantages et les inconvénients de chaque solution quant à ses implications et à ses conséquences.

5) Choisir la meilleure solution ou combinaison de solutions, compte tenu du contexte et des préférences personnelles.

6) Déterminer les moyens nécessaires à la mise en œuvre de la solution retenue.

7) Passer à l'expérimentation : décider quand et comment accomplir cette action.

8) Évaluer les résultats obtenus.

4.4.   Les groupes de soutien et d'entraide

Les services professionnels les plus vigilants et attentionnés ont des limites et ne peuvent répondre aux grands besoins de soutien des proches de personnes atteintes de schizophrénie. Le témoignage d'autres personnes qui ont vécu la même expérience peut favoriser, chez les membres de la famille devenus aidants naturels, l'acceptation des sentiments de colère, de confusion, de culpabilité et de honte qu'ils éprouvent. Ces sentiments sont douloureux et peuvent s'exacerber si la famille ne bénéficie d'aucun soutien. Au cours des discussions avec d'autres personnes aux prises avec la même réalité, les parents peuvent prendre conscience qu'il est parfaitement normal d'éprouver ce genre de sentiments et arriver à se déculpabiliser.

Par ailleurs, en partageant leurs expériences, ces familles brisent l'isolement dans lequel elles se sont souvent enfermées. Elles peuvent échanger de l'information, apprendre de nouvelles stratégies pour gérer les difficultés associées à la prise en charge d'un proche souffrant de maladie mentale et recourir à divers moyens pour éviter l'épuisement. Ce soutien mutuel et cette solidarité amènent un accroissement de l'estime personnelle et la création de liens affectifs authentiques, en plus de permettre de prendre du recul par rapport à ses propres difficultés (Jalbert et Lazure, 1995).

Certains groupes d'entraide sont mis sur pied avec l'aide de professionnels de la santé alors que d'autres sont créés par des organismes communautaires qui peuvent également offrir des services permettant un répit aux familles à bout de souffle. De ces organismes, ceux qui aident le mieux les familles offrent des services complémentaires aux services psychiatriques tout en insistant auprès du client et des membres de sa famille sur l'importance de l'observance des recommandations médicales afin d'éviter les rechutes.

Une bonne proportion des groupes d'entraide ajoutent éventuellement à leur mission des objectifs d'action sociale (Jalbert et Lazure, 1995). Ils peuvent alors faire pression pour obtenir des modifications législatives ou certains services dont leurs membres pourront bénéficier. Ils peuvent également tenir des activités de sensibilisation et d'information visant à diminuer la stigmatisation sociale dont souffrent fréquemment leurs membres.

CONCLUSION

La présence d'une maladie mentale chez l'un des membres d'une famille impose un fardeau de soins aux autres membres de la famille qui se mobilisent pour lui venir en aide. Cette situation entraîne des bouleversements dans le quotidien de chacun des membres et suscite chez eux des réactions comparables à celles qui sont observées dans le processus de deuil. Pour

permettre à chaque membre de la famille de maintenir une vie personnelle satisfaisante, ces réactions émotives doivent être surmontées et de
nouvelles compétences doivent être acquises dans le domaine de l'accompagnement, de l'encadrement de la personne atteinte de psychose et de
la gestion de crise. Pour ce faire, la famille a besoin d'enseignement et de
soutien qui devrait être mis en place dès l'annonce du diagnostic en tenant
compte des besoins spécifiques et du cheminement de chacun à travers le
processus de deuil. L'approche psychoéducative est une méthode éprouvée
pour répondre à plusieurs besoins, alors que les groupes d'entraide et de
soutien permettent le partage des expériences, l'élargissement du réseau
social et l'amélioration de l'estime de soi.

BIBLIOGRAPHIE

Bateson, G. *et al.* (1956). Toward a theory of schizophrenia. *Behavioral Science*,
vol. 1, p. 251-264.

Brown, G.W. *et al.* (1972). Influence of family life on the course of schizophrenic
disorders : A replication. *British Journal of Psychiatry*, vol. 121, p. 241-258.

Cormier, H. *et al.* (1991) *Profamille : Programme d'intervention de groupe auprès des
familles de personnes atteintes de schizophrénie.* Sainte-Foy (Québec), Unité
de psychiatrie sociale et préventive du CHUL, Centre de recherche,
Université Laval, Robert-Giffard.

Coverdale, J.H. et Aruffo, J.A. (1989). Family planning needs of female chronic
psychiatric outpatients. *Am.J. Psychiatry*, vol. 146, n° 11, p. 1489-1491.

Creer, C. et J.K. Wing (1974). *Schizophrenia at Home.* Surbiton (Angleterre), National
Schizophrenia Fellowship.

Darvez-Bornoz, J.M., Lemperiere, T., Degiovanni, A., Sauvage, D. et Gaillard, P.
(1995). Les femmes psychotiques et leurs enfants. *Annales médico-
psychologiques*, vol. 153, n° 4, p. 286-290.

Deleu, G.M. et Chambon, O. (1999). *Thérapie psychoéducative familiale et psychoses
chroniques*, Charleroi (Belgique), Socrate-Éditions.

Deleu, G. et Lalonde, P. (2001). Thérapie psychoéducative. Dans P. Lalonde et
J. Aubut (dir.), *Psychiatrie clinique : une approche bio-psycho-sociale*, 3ᵉ éd.,
Boucherville, Gaëtan Morin éditeur, p. 1342-1362.

Early Psychosis Prevention and Intervention Center (EPPIC) (1997). *Psychoeducation for Early Psychosis.* Victoria (Australie), Psychiatric Services
Branch, Department of Human Services.

Fadden, G. *et al.* (1987). The burden of care : The impact of functional psychiatric
illness on the patient's family. *British Journal of Psychiatry*, vol. 150,
p. 285-292.

Fromm-Reichmann, F. (1948). Notes on the development of treatment of schizophrenics by psychoanalytic psychotherapy. *Psychiatry*, vol. 11, p. 263-273.

Goldstein, M.J. et Rodnick, E.H. (1975). The family's contribution to the etiology
of schizophrenia : Current status. *Schizophrenia Bulletin*, n° 14, p. 48-63.

Guberman, N. *et al.* (1993). *Et si l'amour ne suffisait pas...* Montréal, Éditions du
remue-ménage.

Hatfield, A.B. (1979). Help-seeking behaviors in families of schizophrenics. *American Journal of Community Psychology*, vol. 7, n° 5, p. 563-569.

Jalbert, C. et Lazure, C. (1995). Les groupes d'entraide. Dans P. Lalonde *et al.* (dir.), *Démystifier les maladies mentales : la schizophrénie*, Montréal, Gaëtan Morin éditeur, p. 131-158.

Jalbert, C. et Valade, D. (1999). Maternité et psychose. Présenté dans le cadre du colloque *Perspective de maternité chez les femmes psychotiques*, Hôpital Louis-H. Lafontaine, 30 septembre.

King, S. (2000). Is expressed emotion cause or effect in the mothers of schizophrenic young adults ? *Schizophrenia Research*, vol. 45, p. 65-78.

Kissling, W. (1994). Compliance, quality assurance and standards for relapse prevention in schizophrenia. *Acta Psychiatrica Scandinavica*, suppl. 382, p. 16-24.

Kubler-Ross, E. (1969). *On Death and Dying*. New York, Macmillan.

Lalonde, P. (1999). Schizophrénies. Dans P. Lalonde, J. Aubut et F. Grunberg, *Psychiatrie clinique : approche bio-psycho-sociale*, tome I, 3ᵉ éd., Montréal, Gaëtan Morin éditeur, chapitre 10, p. 242-285.

Lalonde, P. (1995). Les causes de la schizophrénie. Dans P. Lalonde *et al.* (dir.), *Démystifier les maladies mentales : la schizophrénie*, Montréal, Gaëtan Morin éditeur, p. 44-65.

Lebel, A. et St-André, M. (1999). Parentalité et schizophrénie. Présenté dans le cadre du colloque *Perspective de maternité chez les femmes psychotiques*, Hôpital Louis-H. Lafontaine, 30 septembre.

Lesage, A. *et al.* (1990). *Impact d'un programme psycho-éducatif intégré pour les jeunes patients schizophrènes et leur famille : une étude exploratoire contrôlée*, Rapport présenté au CQRS, 13 novembre.

Lidz, T. (1958). Schizophrenia and the family. *Psychiatry*, vol. 21, p. 21-27.

Lidz, T. *et al.* (1958). The intrafamilial environment of schizophrenic patients : The transmission of irrationnality. *Archives of Neurology and Psychiatry*, vol. 78, p. 305-316.

Lidz, T. *et al.* (1957). The intrafamilial environment of schizophrenic patients : Marital schism and marital skew. *American Journal of Psychiatry*, vol. 114, p. 241-248.

Lidz, R.W. et Lidz, T. (1949). The family environment of schizophrenic patients. *American Journal of Psychiatry*, vol. 106, p. 332-345.

Miller, F.E. (1996). Grief therapy for relatives of persons with mental illness. *Psychiatric Services*, vol. 47, n° 6, p. 633-637.

Pepper, B. et Ryglewicz, H. (1983). The young adult chronic patient : A new challenge. *American Journal of Social Psychiatry*, vol. 3, n° 4, p. 5-7.

Vaughn, C.E. et Leff, J.P. (1976a). The measurement of expressed emotions in the families of psychiatric patients. *British Journal of Social Clinical Psychology*, vol. 15, p. 157-165.

Vaughn, C.E. et Leff, J.P. (1976b). The influence of the family and social factors on the course of psychiatric illness. *British Journal of Psychiatry*, vol. 129, p. 125-137.

Virtanen, H. et Keinänen, M. (1989). Observations about family interactions and the effect of therapy : Interviews with families eight years after the onset of schizophrenia. *Family Process*, vol. 28, n° 4, p. 373-385.

Wynne, L.C. *et al.* (1958). Pseudo-mutuality in the family relations of schizophrenics. *Psychiatry*, vol. 21, p. 205-220.

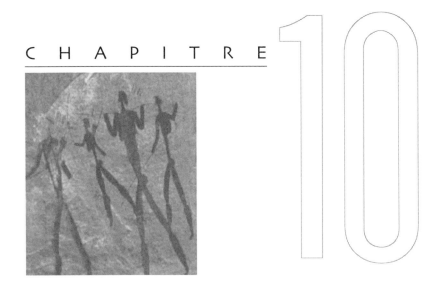

CHAPITRE 10

Programme
Hostel Outreach de Toronto
Travailler avec les personnes sans domicile fixe et vivant avec un problème grave de santé mentale

Jennifer Pyke, R.N., M.H. Sc.
Community Resources Consultants of Toronto

Sheryl Lindsay, M.S.W.
Community Resources Consultants of Toronto

Traduit de l'anglais par Claude Leclerc
Université du Québec à Trois-Rivières

RÉSUMÉ

Ce chapitre présente des aspects spécifiques liés à la situation des personnes aux prises avec un problème grave de santé mentale et qui n'ont pas de domicile fixe depuis longtemps. Il présente plus précisément une clientèle de femmes qui fréquentent les refuges de Toronto ou qui vivent dans les rues. Le programme *Hostel Outreach* (HOP) a été démarré en 1988 en réponse au nombre croissant de personnes sans domicile fixe aux prises avec un problème grave de santé mentale fréquentant les refuges, une situation qui s'est accentuée durant la dernière décennie. Cet article souligne les facteurs déterminants du développement du HOP, incluant la philosophie et les valeurs de l'organisation et du programme, les ressources humaines, les activités, les collaborations, la défense des droits des clients et le développement. De plus, ce chapitre s'intéresse à certaines barrières systémiques qui limitent l'utilisation d'autres services de santé mentale par cette clientèle.

ABSTRACT

This chapter will identify issues that are particular to the needs of persons with serious and persistent mental health problems who experience long periods of homelessness. The client group of focus will be women who use the emergency shelter (hostel) system in Toronto or are living on the streets. The Hostel Outreach Program (HOP) was instituted in 1988 to respond to the increasing number of homeless people with serious mental health problems who were using the shelters: a concern that has only increased over the last decade. The paper will highlight key factors in the development of HOP, including organizational and program philosophy and values, staffing, service activities, collaboration, and advocacy and development. Systemic barriers to other components of the mental health system will be explored.

La présence de plus en plus visible dans nos villes de personnes sans domicile fixe et vivant avec un problème grave de santé mentale est un phénomène plutôt récent. Un bref retour sur le passé nous permet de constater que les personnes sans domicile des années 1950 et 1960 étaient pour la plupart des hommes âgés vivant avec un problème d'abus d'alcool. Ils étaient présents dans certains secteurs des centre-villes, reconnus comme les quartiers des clochards (Rossi, 1990). Cet auteur mentionne que la majorité d'entre eux pouvaient trouver un lit dans divers types de refuges et qu'un nombre limité dormait dans les rues. On prévoyait à cette époque que le problème des personnes sans domicile fixe n'existerait plus dès les années 1970. Au contraire, durant les années 1980, le nombre de personnes sans domicile fixe augmenta de façon draconienne et leurs caractéristiques sont alors devenues très différentes de celles qui avaient été observées précédemment.

1.   LA CLIENTÈLE

Aujourd'hui, ce sont des hommes jeunes pour la plupart qui proviennent de minorités ethniques, qui vivent des situations de pauvreté beaucoup plus graves et qui disposent d'un nombre de places pour passer la nuit beaucoup plus limité. Parmi ceux-ci, on estime qu'environ le tiers vit avec un problème grave de santé mentale. De plus, de nouvelles populations sans domicile sont apparues : des femmes et des familles. Durant les années 1950 et 1960, les femmes comptaient pour moins de 3 % de la population des personnes sans domicile alors qu'au milieu des années 1980, cette proportion avait augmenté à environ 25 %. On estime que durant la dernière décennie, la population sans domicile a augmenté de 40 % aux États-Unis (Dickey, 2000).

Les risques de mortalité et de morbidité sont beaucoup plus élevés pour les personnes sans domicile que pour le reste de la population (Sullivan *et al.*, 2000b ; Kushner, 1998). Les probabilités d'être agressé ou assassiné sont également beaucoup plus élevées (Sullivan *et al.*, 2000b). Il faut considérer également que les femmes sans domicile fixe sont le plus souvent victimes d'abus et d'agressions sexuelles (Fischer *et al.*, 1995).

« Deux principaux problèmes de santé augmentent le risque de se retrouver sans domicile fixe de façon chronique : ce sont l'abus de substances et les problèmes de santé mentale. » (McMurray-Avila *et al.*, 1998, p. 4) Une étude s'intéressant à la situation des personnes sans domicile fixe menée à Baltimore (Maryland) a mis en évidence que parmi eux, 35 % des hommes et 48 % des femmes vivaient avec un problème grave de santé mentale (Breakey, Fischer, Kramer *et al.*, 1989). Dans la ville de Toronto, le nombre de lits dédiés aux soins psychiatriques est passé de 3 857 en 1960 à 1 102 en 1998 (une diminution de 80 %) et on estime qu'environ

33 % des hommes et 75 % des femmes sans domicile fixe vivent avec un problème de santé mentale. « La proportion impressionnante de personnes vivant avec un problème de santé mentale parmi la population des personnes sans domicile fixe constitue la conséquence la plus tangible des effets de la désinstitutionnalisation des personnes vivant avec un problème de santé mentale débutée durant les années 1960 et de l'incapacité de remplacer les services hospitaliers par des solutions de rechange implantées dans la collectivité. » (Rapport du Groupe de travail du maire de Toronto sur la situation des personnes sans domicile fixe – *Report of the Mayor's Homelessness Task Force*, 1999, p. 114). Ailleurs au Canada, des chercheurs de Calgary (Stuart et Arboleda-Florez, 2000), de Montréal (Reynalt *et al.*, 1994), et de Vancouver (Acorn, 1993 ; Zapf *et al.*, 1996), confirment que les refuges (*shelters*) et les prisons sont devenus par conséquent des institutions de remplacement pour héberger les personnes vivant avec un problème grave de santé mentale. Ainsi, plusieurs refuges offrent régulièrement des formations à leur personnel afin de leur permettre d'intervenir auprès des personnes vivant avec un problème grave de santé mentale et de leur offrir des services spécialisés (Vamvakas et Rowe, 2001). De plus, pour la nouvelle génération d'intervenants en santé mentale, les rues et les trottoirs, les cours de justice et les refuges sont devenus des milieux de travail habituels.

2.   LE DÉPISTAGE

Alors qu'il est nécessaire d'offrir une gamme étendue d'interventions de soutien à long terme pour les personnes vivant actuellement sans domicile fixe, il devient évident qu'un dépistage précoce des personnes présentant un risque élevé s'impose afin de mettre un terme au cycle presque inévitable de l'itinérance, de l'incarcération et de l'hospitalisation (Olfson *et al.*, 1999 ; Sullivan *et al.*, 2000a ; Tolomiczenko et Goering, 1998). Hopper *et al.* (1997) soutiennent que lorsque les services psychiatriques donnent leur congé aux personnes vivant avec un problème grave de santé mentale et que celles-ci se retrouvent dans les refuges en raison d'un manque de ressources permanentes pour les accueillir dans la communauté, ils contribuent par le fait même à perpétuer l'itinérance. Un rapport cite les propos d'un intervenant d'un refuge : « Il n'y a aucun endroit où aller pour cette femme car on ne lui offre aucun soutien. Que font les hôpitaux ? Ils communiquent avec un refuge ou bien ils lui donnent son congé sans se soucier de l'endroit où elle ira. Ils savent bien que la rue est le seul endroit où elle peut aller… C'est le syndrome de la porte tournante parce que dans la rue, elle cesse de prendre ses médicaments et le cycle recommence. » (Boydell *et al.*, 1999)

    Des interventions destinées à mettre un terme à ce cycle pour les personnes sans domicile qui utilisent les services des refuges sont décrites par Goering *et al.* (1997), de même que par Susser *et al.* (1997). Une étude des besoins de santé mentale des personnes sans domicile qui utilisent les refuges, menée par Stuart et Arboleda-Florez (2000), rapporte que les services habituels de prise de contact intensive auprès des populations vulnérables (as*sertive outreach service*) rejoignent rarement cette population et que des équipes spécialisées sont requises dans les refuges et dans les endroits fréquentés par ces personnes.

Le programme *Hostel Outreach* de Toronto fut un des premiers programmes de santé mentale au Canada à offrir des services dans les refuges destinés aux personnes sans domicile. Trois événements distincts ont conduit à la mise en place de ce programme. En 1985, une enquête du coroner fortement médiatisée a tenté d'élucider les faits entourant le décès de Drina Joubert, une femme sans domicile fixe souffrant de problèmes de santé mentale et d'abus de substances, morte de froid dans les rues de Toronto. Une enquête menée en 1987 dans les refuges pour personnes sans domicile de Toronto a révélé qu'une forte proportion des utilisateurs de ces services étaient des personnes vivant avec des problèmes graves de santé mentale. Enfin, l'année 1988 fut proclamée l'Année internationale des refuges pour personnes sans domicile fixe.

Deux organismes de santé mentale, implantés dans la communauté, soit les Consultants en ressources dans la communauté de Toronto (*Community Resources Consultants of Toronto* [CRCT]) et les Ergothérapeutes communautaires et associés (*Community Occupational Therapists and Associates* [COTA]), furent subventionnés par le ministère de la Santé de l'Ontario afin d'offrir des services de dépistage et de « gestion de cas » aux personnes vivant avec un problème de santé mentale et utilisant les services des refuges destinés aux personnes sans domicile fixe. Puisque ces refuges n'acceptent que des personnes du même sexe, il fut décidé que COTA offrirait des services aux hommes et CRCT, des services aux femmes. Même si ces agences offraient depuis plusieurs années des services aux personnes vivant avec un problème grave de santé mentale, elles n'avaient alors que peu d'expérience auprès des personnes sans domicile fixe.

2.1.   La « gestion de cas » (*case management*)

La « gestion de cas » s'est développée dans les années 1970 afin d'aider les personnes vivant avec un problème grave de santé mentale à demeurer en contact avec les services de santé mentale. À l'origine, la « gestion de cas » était composée de cinq fonctions principales : l'évaluation initiale, la planification, la liaison, le suivi et l'évaluation continue. Au fil du temps, la « gestion de cas » est devenue un service aux multiples fonctions, incluant notamment le dépistage de la clientèle, la prise de contact intensive afin d'offrir des services (*assertive outreach*), l'entraînement aux habiletés sociales, l'intervention pour la réduction des symptômes et des comportements problématiques, la prévention et la gestion de crises, le soutien familial, la coordination de services, de même que la défense des droits (*advocacy*) des personnes et de leur accès aux services. On accorde cependant moins d'attention à une autre de ses fonctions, soit l'établissement de la relation thérapeutique. C'est pourtant cette fonction qui déterminera si la personne s'engage ou non dans une alliance thérapeutique qui se poursuivra aussi longtemps que les services seront requis.

Il existe plusieurs modèles de « gestion de cas » dans le domaine de la santé mentale. Les plus connus sont ceux de la Réadaptation psychiatrique (*Psychiatric Rehabilitation*), des Forces personnelles (*Personal Strengths*) et de Soutien complet (*Full Support*). Un article de Mueser *et al.* (1998) fournit un aperçu complet de chacun de ces modèles. Les équipes de suivi intensif dans le milieu (*Assertive Community Treatment* ou *PACT*) offrent des services de type Soutien complet. La majorité des programmes de « gestion de cas », à l'exception du suivi intensif dans le milieu, incorporent des principes provenant d'un ou de plusieurs modèles, élaborant leurs services afin de répondre aux besoins des clientèles ciblées. L'application clinique de certains de ces principes est décrite par Pyke *et al.* (1998).

Le « gestionnaire de cas » (*case manager*) aide les personnes qui présentent des problèmes persistants et complexes à satisfaire leurs besoins essentiels en identifiant l'aide et les services requis, en favorisant l'accès et l'utilisation de ces services, afin de permettre aux personnes d'entrevoir et de concrétiser une vie meilleure. Le « gestionnaire de cas » aide chacun de ses clients dans des aspects de sa vie qui sont spécifiques à sa situation et à ses besoins, de même que dans des aspects plus généralisés au sein de cette population, tels qu'une faible estime de soi, une symptomatologie handicapante, la pauvreté et l'isolement. Par la défense des droits de l'individu et de leur accès aux services, le « gestionnaire de cas » se préoccupe des inégalités sociales, de l'intransigeance, des attentes et des exigences démesurées auxquelles font souvent face les personnes vivant avec un problème de santé mentale. Ware *et al.* (1999) expriment succinctement que les « gestionnaires de cas » ciblent les problèmes, adoucissent les transitions, créent de la flexibilité, secouent le système et développent des contextes favorables pour leurs clients.

Les services de réadaptation dans la communauté (*Community Rehabilitation Services*) formèrent le premier programme de « gestion de cas » mis en place par le CRCT (Consultants en ressources dans la communauté de Toronto) en 1981. Durant les quinze premières années, les services de réadaptation dans la communauté ont concentré leurs efforts auprès des personnes qui quittaient les hôpitaux psychiatriques et qui présentaient un risque de rechute élevé. Pour relever ce défi, les intervenants ont été formés au modèle de Réadaptation psychiatrique. Ce modèle s'intéresse

aux buts des clients et cible les habiletés et les ressources de la vie quotidienne, les apprentissages, le travail et les domaines sociaux. Cette
approche est indiquée pour des clients dont les symptômes sont contrôlés
et auprès desquels on intervient dans des contextes où il possible de
consacrer suffisamment de temps à l'évaluation et à la planification. Malgré
les efforts déployés, il s'est avéré impossible d'implanter ce modèle pour
le programme *Hostel Outreach*, et la clientèle sans domicile fixe a été
classifiée comme étant à une étape préliminaire de la Réadaptation psychiatrique (Goering *et al.*, 1997). Le personnel du programme *Hostel
Outreach* (HOP) s'est familiarisé avec les besoins et les ressources des personnes sans domicile en les écoutant et en échangeant avec le personnel
des refuges au sujet de leur expérience, de leurs attentes, des interventions
efficaces et de celles qui ne fonctionnent pas.

Lorsque les services de santé mentale décident d'intervenir efficacement auprès de cette clientèle, les approches doivent être élaborées sur
mesure pour le client, plutôt que de tenter de rendre le client conforme
aux exigences de quelque service de santé que ce soit (Stuart et Arboleda-
Florez, 2000). Bien que des sommes importantes aient été consacrées à la
mise en place d'équipes de suivi intensif (ACT) en Ontario, ce modèle
prescriptif, qui propose des évaluations exhaustives afin de déterminer
qui peut profiter des services, constitue à plusieurs égards l'antithèse
des approches requises auprès des personnes sans domicile. Comme le
mentionnent O'Brien et Anthony (2002) au sujet des pièges associés aux
modèles de suivi, « à la fin de la journée, c'est la réussite du client qui
devrait être notre principale mesure. L'efficacité avec laquelle vous aurez
implanté une des « meilleures pratiques » (*best practice*) aura toujours moins
d'importance que cette mesure » (p. 214).

3.   LE PROGRAMME *HOSTEL OUTREACH* (HOP)

Comme tout nouveau service implanté en Ontario, le HOP a été abon-
damment évalué durant ses deux premières années d'opération. Dans le
cadre d'une étude, les évaluations menées après neuf mois d'implantation
montrent une augmentation de la stabilité résidentielle de la clientèle, une
diminution de sa symptomatologie, une amélioration de son fonctionnement social, ainsi qu'un réseau social plus important qu'au départ
(Wasylenki *et al.*, 1993). De plus, ces améliorations se sont maintenues au
suivi de 18 mois (Goering *et al.*, 1997). Un enregistrement vidéo réalisé
par des clients du HOP au sujet de ce programme ainsi qu'une évaluation
maison entreprise auprès de 26 (35 %) des clients du HOP (Pyke et Lindsay,
1997) fournissent davantage d'informations concernant l'expérience vécue
des itinérants et leur recours aux services du HOP (HOP, 1993). Les questions de cette évaluation ont été élaborées par les membres du Comité

d'orientation, composé des clients et des intervenants du HOP, de même que des intervenants de deux refuges pour personnes sans domicile. L'étude, l'évaluation maison ainsi que l'enregistrement vidéo insistent sur l'importance d'une alliance de travail forte entre les clients et les intervenants.

Plusieurs considérations associées à la prestation de services auprès des personnes sans domicile vivant avec un problème grave de santé mentale seront abordées dans les pages qui suivent. Elles prennent place dans le contexte du HOP et certaines sont illustrées par des vignettes provenant de la clientèle. Bien que le travail du HOP soit effectué auprès d'une clientèle féminine, le travail auprès des hommes ainsi que leurs besoins de service sont sensiblement les mêmes (Goering, Wasylenki, St. Onge *et al.*, 1992).

3.1. Les considérations organisationnelles et les caractéristiques du programme

Selon Pyke *et al.* (1998), la réussite d'un programme repose sur une organisation forte, capable d'offrir le soutien requis et possédant un ensemble de valeurs définies, transmises à toutes les dimensions du service. L'organisation se dote de politiques et de procédures qui appuient les gestionnaires et le personnel afin d'offrir les services requis et de prendre des décisions quotidiennes de manière à maintenir ses valeurs organisationnelles et sa mission.

Le bureau des Consultants en ressources de la communauté étant situé à l'extérieur du centre-ville, il fut décidé d'établir un second bureau dans le centre-ville pour le rendre plus accessible à ce groupe de clients. Bien que l'argent de ce loyer n'ait pas été planifié dans le budget initial, l'importance d'un espace au centre-ville est apparu essentiel afin de permettre aux intervenants de faire des appels, de remplir des dossiers et des formulaires et de rencontrer les clients. La majorité des rencontres avec les clients se déroulaient dans les refuges ou dans des centres communautaires (*drop-in*[1]), ce qui impliquait une confidentialité limitée de même qu'une trop grande consommation de café et de beignets, du moins pour les intervenants du HOP ! Le ministère de la Santé a donc fourni l'argent nécessaire afin de louer durant plusieurs années un espace à bureau au

---

1. Les *drop-in* sont des services communautaires d'accueil qui offrent la présence d'intervenants de même que, dans bien des cas, des boissons, des aliments et des services d'activités pour les personnes sans domicile fixe, qui peuvent s'y rendre pour se reposer, se réchauffer et rencontrer des gens. À l'encontre des refuges, ils n'offrent pas, la plupart du temps, d'hébergement structuré, bien que certains d'entre eux possèdent des lits de dépannage. Nous utiliserons l'expression « centre communautaire » pour traduire *drop-in* (note du traducteur) .

centre-ville. Les Consultants en ressources dans la communauté de Toronto et les Ergothérapeutes communautaires et associés ont alors partagé cet espace restreint. Ils ont conjointement organisé des rencontres sociales hebdomadaires, invitant la clientèle ainsi que des personnes qui hésitaient à recevoir des services à se présenter à leur local afin de mieux connaître les intervenants et les services. L'an dernier, le CRCT a déménagé le HOP dans les locaux d'un organisme offrant des services à une clientèle semblable. Cet endroit, plus vaste, permet d'offrir régulièrement des activités sociales ainsi que des services facilement accessibles aux femmes.

3.2. L'équipe

Alors qu'en 1988, le HOP ne comptait que l'équivalent de 3,5 postes d'intervenants à temps plein et un poste à temps partiel de gestionnaire de programme, ses effectifs ont doublé depuis et sont composés de sept intervenants à temps plein et d'un poste de gestionnaire de programme. Deux des nouveaux postes d'intervenants sont dédiés au dépistage et à la prise de contact sur la rue. Le programme a bénéficié de la stabilité de son équipe : la gestionnaire est en poste depuis le début, et jusqu'à l'an dernier, les sept intervenants occupaient leur poste au HOP depuis presque huit ans. Le premier auteur de ce texte a mené une petite enquête auprès de ces intervenants afin de mieux comprendre leur emploi, selon leur perspective individuelle. Tous les intervenants, sauf une exception, ont travaillé auparavant auprès des personnes sans domicile, ce qui leur permettaient de savoir assez bien ce qu'allait être leur travail. Les intervenants ont répondu que ce qu'ils appréciaient le plus à propos de leur travail était le soutien de leur gestionnaire et de leurs collègues, et que l'opportunité d'être indépendant, flexible et créatif au travail était également très appréciée. Plusieurs ont mentionné aimer travailler avec leurs clients et apprendre à mieux les connaître. Leur isolement dans la collectivité, qui les empêche souvent de rencontrer leurs collègues durant plusieurs jours, est l'aspect le moins apprécié de leur travail. Les éléments les plus stressants sont le manque de ressources, et principalement de logements, le climat politique et le fait de se sentir submergés par moments par les besoins de la clientèle. On a demandé aux sept intervenants de choisir, parmi une liste de 12 caractéristiques personnelles, les cinq qu'ils considéraient comme les plus importantes pour ce genre de travail. Tous les répondants ont choisi le respect et la flexibilité (sept chacun), suivi de la patience et de l'empathie (quatre chacun), puis de la créativité et de la capacité d'utiliser les ressources (trois chacun).

De la même façon que pour tous les programmes du CRCT, le comité d'embauche inclut un ancien utilisateur de services et un représentant d'une minorité visible (chacun d'eux pouvant être ou ne pas être un employé du HOP). L'entrevue est composée de questions basées sur des mises en situation qui permettent de mettre en évidence les habiletés, les connaissances, le jugement et les valeurs des candidats dans le cadre de leur travail éventuel. Deux groupes parmi les minorités visibles sont davantage représentés parmi la population des personnes sans domicile de Toronto, soit les personnes de race noire (15 %) et les autochtones (5 %), une statistique mise en lumière par les caractéristiques démographiques de la clientèle du HOP (Report of the Mayor's Homelessness Action Task Force, 1999). Ces informations influencent le cours du processus d'embauche afin d'assurer que les caractéristiques des personnes recevant les services soient reflétées par les caractéristiques des personnes qui offrent ces services.

3.3.   Les services disponibles

3.3.1. L'IDENTIFICATION DE LA CLIENTÈLE, LA PRISE DE CONTACT ET L'OFFRE DE SERVICES

Lorsqu'il s'agit de prendre contact avec une personne sans domicile et vivant avec un problème de santé mentale pour lui offrir des services, la flexibilité ainsi qu'une approche informelle sont requises. Les formulaires et les entrevues structurées peuvent créer une barrière additionnelle pour les personnes marginales qui se méfient déjà des intervenants. La plupart des clients potentiels sont repérés par l'équipe du HOP, mais des demandes proviennent également de différents services et de citoyens sensibilisés à la situation. La gestionnaire de programme répond à toutes les demandes et s'assure que les critères de problème de santé mentale et d'absence de domicile fixe sont présents, en plus d'évaluer le potentiel agressif. Les critères d'admissibilité pour le HOP sont les suivants :

– La personne présente un problème grave de santé mentale, appuyé par son historique ou par une évaluation ;

– Une fréquentation répétée ou prolongée des refuges d'hébergement ou une vie sans domicile fixe (rues, parcs, etc.).

Ce signalement est transmis à un intervenant, qui fait le suivi. La prise de contact initiale est menée sans intrusion et s'appuie davantage sur l'observation et l'écoute plutôt que sur des questions. Progressivement, l'intervenant obtient un tableau plus précis de la situation présente et passée. Peu importe l'engagement de l'intervenant envers la personne, si un risque la menace, il peut lui assurer un endroit sécuritaire en raison d'un règlement de l'*Ontario's Mental Health Act*. Pour les personnes sans domicile fixe, les risques incluent principalement les conditions climatiques extrêmes, ou ceux liés à la violence envers soi ou les autres. Si une femme sans domicile est hospitalisée, l'intervenant du HOP maintient le contact avec elle et poursuit sa démarche d'engagement auprès de celle-ci dans une démarche de collaboration, comme dans cette vignette présentant Sarah.

Sarah fut orientée vers le HOP par l'urgence d'un hôpital du centre-ville et les services de police de ce secteur. Ces deux services, qui avaient fait plusieurs appels à cet effet, ont exprimé leurs inquiétudes concernant le bien-être de Sarah. Un travailleur social travaillant à la salle d'urgence où se présente occasionnellement Sarah a précisé que cette dernière souffrait probablement d'un problème grave de santé mentale, qu'elle semblait sans domicile fixe et qu'elle n'avait pas de vêtements assez chauds pour affronter l'hiver. Le personnel de la salle d'urgence l'a revue à quelques reprises durant les derniers mois. Elle refusait toutes les formes d'aide, incluant les refuges du centre-ville. La température froide de même que sa santé mentale détériorée la rendaient ainsi plus vulnérable aux dangers de la rue. Les policiers partageaient également ces préoccupations, ayant reçu des appels de marchands du quartier qui connaissaient Sarah et s'inquiétaient. Les policiers avaient auparavant accompagné Sarah à un refuge mais elle l'avait quitté aussitôt.

Tant l'hôpital que les services policiers connaissaient donc l'existence de HOP et de ses services. Sarah présentait tout à fait le profil d'une personne pour laquelle l'équipe du HOP ferait une démarche afin de mieux se faire connaître et, éventuellement, de lui offrir des services. Le personnel du HOP se déplace à pied et essaie de repérer les personnes présentant les critères d'admissibilité du service et d'entamer un échange avec elles. Comme dans la situation de Sarah, les intervenants répondent aussi à des appels de diverses sources provenant de la communauté. Deux membres de l'équipe ont donc tenté de localiser Sarah. Ils l'ont trouvée à la porte d'un centre commercial où elle avait l'habitude de se rendre. Elle a accepté d'emblée de converser avec eux, mais a dit ne pas comprendre la source de leurs préoccupations. Ils ont observé un état délirant et aucune préoccupation concernant sa propre sécurité et son bien-être. Au moment de la rencontre, Sarah portait une veste mince, un chandail à col roulé, un pantalon et des chaussures de sport. Elle refusait les bottes et les vêtements chauds que les intervenants lui offraient. L'équipe a discuté avec la gestionnaire du programme. Ils la considérait à risque d'engelures ou même de mort par le froid, puisqu'elle refusait les bottes et les vêtements chauds. En raison de la gravité de la situation, l'équipe a communiqué avec un omnipraticien expérimenté auprès des personnes sans domicile fixe qui vivent avec un problème grave de santé mentale. Il a accepté d'aller voir Sarah dès que l'équipe l'aurait localisée. L'omnipraticien, selon les plans de l'équipe, pourrait l'examiner et ainsi évaluer la possibilité de l'admettre contre son gré dans un hôpital.

L'équipe a localisé Sarah en soirée, au centre commercial. Le médecin s'est rendu sur place et Sarah a accepté de le rencontrer. Il faisait encore très froid et elle ne portait pas de vêtements chauds. Le médecin a évalué que cette situation constituait un risque pour sa santé et a admis Sarah à l'hôpital contre son gré. L'équipe l'a accompagnée dans l'ambulance, en route pour l'hôpital. Elle a été admise à l'unité de psychiatrie, après quelques pressions exercées par l'équipe HOP.

Durant tout ce temps, Sarah est demeurée coopérative et communicative. Elle a accepté de prendre des médicaments à l'hôpital et sa santé mentale s'est améliorée. Elle n'a fait aucun reproche à l'équipe pour l'avoir amenée à l'hôpital. Elle a accepté qu'un intervenant continue de la rencontrer et lui trouve un logement. Sarah s'est rendue chez Savard (décrit plus loin dans ce texte) et était plutôt heureuse d'y demeurer. Elle y vit toujours, cinq ans plus tard, et reçoit du soutien continu de la part du HOP, d'un centre communautaire et de l'hôpital.

*Les intervenants du HOP ont appris avec le temps que Sarah avait été institu-
tionnalisée dans un hôpital psychiatrique d'une petite ville ontarienne, au début
de sa vingtaine, qu'elle s'était enfuie et s'était retrouvée dans les rues de Toronto.
Mis à part un court séjour en résidence de groupe qui s'était soldé par un échec,
c'est la première fois que Sarah vit dans la collectivité avec succès pour une aussi
longue période.*

Bien que des liens puissent s'établir assez rapidement entre
l'intervenant et la personne sans domicile fixe, il n'est pas rare que des
mois passent où seuls certains contacts brefs soient établis, avec très peu
d'échanges verbaux. La prise de contact est individualisée, faite sur mesure
selon la personne en cause et sa situation, et elle se déroule dans l'environnement de la personne. « Le processus de prise de contact et d'engagement est un art qui pourrait se comparer à une danse. Les intervenants
font un pas en direction du client potentiel, sans savoir quelle sera sa
réponse – est-ce que le client va répondre ou s'en aller ? Aime-t-il mieux
suivre ou conduire ? Chaque intervenant possède un style bien à lui et
maîtrise mieux certains pas que d'autres. Danser avec grâce, lorsque les
enjeux sont importants, devient un défi pour chacun. » (Erickson et Page,
1998, p. 1)

Pour les intervenants habitués à des environnements très orientés
vers l'accomplissement de tâches, la nécessité de travailler en respectant
le rythme de chacun peut être frustrante, et la phase où on essaie d'établir
un lien avec une personne peut apparaître comme « ne rien faire ». Il est
important de soutenir les intervenants dans cette démarche car la prise
de contact avec des personnes qui, depuis longtemps, communiquent peu
avec les autres et à qui on n'a pas donné d'attention constitue un travail
colossal, qui implique vraiment « faire quelque chose ». L'expérience du
HOP auprès des personnes sans domicile souligne l'importance de prendre
le temps, d'être patient et créatif pour parvenir à établir une relation de
collaboration.

Durant la prise de contact et l'établissement de l'engagement, les
intervenants du HOP offrent de l'aide concrète aux personnes sans domicile fixe pour répondre à certains de leurs besoins les plus pressants, tels
que de la nourriture, des vêtements, des couvertures, et de petits montants
d'argent. Ils peuvent aussi leur rendre service comme les aider à obtenir
des preuves d'identité, essentielles pour utiliser les ressources sociales et
de santé. En s'orientant vers une approche centrée sur le client et dirigée
vers lui, le HOP a réussi à éviter un problème courant des programmes
destinés aux personnes sans domicile, identifié par Culhane (1992), de
même que par Rosenheck et Lam (1997) : donner aux personnes ce que les
intervenants (des services de santé mentale) croient qu'ils doivent avoir
plutôt que ce qu'ils demandent (nourriture, vêtements, abris). Ce sont les
premières étapes pour l'établissement d'une relation de collaboration ou
d'une alliance de travail.

Nous définissons alliance de travail comme la reconnaissance d'un engagement de niveau acceptable du client potentiel auprès de l'intervenant, qui pourra se développer et permettre à l'offre d'aide d'être acceptée. Pour certaines personnes, et plus particulièrement pour celles qui ont vécu dans la rue, cette étape peut exiger plusieurs mois.

3.3.2. LE SOUTIEN CONTINU

Lorsque l'alliance de travail est établie et que la personne noue des liens avec les ressources, l'équipe du HOP continue à lui offrir du soutien afin de maintenir ce nouvel équilibre et de favoriser sa progression. Dans certains programmes, notamment aux États Unis, la composante de prise de contact a comme objectif d'orienter la personne sans domicile le plus rapidement possible vers des services de longue durée.

L'expérience de l'équipe du HOP démontre que l'alliance de travail doit se poursuivre après que la personne s'est trouvé un domicile fixe, les clients pouvant maintenir le lien avec l'équipe aussi longtemps qu'ils le souhaitent et le requièrent. Cette approche souple s'adapte aux besoins et aux désirs des clients, en termes de durée et d'intensité du soutien fourni. Tout au long de son implication, l'intervenant rencontre le client dans son environnement, que ce soit à son lieu de résidence, temporaire ou permanent, à l'hôpital ou à tout autre lieu où se trouve le client. En plus du soutien individuel fourni par le HOP, les clientes sont incitées à utiliser les ressources mises en place pour les femmes, de même que les autres ressources de la communauté, comme les centres communautaires et les programmes sociaux (Pyke, 2000).

Durant l'été, le personnel du HOP accompagne les clients pour un séjour de quatre jours à la campagne où ils demeurent dans de petits chalets, préparent leurs repas et profitent des activités récréatives de l'été : bain de soleil, natation, marche, feu de camp le soir. Durant le reste de l'année, des activités soulignent les différentes fêtes, des cafés-rencontres sont proposés sur une base hebdomadaire ainsi que des visites dans différentes ressources communautaires.

3.4. La collaboration et la coordination

3.4.1. FAIRE CONNAISSANCE AVEC LES CLIENTS ET LES INTERVENANTS DES REFUGES

Il est difficile pour un tel programme de travailler seul. Il est avantageux pour toutes les parties d'établir des relations avec les autres services, les ressources et les partenaires du système de santé mentale et du réseau d'aide aux personnes sans domicile fixe.

À ses débuts, le HOP a noué des liens de collaboration avec quatre refuges (*hostels*) pour femmes sans domicile fixe afin de repérer des clientes potentielles. (L'étude menée en 1988 avait identifié un besoin de services de santé mentale pour des femmes fréquentant les refuges, sans étudier les besoins des femmes vivant dans les rues, cette situation étant encore plutôt rare à cette époque). Les refuges ont des philosophies différentes et des niveaux d'expertise variables lorsqu'il s'agit d'intervenir auprès des personnes vivant avec un problème grave de santé mentale. Ils n'ont pas tous perçu le HOP, reconnu comme faisant partie du système de santé mentale, comme une ressource importante. Durant cette période critique, il était donc très important que l'équipe du HOP soit régulièrement dans les refuges afin de faire connaissance avec les intervenants, et de devenir des figures connues des femmes fréquentant les refuges. En les écoutant, ils ont appris de ceux-ci quels étaient les besoins de ce groupe de personnes, appris à reconnaître leurs forces et leurs désirs, de même qu'à distinguer les interventions efficaces de celles qui le sont moins.

Puisque le personnel des refuges ne possédait pas de formation ni d'expérience en santé mentale, un outil d'évaluation fut construit. Il décrit certains comportements spécifiques aux problèmes graves de santé mentale. Cet outil est composé de trois parties : les comportements (p. ex. : parler seul, hurlements inexpliqués), le fonctionnement (p. ex. : hygiène négligée) et la vie sans domicile fixe fréquente ou par périodes prolongées. Un client potentiel doit présenter au moins un comportement pour chacune des trois catégories. Durant la période de démarrage, cet outil a été très utile car il a permis au personnel des refuges de se familiariser avec les signes probables de problèmes graves de santé mentale. Il pouvait ainsi informer l'équipe du HOP lorsqu'il identifiait une femme présentant possiblement un problème de santé mentale.

Les refuges, comme les centres communautaires, sont des ressources importantes et plutôt accueillantes pour les personnes vivant avec des problèmes de santé mentale. Plusieurs services y sont offerts : lit, nourriture, vêtements, service de buanderie, douches, activités récréatives et sociales, et aide afin d'obtenir du soutien financier, un hébergement et du travail. Les refuges et les centres communautaires (*drop-ins*) constituent souvent pour les personnes exclues la porte d'entrée vers le système de santé (Pyke, 2000).

3.4.2. COLLABORER AVEC LES SYSTÈMES DE SANTÉ ET DE SANTÉ MENTALE

Le système de santé mentale a adopté un virage qui tient pour acquis que les problèmes d'utilisation des services proviennent des utilisateurs de services et non pas du système lui-même. Les personnes qui ne se présentent pas à leurs rendez-vous, qui ne prennent pas leurs médicaments ou qui n'ont pas d'objectifs personnels sont communément considérées comme des clients qui ne sont pas « motivés ». On pourrait qualifier cette situation d'« évitement mutuel », puisque les intervenants démontrent leur manque d'intérêt à l'égard des personnes les plus démunies en recourant à des critères de sélection ou en ayant des attentes qui deviennent, pour ces personnes, des barrières au recours aux services. « Trop compliqué et trop de tracas », ont répondu 27 % des répondants (personnes vivant avec un problème grave de santé mentale et qui n'avaient pas de domicile fixe) afin d'expliquer pourquoi ils avaient cessé d'utiliser les services de santé mentale (Rosenheck et Lam, 1997). Les attitudes des intervenants constituent également pour ces personnes des barrières à l'accès aux services. Les intervenants ne sont guère motivés à les traiter lorsqu'ils se présentent à l'hôpital, et « se faire traiter sans respect n'incite pas à accepter un suivi et à être fidèle aux traitements » (McMurray-Avila *et al.*, 1998, p.19).

Dès ses débuts, l'embauche par le HOP d'un psychiatre, issu d'un hôpital psychiatrique provincial à titre de consultant auprès de l'équipe et de soignants, prêt à offrir ses services dans divers lieux de la communauté fut certainement un atout. Ce psychiatre continue à travailler étroitement avec l'équipe, et a même intéressé et formé des résidents en psychiatrie à travailler auprès de cette clientèle. Des médecins (Heyding, 1990) et des infirmières provenant de cliniques, de centres de santé communautaires, d'hôpitaux et de services de santé publique offrent également des services dans les refuges et les centres communautaires.

3.4.3. METTRE SUR PIED DE NOUVELLES RESSOURCES

Lorsque la situation économique de la province s'est détériorée, le nombre de personnes utilisant les refuges a augmenté, tout comme le nombre de personnes vivant à l'extérieur, sans abri. Durant les premières années, le HOP ne travaillait qu'auprès des femmes utilisant les refuges. Puis en 1999, grâce à l'obtention d'un financement additionnel, il fut possible d'améliorer la capacité du service à rejoindre les femmes vivant à l'extérieur, soit dans la rue. Quoique les refuges soient reconnus pour leur flexibilité, il devint évident que les femmes vivant à l'extérieur ne voulaient pas utiliser les refuges, ou qu'en raison d'incidents passés, elles n'étaient pas les bienvenues dans les refuges. Une approche encore plus flexible s'avérait nécessaire.

La lecture de la description d'un modèle d'hébergement pour des femmes vivant des situations semblables (Culhane,1992) incita les auteures à visiter *Women of Hope,* lors d'une conférence à Philadelphie. Le programme *Women of Hope* a été planifié afin d'offrir des services à des « femmes dites non fidèles au traitement, sans domicile fixe et qui vivaient dans les rues » (p. 63). Dans ce modèle de services aux exigences réduites pour les utilisatrices, une variété de services sont offerts, sans engagement, permettant aux résidentes de contrôler quand et comment elles peuvent utiliser les services. Culhane (1992) décrits les éléments du succès de ce programme (les italiques sont des ajouts des auteures) :

- *Procéder à une prise de contact* intensive (*aggressive outreach*) afin de tisser des liens avec les femmes ;
- Fournir un hébergement de transition avec *peu de contraintes et de règlements* pour ces femmes ;
- *Favoriser et rendre* disponibles les services de santé et de santé mentale ;
- *Soutenir la perspective du client ;*
- *Offrir des possibilités* de réadaptation professionnelle et l'éligibilité au revenu ;
- *Rendre disponible* les options d'hébergement assisté.

Le caractère unique de « Savard » mérite d'être décrit en détail. Les informations qui suivent sont extraites d'un rapport d'évaluation rédigé par Boydell *et al.* (1999). À Toronto, le *Projet Women's Street Survivor* (survie pour les femmes de la rue), dont le second auteur est un des membres, s'est inspiré du projet *Women of Hope* (mentionné précédemment) afin de mettre en place une ressource d'hébergement similaire. À la suite des démarches ardues, ce projet a finalement obtenu du financement de même qu'un commanditaire. La ressource d'hébergement fut nommée Savard en l'honneur de Diane Savard, une femme ayant vécu sans domicile fixe et qui, par la suite, avant son décès prématuré, est devenue une activiste admirée, militant pour la défense des droits des personnes sans domicile. Le projet Savard, en intégrant les principes de *Women of Hope*, fut mis sur pied afin d'offrir du soutien à un petit groupe de femmes identifié par les refuges et par les centres communautaires comme les personnes à qui il était le plus difficile d'offrir des services dans la rue. Dans les locaux d'un vaste entrepôt, la ressource résidentielle comprend dix alcôves formés par trois murs en panneaux de bois, un lit intégré à la structure, un plafond ouvert ainsi qu'un demi-mur composé d'étagères qui forme la quatrième cloison. Les femmes peuvent aller et venir librement, préparer leurs repas dans la cuisine et utiliser la buanderie et les salles de toilettes. Savard n'exige rien de ces femmes, si on exclut l'interdiction sur le site de la violence, de drogues et d'alcool. Ces exigences limitées impliquent qu'aucun questionnaire d'admission n'est prévu, qu'aucun couvre-feu n'est imposé, et qu'aucun traitement obligatoire n'est prévu. Pour des raisons de sécurité, deux intervenants sont présents continuellement.

Certains comportements de ces femmes, devenus des barrières à leur utilisation des refuges, représentent des défis avec lesquels les intervenants de Savard doivent composer : mutilations, délires et paranoïa, retrait, manque d'hygiène, rituels, accumulation de choses, vols, incendies, prostitution, cris persistants et déclamations extravagantes, assauts sur les intervenants ou sur les autres résidentes.

Lorsque la première subvention fut disponible, les intervenants du HOP ont ciblé les femmes pour qui Savard avait été mis sur pied et ont entamé une prise de contact auprès d'elles. Plus de la moitié des femmes vivant chez Savard sont engagées dans le programme du HOP et ont évolué à l'intérieur du programme. Les intervenants du HOP continuent à rencontrer les femmes vivant chez Savard afin de faciliter la transition entre la vie dans la rue et la vie avec un domicile. D'autres ressources de santé sont offertes aux femmes chez Savard : des infirmières en santé publique et du réseau de la santé mentale, un dentiste et des médecins, incluant un podiatre.

Comme pour plusieurs autres refuges sécuritaires, un paradoxe associé à ses plus grandes forces (créer un environnement chaleureux, acceptant et engageant où les résidents se sentent respectés et en sécurité) peut occasionner des problèmes de fonctionnement : les résidentes ne veulent plus quitter la ressource. La durée de séjour prolongée des femmes chez Savard a surpris non seulement les intervenants, mais également les organismes qui ont contribué au développement et au maintien du modèle dans la ressource.

Lam et Rosenheck (1999), lors d'une recension de l'efficacité des organismes visant la prise de contact auprès de personnes vivant avec un problème grave de santé mentale et sans domicile fixe, concluent que « les clientes pour lesquelles une prise de contact est effectuée dans la rue sont plus sérieusement atteintes par des problèmes graves de santé mentale et moins motivées à rechercher un traitement ; elles prennent plus de temps à s'engager dans les programmes et sont plus réticentes à recevoir du suivi intensif que les personnes recrutées ailleurs que dans la rue » (p. 905). Cependant, des améliorations sont observées pour la majorité des indicateurs utilisés et elles sont similaires aux améliorations observées chez des personnes orientées par les services sociaux ou de santé. Parmi les femmes qui ont séjourné chez Savard, certaines ont poursuivi leur démarche vers un hébergement plus permanent, dont Mabel.

> *Mabel a été repérée par l'équipe de prise de contact du HOP alors qu'elle se promenait à nouveau dans le centre-ville. L'équipe parcourt régulièrement certains secteurs du centre-ville réputés pour être fréquentés par les personnes sans domicile fixe. Elle s'éloigne également de ce circuit afin de vérifier si certaines personnes ne se sont pas aventurées un peu plus loin. Mabel s'est installée près d'un édifice public et d'une intersection, dans un endroit assez bien éclairé, donc, beaucoup plus sécuritaire qu'un parc. L'équipe du HOP sait que plusieurs femmes sans domicile fixe fréquentent ce secteur. Ces femmes se connaissent, et veillent les unes sur les autres afin d'assurer leur sécurité.*

Mabel transporte plusieurs effets personnels avec elle, utilisant un chariot de supermarché comme baluchon. Elle semble être âgée de 60 ans et correspond à la description d'une femme qui a été signalée par des citoyens inquiets dans un autre secteur de la ville. L'équipe a tenté de la retracer lors du signalement, mais elle ne l'a pas trouvée. Les intervenants constatent que Mabel parle seule. Elle est plutôt désinhibée puisqu'elle retire ses vêtements pour enfiler son maillot de bain, sans se soucier d'être aperçue. Le comportement inquiète les intervenants puisqu'elle risque encore plus d'être agressée. Les intervenants décident d'aller parler à Mabel. Comme ils le font habituellement dans leur stratégie d'approche, un seul intervenant lui adresse la parole. L'intervenante se présente comme une travailleuse de la communauté et demande à Mabel si elle peut lui offrir quelque chose. Cette dernière demande un jus de pommes. Lorsqu'elle reçoit le jus, Mabel fait un geste de la main à l'intervenante pour lui signifier de partir et qu'elle n'a plus besoin d'aide. L'intervenante respecte la demande de Mabel.

Durant les semaines qui suivent, les intervenants n'ont que des contacts brefs avec Mabel. Ils la rencontrent le plus souvent dans la rue alors qu'elle se déplace d'un endroit à l'autre. Elle marche très rapidement et bien qu'elle dise bonjour aux intervenants, elle ne s'arrête pas. Vers la fin de l'été, les intervenants perdent contact avec elle.

Quelque temps après, l'équipe reçoit un appel provenant d'un des refuges pour femmes avec lequel elle collabore étroitement. Une femme dont la description correspond à celle de Mabel est présentement au refuge et on se demande si l'équipe du HOP la connaît. On souhaite que le HOP prenne contact avec Mabel car c'est la première fois depuis les cinq dernières années qu'elle se présente au refuge plutôt que de demeurer dans la rue. Les intervenants du refuge et du HOP s'entendent pour dire que Mabel éprouve des problèmes de santé mentale même s'ils ignorent si elle a consulté récemment. Depuis qu'elle est au refuge, les intervenants ont appris que Mabel est une personne dont l'âge lui permet de bénéficier de la sécurité financière aux aînés, démarche qu'elle a effectuée en plus de récupérer ses pièces d'identité. Mabel a demandé de l'aide aux intervenants du refuge pour avoir un compte bancaire. Selon eux, il s'agit d'une bonne occasion pour établir une relation entre le HOP et Mabel.

Les intervenants du HOP, impliqués dans la démarche initiale de prise de contact auprès de Mabel, se rendent au refuge pour la rencontrer. Elle accepte d'emblée la proposition d'aller à la banque avec un intervenant pour ouvrir un compte. Les intervenants abordent avec elle ses plans d'hébergement. Elle souhaite pouvoir passer l'hiver au refuge. Ensemble, les intervenants du refuge et du HOP expliquent à Mabel que le refuge n'offre pas l'hébergement de longue durée, puis proposent à Mabel de communiquer avec Savard pour elle, en lui expliquant que cet endroit n'a pas de règlement concernant la durée de séjour, et qu'ils vont tenter de lui trouver un lit. Elle se sent anxieuse mais accepte ce projet lorsque les intervenants lui disent qu'ils l'aideront pour son déménagement.

Après quelques semaines, une place se libère chez Savard et les intervenants du HOP aident Mabel à déménager. Ce déplacement la rend tellement anxieuse qu'elle doit s'allonger sur la banquette arrière du taxi, la tête cachée sous une couverture pour le parcours vers Savard. Un intervenant s'assoit près d'elle et lui redit, chaque fois qu'elle questionne, que tout va bien.

Mabel vient de passer un an chez Savard, et prévoit déménager d'ici quelques mois dans une ressource d'hébergement assistée où elle aura plus d'espace. Cette ressource d'hébergement est le fruit d'un partenariat entre le HOP et un organisme d'hébergement assisté. L'obtention d'une subvention a permis de rénover une vieille maison du centre-ville afin d'offrir de l'hébergement à long terme aux personnes vivant sans domicile fixe et avec un problème grave de santé mentale.

Mabel et Sarah font partie des 70 femmes qui, peu importe la période, sont en relation avec les intervenants du HOP. Au plan démographique, les clientes du HOP sont âgées de 26 à 75 ans, avec une moyenne d'âge de 45 ans ; les deux tiers d'entre elles sont nées au Canada ; 57 % sont célibataires et 36 % sont soit divorcées soit séparées ; de plus, 49 % d'entre elles ne possèdent pas de diplôme d'études secondaires. Le diagnostic psychiatrique le plus fréquent est la schizophrénie pour 71 % d'entre elles, alors que 20 % vivent avec un autre type de psychose et que 20 % ont en plus un problème de toxicomanie. Ces femmes reçoivent en moyenne des services du HOP durant 985 jours, ce qui témoigne des capacités des intervenants à s'engager dans des relations prolongées.

Idéalement, lorsque les clients établissement des relations avec d'autres ressources de soutien, un processus de désengagement progressif est prévu. Mais dans la réalité, plusieurs de ces femmes nécessitent une relation de confiance prolongée avec les intervenants avant de s'engager lentement avec d'autres ressources.

CONCLUSION

Il n'est pas surprenant que partout au Canada, le manque de logement décent et abordable soit la principale raison pour laquelle on trouve des personnes sans domicile fixe. Les gouvernements doivent mettre en place des politiques, accompagnées des fonds appropriés, afin d'offrir des ressources résidentielles abordables. Les personnes sans domicile fixe et vivant avec un problème grave de santé mentale nécessitent des services et du soutien afin de trouver un logement et de le conserver, ce qui améliorera leur stabilité résidentielle et, par le fait même, diminuera leurs besoins en services et en traitement, ce qui, en fin de compte, deviendra une politique efficiente (Dickey, Latimer, Powers *et al.*,1997).

Nous savons que des programmes innovateurs peuvent, du moins à court terme, occasionner la plupart du temps des dépenses additionnelles, (mais) « la valeur de ces programmes dépend en fait des valeurs morales et politiques d'une société concernant l'aide offerte aux plus démunis de ses membres » (Rosenheck, 2000, p. 1563).

BIBLIOGRAPHIE

Acorn, S. (1993). Mental and physical health of homeless persons who use emergency shelters in Vancouver. *Hospital and Community Psychiatry,* vol. 44, n° 9, p. 854-857.

Boydell, K., Gladstone, B. et Roberts, P. (1999). Savard's : A Descriptive Analysis. Unpublished report.

Breakey, W.R., Fischer, P.J., Kramer, M., Nestadt, G., Romanski, A.J., Ross, A., Royal, M. et Stine, O.C. (1989). Health and mental health problems of homeless men and women in Baltimore. *Journal of the American Medical Association,*vol. 262, p. 1352-1357.

Culhane, D.P. (1992). Ending homelessness among women with severe mental illness : A model program from Philadelphia. *Psychosocial Rehabilitation Journal,* vol. 16, n° 1, p. 63-76.

Dickey, B. (2000). Review of programs for person who are homeless and mentally ill. *Harvard Review of Psychiatry,* vol. 8, p. 242-250.

Dickey, B., Latimer, E., Powers, K, Gonzalez, O. et Goldfinger, S.M. (1997). Housing costs for adults who are mentally ill and formerly homeless. *Journal of Mental Health administration,* vol. 24, n° 3, p.291-305.

Ericson, S. et Page, J. (1998). To dance with grace : Outreach and engagement to persons on the street. Practical lessons : The 1998 national symposium on homelessness research. <www.aspe.hhs.gov/progsys/homeless/symposium/6-outreach.htm>.

Fischer, B., Hovell, B., Hofstetter, C.R. et Hough, R. (1995). Risks associated with long-term homelessness among women : Battery, rape and HIV infections. *International Journal of Health Services,* vol. 25, n° 2, p. 351-369.

Goering, P., Wasylenki, D., Lindsay, S., Lemire, D. et Rhodes, A. (1997). Process and outcome in a hostel outreach program for homeless clients with severe mental illness. *American Journal of Orthopsychiatry,* vol. 67, n° 4, p. 607-617.

Goering, P., Wasylenki, D., St. Onge, M., Padachuk, D. et Lancee, W. (1992). Gender differences among clients of a case management program for the homeless. *Hospital and Community Psychiatry,* vol. 43, n° 2, p. 160-165.

Heyding, R. (1990). Providing medical care to mentally ill women in the community. *Community Mental Health Journal,* vol. 26, n° 4, p. 373-378.

Hopper, K., Jost, J. Hay, T. Welber, S. et Haaugland, G. (1997). Homelessness, severe mental illness and the institutional circuit. *Psychiatric Services,* vol. 48, n° 5, p. 695-665.

Hostel Outreach Program (1993). *A Fine Line.* A video of COTA and CRCT. Toronto.

Kushner, C. (1998). Better Access, Better Care, a research paper on health services and homelessness in Toronto. A report prepared for the Homelessness Action Task Force, City of Toronto.

Lam, J.A. et Rosenheck, R. (1999). Street outreach to homeless persons with serious mental illness : Is it effective ? *Medical Care,* vol. 37, n° 9, p. 894-907.

McMurray-Avila, M., Gelberg, L. et Breakey, W.R. (1998) Balancing act : Clinical practices that respond to the needs of homeless people. National symposium on homelessness research.<www.aspe.hhs.gov/progsys/homeless/symposium/8-Clinical.htm.>

Mueser, K.T., Bond, G.R., Drake, R.E. et Resnick, S.G. (1998). Models of community care for severe mental illness : A review of research on case management, *Schizophrenia Bulletin*, vol. 24, n° 1, p. 37-74.

O'Brien, W.F. et Anthony, W.A. (2002). Avoiding the « any models trap ». *Psychiatric Rehabilitation Journal*, vol. 25, n° 3, p. 213-214.

Olfson, M., Mechanic, D., Hansell, S., Boyer, C. et Walkup, J. (1999). Prediction of homelessness within three months of discharge among inpatients with schizophrenia. *Psychiatric Services*, vol. 50, n° 5, p. 667-673.

Pyke, J. (2000). Sistering Drop-In. Report on a survey of the participants. Unpublished.

Pyke, J. et Lindsay, S. (1997). « Stand by me. Support me » : Feedback from clients of a case management service for women who are homeless and have a mental illness. Unpublished.

Pyke, J., Nimigon, L. et Robertson, V. (1998). Community Resources Consultants of Toronto : deux programmes de case management. *Santé Mentale au Québec*, vol. 2, n° 2, p. 70-92.

Report of the Mayor's Homelessness Action Task Force. (1999). *Taking Responsibility for Homelessness : An Action Plan for Toronto*. City of Toronto, Ontario.

Reynalt, M.F., Battista, R.N. et Fournier, J.L. (1994). Reasons for the hospitalization and length of stay of a homeless population in Montreal. *Canadian Journal of Public Health*,vol. 85, p. 274-277.

Rosenheck, R. (2000). Cost-effectiveness of services for mentally ill homeless people : The application of research to policy and practice. *American Journal of Psychiatry*, vol. 157, n° 10, p. 1563-1570.

Rosenheck, R. et Lam, J.A. (1997). Client and site characteristics as barriers to service use by homeless persons with mental illness. *Psychiatric Services*, vol. 48, p. 387-390.

Rossi, P.H. (1990). The old homeless and the new homelessness in historical perspective. *American Psychologist*, vol. 45, p. 954-959.

Stuart, H.L. et Arboleda-Florez, J. (2000). Homeless shelter users in the postdeinstitutionalization era. *Canadian Journal of Psychiatry*, vol. 45, p. 55-62.

Sullivan, G., Burnam, A. et Koegel, P. (2000a). Pathways to homelessness among the mentally ill. *Social Psychiatry and Psychiatric Epidemiology*, vol. 35, n° 10, p. 444-450.

Sullivan, G., Burnam, A., Koegel, P. et Hollenberg, J. (2000b). Quality of life of homeless persons with mental illness : Results from the course-of-homelessness study. *Psychiatric Services*, vol. 51, n° 9, p. 1135-1141.

Susser, E., Valencia, E., Conover, S., Felix, A., Tsai, W.Y. et Wyatt, R.J. (1997). Preventing recurring homelessness among mentally ill men : A « critical time » intervention after discharge from a shelter. *American Journal of Public Health*, vol. 87, p. 256-262.

Tolomiczenko, G. et Goering, P.N. (1998). Pathways into homelessness : Broadening the perspective. *Psychiatry Rounds*, vol. 2, n° 8, p. 1-5.

Vamvakas, A. et Rowe, M. (2001). Mental health training in emergency homeless shelters. *Community Mental Health Journal*, vol. 37, n° 3, p. 287-295.

Ware, N.C., Tugenberg, T., Dickey, B. et McHorney, C.A. (1999). Ethnographic study of the meaning of continuity of care in mental health services. *Psychiatric Services*, vol. 50, n° 3, p. 395-400.

Wasylenki, D., Goering, P.N., Lemire, D., Lindsay, S. et Lancee, W. (1993). The Hostel Outreach Program : Assertive case management for homeless mentally ill persons. *Hospital and Community Psychiatry*, vol. 44, p. 848-853.

Zapf, P.A., Roesch, R. et Hart, S.D. (1996). An examination of the relationship of homelessness to mental disorder, criminal behaviour and health care in a pretrial jail population. *Canadian Journal of Psychiatry*, vol. 41, p. 435-440.

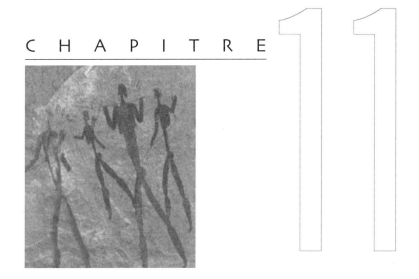

Troubles mentaux graves et violence

Prévalence, évaluation et gestion du risque

Anne Crocker, Ph. D.
Université McGill

RÉSUMÉ

Encouragée par le sensationnalisme médiatique, la croyance populaire veut depuis longtemps que violence et troubles mentaux soient associés. Cette relation a fait l'objet de nombreux débats parmi les chercheurs et cliniciens qui œuvrent auprès de personnes souffrant de troubles mentaux graves. Les résultats d'études effectuées au cours des 20 dernières années révèlent en effet qu'une plus grande proportion de personnes souffrant de troubles mentaux que de personnes n'ayant aucun trouble mental sont susceptibles de commettre des délits, y compris des délits violents. Toutefois, la majorité des personnes atteintes de troubles mentaux graves ne commettent pas d'actes criminels et n'affichent pas de comportements violents. De plus, plusieurs facteurs individuels, culturels et systémiques influent sur la nature et l'intensité de cette relation. L'objectif de ce chapitre est de faire le point sur : 1) la relation entre troubles mentaux graves et violence ; 2) l'état des connaissances concernant les facteurs associés à la violence et à la criminalité ; 3) l'évaluation du risque de violence ; 4) l'identification de pistes potentielles d'intervention auprès de personnes souffrant de troubles mentaux graves qui sont à risque de se comporter de façon violente.

ABSTRACT

The popular belief has long been that mental illness and violence are associated. However, this relationship has been the subject of much debate amongst researchers and clinicians working with individuals with a severe mental illness (SMI). The results of studies carried out over the pas 20 years reveal that a higher proportion of individuals with a SMI, compared individuals without psychiatrc problems, are likely to commit criminal offenses and exhibit violent behavior. However the majority of individuals with SMI do not commit criminal offenses nor are they violent. Furthermore, a large number of individual, cultural and systemic factors affect the nature and intensity of this association. The goals of the present chapter are to review the scientific literature regarding: 1) the relation between SMI and violence; 2) the factors associated with violence and criminality; 3) the assessment of risk for violence; 4) the identification of potential intervention strategies with individuals with SMI at risk for violent behavior.

La violence et la santé mentale sont des termes omniprésents dans nos vies. Mais que savons-nous réellement de la relation entre les deux ? Les comportements violents de personnes souffrant de troubles mentaux graves (TMG) entraînent des problèmes importants de gestion liés au danger que ces individus représentent pour les autres – clients, familles ou intervenants – ainsi que pour eux-mêmes. La perception voulant que les personnes atteintes de TMG soient violentes est bien ancrée dans la croyance populaire (Link *et al.*, 1987). Cette impression semble d'ailleurs s'être accentuée, et ce, malgré l'influence grandissante du mouvement de santé mentale communautaire et des campagnes de sensibilisation (Phelan et Link, 1998). Les médias ont tendance à véhiculer une quasi-équivalence entre maladie mentale et violence (Angermeyer et Schulze, 2001 ; Day, 1986), tout comme des films grand public tels que *Psychose, Orange mécanique* et bien d'autres. Toute cette attention portée aux actes de violence perpétrés par des personnes souffrant de problèmes de santé mentale a un impact certain sur les craintes du public quant à ces personnes ainsi que sur les services qui leur sont offerts. Le système de justice contribue aussi dans une certaine mesure à entretenir cette crainte. La terminologie judiciaire accentue cette impression d'équivalence entre maladie mentale et dangerosité. Par exemple, le terme « aliénation mentale[1] » s'est vu long-temps attribuer un sens médicolégal renvoyant à la non-responsabilité criminelle d'un individu souffrant de TMG, impliquant de ce fait une relation entre santé mentale et violence, perpétuant ainsi la stigmatisation. Cette perception négative des personnes souffrant de TMG cause des problèmes importants à ces dernières et à leur famille. Cela est particulièrement significatif dans un contexte d'intégration sociale allant de l'emploi aux programmes sociaux, en passant par le logement et même le traitement psychiatrique. Afin de mieux comprendre la relation entre la santé mentale et la violence, les chercheurs de multiples disciplines se sont penchés sur ses déterminants, ses conséquences et les enjeux qui s'y rattachent.

Les 20 dernières années nous ont permis d'entreprendre le processus de quantification et, surtout, de qualification et de démystification de la relation entre la santé mentale et la violence afin de mieux orienter les efforts de prévention, de prédiction et de gestion du risque. Outre le fait qu'en soi, la violence est un phénomène rare et donc difficile à prédire, les résultats d'études suggèrent qu'il existe probablement non pas une seule, mais plusieurs étiologies de la violence et que des facteurs

---

1. Le terme « aliénation mentale », maintenant désuet dans la terminologie psychiatrique, psychologique et judiciaire canadienne, était à l'origine un terme médical signifiant une perte de contact normal avec la réalité et avec autrui, ainsi qu'une profonde atteinte à la liberté morale.

sociodémographiques, cliniques, environnementaux et situationnels inter-agissent de façon complexe et multidirectionnelle dans le temps. Les tra-jectoires de violence sont donc multiples et dépendent d'un ensemble de facteurs que nous tenterons de décrire et d'expliquer dans ce chapitre, tout en tenant compte des limites méthodologiques et technologiques de la recherche sur les TMG et la violence.

1.   LES CONSIDÉRATIONS MÉTHODOLOGIQUES DANS L'ÉTUDE DE LA VIOLENCE

Afin de mieux comprendre et de contextualiser le phénomène de la violence chez les personnes atteintes de TMG, il est nécessaire de tenir compte d'éléments de nature méthodologique, qui peuvent influer sur les résultats d'études de la relation entre les TMG et la violence et contribuer à diverses conclusions (Bridges et Weis, 1989). Vu le caractère multidisciplinaire de la recherche sur la violence, sa définition, les sources d'information, les schèmes de recherche ainsi que les échantillons choisis varient. C'est pourquoi nous tenterons ici d'en dresser le portrait le plus juste possible.

2.   LA DÉFINITION DE LA VIOLENCE

Qu'est-ce que la violence ? La violence est une notion très large à laquelle on a attribué plusieurs définitions dans le but d'opérationnaliser les concepts selon les besoins et les disciplines ciblés. La violence n'est pas un phénomène unidimensionnel et ne représente pas un construit homo-gène. Bien que certaines définitions de violence incluent la notion de violence envers soi-même et comprennent, entre autres, le suicide et l'automutilation, nous nous limiterons ici à traiter de la violence envers autrui. Le contexte culturel, social et juridique dans lequel elle est étudiée ou vécue influe sur son expression, sa mesure et les sanctions qui y sont rattachées. Historiquement, en recherche, la définition de la violence a été déterminée par la disponibilité des données permettant des études appro-fondies et à grande échelle ; les études occidentales portant sur la violence envers autrui et ses déterminants ont eu tendance à adopter une définition légale. La violence peut donc être définie comme tout comportement d'un individu qui menace, tente d'infliger ou inflige des dommages corporels à autrui. Selon Webster et ses collègues (1997), « de toute évi-dence, la violence est un comportement qui est susceptible de causer des blessures à une autre personne, mais tout comportement qui peut provo-quer la crainte chez une personne normale est aussi considéré comme un acte de violence… » (p. 29).

3.   MESURER LA VIOLENCE

De cette définition découlent plusieurs comportements pouvant être considérés comme violents. Des chercheurs ont mis au point des instruments permettant d'identifier, de classer et de graduer les comportements violents. Un de ces instruments, élaboré par Monahan et ses collègues (2001), le *MacArthur Community Violence Instrument*, est basé sur l'échelle de violence de Straus *et al.* (1980). Il permet d'évaluer la violence sur un continuum de comportements agressifs et violents allant de lancer des objets sur quelqu'un à utiliser une arme sur quelqu'un, en passant par donner des coups de pied ou forcer quelqu'un à avoir des relations sexuelles contre son gré.

D'autres instruments permettent des types différents de catégorisation des comportements de violence. L'*Overt Aggression Scale* (OAS : Yudofsky *et al.*, 1986) et sa version modifiée (MOAS : Kay *et al.*, 1988) ont été élaborées afin de mesurer la violence et sont surtout utilisées dans les milieux institutionnels. Comme l'on peut voir au tableau 11.1, l'Échelle des comportements agressifs manifestes (la OAS) distingue quatre types de comportements violents : 1) violence physique ; 2) violence verbale ; 3) destruction d'objets ; 4) violence envers soi-même. Avec ces deux instruments, la violence peut être soit autodéclarée, c'est-à-dire que l'on demande à un individu de nous décrire ses propres comportements agressifs, soit déclarée par une tierce personne à qui l'on demande si elle a observé des comportements agressifs de la part de l'individu. Les deux méthodes peuvent être biaisées. Dans le premier cas, il est possible qu'un individu ne soit pas enclin à rapporter à l'intervenant, au clinicien ou au chercheur des comportements qui sont généralement proscrits par la société. Dans le deuxième cas, l'observation de comportements violents peut être déterminée par la période de temps et le lieu choisis pour noter les observations et peut, par exemple, sur- ou sous-représenter le nombre et la gravité réelle de comportements agressifs. Il faut donc tenir compte de ces deux types de biais dans l'évaluation et le monitorage des comportements de violence.

Il est également possible de mesurer la présence ou non, ainsi que la gravité des comportements violents dans une population donnée en se fiant à la documentation officielle. On fait ici référence aux arrestations, aux accusations ou aux condamnations relatives à des actes criminels d'un individu au cours d'une période déterminée, ainsi qu'aux informations obtenues auprès des diverses instances policières et judiciaires. Dans l'utilisation de ces données officielles, il faut tenir compte du fait que certains délits violents sont plus faciles à dénombrer que d'autres. Par exemple, les meurtres sont mieux comptabilisés que d'autres actes violents. En effet, l'enquête sur les tendances en matière de victimisation au Canada (Gartner et Doob, 1994) révèle que de nombreux actes criminels (90 % des agressions

TABLEAU 11.1

Échelle des comportements agressifs manifestes (version française de la *Overt Aggression Scale*)

Violence verbale	Destruction d'objets
Aucun comportement agressif verbal.	Aucun comportement agressif envers des objets.
Crie avec colère, injurie légèrement ou profère des insultes personnelles.	Claque la porte en colère, déchire ses vêtements, urine sur le plancher.
Injurie méchamment, insulte violemment, fait des crises de colère.	Jette des objets par terre, donne des coups de pied sur le mobilier, barbouille les murs.
Profère de manière impulsive des menaces de violence envers les autres ou lui-même.	Brise des objets, casse les fenêtres.
Profère des menaces de violence envers les autres ou lui-même de façon répétée ou intentionnelle (p. ex., pour obtenir de l'argent ou des faveurs sexuelles).	Allume des feux, lance des objets de façon dangereuse.
Violence envers soi-même	**Violence physique**
Aucun comportement agressif envers soi-même.	Aucun comportement agressif physique.
Se pince ou se gratte la peau, s'arrache des cheveux, se frappe (sans se blesser).	Fait des gestes menaçants, se rue sur les autres, s'agrippe aux vêtements.
Se frappe la tête, donne des coups de poing dans les murs, se jette par terre.	Frappe, donne des coups de pied, pousse, égratigne et tire les cheveux (blessures mineures).
S'inflige des coupures, des ecchymoses, des brûlures ou des marques mineures sur soi-même.	Attaque les autres, leur causant des blessures modérées (entorses, ecchymoses, etc.).
S'inflige des blessures importantes ou fait une tentative de suicide.	Attaque les autres, leur causant des blessures graves (fractures, perte de dents, lacérations profondes, perte de conscience, etc.).

Traduite et adaptée de Yudofsky *et al.*, 1986, avec la permission de l'auteur.

sexuelles et 68 % des voies de fait) ne sont pas déclarés à la police. De plus, certains groupes (par exemple, selon l'origine ethnique, la santé mentale ou le sexe) peuvent être plus susceptibles que d'autres d'être arrêtés ou condamnés. Bien que certains comportements violents puissent faire l'objet de sanctions civiles ou criminelles, il existe tout de même un biais dans les études qui rapportent seulement des taux de criminalité violente.

4. MULTIPLIER LES SOURCES D'INFORMATION

Dans une des plus importantes études effectuées à ce jour sur les facteurs de risque de la violence chez les personnes souffrant de TMG, la *MacArthur Community Violence Risk Study*, les chercheurs (Monahan *et al.*, 2001) ont utilisé trois sources différentes d'information afin de déterminer la prévalence d'actes de violence parmi les participants à leur étude : 1) les rapports officiels d'incidents de violence ; 2) le rapport du participant ; 3) le rapport d'une tierce personne connaissant bien le participant. Dans cette étude, les comportements sont divisés en deux catégories en fonction de leur degré de gravité. Le comportement dit « violent » est défini ici par tout acte qui cause des blessures, toute agression sexuelle ou toute utilisation d'une arme ou toute menace d'utiliser une arme. Tous les autres comportements sont considérés comme agressifs. Selon les rapports officiels, 4,5 % des participants auraient commis un acte de violence au cours de l'année suivant leur congé de l'hôpital. Selon le rapport des participants, 22,4 % d'entre eux ont commis un acte de violence et selon le rapport d'une tierce personne, ce chiffre se situe à 12,7 %. En croisant les incidents de violence des différentes sources d'information, les chercheurs ont évalué que 27,5 % des participants avaient commis un acte de violence au cours de la période de suivi (voir la figure 11.1). Ces résultats

FIGURE 11.1

Proportion de personnes ayant perpétré un acte de violence, selon la source d'information

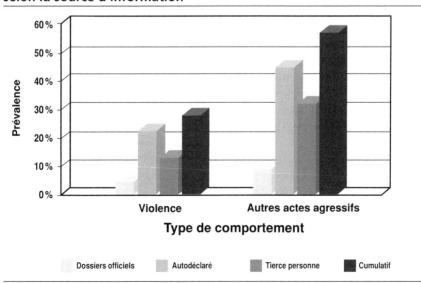

Adapté de Monahan *et al.*, 2001, avec la permission des auteurs.

illustrent clairement que l'utilisation exclusive de la documentation officielle peut amener à sous-évaluer de façon importante la prévalence de comportements violents des personnes souffrant de TMG. Bien que cette étude montre que le recours à l'autodéclaration d'incidents de violence par le participant semble très efficace dans un contexte de recherche, il se peut que certains clients aient de bons motifs de ne pas divulguer leurs comportements violents dans un contexte thérapeutique à cause de répercussions possibles allant de la réprimande jusqu'à l'arrestation.

5.   SCHÉMATISER LA RECHERCHE SUR LA VIOLENCE

Pour comprendre les conclusions des études effectuées sur la violence, il importe de faire un survol des différences entre les schèmes de recherche pouvant être utilisés. Deux grandes catégories d'enquêtes épidémiologiques sont particulièrement utiles pour l'étude de la violence : les enquêtes descriptives et les enquêtes analytiques ou explicatives. L'épidémiologie descriptive est probablement la plus répandue ; elle vise à mettre en évidence l'ampleur d'un phénomène dans une population donnée en fournissant des taux de prévalence et d'incidence (Facy et Widlocher, 1993). Les enquêtes descriptives sur la criminalité et la violence sont généralement fondées sur les taux officiels d'arrestations ou de condamnations pour actes criminels et dépendent des chiffres que fournissent les divers corps policiers et les départements du système de justice pénale. Plusieurs études épidémiologiques s'appuient sur ces données pour mesurer les taux de prévalence de la violence parmi différentes populations. Cette méthode est essentielle pour mesurer l'ampleur du phénomène de la violence. Elle est toutefois limitée quant à sa capacité à fournir des explications d'un phénomène. Pour cette raison, d'autres formes d'enquêtes ont été élaborées : les enquêtes analytiques ou explicatives.

Les enquêtes analytiques ont pour objectif de tenter d'expliquer et donc d'identifier des facteurs associés à un phénomène. Il existe deux grands schèmes de recherche qui permettent de mieux répondre à la question des facteurs et des déterminants de la violence : le schème transversal et le schème longitudinal. Le schème transversal consiste à examiner plusieurs groupes d'individus et à les comparer selon certaines caractéristiques ou variables choisies à un moment précis. Si les groupes diffèrent quant aux dimensions de ces variables, on en déduit que ces variables représentent des facteurs associés au phénomène étudié. Par exemple, dans le cas qui nous concerne, l'on pourrait comparer la prévalence de comportements violents dans la communauté affichés par des personnes souffrant de TMG à celle de personnes n'ayant aucun diagnostic psychiatrique. Bien qu'utile, le schème transversal ne permet pas d'établir une relation temporelle entre les événements ou les variables à l'étude. Cela devient possible quand on a recours à une méthode longitudinale, qui consiste à examiner les mêmes individus à différents moments de leur vie. C'est la méthode de choix pour étudier les facteurs associés au développement de comportements violents et elle peut être appliquée de manière rétrospective ou prospective.

6. IDENTIFIER LES POPULATIONS

Deux approches permettent d'évaluer la relation entre la psychopathologie et la violence dans la population. La première vise à estimer la prévalence des comportements violents parmi les personnes souffrant de troubles mentaux. La seconde approche permet d'étudier la prévalence des TMG parmi les personnes qui commettent des actes violents. De plus, le milieu dans lequel sont sélectionnés les participants à l'étude peut avoir des conséquences importantes, non seulement sur l'estimation des taux de prévalence de la violence, c'est-à-dire sur la prédiction de la violence parmi les personnes souffrant de TMG, mais également sur l'identification des facteurs qui sont associés à cette violence. Les études ont été réalisées jusqu'à maintenant dans trois types de milieux : 1) la communauté, auprès d'échantillons représentatifs de la population générale ; 2) les milieux offrant des services de santé mentale, traditionnellement les hôpitaux psychiatriques et les programmes de suivi communautaires ; 3) les milieux carcéraux et les centres de psychiatrie légale.

7. ÉTABLIR UNE RELATION ENTRE VIOLENCE ET TROUBLES MENTAUX

7.1. La population générale

À partir des données provenant de trois des cinq sites de la célèbre *Epidemiological Catchment Area Study* (ECA : Robins et Regier, 1991), Swanson et ses collègues (1990) ont entrepris d'étudier la relation entre violence et troubles mentaux dans la population générale. Dans cette étude menée auprès de 10 000 participants, la violence a été évaluée selon quatre critères : 1) avoir frappé son conjoint ou lui avoir lancé des objets ; 2) avoir frappé un enfant ou lui avoir donné la fessée au point de causer des contusions ; 3) avoir été dans plus d'une situation où l'on en est venu aux poings avec son conjoint ; 4) avoir utilisé une arme comme un bâton, un couteau ou un fusil lors d'une dispute. Cette enquête démontre que plus de 90 % des personnes souffrant de troubles mentaux graves ne commettent aucun acte de violence. Toutefois, une plus grande proportion de personnes souffrant de troubles mentaux que de personnes n'ayant aucun trouble mental rapportent avoir eu des comportements violents au cours de l'année qui précédait l'enquête. Les résultats indiquent que des comportements violents ont été déclarés par 34,7 % des personnes ayant un diagnostic de dépendance aux drogues ou d'abus de celles-ci, 25,6 % des personnes ayant un diagnostic de dépendance à l'alcool ou d'abus d'alcool, 12,7 % des personnes souffrant de schizophrénie, 11,7 % des personnes souffrant de dépression majeure, 11,6 % des personnes souffrant d'un trouble de panique, 11,6 % des personnes souffrant d'un trouble bipolaire, 11 % des personnes souffrant de troubles obsessifs-compulsifs et 2,1 % des personnes ne souffrant d'aucun trouble mental. Ces catégories diagnostiques ne sont toutefois pas mutuellement exclusives, certaines personnes pouvant avoir plus d'un diagnostic. D'ailleurs, Swanson et ses collègues (1990) notent une relation linéaire entre le nombre de diagnostics et le taux de prévalence de la violence autodéclarée allant de 2,1 % pour les personnes n'ayant aucun diagnostic psychiatrique à 22,4 % pour les personnes ayant trois diagnostics ou plus, selon les critères du *Diagnostic Interview Schedule* (DIS : Robins *et al.*, 1981). Lorsque ces proportions sont traduites en rapports de cotes[2], il est intéressant de constater que les personnes souffrant de schizophrénie ou d'un trouble bipolaire sont environ trois fois plus susceptibles que les personnes ne souffrant d'aucun trouble mental de commettre des actes de violence, alors que les personnes ne souffrant que d'un problème d'alcool ou de drogues sont 10 fois plus susceptibles que les personnes ne souffrant d'aucun trouble mental de commettre des actes de violence. De plus, les personnes souffrant d'une comorbidité psychiatrique (troubles mentaux graves et toxicomanie) sont environ 12 fois plus susceptibles que les personnes ne souffrant d'aucun trouble mental de commettre des actes de violence (Swanson, 1994). Les mêmes tendances ont été observées dans une cohorte de 2 700 jeunes Israéliens (Stueve et Link, 1997). Dans cette enquête épidémiologique, les personnes souffrant d'un trouble psychotique étaient environ trois fois plus susceptibles que les personnes ne souffrant d'aucun trouble mental de s'être battues au cours des cinq dernières années et 6,6 fois plus susceptibles d'avoir utilisé des armes. L'abus de substances et le trouble de personnalité antisociale étaient également associés aux comportements violents.

Les résultats de ces études épidémiologiques transversales ont été corroborés par plusieurs études longitudinales réalisées auprès de cohortes de naissance portant sur 12 000 à 358 000 participants, suivies sur une période de 30 à 44 ans, qui ont été publiées au cours des 15 dernières années (Brennan

---

2. Le rapport de cotes (*odds ratio* en anglais) est une mesure d'association qui permet d'estimer la probabilité qu'un résultat soit présent (p. ex., commettre un acte violent) parmi les personnes ayant une caractéristique particulière (p. ex., souffrir de troubles mentaux graves) par rapport aux personnes n'ayant pas cette caractéristique (p. ex., ne pas souffrir de troubles mentaux graves).

et al., 2000 ; Hodgins, 1992 ; Hodgins *et al.*, 1996 ; Tiihonen *et al.*, 1997). Une plus grande proportion de personnes ayant des TMG que de personnes n'ayant aucun trouble mental ont commis des délits criminels. Cette association entre troubles mentaux graves et criminalité semble plus prononcée pour les délits violents que pour les délits non violents et plus importante chez les femmes que chez les hommes (Brennan *et al.*, 2000). En ce qui concerne ces études, les dossiers criminels ont été utilisés comme mesure de violence et les diagnostics psychiatriques, tirés des dossiers médicaux des hôpitaux.

Dans une étude récente portant sur une cohorte de naissance de la Nouvelle-Zélande, les diagnostics psychiatriques de 961 jeunes adultes âgés de 21 ans ont été obtenus à l'aide d'entrevues structurées et les comportements violents ont été évalués à l'aide de dossiers officiels ainsi que des mesures d'autodéclaration des participants (Arseneault *et al.*, 2000). Une fois les contrôles statistiques effectués quant au statut socioéconomique et au genre, les résultats révèlent que les personnes souffrant de troubles psychotiques reliés au spectre de la schizophrénie étaient 4,6 fois plus susceptibles que les personnes n'ayant aucun diagnostic d'avoir commis des actes de violence ; ce rapport de cotes était de 5,4 pour la dépendance à la marijuana, de 3,4 pour la dépendance à l'alcool, de 4,9 pour les troubles bipolaires et de 1,8 pour les troubles dépressifs.

Une légère variation dans les proportions de personnes ayant commis des actes de violence par catégorie diagnostique peut être observée d'une étude à l'autre et d'un pays à l'autre ; par contre, les risques relatifs de violence demeurent comparables.

7.2. La population psychiatrisée

7.2.1. En milieu institutionnel

Parce que des actes de violence peuvent souvent mener à une hospitalisation psychiatrique, il n'est pas surprenant d'observer que les personnes souffrant de troubles psychiatriques hospitalisées sont plus susceptibles que l'ensemble des personnes souffrant de TMG d'avoir commis des actes de violence (voir par exemple McNiel *et al.*, 1988 ; Taylor *et al.*, 1998). Plusieurs études ont porté sur les actes de violence commis par des personnes ayant des TMG avant l'admission, pendant l'hospitalisation et après avoir reçu leur congé de l'hôpital (Klassen et O'Connor, 1988a ; Krakowski *et al.*, 1986 ; Noble, 1997 ; Tardiff et Sweillam, 1980). Selon Tardiff et Sweillam (1980), environ 20 % des individus se présentant à une urgence psychiatrique avaient des antécédents de violence. Dans une autre recherche, entre 10 % et 40 % des personnes admises dans des hôpitaux psychiatriques avaient eu des comportements violents dans la communauté au cours des semaines précédant leur hospitalisation (Monahan, 1992).

Recevoir son congé de l'hôpital implique souvent une amélioration des symptômes cliniques, dont la réduction des comportements agressifs. Les personnes souffrant de TMG qui sont hospitalisées pendant de longues périodes de temps sont par définition plus susceptibles d'être réfractaires à divers traitements que des personnes qui sont hospitalisées pour de courtes périodes. La prévalence et le type de violence peuvent donc varier en fonction des unités psychiatriques étudiées. Dans une récente recension de la documentation scientifique, Noble (1997) concluait que la violence observée dans les unités de crise est associée à la schizophrénie, à l'abus de substances et aux troubles de la personnalité, tandis que la violence dans les unités de soins de longue durée est associée à des syndromes organiques. Il note également que la plupart des clients hospitalisés n'affichent pas de comportements violents et qu'en fait, une petite proportion d'entre eux sont responsables d'un grand nombre d'incidents violents au sein des unités. Ayant recensé les écrits sur la violence en milieu psychiatrique, Krakowski *et al.* (1986) ont noté que dans 13 études, le diagnostic le plus souvent associé à la violence en cours de séjour hospitalier est la schizophrénie, particulièrement la schizophrénie paranoïde, suivie des troubles de la personnalité, puis de troubles organiques. De plus, un fort pourcentage des personnes atteintes de schizophrénie qui agissent de manière violente ont une comorbidité psychiatrique, tels des troubles d'abus d'alcool ou de drogues ou une déficience intellectuelle. La fréquence des comportements violents en milieu hospitalier est corrélée avec la sévérité de la symptomatologie psychiatrique et tend à diminuer avec la médication (Krakowski *et al.*, 1986). Comme nous l'avons mentionné, un comportement agressif est souvent un motif d'hospitalisation. La prévalence des personnes violentes dans la population hospitalière se voit donc amplifiée par les motifs d'admission. Toutefois, la majorité des études recensées sont de nature rétrospective, ce qui peut limiter la compréhension de la nature du lien entre les troubles mentaux et la violence. De plus, la violence décrite se limite à celle qui se manifeste en milieu hospitalier, qui ne reflète pas le risque réel de violence dans la collectivité. Finalement, les études en milieu hospitalier sont limitées quant à la relation entre TMG et violence parce qu'elles ne comptent habituellement pas de groupes de comparaison ne souffrant pas de TMG.

7.2.2. En milieu communautaire

La violence commise dans la communauté par des personnes souffrant de TMG ayant récemment reçu leur congé de l'hôpital fait l'objet d'attention de la part des cliniciens, des chercheurs, des administrateurs, ainsi que du public en général, particulièrement depuis la première vague de désinstitutionnalisation. Plusieurs études ont donc porté sur le suivi longitudinal de ces personnes (Belfrage, 1998 ; Klassen et O'Connor, 1988b,

1988c ; Lidz *et al.*, 1993 ; Lindqvist et Allebeck, 1990 ; Link *et al.*, 1992 ; Newhill *et al.*, 1995 ; Rabkin, 1979 ; Steadman *et al.*, 1998 ; Wessely, 1998). Malgré les différences possibles entre les hôpitaux où sont recrutés les sujets quant aux critères d'admission et de congé, ainsi qu'entre les méthodologies utilisées, les résultats des études portant sur le suivi des personnes ayant reçu leur congé de l'hôpital sont plutôt similaires : les personnes ayant reçu leur congé de l'hôpital sont plus susceptibles que la population générale de leur collectivité de commettre des actes de violence. Les taux de prévalence de comportements violents se situent habituellement entre 25 % et 45 %. La plupart des incidents de violence recoupent des comportements comme frapper quelqu'un ou se battre avec quelqu'un. D'après l'étude de Newhill *et al.* (1995), environ le tiers des incidents de violence étaient plus sérieux (meurtre, tentative de meurtre, voies de fait graves, agression sexuelle et utilisation d'une arme). L'étude MacArthur révèle que 27,5 % des clients avaient eu, au cours de l'année suivant leur congé de l'hôpital psychiatrique, des comportements violents définis comme étant des actes d'agression physique menant à des blessures, des agressions sexuelles et des actes d'agression ou des menaces à l'aide d'une arme (Steadman *et al.*, 1998). Si l'on tient compte de comportements que les auteurs qualifient d'agressifs, incluant des actes d'agression ne menant pas à des blessures (comme de lancer un objet à la tête de quelqu'un), la prévalence des comportements agressifs monte à 56,1 %. Ici encore, l'ajout d'un diagnostic de troubles d'abus de substances à des troubles mentaux graves augmente le risque de violence de façon significative. En effet, dans l'étude MacArthur, les personnes atteintes de TMG qui ne souffraient pas de troubles d'abus de substances n'étaient pas plus susceptibles que les personnes dans la collectivité ne souffrant d'aucun trouble mental ni d'abus de substances de commettre des actes de violence (Monahan *et al.*, 2001). Récemment, Crocker et ses collaborateurs (sous presse) ont analysé des données au sujet des comportements de violence provenant d'une étude portant sur un programme de suivi intensif dans la collectivité pour des personnes ayant un double diagnostic (TMG et toxicomanie) (Drake *et al.*, 1998). Les résultats ont révélé qu'après trois ans de suivi, 27,7 % des 203 participants avaient affiché des comportements d'agression physique selon la MOAS et que 37,5 % de ces derniers avaient affiché un acte de violence causant des blessures à une autre personne.

7.3. La population criminalisée

La relation entre TMG, violence et criminalité a également été étudiée auprès de populations carcérales. En effet, si les troubles mentaux sont associés à la criminalité, la prévalence des troubles mentaux devrait être plus élevée parmi les personnes incarcérées que parmi les personnes non criminelles. La prévalence des TMG est plus élevée en milieu carcéral que dans la population générale (Arboleda-Florez *et al.*, 1995 ; Bland *et al.*, 1998 ; Brinded *et al.*, 2000 ; Brink *et al.*, 2001 ; Daniel *et al.*, 1988 ; Hodgins et Côté, 1990 ; Hyde et Seiter, 1987 ; Jordan *et al.*, 1996 ; Motiuk et Porporino, 1992 ; Neighbors *et al.*, 1987 ; Powell *et al.*, 1997 ; Teplin, 1990, 1994 ; Teplin *et al.*, 1996), et ce, tant chez les hommes que chez les femmes. En milieu carcéral, la prévalence des troubles schizophréniques, des troubles bipolaires et de la dépression majeure est respectivement de 2 à 7 fois, de 2 à 4 fois et de 4 à 7 fois celle qu'on observe dans la population générale. De plus, en moyenne, de 60 % à 70 % de la population carcérale présente un problème de toxicomanie, et une proportion importante des détenus ont un trouble concomitant de psychose et toxicomanie (Côté et Hodgins, 1990).

Certaines études ont été effectuées auprès de personnes détenues pour des raisons psycholégales[3] (p. ex., l'inaptitude à subir son procès ou la non-responsabilité criminelle pour cause de troubles mentaux : Andersen *et al.*, 1996 ; Andersen *et al.*, 1999 ; Bogenberger *et al.*, 1987 ; Pasewark *et al.*, 1979, 1982). Par définition, les personnes de ce groupe ont la double problématique troubles mentaux et criminalité (souvent violente). Les résultats d'une enquête portant sur toutes les personnes détenues au Canada en vertu d'un mandat du lieutenant-gouverneur révèlent que 35,8 % d'entre elles avaient commis un homicide, 21,6 % des voies de fait et 17,4 % une tentative de meurtre et que la majorité (65,5 %) de ces personnes souffraient de schizophrénie (Hodgins *et al.*, 1990). Toutefois, il est important de souligner que les personnes souffrant de troubles du spectre de la schizophrénie sont plus souvent déclarées inaptes à subir leur procès ou non criminellement responsables que les personnes souffrant d'autres troubles mentaux (Crocker *et al.*, 2002 ; Ohayon *et al.*, 1998).

Les homicides représentent l'une des formes les plus sérieuses de violence. La prévalence de la schizophrénie, des troubles bipolaires ainsi que de la dépression majeure est plus élevée parmi les détenus homicidaires que parmi les détenus n'ayant pas commis d'homicide ou parmi les membres de la population générale (Côté et Hodgins, 1992 ; Eronen *et al.*, 1996 ; Gottlieb *et al.*, 1987 ; Petursson et Gudjonsson, 1981). Encore ici, la comorbidité psychiatrique est élevée. Chez les hommes, le diagnostic de schizophrénie augmente le risque de violence homicidaire d'environ 8 fois, de 10 fois pour l'alcoolisme et de 11 fois pour les troubles de personnalité antisociale (Eronen *et al.*, 1996). Chez les femmes, le risque

3. Au Canada, depuis 1992, les personnes ayant été déclarées non criminellement responsables pour cause de troubles mentaux ou inaptes à subir leur procès peuvent être détenues en vertu d'un mandat de la commission d'examen. Avant cette date, ces personnes étaient détenues en vertu d'un mandat du lieutenant-gouverneur et la non-responsabilité criminelle se rapportait à la défense d'aliénation mentale.

d'homicide augmente de 6,5 fois pour la schizophrénie, de 38 fois pour l'alcoolisme et de 54 fois pour les troubles de la personnalité (Eronen *et al.*, 1996).

La personnalité antisociale se caractérise par un *pattern* de comportements irresponsables, délinquants et criminels qui s'installe dans l'enfance et persiste à l'âge adule (American Psychiatric Association, 1994). Étant donné la nature de la définition de la personnalité antisociale, il n'est pas surprenant d'observer que la prévalence de ces troubles est de 10 à 15 fois plus élevée en milieu carcéral que dans l'ensemble de la population. Les résultats d'une étude portant sur des détenus du Québec (Hodgins et Côté, 1993) montrent que les carrières criminelles des personnes souffrant de TMG ne diffèrent pas de celles de personnes n'en souffrant pas. Les deux groupes ont à leur dossier un nombre similaire de délits, tant violents que non violents. L'addition de la personnalité antisociale et d'un trouble mental grave accroît le risque de criminalité en général, mais non de criminalité violente.

Cette forte prévalence de la personnalité antisociale en milieu carcéral ressort également des études portant sur la psychopathie. La psychopathie telle que conceptualisée aujourd'hui avec l'Échelle de psychopathie de Hare (PCL-R : Hare, 1991) et sa version abrégée (la PCL : SV : Hart *et al.*, 1995) renvoie à deux dimensions distinctes, mais complémentaires (voir le tableau 11.2) : 1) la dimension « personnalité » ; 2) la dimension « comportements ». La dimension « personnalité » relève d'un schème d'organisation de la personnalité psychopathique (le charme superficiel, l'absence de remords, l'égocentrisme pathologique, le manque de réactions affectives, l'absence d'introspection, le manque de sensibilité au plan des relations interpersonnelles, la duperie et la manipulation). La dimension « comportements », qui se rapproche de la personnalité antisociale, est fondée, quant à elle, et comme son nom l'indique, sur l'évaluation d'un nombre de comportements antisociaux (impulsivité, irritabilité, irresponsabilité, troubles de conduite à l'enfance, incapacité à se conformer à des normes sociales). La plupart des psychopathes ont donc un diagnostic de personnalité antisociale, mais la plupart des personnes ayant un diagnostic de personnalité antisociale ne sont pas psychopathes.

La prévalence de la psychopathie en milieu carcéral varie de 15 % à 30 % (Côté *et al.*, 2000). Les psychopathes commettent non seulement un nombre significativement plus élevé de délits que les non-psychopathes, mais ils commettent également un nombre significativement plus élevé de délits violents et récidivent plus rapidement lorsqu'ils sont libérés (Serin, 1996). Plusieurs études ont indiqué qu'un des meilleurs prédicteurs de la violence et de la récidive est le score d'individus à l'échelle de psychopathie de Hare, la PCL-R (Hare, 1991) et dans sa version abrégée, la

TABLEAU 11.2

Aspects de la psychopathie

Dimension	Aspects
Personnalité	Loquacité/charme superficiel Surestimation de soi Mensonge pathologique Duperie/manipulation Absence de remords ou de culpabilité Affect superficiel Insensibilité/manque d'empathie Incapacité d'assumer la responsabilité de ses faits et gestes
Comportements	Besoin de stimulation/tendance à s'ennuyer Tendance au parasitisme Faible maîtrise de soi Apparition précoce de problèmes de comportement Incapacité de planifier à long terme et de façon réaliste Impulsivité Irresponsabilité Délinquance juvénile Violation de mise en liberté conditionnelle Sexualité débridée Nombreuses cohabitations de courte durée Diversité des types de délits commis

Source : Adapté de Hare, 1991.

PCL : SV (Hart *et al.*, 1995 ; Monahan *et al.*, 2001 ; Salekin *et al.*, 1996). Pourtant, peu d'individus souffrant de TMG, et plus particulièrement de schizophrénie, sont aussi psychopathes (Côté *et al.*, 2000). Ce sont les traits de personnalité psychopathique qui semblent les moins prévalents chez les personnes souffrant de TMG. Les études révèlent des taux variables de prévalence de la psychopathie parmi les personnes souffrant de TMG (voir Côté *et al.*, 2000). La prévalence de la psychopathie semble plus élevée parmi les populations dites de psychiatrie légale, c'est-à-dire des personnes envoyées pour évaluation ou détenues pour des questions d'aptitude à subir leur procès ou de responsabilité criminelle, que parmi une population de psychiatrie générale. On comprend mieux le construit de la psychopathie chez la personne souffrant de TMG sous l'angle d'un continuum, en évaluant le degré de traits psychopathiques (comportements et personnalité) que démontre un individu, que sous l'angle diagnostique de psychopathe ou de non-psychopathe.

8. LA THÈSE DE LA CRIMINALISATION

Plusieurs chercheurs ont postulé que la prévalence plus élevée des troubles mentaux en milieu carcéral serait attribuable à une plus grande criminalisation des personnes souffrant de troubles mentaux (Abramson, 1972 ; Hiday, 1999 ; Teplin, 1984). On pourrait soutenir que les personnes atteintes de TMG sont plus susceptibles d'être appréhendées lors de la perpétration d'un acte criminel que des personnes n'ayant aucun trouble mental (Teplin, 1984). En revanche, il est permis de croire que, dans certains cas, les policiers évitent l'arrestation de ces personnes en les conduisant dans les urgences psychiatriques pour qu'elles y soient traitées, particulièrement lorsque les délits reprochés ne sont pas de nature violente (Arboleda-Florez et Holley, 1988). En 1939, Penrose proposait que le lien observé entre les troubles mentaux et la criminalité pouvait être attribuable à des phénomènes sociaux et administratifs plutôt qu'à une étiologie individuelle particulière. Il avait noté que plus il y avait de personnes en milieu hospitalier, moins il y en avait en milieu carcéral et vice-versa (Penrose, 1939). La thèse de la criminalisation renvoie à la désinstitutionnalisation des personnes souffrant de TMG, qui, tout en faisant augmenter le nombre de personnes vivant dans la collectivité et risquant d'avoir des comportements qui dérangent, accentue le recours au système judiciaire afin de contrôler les comportements indésirables.

Pour cette raison, seule une analyse de l'ensemble de la documentation scientifique permet de tirer certaines conclusions quant à la relation entre TMG et criminalité et violence. Les résultats d'études que nous avons recensées ci-dessus auprès de populations différentes (psychiatrisées, carcérales et générales) provenant de pays différents, avec des devis de recherche et des méthodes d'évaluation de la violence et des troubles mentaux différents, sont très similaires. La relation entre TMG et violence est modérée, mais significative sur le plan statistique : les personnes souffrant de TMG sont plus susceptibles de commettre des actes criminels et des actes de violence que les membres de la population générale. Les études épidémiologiques effectuées au cours des 25 dernières années indiquent que, bien que la majorité des personnes souffrant de TMG ne soient pas violentes, la présence de troubles mentaux semble un facteur de risque associé à la violence. Le recours de plus en plus fréquent à la méthode d'autodéclaration des comportements violents en plus de l'utilisation de dossiers criminels officiels permet de croire que cette association n'est pas uniquement attribuable à un processus de criminalisation des personnes souffrant de TMG. Toutefois, toutes les études ayant tenu compte des diagnostics d'abus de substances ou de dépendance à l'alcool ou aux drogues indiquent que le risque de criminalité en général, et de violence en particulier, est plus élevé chez ces dernières que chez les personnes ayant uniquement un diagnostic de TMG. La personnalité antisociale et la psychopathie accroissent également le risque de criminalité violente parmi les personnes souffrant de TMG. Ces conclusions révèlent que les personnes souffrant de TMG ne représentent donc pas un groupe homogène quant à la criminalité et aux comportements de violence et qu'il est essentiel d'identifier les facteurs individuels et contextuels susceptibles d'accroître ou d'abaisser le risque de comportements violents et criminels. D'ailleurs, une faible proportion d'individus ayant des TMG sont souvent responsables d'un grand nombre d'incidents violents (Gardner *et al.*, 1996). La section suivante traitera donc des différents facteurs de risque associés à la violence pour ensuite décrire les méthodes d'évaluation et de gestion du risque de violence auprès de cette clientèle.

9.   LES FACTEURS DE RISQUE

Il existe un nombre important d'études qui se sont penchées sur les facteurs liés au comportement violent parmi les personnes souffrant de TMG. Nous avons d'ailleurs déjà discuté d'un certain nombre d'entre eux liés aux diagnostics psychiatriques. Outre la maladie mentale, plusieurs facteurs de nature sociodémographique, environnementale et psychologique peuvent influer sur le développement et le maintien de comportements violents et criminels. On a tendance à regrouper les facteurs de risque en deux grandes catégories : 1) les facteurs statiques ; 2) les facteurs dynamiques. Les facteurs statiques renvoient à des variables immuables comme l'âge, le genre ainsi que les antécédents psychiatriques, familiaux et criminels et les antécédents de violence. Les facteurs dynamiques, comme l'indique leur nom, peuvent varier dans le temps et le lieu et sont donc plus propices à l'intervention. Il peut s'agir ici de la symptomatologie active, de la consommation d'alcool ou de drogues, du milieu de vie actuel et des relations sociales.

9.1.   Les facteurs statiques

9.1.1. LE GENRE

De manière générale, la grande majorité des délits violents sont engendrés par des hommes (Reiss et Roth, 1993). Toutefois, parmi les personnes souffrant de TMG, le genre n'apparaît pas comme un facteur de risque de violence. Dans une étude effectuée auprès de personnes qui sortaient d'un hôpital psychiatrique après un séjour de courte durée, aucune différence entre les hommes et les femmes n'avait été observée quant à leur taux de violence dans la communauté (Lidz *et al.*, 1993). D'ailleurs, plusieurs auteurs émettent l'hypothèse que les problèmes de santé mentale seraient davantage liés à la violence chez les femmes que chez les hommes (Brennan, Grekin *et al.*, 2000 ; Hodgins, 1992). Les résultats de l'étude

MacArthur ont, d'une part, confirmé que les hommes n'étaient pas plus susceptibles que les femmes d'afficher des comportements de violence dans l'année suivant leur congé de l'hôpital et, d'autre part, que les femmes étaient plus susceptibles que les hommes d'avoir eu d'autres comportements agressifs au cours de cette même période (Monahan *et al.*, 2001).

9.1.2. L'ÂGE

Les personnes arrêtées pour des délits violents ont en moyenne de 20 à 29 ans (Guttridge *et al.*, 1983 ; Reiss et Roth, 1993). Chez les hommes, les taux d'arrestation pour délits violents ont tendance à diminuer à partir de 45 ans, tandis que chez les femmes, les taux semblent plus stables dans le temps. De plus, les études ont systématiquement démontré que plus l'âge au premier acte de violence connu est précoce, plus le risque de violence future est élevé (Steadman *et al.*, 1994 ; Swanson, 1994).

9.1.3. LA VIOLENCE ET LA CRIMINALITÉ ANTÉRIEURE

Les études portant sur les facteurs et les déterminants de la violence révèlent systématiquement que la violence et la criminalité antérieures sont de bons prédicteurs de la violence et de la criminalité futures (Bonta *et al.*, 1998 ; Klassen et O'Connor, 1988c ; Monahan *et al.*, 2001 ; Quinsey *et al.*, 1998). Melton et ses collègues (1987) suggèrent d'ailleurs qu'établir les antécédents criminels et délinquants d'un individu représente l'un des facteurs les plus importants dans l'évaluation de la violence. Il existe une corrélation importante entre la présence de comportements agressifs et délinquants dans l'enfance et l'adolescence et un potentiel élevé de comportements violents à l'âge adulte (Farrington, 1989, 2000).

9.1.4. LES ANTÉCÉDENTS PSYCHIATRIQUES

Certaines études ont également relevé que le nombre d'hospitalisations psychiatriques antérieures (Bonta *et al.*, 1998) et le jeune âge à la première hospitalisation (Crocker *et al.*, sous presse) sont associés à la violence future chez les personnes souffrant de TMG.

9.1.5. LES ANTÉCÉDENTS FAMILIAUX

Le statut socioéconomique de la famille constitue également une variable sociologique importante. Les milieux défavorisés sont d'ailleurs souvent ciblés pour la prévention précoce des problèmes de délinquance et de violence. Par exemple, dans des études longitudinales, Farrington (1989, 2000) note que les facteurs familiaux tels le faible revenu familial, la grande taille des familles, la pauvreté et l'insalubrité du logement familial, un parent criminel et une jeune mère sont de bons prédicteurs de la criminalité adulte. Par ailleurs, les études effectuées auprès de populations générales signalent depuis longtemps que les pratiques parentales sont associées à l'agressivité dans l'enfance et dans l'adolescence ainsi qu'à la criminalité adulte (Loeber et Dishion, 1983 ; McCord, 1979, 1988). Une supervision parentale médiocre ainsi qu'une discipline sévère, autoritaire, punitive et inconstante sont associées aux comportements violents (Farrington, 1989).

Dans une étude classique sur le cycle de la violence, les personnes victimes de violence physique et de négligence dans leur enfance affichaient des taux de criminalité et de criminalité violente plus élevés que les individus n'ayant pas été victimisés au cours de leur enfance (Widom, 1989). Toutefois, la majorité des victimes d'abus dans l'enfance affichaient peu ou pas de comportements de violence. Dans une étude récente, Swanson et ses collègues (2002) ont démontré l'importance de la victimisation violente comme facteur associé à la violence future. Parmi les personnes souffrant de TMG, celles qui ont été victimes d'abus physiques uniquement avant l'âge de 16 ans, uniquement après l'âge de 16 ans et celles qui ont été victimes d'abus avant et après l'âge de 16 ans étaient respectivement, 1,5 fois, 3,6 fois et 12,9 fois plus susceptibles d'avoir affiché des comportements de violence dans la dernière année que les personnes n'ayant été victimes d'aucune violence physique.

9.2.   Les facteurs dynamiques

9.2.1. L'abus d'alcool ou de drogues

Un des facteurs le plus souvent associés à la violence, que ce soit dans la population générale ou chez les personnes souffrant de TMG, est l'abus d'alcool ou de drogues (Arseneault *et al.*, 2000). Comme nous l'avons démontré dans la section sur la relation entre TMG et violence, les recherches révèlent systématiquement que la présence de problèmes liés à la toxicomanie accroît de façon significative le risque de comportements criminels et violents. Les résultats de l'étude MacArthur montrent d'ailleurs que les personnes souffrant de TMG et qui n'avaient pas de problèmes d'abus d'alcool ou de drogues n'étaient pas plus susceptibles que la population générale de commettre des actes de violence (Monahan *et al.*, 2001). Toutefois, les personnes souffrant de TMG sont beaucoup plus à risque que les membres de la population générale d'avoir des problèmes de toxicomanie (Drake *et al.*, 1991 ; Drake et Wallach, 1989) (voir aussi le chapitre 7). Il en résulte donc une plus grande proportion d'individus souffrant d'un trouble concomitant de TMG et toxicomanie qui ont des comportements agressifs.

9.2.2. Les symptômes psychotiques

Nous avons abordé ailleurs les diagnostics psychiatriques associés à la violence et à la criminalité, mais en matière d'intervention, le type et la sévérité des symptômes semblent plus utiles et plus importants que la catégorie diagnostique pour la compréhension, la détermination et la gestion du risque de violence. Dans une étude effectuée auprès de 203 personnes recevant un suivi intensif dans la collectivité, nous avons observé que les troubles de la pensée étaient associés à la violence physique, verbale et à la destruction d'objets (Crocker *et al.*, sous presse). Toutefois, un débat est toujours en cours concernant l'importance de certains symptômes psychotiques dans la présence de comportements violents. On associe depuis longtemps la violence aux délires et aux hallucinations. Bien que plusieurs études montrent que la plupart des actes de violence commis par des personnes souffrant de TMG ne sont pas motivés par des délires, une proportion significative d'entre eux le sont (Taylor, 1998). Des chercheurs ont identifié un groupe de symptômes appelés délire de persécution ou de perte de contrôle (*threat/control override*) qui pourraient être responsables des comportements de violence chez certaines personnes souffrant de TMG (Link *et al.*, 1992 ; Link *et al.*, 1999 ; Link et Stueve, 1994 ; Swanson *et al.*, 1996). Il s'agit de délires où les individus rapportent que des personnes leur veulent du mal (persécution) ou que des forces extérieures essaient de contrôler leurs pensées (perte de contrôle). Toutefois, toutes les études ne concordent pas quant à l'importance de ces symptômes comme facteur de risque de violence (Appelbaum *et al.*, 2000).

Les hallucinations, particulièrement les hallucinations de commande (*command hallucinations*) peuvent dans certains cas mener à la violence (McNiel, 1994) ; toutefois, les études ont tendance à démontrer qu'il n'y a pas de relation significative sur le plan statistique entre les hallucinations et la violence (Rudnick, 1999). La prudence est par contre de mise car si les voix (hallucinées) commandent des actes de violence, le risque de violence croît (Monahan *et al.*, 2001).

9.2.3. LA COLÈRE, L'IMPULSIVITÉ ET L'ANXIÉTÉ

Bien que cliniciens et intervenants en santé mentale tendent à considérer la colère comme un facteur de risque de violence future, les résultats de recherches ne sont pas clairs à ce sujet. Certaines études ont montré que la colère et l'hostilité sont significativement associées à la violence affichée avant, pendant et après une hospitalisation (Kay *et al.*, 1988 ; Novaco, 1994 ; Swanson *et al.*, 1999). Une échelle de colère appelée la *Novaco Anger Scale* (Novaco, 1994) a d'ailleurs été élaborée afin de mieux identifier les comportements et les sentiments de colère auprès de personnes souffrant de TMG. L'étude MacArthur, pour sa part, n'a révélé aucune association significative entre la colère évaluée selon l'échelle de colère de Novaco et les comportements violents au cours de l'année ayant suivi une courte hospitalisation (Monahan *et al.*, 2001). La colère est un concept souvent associé à l'impulsivité et la distinction entre les deux est parfois difficile à établir. L'impulsivité se rapporte à une incapacité de contrôler certaines pensées ou certains comportements qui peuvent être une expression de la colère. Le rôle exact de l'impulsivité dans les comportements de violence chez les personnes souffrant de TMG est difficile à cerner, car l'impulsivité peut être un symptôme en soi de certains troubles mentaux comme la personnalité antisociale ou l'abus de substances, qui sont plus prévalents chez les personnes souffrant de TMG que dans la population générale. L'anxiété peut, elle aussi, être liée à l'impulsivité et à la violence. Swanson et ses collègues (1999) ont constaté qu'après la colère, l'anxiété et la peur étaient des sentiments fortement associés à la violence précédant l'hospitalisation chez des personnes ayant des problèmes de santé mentale. Dans une étude effectuée auprès de personnes ayant des TMG et un problème de toxicomanie, nous avons observé qu'outre la personnalité antisociale et les troubles de la pensée, l'affect négatif (évalué par des symptômes d'anxiété, de dépression, d'hostilité, de plaintes somatiques et de remords) était prédictif de comportements violents dans la collectivité (Crocker *et al.*, sous presse). Bien que d'autres recherches soient, bien entendu, nécessaires dans ce domaine, le niveau d'anxiété, d'impulsivité et de colère inappropriée est certainement un facteur dynamique clinique dont il faut tenir compte lors d'une évaluation du risque de violence.

9.2.4. LE MILIEU DE VIE ACTUEL

Des études ont montré qu'il existait une relation entre des conditions de vie difficiles (comme la pauvreté) et le taux de criminalité et de victimisation (Reiss et Roth, 1993). On s'attend donc à des taux plus élevés de violence dans les quartiers défavorisés où vivent souvent les personnes atteintes de TMG. Ces dernières sont donc plus susceptibles d'être face à des situations qui augmentent le risque de comportements violents pour résoudre des disputes (Hiday *et al.*, 2001 ; Stueve et Link, 1997). Des données tirées de l'étude MacArthur indiquent en effet que la pauvreté du milieu de vie influe sur les taux de comportements violents et agressifs au-delà des caractéristiques individuelles des personnes souffrant de TMG (Silver *et al.*, 1999).

De plus, la vulnérabilité des personnes souffrant de TMG les rend plus à risque d'être victimisées (Estroff *et al.*, 1994). Les résultats d'une étude montrent d'ailleurs que les antécédents de victimisation violente, l'abus de substances et l'exposition à la violence dans l'environnement actuel avaient des effets cumulatifs sur la probabilité d'afficher des comportements violents (Swanson *et al.*, 1990). Étant donné l'importance potentielle du trauma dans la présence de comportements violents (Hiday *et al.*, 2001 ; Hiday *et al.*, 1999 ; Swanson *et al.*, 1990) et le fait que la prévalence de la victimisation parmi les personnes souffrant de TMG est élevée et rarement identifiée dans les services de santé mentale (Mueser *et al.*, 1998 ; Mueser *et al.*, 2002), il est important de porter une attention particulière à l'investigation des antécédents d'exposition à des événements traumatiques.

9.2.5. LE CONTEXTE DES ACTES DE VIOLENCE

L'étude de MacArthur à laquelle nous faisons souvent référence dans ce chapitre a permis de révéler le contexte dans lequel les comportements de violence et d'agressivité se sont manifestés (Monahan *et al.*, 2001). Dans la majorité des cas (51,1 %), les victimes de la violence perpétrée par les personnes souffrant de TMG étaient des membres de la famille (37,1 %, les conjoints ; 2,5 %, un parent ; 2,5 %, un enfant et 9 %, un autre membre de la famille). Suivent les amis et des connaissances (35,1 %). Seule une faible proportion des victimes étaient des étrangers (14 %). Les mêmes tendances de victimisation ont été observées à l'égard des actes de violence perpétrés par des personnes de la collectivité n'ayant aucun trouble mental.

Comme on peut le voir à la figure 11.2, les actes de violence commis par des personnes souffrant de TMG avaient tendance à se produire dans leur résidence, dans la résidence de quelqu'un d'autre, dans la rue ou à

FIGURE 11.2

Lieux des incidents de violence

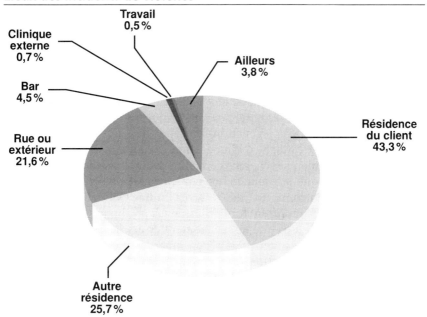

Adapté de Monahan *et al.*, 2001, avec la permission des auteurs.

l'extérieur. Une petite proportion d'incidents de violence ont eu lieu dans un bar, dans une clinique externe ou au travail. Les lieux où s'est manifestée la violence et les types de victimes ressemblent beaucoup à ce qui a été observé chez les personnes n'ayant aucun trouble mental.

Estroff et ses collègues (1998) ont réalisé une étude originale dans laquelle ils évaluaient, dans le réseau social de 169 personnes souffrant de TMG, les caractéristiques des victimes d'actes de violence exercée par des personnes souffrant de TMG. Ils notent, tout comme les chercheurs de l'étude de MacArthur, que les membres de la famille immédiate sont les plus susceptibles d'être victimes d'actes de violence. De plus, la durée de cohabitation est un facteur important ; plus les personnes vivent longtemps avec le participant, plus le risque d'être victime d'un comportement violent de la part de ce dernier augmente. Les actes de violence émergent de relations qui sont réciproquement menaçantes et hostiles et de relations où la personne souffrant de TMG est financièrement dépendante de la ou des personnes avec qui elle habite. La dépendance financière et le fardeau familial qui en résulte augmentent les risques de situations conflictuelles, donc le risque de comportements agressifs.

À partir de l'identification de ces facteurs de risque de comportements violents, il devient possible d'élaborer des méthodes d'évaluation et de gestion du risque de violence fondées sur des données probantes provenant de la documentation scientifique.

10. L'ÉVALUATION ET LA GESTION DU RISQUE DE VIOLENCE

Les cliniciens seront de plus en plus souvent appelés à se prononcer sur le potentiel de violence future de leurs clients. La capacité de prévoir ou de prédire la violence a des répercussions importantes en ce qui concerne les politiques de santé, la législation, les types de suivi et de traitement, les coûts qui y sont rattachés, l'intégration sociale ainsi que la sécurité publique. Les premières recherches effectuées sur la prédiction de la violence indiquaient que la capacité des cliniciens à prévoir la violence de leurs clients dans la communauté était très limitée (Monahan, 1981). Des études plus récentes montrent toutefois que les prédictions des cliniciens sont peut-être meilleures que ne le laissaient croire les premières études (Lidz *et al.*, 1993 ; Mossman, 1994). De nouvelles méthodes statistiques d'évaluation de la prédiction (Mossman, 1994) ainsi que l'élaboration de nouveaux instruments permettent de bonifier la qualité des prédictions (Webster *et al.*, 2002).

En effet, quelques instruments d'évaluation du risque de violence ont permis de faciliter l'intégration et la collecte d'informations au sujet des personnes. Il devient alors possible de mieux orienter et d'améliorer la qualité des services et de prendre des décisions éclairées. Toutefois, la pratique clinique quotidienne n'a pas encore intégré cette méthode à l'évaluation et à la gestion du risque (Webster *et al.*, 2002).

Il existe deux grandes approches systématisées de l'évaluation du risque de violence : 1) l'approche actuarielle ; 2) l'approche du jugement professionnel structuré. L'approche actuarielle a comme seul objectif de tenter de prédire la violence future. Elle est fondée sur un processus décisionnel algorithmique qui tient compte d'une combinaison statistique des éléments et de leur poids pour estimer la probabilité de violence future en excluant (ou en réduisant au minimum) le rôle du jugement du clinicien. Le *Violence Risk Appraisal Guide* (VRAG : Quinsey *et al.*, 1998) est un exemple d'instrument d'évaluation du risque de violence basé sur une approche actuarielle, validé auprès de populations de psychiatrie légale. L'accent est mis sur les facteurs associés à l'augmentation du risque de violence, souvent les facteurs statiques, plutôt que les facteurs protecteurs et dynamiques comme les forces et les ressources personnelles des individus. Toutefois, pour mettre sur pied des interventions de gestion du risque de violence, tant dans les milieux institutionnels que communautaires, il est nécessaire non seulement de connaître le degré de précision que l'on peut espérer avoir dans la prédiction des comportements violents, mais également de savoir quels clients risquent d'avoir des comportements violents et dans quelles conditions. L'utilité d'une approche actuarielle dans un contexte thérapeutique est donc limitée. Quant à l'approche du jugement professionnel structuré, non seulement elle se fonde sur une évaluation des facteurs de risque de comportements violents, mais elle tient aussi compte des facteurs dynamiques sur lesquels on peut agir pour diminuer le risque de violence. Des lignes directrices ou des guides permettent au clinicien d'être au fait des connaissances scientifiques sur les facteurs de risque et de gestion du risque afin de déterminer les facteurs à prendre en considération et d'orienter les interventions en ce sens.

Le choix de la méthode d'évaluation du risque de violence doit s'appuyer sur trois principes : 1) le type de client à évaluer : on n'utilisera pas, par exemple, le même type d'instrument auprès d'agresseurs sexuels connus qu'auprès d'un client d'un hôpital de psychiatrie générale qui n'a aucun antécédent de violence sexuelle ; 2) l'existence de données de validation de la méthode choisie pour des clients semblables ; 3) la raison de la demande d'évaluation et les fins pour lesquelles seront utilisées les informations tirées de cette évaluation. Par exemple, si l'évaluation du risque de violence fait partie du développement d'un plan de traitement pour ce client, un instrument qui intègre des variables statiques et dynamiques est probablement plus approprié qu'un instrument composé exclusivement de variables statiques.

La HCR-20 est un instrument qui a été élaboré selon l'approche du jugement clinique structuré (Webster *et al.*, 1997) ; elle est maintenant accompagnée d'un guide de gestion du risque (Douglas *et al.*, 2001). La HCR-20 a non seulement l'avantage de permettre une première évaluation du risque de violence, mais peut être utile pour assurer le suivi ou le monitorage des clients posant un risque de comportements violents et orienter les interventions en fonction des difficultés des individus évalués. La HCR-20 est constituée de 20 items statiques et dynamiques répartis en trois sections (voir le tableau 11.3) : 1) H pour les items historiques ou chronologiques ; 2) C pour les items cliniques ; 3) R pour les items de gestion du risque. La première section traite des aspects de nature historique ou chronologique qui, à l'exception de deux (instabilité dans les relations intimes et problèmes d'emploi), sont habituellement moins susceptibles de variations notables dans le temps. La deuxième section relève de facteurs cliniques qui peuvent faire l'objet d'interventions. Finalement, la troisième renvoie aux dispositions à mettre en place ou aux situations à éviter afin de réduire le risque de manifestations de comportements violents. Ici aussi, les aspects peuvent faire l'objet d'interventions ciblées en fonction des individus.

La HCR-20 est le seul instrument actuellement disponible qui tienne compte d'un ensemble de facteurs identifiés dans la documentation scientifique. Elle a été utilisée auprès de différentes populations (psychiatrie générale, psychiatrie légale et carcérale) et l'est dans de plus en plus d'établissements psychiatriques afin de faciliter le processus décisionnel de retour et de suivi dans la collectivité, particulièrement en Europe. Elle possède de bonnes propriétés psychométriques et fait l'objet d'un nombre croissant d'études dans le monde (Douglas *et al.*, 1999 ; Douglas et Webster, 1999 ; Grann *et al.*, 2000 ; Kroner et Mills, 2001 ; Tengstrom, 2001). Elle est offerte en anglais, en français, en allemand, en néerlandais et en suédois.

Il y a plusieurs étapes dans l'évaluation du risque de violence. D'abord, le clinicien doit identifier les facteurs que la recherche et la pratique clinique perçoivent comme reliés à l'augmentation ou à la réduction des comportements de violence. L'utilisation d'un instrument structuré comme la HCR-20 peut aider le clinicien à orienter ses recherches d'information de manière systématique. Ensuite, l'évaluateur se doit de colliger ces informations. Cela peut se faire en interviewant l'individu à risque, les membres de sa famille ou d'autres intervenants pouvant apporter des informations pertinentes au sujet de cette personne. Il est également important de consulter les dossiers médicaux, judiciaires ou autres dossiers pertinents. La recherche indique d'ailleurs que les évaluations les plus fiables sont celles qui sont faites à partir de plusieurs sources d'information.

TABLEAU 11.3
Aspects de la HCR-20

Chronologiques (passé)

H1	Violence antérieure
H2	Premier acte de violence commis durant la jeunesse
H3	Instabilité des relations intimes
H4	Problèmes d'emploi
H5	Problèmes de toxicomanie
H6	Troubles mentaux graves
H7	Psychopathie
H8	Inadaptation durant la jeunesse
H9	Troubles de la personnalité
H10	Échec antérieur de la surveillance

Cliniques (présent)

C1	Introspection difficile
C2	Attitudes négatives
C3	Symptômes actifs de troubles mentaux graves
C4	Impulsivité
C5	Résistance au traitement

Gestion du risque (avenir)

R1	Plan de gestion du risque irréalisable
R2	Exposition à des facteurs déstabilisants
R3	Manque de soutien personnel
R4	Inobservance des mesures curatives
R5	Stress

Tiré de Webster *et al.*, 1999, avec la permission du *Mental Health, Law and Policy Institute* de l'Université Simon Fraser.

Une fois les renseignements sur les facteurs de risque et les facteurs protecteurs colligés, l'évaluateur doit ensuite en faire l'analyse. Les facteurs statiques et historiques, comme les antécédents de violence, l'âge précoce des comportements violents et, éventuellement, les interventions antérieures effectuées pour répondre à cette violence, doivent être considérés en premier lieu afin de déterminer l'évolution des comportements de violence. L'évaluateur doit par la suite examiner les facteurs de nature dynamique, qui sont donc modifiables, c'est-à-dire ceux qui augmentent ou réduisent le risque de violence. Il devient alors possible d'évaluer un niveau potentiel de risque de comportements violents futurs et de cerner les types de situations dans lesquelles l'individu risquerait d'afficher des comportements violents. À partir de cette analyse, l'évaluateur peut faire des recommandations quant aux interventions possibles afin de cibler les facteurs de risque dynamiques et d'opter pour un niveau de supervision pertinent pour le client évalué. Le but est d'utiliser l'évaluation du risque comme un outil permettant de générer un plan d'intervention et de gestion du risque sur mesure pour le client. Il est donc suggéré que l'évaluateur fasse un lien clair entre un facteur de risque dynamique et une intervention ciblée et que la forme, la durée et l'intensité d'une intervention soient bien établies. Il est de plus recommandé de proposer les modalités (temps et circonstances) selon lesquelles une nouvelle évaluation pourrait être pertinente.

Plusieurs facteurs sont importants à considérer dans le développement d'un plan de gestion du risque. D'abord, le travail de gestion du risque fait appel à plusieurs disciplines. Bien qu'il soit difficile de trouver un juste équilibre entre les contraintes de temps, l'utilité clinique et la justesse d'une évaluation, les conséquences de la violence, tant pour le client que pour les gens qui l'entourent, exigent une évaluation approfondie et une bonne connaissance des difficultés, des forces et des ressources du client. Hart et ses collègues (2001) suggèrent qu'un bon plan de gestion du risque devrait comprendre au minimum quatre types d'activités de base : 1) le monitorage ; 2) le traitement ; 3) la supervision ; 4) la planification de la sécurité des victimes potentielles.

Le **monitorage** repose sur le principe d'effectuer des évaluations répétées afin de pouvoir observer de possibles changements du risque dans le temps et de réorienter les interventions au besoin. Cela peut se traduire par une observation directe de la part des intervenants, mais on peut également faire appel au client et aux membres de sa famille pour un suivi de l'évolution de certains symptômes, de situations de vie et de comportements. Par exemple, l'exacerbation de certains symptômes qui avaient été associés à des comportements antérieurs de violence peut nécessiter des interventions spécifiques avec des délais minimaux.

Le **traitement** renvoie à la mise en place d'interventions ciblées afin d'améliorer l'adaptation psychosociale de l'individu (Hart *et al.*, 2001). Parce que la violence n'est pas un symptôme ni une maladie, elle ne peut être traitée comme tels (Otto, 2000). L'objectif ici est plutôt d'orienter des interventions susceptibles de réduire les facteurs de risque et d'augmenter les facteurs de protection, qu'ils soient individuels ou environnementaux. Les interventions devront donc se faire en fonction des individus et des facteurs de risque identifiés. Par exemple, il peut s'agir de mettre en place un traitement de troubles concomitants, c'est-à-dire un traitement de toxicomanie intégré à un traitement psychiatrique pour les personnes souffrant d'un TMG et d'un problème de toxicomanie (voir le chapitre 7). On pourrait également penser à un programme de soutien à l'emploi (voir le chapitre 6), un plan de traitement pharmacologique spécifique (Citrome et Volavka, 2000), un programme de thérapie cognitive comportementale de réduction de l'agressivité (Corrigan et Mueser, 2000), un plan de gestion de la colère, ou encore de réduction du stress et de l'anxiété en fonction des déficits et des forces de l'individu.

La documentation scientifique concernant l'étude contrôlée d'impact de programmes communautaires spécifiques ou d'interventions particulièrement axées sur la réduction du risque de violence future chez les personnes souffrant de TMG s'avère rare. Toutefois, d'autres types de recherches connexes permettent d'identifier des pistes potentielles d'intervention. Par exemple, à partir de l'étude de MacArthur, Monahan et ses collègues (2001) ont trouvé que les clients qui avaient participé à sept rencontres ou plus avec un professionnel pour des services en santé mentale au cours d'un suivi de 10 semaines étaient significativement moins susceptibles d'afficher des comportements violents durant cette période que les clients qui avaient eu moins de sept rencontres. Bien que d'autres travaux soient nécessaires dans ce domaine, la superposition de résultats de différentes études permet de supposer que la fréquence d'un programme d'intervention peut avoir un effet bénéfique sur la réduction de comportements violents (Dvoskin et Steadman, 1994). À cette fin, des programmes de suivi intensifs en équipe dans la communauté offrent une structure et un fonctionnement favorisant l'évaluation, le monitorage et l'accès aux interventions nécessaires pour réduire l'impact des facteurs de risque de violence (voir le chapitre 5 pour une explication du fonctionnement du suivi intensif en équipe dans la communauté).

Hart et ses collègues (2001) définissent la **supervision** comme un ensemble de mécanismes de « restriction des droits et libertés » de l'individu visant à améliorer l'adhésion au traitement. On renvoie ici à des mécanismes légaux, qui vont de la mise sous tutelle ou sous curatelle, dans des cas d'inaptitude, au traitement involontaire, en passant par la supervision communautaire découlant d'une ordonnance de non-responsabilité criminelle pour cause de troubles mentaux, ainsi que des conditions de libération conditionnelle pour les personnes ayant reçu une sentence criminelle. Des chercheurs américains ont observé que les personnes qui faisaient l'objet d'une ordonnance de traitement communautaire étaient moins susceptibles que le groupe n'ayant pas une telle ordonnance légale d'être réhospitalisées et d'afficher des comportements de violence au cours de l'année d'observation (Swartz *et al.*, 2001). Ils ont de plus constaté que l'incidence de comportements violents était plus faible chez les personnes ayant reçu une ordonnance de traitement prolongé que chez celles ayant fait l'objet d'une ordonnance couvrant une courte période de temps. Les personnes sous ordonnance de traitement communautaire prolongé qui recevaient régulièrement des services en santé mentale étaient moins susceptibles d'afficher des comportements violents que celles n'ayant pas d'ordonnance prolongée et bénéficiant de peu de services en santé mentale. Finalement, les personnes sous ordonnance pour une période prolongée (de trois à douze mois) qui recevaient des services régulièrement et qui, en plus, avaient démontré une amélioration significative de leur problème de toxicomanie et d'adhésion au traitement affichaient des taux de violence relativement faibles (13 %). En contrepartie, les personnes ayant eu une ordonnance de traitement couvrant une courte période de temps, qui ne recevaient pas de services régulièrement, qui maintenaient leur toxicomanie et qui ne prenaient pas leur médication prescrite affichaient des taux de violence élevés (53 %). Ces résultats montrent entre autres que le recours à des ordonnances de traitement peut avoir des effets bénéfiques sur la réduction de l'incidence de comportements violents, particulièrement si elles sont combinées à un suivi intensif dans la collectivité (voir le chapitre 5). L'utilisation de mécanismes légaux varie selon les lois civiles et criminelles de chaque pays, province ou État et doit se faire en fonction du degré de risque de violence que pose un individu donné, ainsi que du degré d'*insight* qu'a cet individu par rapport à sa maladie mentale et à son problème de violence. On doit chercher l'équilibre entre la sécurité de l'ensemble de la population et les droits et libertés de l'individu.

Finalement, la notion de **planification de la sécurité des victimes potentielles** renvoie à la mise en place d'un plan d'intervention pour les victimes potentielles afin que, malgré des interventions bien ciblées, si un acte de violence devait se reproduire, les conséquences physiques et psychologiques sur les victimes soient minimales (Hart *et al.*, 2001). Pour ce faire, il pourra être nécessaire de choisir un intervenant comme personne-ressource auprès de la ou des victimes potentielles et d'offrir des sessions d'information afin de les sensibiliser à la problématique de la violence et des troubles mentaux graves et ainsi éveiller leur vigilance sans toutefois créer de réactions de panique. Un soutien peut également leur être offert afin de réduire leur anxiété, leur stress : des cours d'autodéfense, des outils de communication efficaces en cas de problèmes (avec qui communiquer) et un aiguillage vers des services d'aide psychologique au besoin (Hart *et al.*, 2001). Il s'agit donc d'établir un plan d'intervention à plusieurs niveaux et de s'assurer d'une certaine souplesse permettant des ajustements en fonction de la situation de vie de l'individu.

CONCLUSION

Plusieurs enquêtes épidémiologiques effectuées au cours des vingt-cinq dernières années ont permis de conclure à une association entre TMG et comportements violents. Bien que la majorité des personnes souffrant de

TMG ne soient pas violentes, le risque relatif de violence chez les personnes souffrant de TMG par rapport aux personnes ne souffrant d'aucun trouble mental reste modéré (Lindqvist et Allebeck, 1999).

L'image du « malade mental dangereux » véhiculée au cinéma et à la télévision ne reflète certainement pas la réalité et porte préjudice aux personnes souffrant de TMG. La violence est un phénomène complexe qui recoupe la psychopathologie, la toxicomanie, les relations inter-personnelles conflictuelles, le milieu de vie pauvre ainsi que le fonction-nement des systèmes de santé mentale et de justice pénale pas toujours coordonnés. Bien qu'il soit difficile de prédire la violence d'un individu en particulier, les recherches entreprises au cours des dernières années permettent certainement aux cliniciens, aux administrateurs et aux membres des familles de mieux comprendre la prévalence de la violence, les facteurs de risque, les méthodes d'évaluation et les interventions psychosociales afin d'orienter leurs efforts vers une meilleure gestion des comportements agressifs et violents. Les recherches empiriques de programmes d'inter-vention visant la réduction des comportements de violence en sont à leurs balbutiements. Toutefois, la recherche clinique est riche en interventions empiriquement fondées quant à plusieurs des facteurs de risque de comportements violents (voir, par exemple, les traitements de double diagnostic et de suivi intensif dans la collectivité). Des programmes d'intervention susceptibles de réduire les risques de violence doivent comprendre : 1) des procédures d'évaluation et de collecte d'information systématiques ; 2) des procédures de suivis intensifs et de monitorage ; 3) des mécanismes de supervision pour les cas où l'adhésion au traitement, l'*insight* par rapport à la maladie ou à la violence, sont déficitaires ; 4) une souplesse dans le développement d'un plan d'intervention et de gestion du risque de violence adapté en fonction des facteurs de risque et des forces de chaque individu ; 5) des mécanismes d'évaluation des interven-tions. Finalement, tout programme d'intervention ou de prévention de la violence chez les personnes souffrant d'un TMG doit être élaboré dans un environnement favorisant un équilibre entre les droits et les libertés de l'individu et la sécurité de la collectivité.

BIBLIOGRAPHIE

Abramson, M.F. (1972). The criminalization of mentally disordered behavior : Possible side-effect of a New Mental Health Law. *Hospital and Community Psychiatry*, vol. 23, n° 4, p. 13-17.

American Psychiatric Association. (1994). *Diagnostic and Statistical Manual of Mental Disorders* (4ᵉ éd.). Washington.

Andersen, H.S., Sestoft, D., Lillebaek, T., Gabrielsen, G., et Kramp, P. (1996). Prevalence of ICD-10 psychiatric morbidity in random samples of prisoners on remand. *International Journal of Law and Psychiatry*, vol. 19, n° 1, p. 61-74.

Andersen, H.S., Sestoft, D., Lillebaek, T., Mortensen, E.L., et Kramp, P. (1999). Psychopathy and psychopathological profiles of prisoners on remand. *Acta Psychiatrica Scandinavica*, vol. 99, p. 33-39.

Angermeyer, M.C. et Schulze, B. (2001). Reinforcing stereotypes : How the focus on forensic cases in news reporting may influence public attitudes towards the mentally ill. *International Journal of Law and Psychiatry*, vol. 24, p. 469-486.

Appelbaum, P.S., Robbins, P.C., et Monahan, J. (2000). Violence and delusions : Data from the MacArthur Violence Risk Assessment Study. *American Journal of Psychiatry*, vol. 157, n° 4, p. 566-572.

Arboleda-Florez, J. et Holley, H.L. (1988). Criminalization of the mentally ill : Part II. Initial detention. *Canadian Journal of Psychiatry*, vol. 33, n° 2, p. 87-95.

Arboleda-Florez, J., Love, E.J., Fick, G., O'Brien, K., Hashman, K. et Aderibigbe, Y.A. (1995). An epidemiological study of mental illness in a remanded population. *International Medical Journal*, vol. 2, n° 2, p. 113-126.

Arseneault, L., Moffitt, T.E., Caspi, A., Taylor, P.J. et Silva, J.A. (2000). Mental disorders and violence in a total birth cohort : Results from the Dunedin Study. *Archives of General Psychiatry*, vol. 57, n° 10, p. 979-986.

Belfrage, H. (1998). A ten-year follow-up of criminality in Stockholm mental patients. *British Journal of Criminology*, vol. 38, n° 1, p. 145-155.

Bland, R.C., Newman, S.C., Thompson, A.H. et Dyck, R.J. (1998). Psychiatric disorders in the population and in prisons. *International Journal of Law and Psychiatry*, vol. 21, n° 3, p. 273-279.

Bogenberger, R.P., Pasewark, R.A., Gudeman, H. et Beiber, S.L. (1987). Follow-up of insanity acquittees in Hawaii. *International Journal of Law and Psychiatry*, vol. 10, n° 3, p. 283-295.

Bonta, J., Law, M. et Hanson, K. (1998). The prediction of criminal and violent recidivism among mentally disordered offenders : A meta-analysis. *Psychological Bulletin*, vol. 123, n° 2, p. 123-142.

Brennan, P.A., Grekin, E.R. et Vanman, E.J. (2000). Major mental disorders and crime in the community : A focus on patient populations and cohort investigations. Dans S. Hodgins (dir.), *Violence among the Mentally Ill : Effective Treatments and Management Strategies,* Dordrecht (Pays-Bas), Kluwer Academic Publishers, série D, vol. 90, p. 3-18.

Brennan, P.A., Mednick, S.A. et Hodgins, S. (2000). Major mental disorders and criminal violence in a Danish birth cohort. *Archives of General Psychiatry*, vol. 57, p. 494-500.

Bridges, G.S. et Weis, J.G. (1989). Measuring violent behavior : Effects of study design on reported correlates of violence. Dans N.A. Weiner et M.E. Wolfgang (dir.), *Violent Crime, Violent Criminals*, Newbury Park (Calif.), Sage, p. 14-34.

Brinded, P.M.J., Simpson, A.I.F., Laidlaw, T.M., Fairley, N. et Malcom, F. (2000). Prevalence of psychiatric disorders in New Zealand prisons : A national study. *Australian and New Zealand Journal of Psychiatry*, vol. 35, p. 166-173.

Brink, J.H., Doherty, D. et Boer, A. (2001). Mental disorder in federal offenders : A Canadian prevalence study. *International Journal of Law and Psychiatry*, vol. 24, p. 339-356.

Citrome, L. et Volavka, J. (2000). Management of violence in schizophrenia. *Psychiatric Annals*, vol. 30, n° 1, p. 41-51.

Corrigan, P.W. et Mueser, K.T. (2000). Behavior therapy for aggressive psychiatric patients. Dans M.L. Crowner (dir.), *Understanding and Treating Violent Psychiatric Patients*, Washington, American Psychiatric Press, p. 69-85.

Côté, G. et Hodgins, S. (1992). The prevalence of major mental disorders among homicide offenders. *International Journal of Law and Psychiatry*, vol. 15, p. 89-99.

Côté, G. et Hodgins, S. (1990). Co-occurring mental disorder among criminal offenders. *Bulletin of the American Academy of Psychiatry and the Law*, vol. 18, p. 271-281.

Côté, G., Hodgins, S. et Toupin, J. (2000). Psychopathie : prévalence et spécificité clinique. Dans T.H. Pham et G. Côté (dir.), *Psychopathie : théorie et recherche*, Paris, Presses universitaires du Septentrion, p. 47-74.

Crocker, A.G., Eizner Favreau, O. et Caulet, M. (2002). Gender and fitness to stand trial : A five-year review of remands in Quebec. *International Journal of Law and Psychiatry*, vol. 25, n° 1, p. 67-84.

Crocker, A.G., Mueser, K.T., Drake, R.E., Clark, R.E., McHugo, G.J., Ackerson, T.H. *et al.* (sous presse). Antisocial personality, psychopathy and violence in persons with dual disorders : A longitudinal analysis. *Criminal Justice and Behavior*.

Daniel, A.E., Robins, A.J., Reid, J.C. et Wilfley, D.E. (1988). Lifetime and six-month prevalence of psychiatric disorders among sentenced female offenders. *Bulletin of the American Academy of Psychiatry and the Law*, vol. 16, n° 4, p. 333-342.

Day, D.M. (1986). Portrayal of mental illness in Canadian newspapers. *Canadian Journal of Psychiatry*, vol. 31, p. 813-816.

Douglas, K.S., Ogloff, J.R.P., Nicholls, T.N. et Grant, I. (1999). Assessing risk for violence among psychiatric patients : The HCR-20 violence risk assessment scheme and the psychopathy checklist : screening version. *Journal of Consulting and Clinical Psychology*, vol. 67, n° 6, p. 917-930.

Douglas, K.S. et Webster, C.D. (1999). The HCR-20 violence risk assessment scheme : Concurrent validity in a sample of incarcerated offenders. *Criminal Justice and Behavior*, vol. 26, n° 1, p. 3-19.

Douglas, K.S., Webster, C.D., Hart, S.D., Eaves, D. et Ogloff, J.R.P. (2001). *HCR-20*. Burnaby, British Columbia : Mental Health, Law, and Policy Institute, Simon Fraser University.

Drake, R.E., McHugo, G.J., Clark, R.E., Teague, G.B., Xie, H., Miles, K.M. *et al.* (1998). Assertive community treatment for patients with co-occurring substance use disorder : A clinical trial. *American Journal of Orthopsychiatry*, vol. 68, n° 2, p. 201-215.

Drake, R.E., McLaughlin, P., Pepper, B. et Minkoff, K. (1991). Dual diagnosis of major mental illness and substance disorder : An overview. *New Directions for Mental Health Services*, vol. 50, p. 3-12.

Drake, R.E. et Wallach, M.A. (1989). Substance abuse among the chronic mentally ill. *Hospital Community Psychiatry*, vol. 40, n° 10, p. 1041-1046.

Dvoskin, J.A. et Steadman, H.J. (1994). Using intensive case management to reduce violence by mentally ill persons in the community. *Hospital and Community Psychiatry*, vol. 45, n° 7, p. 679-684.

Eronen, M., Hakola, P. et Tiihonen, J. (1996). Mental disorders and homicidal behavior in Finland. *Archives of General Psychiatry*, vol. 53, 497-501.

Estroff, S.E., Swanson, J.W., Lachicotte, W.S., Swartz, M.S. et Bolduc, M. (1998). Risk reconsidered : Targets of violence in the social networks of people with serious psychiatric disorders. *Social Psychiatry and Psychiatric Epidemiology*, vol. 33 (suppl. 1), p. S95-S101.

Estroff, S.E., Zimmer, C., Lachicotte, W.S. et Benoît, J. (1994). The influence of social networks and social support on violence by persons with serious mental illness. *Hospital and Community Psychiatry*, vol. 45, n° 7, p. 669-679.

Facy, F. et Widlocher, D. (1993). Bilan et perspectives épidémiologiques pour l'étude des comportements de dépendance ou de violence. *Annales médico-psychologiques*, vol. 151, n° 9, p. 642-647.

Farrington, D.P. (1989). Early predictors of adolescent aggression and adult violence. *Violence and Victims*, vol. 4, n° 2, p. 79-100.

Farrington, D.P. (2000). Psychosocial predictors of adult antisocial personality and adult convictions. *Behavioral Sciences and the Law*, vol. 18, p. 605-622.

Gardner, W., Lidz, C.W., Mulvey, E.P. et Shaw, E. (1996). A comparison of actuarial methods for identifying repetitively violent patients with mental illness. *Law and Human Behavior*, vol. 20, 35-48.

Gartner, R. et Doob, A.N. (1994). Tendances en matière de victimisation : 1988-1993. *Juristat*, vol. 14, n° 13, p. 1-20.

Gottlieb, P., Gabrielsen, G. et Kramp, P. (1987). Psychotic homicides in Copenhagen from 1959 to 1983. *Acta Psychiatrica Scandinavica*, vol. 76, p. 285-292.

Grann, M., Belfrage, H. et Tengstrom, A. (2000). Actuarial assessment of risk for violence : Predictive validity of the VRAG and the Historical part of the HCR-20. *Criminal Justice and Behavior*, vol. 27, n° 1, p. 97-114.

Guttridge, P.A., Gabrielli, W.F., Mednick, S.A. et Van Dusen, K.T. (1983). Criminal violence in a birth cohort. Dans V.D. Teilmann et S.A. Mednick (dir.), *Prospective Studies of Crime and Delinquency*, Boston, Kluwer-Nijhoff, p. 211-224.

Hare, R.D. (1991). *The Hare Psychopathy Checklist-Revised*. Toronto, Multi-Health Systems.

Hart, S.D., Cox, D.N. et Hare, R.D. (1995). *The Hare Psychopathy Checklist Revised : Screening Version (PCL : SV)*. Toronto, Multi-Health Systems.

Hart, S.D., Webster, C.D. et Douglas, K.S. (2001). Risk management using the HCR-20 : A general overview focussing on historical factors. Dans K.S. Douglas, C.D. Webster, S.D. Hart, D. Eaves et J.R.P. Ogloff (dir.), *HCR-20*, Burnaby (C.-B.), Mental Health, Law, and Policy Institute, Simon Fraser University.

Hiday, V.A. (1999). Mental illness and the criminal justice system. Dans A. Horowitz et T.L. Scheid (dir.), *A Handbook of Mental Health*, Cambridge University Press.

Hiday, V.A., Swanson, J.W., Swartz, M.S., Borum, R. et Wagner, H.R. (2001). Victimization : A link between mental illness and violence ? *International Journal of Law and Psychiatry*, vol. 24, p. 559-572.

Hiday, V.A., Swartz, M.S., Swanson, J.W., Borum, R. et Wagner, H.R. (1999). Criminal victimization of persons with severe mental illness. *Psychiatric Services*, vol. 50, n° 1, p. 62-68.

Hodgins, S. (1992). Mental disorder, intellectual deficiency, and crime. *Archives of General Psychiatry*, vol. 49, p. 476-483.

Hodgins, S. et Côté, G. (1993). The criminality of mentally disordered offenders. *Criminal Justice and Behavior*, vol. 20, n° 2, p. 115-129.

Hodgins, S. et Côté, G. (1990). Prévalence des troubles mentaux chez les détenus des pénitenciers du Québec. *Santé mentale au Canada*, vol. 38, n° 1, p. 1-5.

Hodgins, S., Mednick, S.A., Brennan, P.A., Shulsinger, F. et Engberg, M. (1996). Mental disorder and crime : Evidence from a Danish birth cohort. *Archives of General Psychiatry*, vol. 53, p. 489-497.

Hodgins, S., Webster, C.D., Paquet, J. et Zellerer, E. (1990). *Base de données canadiennes : personnes détenues en vertu d'un mandat du lieutenant-gouverneur* (N° de rapport annuel : année 1). Montréal, Institut Philippe Pinel.

Hyde, P.S., et Seiter, R.P. (1987). *The Prevalence of Mental Illness among Inmates in the Ohio Prison System*. Ohio, Department of Mental Health, Ohio Department of Rehabilitation and Correction.

Jordan, B.K., Schlenger, W.E., Fairbank, J.A. et Cadell, J.M. (1996). Prevalence of psychiatric disorders among incarcerated women : II. Convicted felons entering prison. *Archives of General Psychiatry*, vol. 53, p. 513-519.

Kay, S.R., Wolkenfeld, F. et Murrill, L.M. (1988). Profiles of aggression among psychiatric patients. *Journal of Nervous and Mental Disease*, vol. 176, n° 9, p. 539-546.

Klassen, D., et O'Connor, W.A. (1988a). Crime, inpatient admissions, and violence among male mental patients. *International Journal of Law and Psychiatry*, vol. 11, p. 305-312.

Klassen, D., et O'Connor, W.A. (1988b). Predicting violence in schizophrenic and non-schizophrenic patients : A prospective study. *Journal of Community Psychology*, vol. 16, p. 217-227.

Klassen, D. et O'Connor, W.A. (1988c). A prospective study of predictors of violence in adult male mental health admissions. *Law and Human Behavior*, vol. 12, n° 2, p. 143-158.

Krakowski, M., Volavka, J. et Brizer, D. (1986). Psychopathology and violence : A review of literature. *Comprehensive Psychiatry*, vol. 27, n° 2, p. 131-148.

Kroner, D.G. et Mills, J.F. (2001). The accuracy of five risk appraisal instruments in predicting institutional misconduct and new convictions. *Criminal Justice and Behavior*, vol. 28, n° 4, p. 471-489.

Lidz, C.W., Mulvey, E.P. et Gardner, W.P. (1993). The accuracy of predictions of violence to others. *Journal of the Medical Association*, vol. 269, p. 1007-1011.

Lindqvist, P. et Allebeck, P. (1999). Criminality among Stockholm mental patients. *British Journal of Criminology*, vol. 39, n° 3, p. 450-451.

Lindqvist, P. et Allebeck, P. (1990). Schizophrenia and crime : A longitudinal follow-up of 644 schizophrenics in Stockholm. *British Journal of Psychiatry*, vol. 157, p. 345-350.

Link, B.G., Andrews, H. et Cullen, F.T. (1992). The violent and illegal behavior of mental patients reconsidered. *American Sociological Review*, vol. 57, p. 275-292.

Link, B.G., Cullen, F.T. et Frank, J. (1987). The social rejection of former mental patients : Understanding why labels matter. *American Journal of Sociology*, vol. 92, p. 1461-1500.

Link, B.G., Monahan, J., Stueve, A. et Cullen, F.T. (1999). Real in their consequences : A sociological approach to understanding the association between psychotic symptoms and violence. *American Sociological Review*, vol. 64, p. 316-332.

Link, B.G. et Stueve, A. (1994). Psychotic symptoms and the violent/illegal behavior of mental patients compared to community controls. Dans J. Monahan et H.J. Steadman (dir.), *Violence and Mental Disorder : Developments in Risk Assessment*, Chicago, Chicago University Press, p. 137-159.

Loeber, R. et Dishion, T. (1983). Early predictors of male delinquency : A review. *Psychological Bulletin*, vol. 94, n° 1, p. 68-99.

McCord, J. (1979). Some child-rearing antecedents of criminal behavior in adult men. *Journal of Personality and Social Psychology*, vol. 37, n° 9, p. 1477-1486.

McCord, J. (1988). Parental behavior in the cycle of aggression. *Psychiatry*, vol. 51, p. 14-23.

McNiel, D.E. (1994). Hallucinations and violence. Dans J. Monahan et H. Steadman (dir.), *Violence and Mental Disorder : Developments in Risk Assessment*, Chicago, Chicago University Press, p. 183-202.

McNiel, D.E., Binder, R.L. et Greenfield, T.K. (1988). Predictors of violence in civilly committed acute psychiatric patients. *American Journal of Psychiatry*, vol. 145, n° 8, p. 965-970.

Melton, G.B., Petrila, J., Poythress, N.G. et Slobogin, C. (1987). *Psychological Evaluations for the Courts*. New York, The Guilford Press.

Monahan, J. (1992). Mental disorder and violent behavior : Perceptions and evidence. *American Psychologist*, vol. 47, n° 4, p. 511-521.

Monahan, J. (1981). *The Clinical Prediction of Violent Behavior*. Beverly Hills, Sage.

Monahan, J., Steadman, H.J., Silver, E., Appelbaum, P.S., Mulvey, E.P., Roth, L.H., *et al.* (2001). *Rethinking Risk Assessment : The MacArthur Study on Mental Disorder and Violence*. New York, Oxford University Press.

Mossman, D. (1994). Assessing predictions of violent behavior : Being accurate about accuracy. *Journal of Consulting and Clinical Psychology*, vol. 62, n° 4, p. 783-792.

Motiuk, L.L. et Porporino, F.J. (1992). *The Prevalence, Nature and Severity of Mental Health Problems among Federal Male Inmates in Canadian Penitentiaries*, Ottawa, Correctional Service of Canada.

Mueser, K.T., Goodman, L.A., Trumbetta, S.L., Rosenberg, S.D., Osher, F.C., Vidaver, R. *et al.* (1998). Trauma and posttraumatic stress disorder in severe mental illness. *Journal of Consulting and Clinical Psychology*, vol. 66, n° 3, p. 493-499.

Mueser, K.T., Rosenberg, R.D., Goodman, L.A. et Trumbetta, S.L. (2002). Trauma, PTSD, and the course of severe mental illness : An interactive model. *Schizophrenia Research*, vol. 53, p. 123-143.

Neighbors, H.W., Williams, D.H., Gunnings, T.S., Lipscomb, W.D., Broman, C. et Lepkowski, J. (1987). *The Prevalence of Mental Disorder in Michigan Prisons*. Michigan, Michigan State University.

Newhill, C., Mulvey, E.P. et Lidz, C.W. (1995). Characteristics of violence in the community by female patients seen in a psychiatric emergency service. *Psychiatric Services*, vol. 46, p. 785-795.

Noble, P. (1997). Violence in psychiatric inpatients : Review and clinical implications. *International Review of Psychiatry*, vol. 9, p. 207-216.

Novaco, R.W. (1994). Anger as a risk factor for violence among the mentally disordered. Dans J. Monahan et H. Steadman (dir.), *Violence and mental Disorder : Developments in Risk Assessment*, Chicago, University of Chicago Press, p. 21-60.

Ohayon, M.M., Crocker, A.G., St-Onge, B. et Caulet, M. (1998). Fitness, responsibility and judicially ordered assessments. *Canadian Journal of Psychiatry*, vol. 43, n° 5, p. 491-495.

Otto, R.K. (2000). Assessing and managing violence risk in outpatient settings. *Journal of Clinical Psychology*, vol. 56, n° 10, p. 1239-1262.

Pasewark, R.A., Pantle, M.L. et Steadman, H.J. (1982). Detention and rearrest rates of persons found not guilty by reason of insanity and convicted felons. *American Journal of Psychiatry*, vol. 139, n° 7, p. 892-897.

Pasewark, R.A., Pantle, M.L. et Steadman, H.J. (1979). Characteristics and dispositions of persons found not guilty by reason of insanity in New York State, 1971-1976. *American Journal of Psychiatry*, vol. 136, n° 5, p. 655-660.

Penrose, L.S. (1939). Mental disease and crime : Outline of a comparative study of European statistics. *British Journal of Medical Psychology*, vol. 18, p. 1-15.

Petursson, H. et Gudjonsson, G.H. (1981). Psychiatric aspects of homicide. *Acta Psychiatrica Scandinavica*, vol. 64, p. 363-372.

Phelan, J.C. et Link, B.G. (1998). The growing belief that people with mental illnesses are violent : The role of the dangerousness criterion for civil commitment. *Social Psychiatry and Psychiatric Epidemiology*, vol. 33, p. S7-S12.

Powell, T.A., Holt, J.C. et Fondacaro, K.M. (1997). The prevalence of mental illness among inmates in a rural state. *Law and Human Behavior*, vol. 21, n° 4, p. 427-438.

Quinsey, V.L., Harris, G.T., Rice, M.E. et Cormier, C. (1998). *Violent offenders : Appraising and Managing Risk*. Washington, American Psychological Association.

Rabkin, J. (1979). Criminal behavior of discharged mental patients : A critical appraisal of the research. *Psychological Bulletin*, vol. 86, n° 1, p. 1-27.

Reiss, A.J.J. et Roth, J.A. (1993). *Understanding and Preventing Violence*. Washington, National Academy Press.

Robins, L.N., Helzer, J.E., Croughan, J. et Ratcliff, K.S. (1981). National Institute of Mental Health Diagnostic Interview Schedule : Its history, characteristics, and validity. *Archives of General Psychiatry*, vol. 38, p. 381-389.

Robins, L.N. et Regier, D. (1991). *Psychiatric Disorders in America : The Epidemiological Catchment Area Study*. New York, Free Press.

Rudnick, B. (1999). Relation between command hallucinations and dangerous behavior. *Journal of the American Academy of Psychiatry and the Law*, vol. 27, p. 253-257.

Salekin, R.T., Rogers, R. et Sewell, K.W. (1996). A review and meta-analysis of the Psychopathy Checklist and Psychopathy Checklist-Revised : Predictive validity of dangerousness. *Clinical Psychology : Science and Practice*, vol. 3, n° 3, p. 203-215.

Serin, R.C. (1996). Violent recidivism in criminal psychopaths. *Law and Human Behavior*, vol. 20, n° 2, p. 207-217.

Silver, E., Mulvey, E.P. et Monahan, J. (1999). Assessing violence risk among discharged psychiatric patients : Toward an ecological approach. *Law et Human Behavior*, vol. 23, n° 2, p. 237-255.

Steadman, H.J., Monahan, J., Applebaum, P.S., Grisso, T., Mulvey, E.P., Roth, L.H. *et al.* (1994). Designing a new generation of risk assessment research. Dans J. Monahan et H.J. Steadman (dir.), *Violence and Mental Disorder : Developments in Risk Assessment,* Chicago, University of Chicago Press, p. 297-318.

Steadman, H.J., Mulvey, E.P., Monahan, J., Clark Robbins, P., Appelbaum, P.S., Grisso, T. *et al.* (1998). Violence by people discharged from acute psychiatric inpatient facilities and by others in the same neighborhoods. *Archives of General Psychiatry*, vol. 55, p. 393-401.

Straus, M.A., Steinmetz, S. et Gelles, R. (1980). *Behind Closed Doors : Violence in the American Family*. New York, Anchor.

Stueve, A. et Link, B.G. (1997). Violence and psychiatric disorders : Results from an epidemiological study of young adults in Israel. *Psychiatric Quarterly*, vol. 68, n° 4, p. 327-342.

Swanson, J.W. (1994). Mental disorder, substance abuse, and community violence : An epidemiological approach. Dans J. Monahan et H.J. Steadman (dir.), *Violence and Mental Disorder : Developments in Risk Assessment*, Chicago, University of Chicago Press, p. 101-136.

Swanson, J.W., Borum, R., Swartz, M.S. et Hiday, V.A. (1999). Violent behavior preceding hospitalization among persons with severe mental illness. *Law and Human Behavior*, vol. 23, p. 183-202.

Swanson, J.W., Borum, R., Swartz, M.S. et Monahan, J. (1996). Psychotic symptoms and disorders and the risk of violent behavior in the community. *Criminal Behavior and Mental Health*, vol. 6, p. 317-338.

Swanson, J.W., Holzer, C.E., Ganju, V.K. et Tsutomu Jono, R. (1990). Violence and psychiatric disorder in the community : Evidence from the epidemiologic catchment area surveys. *Hospital and Community Psychiatry*, vol. 41, n° 7, p. 761-770.

Swanson, J.W., Swartz, M.S., Essock, S.M., Osher, F.C., Wagner, H.R., Goodman, L.A. *et al.* (2002). The social-environmental context of violent behavior in persons treated for severe mental illness. *American Journal of Public Health*, vol. 92, n° 9, p. 1523-1531.

Swartz, M.S., Swanson, J.W., Aldigé Hiday, V., Wagner, H.R., Burns, B.J. et Borum, R. (2001). A randomized controlled trial of outpatient commitment in North Carolina. *Psychiatric Services*, vol. 52, n° 3, p. 325-329.

Tardiff, K. et Sweillam, A. (1980). Assault, suicide, and mental illness. *Archives of General Psychiatry*, vol. 37, p. 164-169.

Taylor, P.J. (1998). When symptoms of psychosis drive serious violence. *Social Psychiatry and Psychiatric Epidemiology*, vol. 33 (Suppl.), p. S47-S54.

Taylor, P.J., Leese, M., Williams, D., Butwell, M., Daly, R. et Larkin, E. (1998). Mental disorder and violence : A special (high security) hospital study. *British Journal of Psychiatry*, vol. 178, p. 218-226.

Tengstrom, A. (2001). Long-term predictive validity of historical factors in two risk assessment instruments in a group of violent offenders with schizophrenia. *Nordic Journal of Psychiatry*, vol. 55, n° 4, p. 243-249.

Teplin, L.A. (1994). Psychiatric and substance abuse disorders among male urban jail detainees. *American Journal of Public Health*, vol. 84, n° 2, p. 290-293.

Teplin, L.A. (1990). The prevalence of severe mental disorder among male urban jail detainees : Comparison with the epidemiologic catchment area program. *American Journal of Public Health*, vol. 80, n° 6, p. 663-669.

Teplin, L.A. (1984). Criminalizing mental disorder : The comparative arrest rate of the mentally ill. *American Psychologist*, vol. 39, n° 7, p. 794-803.

Teplin, L.A., Abram, K.A. et McClelland, G.M. (1996). Prevalence of psychiatric disorders among incarcerated women : I. Pretrial jail detainees. *Archives of General Psychiatry*, vol. 53, p. 505-512.

Tiihonen, J., Isohanni, M., Räsänen, P., Koiranen, M. et Moring, J. (1997). Specific major mental disorders and criminality : A 26-year prospective study of the 1966 northern Finland birth cohort. *American Journal of Psychiatry*, vol. 154, p. 840-845.

Webster, C.D., Douglas, K.S., Eaves, D. et Hart, S.D. (1997). *HCR-20 : Assessing Risk for Violence Version 2*. Vancouver, Mental Health Law and Policy Institute, Simon Fraser University.

Webster, C.D., Douglas, K.S., Eaves, D. et Hart, S.D. (1999). *Évaluation du risque de violence, version 2*. Burnaby, (C.-B.). Mental Health Law and Policy Institute, Simon Fraser University (travaux originaux publiés en 1997).

Webster, C.D., Müeller-Isberner, R. et Fransson, G. (2002). Violence risk assessment : Using atructured clinical guides professionally. *International Journal of Forensic Mental Health*, vol. 1, n° 2, p. 42-51.

Wessely, S. (1998). The Camberwell study of crime and schizophrenia. *Social Psychiatry and Psychiatric Epidemiology*, vol. 33 (suppl.), p. S24-S28.

Widom, C.S. (1989). Does violence beget violence ? A critical examination of the literature. *Psychological Bulletin*, vol. 106, n° 1, p. 3-28.

Yudofsky, S.C., Silver, J.M., Jackson, W., Endicott, J. et Williams, D. (1986). The Overt Aggression Scale for the objective rating of verbal and physical aggression. *American Journal of Psychiatry*, vol. 143, n° 1, p. 35-39.

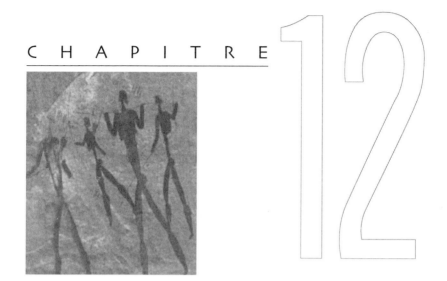

Supervision clinique

Un processus de réflexion essentiel au développement de la compétence professionnelle

Conrad Lecomte, Ph. D.
Université de Montréal

Réginald Savard, Ph. D.
Université de Sherbrooke

RÉSUMÉ

L'évolution de la réadaptation psychiatrique en a fait un domaine complexe et exigeant. L'intervenant doit gérer une symptomatologie multiforme tout en tentant de mettre en place un processus d'intervention biopsychosocial pertinent et efficace. Pour se préparer à une telle tâche, plusieurs programmes offrent une formation didactique et une supervision axée sur le savoir et le savoir-faire ignorant l'expérience subjective et l'apport des caractéristiques propres au thérapeute. Trop souvent de telles pratiques reposent sur un postulat d'homogénéité des clients et des intervenants. Même si les recherches soulignent que la variabilité de l'efficacité des interventions est d'abord liée aux caractéristiques des intervenants, la formation et la supervision continuent de privilégier les techniques et les théories. Résultat: l'intervenant n'a pas de lieu de réflexion pour explorer ses doutes et ses réactions, ce qui caractérise pourtant un tel travail clinique. Pour arriver à développer une compétence thérapeutique optimale en réadaptation psychiatrique, nous proposons un processus de formation et de supervision axé sur l'intégration progressive et contextualisée du savoir, du savoir-faire et du savoir-être. L'objectif fondamental de la supervision devient alors le développement de la compétence à offrir des interventions optimales en s'appuyant sur une conscience de soi réflexive permettant d'arrimer les dimensions objectives et subjectives de l'expérience de soi en interaction.

ABSTRACT

Psychiatric rehabilitation has become a complex and demanding process with multiple interventions and psychiatric difficulties which vary in complexity from discrete behavioural symptoms to clinical syndromes and to comorbid disorders. Striving to alleviate the pain of psychiatric disorders, beginning and experienced therapists struggle with professional and personal challenges. In order to achieve this goal, most programs offer theoretical and technical training, while failing to take into account the individual therapist's subjective experience and contribution. Too often, these approaches assume that therapists do not and should not differ in their level of skill or effectiveness with clients. Having no place to share authentic doubts and feelings and often ashamed, therapists may conceal authentic doubts and feelings from their supervisor. We propose that the development of professional competence in psychiatric rehabilitation rests upon an integrative process of knowledge, "know how" and being dimensions of the therapeutic functions. By creating a safe place to think through the facilitation of reflexive self-awareness entailing a constant coordination of the subjective and objective perspectives of self, clinical supervision can then contribute in a meaningful way to the development of the therapist's ability to provide optimal responses.

1. LA PROBLÉMATIQUE

La pratique de l'intervention en réadaptation, en particulier auprès de populations souffrant de troubles mentaux graves, n'est pas sans soulever plusieurs questions. Nombreux sont les intervenants qui rapportent avoir de la difficulté à gérer la gamme des émotions qu'ils vivent au contact de ces clients. Émotions variant de l'anxiété à la dépression, de la colère à l'hostilité. Comment arriver à trouver la bonne distance ? Comment éviter de se réfugier dans une approche distante de gestion de cas ou, à l'inverse, de tenter de trop en faire ? Dans un milieu où la psychiatrie biologique a de plus en plus d'influence, quelle place donner à l'intervention psychosociale (Gabbard, 1992 ; Begley *et al.*, 1994) ? Face à des situations complexes où l'intervenant a l'impression d'avoir tout essayé, que faire ? Quand le doute voire l'incertitude viennent hanter l'intervenant, comment éviter le découragement ou encore le désabusement ? Comment arriver à maintenir et à développer un engagement actif dans le développement de la compétence professionnelle et offrir des services de qualité ?

Face à de telles interrogations, chacun à sa manière, selon son histoire, son milieu de travail, ses expériences, sa personnalité, ses valeurs, ses croyances, etc., cherche des réponses. Plusieurs tentent d'obtenir des réponses et du soutien auprès de collègues. Ces consultations se résument souvent à suggérer à l'intervenant des trucs concrets afin qu'il sache comment faire ou encore à lui faire des recommandations, comme de cesser de s'en faire face à des situations qualifiées d'immuables de toute manière. Dans les deux cas, l'intervenant peut facilement conclure à son incompétence en se disant que ses collègues ne semblent pas vivre une expérience difficile lorsqu'il la compare à la sienne. D'autres tentent de trouver des réponses dans la lecture de livres ou d'articles d'experts. Malgré la pertinence de certains de ces travaux, la plupart des intervenants trouvent difficile voire impossible d'appliquer de façon satisfaisante ce qu'ils ont lu dans le cadre de leur formation professionnelle. Trop souvent, la consultation de collègues, de chefs d'équipes et même de la documentation professionnelle et scientifique prend la forme de recommandations ou de prescriptions suggérant de façon implicite l'incompétence de l'intervenant. Les écrits présentent fréquemment la description d'interventions qui semblent donner des résultats positifs à tout coup, même auprès de clientèles difficiles. Encore ici, il est facile pour l'intervenant d'en conclure que s'il était plus compétent, il arriverait à de tels résultats. Ces diverses expériences peuvent engendrer des sentiments d'humiliation et de honte amenant graduellement l'intervenant à cacher et à dissimuler ses difficultés réelles. Plusieurs auteurs soulignent avec insistance l'importance de l'humiliation et de la honte en supervision (Hemlick, 1997 ; Yourman et Faber, 1996 ; Talbot, 1995 ; Alonso et Rutan, 1988). Souvent, l'ignorance, la méconnaissance et les incertitudes manifestées de la part du supervisé provoquent une expérience honteuse en soi (Yourman et Faber, 1996). Talbot (1995) dénote l'embarras et la honte de l'intervenant qui accompagnent la révélation de questions ou d'éléments personnels, professionnels ou des faiblesses au superviseur. Combien d'intervenants, à la suite d'expériences d'humiliation et de honte dans des discussions de cas en équipe pluridisciplinaire, avouent avoir décidé de ne plus dévoiler leurs difficultés réelles ni d'en discuter, optant pour ce qui est plus socialement désirable, soit des apparences d'initiative, d'autonomie et de compétence ! De telles conclusions malheureuses ont des effets considérables sur le développement de la compétence professionnelle tout en condamnant l'intervenant à ne devoir compter que sur lui-même ou à se sentir comme un imposteur, ce qui le pousse à se confiner dans l'isolement. Au fil et au cumul des années, d'autres en arrivent même à l'illusion de la compétence en se disant : « Toutes ces années d'expérience ont sans doute fait de moi un expert. » Malheureusement, comme le soulignent Beutler (1988) et Wiley et Ray (1986), la seule exposition à un milieu ou même la pratique d'habiletés sans rétroaction *(feed-back)* et sans réflexion ne suffisent pas à développer une compétence professionnelle intégrée, mais elles donnent souvent l'illusion de la compétence.

Devant les exigences d'un travail difficile et complexe, la plupart des intervenants en santé mentale cherchent de manière explicite ou incomplète à améliorer ou à consolider leur compétence professionnelle. Ces personnes, pour de multiples raisons personnelles et environnementales, renoncent à différents degrés à ce processus de réflexion quant à leur pratique. Ainsi, elles sont souvent condamnées soit à un travail normatif et répétitif, soit à l'épuisement professionnel (Skovholt et Ronnestad, 1992). Les questions suivantes se posent pour plusieurs : Comment arriver à se sentir compétent et efficace ? Comment se former pour y arriver ? Il serait rassurant de pouvoir répondre à ces questions par une formulation claire et précise comme : « Maîtrisez ceci et vous serez compétents. » Ces questions amènent différentes réponses selon la perspective privilégiée.

Des programmes de formation et de supervision proposent des approches centrées sur la maîtrise de techniques ou de stratégies spécifiques (Bernard et Goodyear, 1998). Leur postulat fondamental suggère que, si l'intervenant arrive à maîtriser l'application de ces techniques ou de ces stratégies, il sera compétent et efficace. Dans cette perspective, tant les processus de formation que les processus de supervision sont d'abord centrés sur l'acquisition et la maîtrise de techniques ou de stratégies. Le formateur-superviseur se définit comme un expert et un entraîneur s'appuyant sur des méthodologies d'apprentissage de *modeling*, de rétroaction et de pratique pour favoriser le développement de la maîtrise des objectifs poursuivis. La crédibilité de ces approches est souvent portée par des résultats de recherche plutôt positifs.

D'autres approches de formation et de supervision préconisent d'abord une connaissance poussée des caractéristiques du client (Frawley-O'Dea et Sarnat, 2001). L'intervenant qui est capable de diagnostiquer, de décrire et d'expliquer clairement la dynamique et le fonctionnement d'un client est alors déclaré compétent. La supervision et la formation portent donc sur l'étude et l'analyse des caractéristiques du client. S'appuyant sur une position d'expert, le formateur-superviseur propose, enseigne et recommande les pistes à suivre.

De leur côté, les approches qui sont plutôt centrées sur l'intervenant s'intéressent à l'exploration et à la clarification de ses expériences subjectives (p. ex., réactions subjectives, perceptions, etc.). En l'absence de critères pertinents, ces processus de supervision risquent d'être confondus avec les processus de psychothérapie et d'être vécus comme une intrusion de la part de l'intervenant (Lecomte, 2001).

Finalement, d'autres approches de formation et de supervision mettent au cœur de leur démarche le parallélisme entre la relation intervenant-client et superviseur-intervenant (Frawley-O'Dea et Sarnat, 2001). Pour les tenants de ces approches, l'analyse et la clarification de la relation superviseur-intervenant comme copie conforme de la relation intervenant-client permettraient de repérer et de comprendre la source des difficultés vécues par l'intervenant et ainsi d'améliorer sa compétence professionnelle.

La comparaison de ces différentes approches, sans être exhaustive, invite à réfléchir aux enjeux de la formation et de la supervision. En examinant la figure 12.1 à la page suivante, que pouvons-nous observer et souligner ? D'abord, chacune des approches, en se focalisant sur une perspective, privilégie un mode de savoir. Ainsi la supervision axée sur les techniques et les stratégies favorise le développement d'une compétence fondée sur le savoir-faire. Pour sa part, la supervision centrée sur l'expérience subjective de l'intervenant vise d'abord le savoir-être, alors que la supervision focalisée sur le client cherche à promouvoir le savoir.

À l'évidence, chacune de ces approches offre des avantages et des limites. Un modèle de supervision et de formation centrées sur le client peut développer chez l'intervenant un mode d'intervention clair, bien défini et sécurisant. Ainsi, l'intervenant évite de s'exposer personnellement ; il apprend à travailler de façon spécifique et structurante. L'envers de la médaille est qu'une telle approche offre très peu de flexibilité face aux vicissitudes des relations humaines. En effet, quand l'intervention ne se déroule pas tel que prévu ou que la relation intervenant-client est devenue conflictuelle, les seules avenues d'explications reposent alors sur la responsabilité du client. Dans la même logique, si la relation superviseur-supervisé pose problème, la cause unique sera, cette fois, les réactions subjectives de l'intervenant (contre-transfert). Par ailleurs, si on met uniquement le client au cœur du processus de supervision, les besoins du supervisé deviennent secondaires, voire ignorés. Plus encore, ce postulat qui consiste à croire qu'il est essentiel d'enseigner, d'indiquer quoi faire à l'intervenant-supervisé pour le bien-être du client, tout en étant louable, peut s'avérer problématique. En effet, comment l'intervenant-supervisé peut-il être disponible à apprendre et à appliquer des recommandations complexes pour le bien-être du client alors que des doutes, des blessures narcissiques ou des remises en question l'habitent ?

FIGURE 12.1

Synthèse des pratiques de la supervision clinique

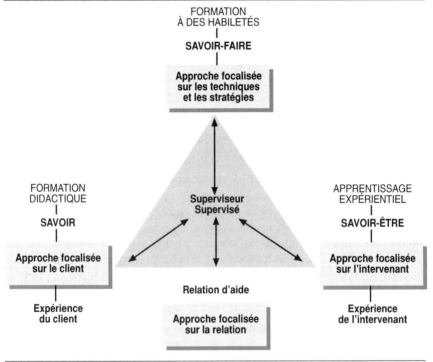

Pour sa part, l'approche centrée sur l'expérience de l'intervenant-supervisé offre l'avantage de s'intéresser à l'expérience subjective interne de celui-ci. Ce travail va même jusqu'à clarifier la contribution d'aspects de la personnalité de l'intervenant au processus d'intervention. Ce modèle semble attribuer les difficultés survenues au cours de l'intervention presque uniquement aux caractéristiques de l'intervenant. Dans le processus de supervision, on accorde peu d'attention à l'influence et à la contribution du superviseur et du client. Cette focalisation sur l'intervenant peut être vécue comme un processus intrusif, voire humiliant.

Pour sa part, la supervision privilégiant l'apprentissage et la maîtrise de techniques jugées pertinentes par le superviseur offre plusieurs avantages. D'abord, un cadre précis et systématique, s'appuyant sur les principes d'apprentissage, est proposé. L'intervenant-supervisé est invité à participer de façon active et collaboratrice à la maîtrise des techniques. Par ailleurs, quand l'intervenant qui a vécu des expériences difficiles avec des clients se sent interpellé et s'interroge même sur son identité professionnelle, il lui est difficile d'être disponible pour apprendre une ou des techniques, sans d'abord tenir compte de ces interrogations. Ainsi, lorsque l'intervenant est aux prises avec des difficultés relationnelles avec un client, il peut sentir soit qu'il n'y a pas de place pour en discuter, soit que ses difficultés sont uniquement attribuables à son incompétence dans l'application des techniques.

La plupart des intervenants reconnaissent l'importance de chacune des variables décrites, soit les caractéristiques du client, les caractéristiques et l'expérience subjective de l'intervenant, les techniques et la relation client-intervenant et superviseur-intervenant. Les modèles analysés, comme on l'a vu, ont tendance à privilégier une catégorie de variables. La question se pose alors : Est-il possible d'arriver à un modèle intégrant de façon pertinente et optimale ces différentes perspectives ? Et puis, comment s'assurer de tenir compte tant des besoins du client que de ceux de l'intervenant-supervisé ? Comment utiliser avec pertinence contextuelle les techniques tout en reconnaissant la contribution de la qualité de la relation ? De façon paradoxale, alors que l'expérience vécue de l'intervenant-supervisé s'exprime par des questions touchant le savoir, le savoir-faire et le savoir-être, les modèles de formation et de supervision ont tendance à ne s'intéresser qu'à l'une ou l'autre de ces modalités. À l'évidence, une approche intégrée semble nécessaire pour tenir compte de l'ensemble de l'expérience et des besoins de l'intervenant-supervisé.

2. LES CRITÈRES D'UN MODÈLE INTÉGRÉ DE FORMATION ET DE SUPERVISION

Le but ultime de toute démarche de supervision et de formation est sans contredit le développement de la compétence professionnelle qui consiste dans l'habileté de l'intervenant à faciliter le changement positif chez le client. Les résultats de recherche ont permis de grandes avancées dans la clarification des facteurs contribuant à faciliter le changement positif chez celui-ci.

Dans leur recension exhaustive des résultats de recherche portant sur 40 années, Norcross (2001), Sexton et Whiston (1994) et Lambert et Barley (2001) concluent que les intervenants qui sont les plus efficaces en psychothérapie sont d'abord ceux qui arrivent à créer une relation significative de qualité avec leurs clients. En fait, cette conclusion est plus complexe qu'elle n'y paraît à première vue. Comme le suggère Luborsky (1994), c'est quand l'influence personnelle et les techniques de l'intervenant s'expriment et se conjuguent optimalement dans et par la relation thérapeutique avec le client que des résultats positifs en résultent. Il ne s'agit pas d'opposer ou d'isoler les techniques ou les caractéristiques du client et de l'intervenant, mais plutôt de souligner l'importance de la relation thérapeutique comme creuset et lieu de l'intégration du processus du changement thérapeutique. C'est en ce sens que Kahn (1997) affirme que la qualité de la relation thérapeutique constitue l'élément le plus discriminatif et déterminant du succès de l'intervention.

L'établissement d'une relation thérapeutique de qualité est fortement lié aux caractéristiques personnelles de l'intervenant. Lambert (1989) a d'ailleurs souligné qu'après les variables du client, l'influence des caractéristiques de l'intervenant constituait la deuxième source d'explication dans la compréhension des résultats thérapeutiques obtenus. Malgré ces résultats probants, les recherches continuent de s'intéresser en grande majorité aux techniques et aux approches théoriques. Plusieurs recherches soulignent jusqu'à quel point les intervenants varient dans leur efficacité (Beutler, 1997). Ainsi, dans leur étude comparative de la thérapie cognitive comportementale et de l'approche interpersonnelle, bien que l'on observe des tentatives d'uniformiser les différences individuelles des thérapeutes en utilisant un manuel systématique de traitement, Shapiro et Firth (1987) font remarquer que l'obtention de résultats légèrement supérieurs en faveur de l'approche cognitive comportementale était d'abord attribuable à ce qu'un des thérapeutes a obtenu des résultats nettement supérieurs aux autres. Même si le sens commun nous invite à reconnaître que les intervenants varient grandement dans leur compétence et leur efficacité, les projets de recherche continuent de tenter d'éliminer les variables du thérapeute. La norme d'excellence dans la pratique continue d'être l'utilisation de méthodologies purifiant les interventions de toute influence impure du thérapeute. Au XXIᵉ siècle, plusieurs rêvent d'arriver à des interventions validées empiriquement qui pourraient enfin éliminer le rôle de l'intervenant et de s'appliquer de façon uniforme à des catégories de clients. Entre-temps, la pratique clinique et plusieurs recherches amènent Mahoney (1995) et Lambert (1989) à conclure que les caractéristiques du thérapeute sont déterminantes dans l'obtention de résultats. À la suite d'une méta-analyse, ils avancent même que ces caractéristiques sont huit fois plus importantes que les techniques spécifiques utilisées.

Les modèles de supervision et de formation reflètent cette controverse dans une large mesure. Même si plusieurs reconnaissent l'influence des caractéristiques de l'intervenant et de la qualité de la relation thérapeutique, les pratiques les plus répandues mettent l'accent sur la maîtrise des techniques, des approches et des variables du client. Pour plusieurs raisons, le domaine continue de mettre de l'avant des thèmes plus objectifs et moins risqués que l'étude des aspects personnels des intervenants efficaces (Garfield, 1997). Pourtant, il semble de plus en plus évident que sans l'examen de la contribution des caractéristiques de l'intervenant, les progrès mêmes de l'intervention clinique sont compromis. Cette contribution amène une première implication, quoiqu'une approche intégrée de supervision et de formation ne puisse ignorer les caractéristiques de l'intervenant. La question plus complexe est de savoir comment tenir compte de façon pertinente des variables de l'intervenant dans un processus de formation et de supervision. Une étude saisissante (Skovholt et Ronnestad, 2001) et pleine d'implications, conduite auprès de thérapeutes avec une moyenne d'âge de 74 ans, offre d'importantes pistes de réflexion. À la question : « Quels aspects de votre expérience de formation et de supervision auriez-vous souhaité améliorer ? », la majorité des intervenants ont souligné jusqu'à quel point le développement de leur compétence avait été intimement lié à des aspects personnels et professionnels. Leur principale recommandation porte sur l'importance d'offrir un lieu de réflexion permettant d'intégrer les expériences personnelles et professionnelles comme base cruciale d'un développement authentique de la compétence professionnelle.

D'autre part, l'ensemble des écrits souligne sans arrêt depuis 40 ans que les intervenants efficaces sont ceux qui savent établir une relation thérapeutique de qualité (Sexton et Whiston, 1994). Ainsi, la comparaison de thérapeutes « plus efficaces » et « moins efficaces » par rapport à des critères objectifs démontre que les intervenants efficaces sont ceux qui régulent le mieux la relation thérapeutique en étant plus empathiques, moins sur la défensive et prêts à reconnaître leurs erreurs (Najavits et Strupp, 1994). Au-delà de reconnaître l'importance de la relation thérapeutique, peu d'approches en formation et en supervision se sont attardées à approfondir le processus complexe de la régulation de la relation thérapeutique. Pourtant, plusieurs auteurs concluent que les effets négatifs les plus fréquents en psychothérapie sont liés à des difficultés dans la régulation de la relation thérapeutique (Binder et Strupp, 1997). Quelle que soit l'approche théorique, plusieurs études démontrent que les thérapeutes éprouvent de la difficulté à répondre de façon optimale à des réactions négatives soutenues de clients (p. ex., colère, critiques, revendications, méfiance, etc.). La plupart des thérapeutes ont des réactions négatives résultant fréquemment d'expériences d'échecs thérapeutiques. Dans des études rétrospectives (Rennie, 1992 ; Rhodes *et al.*, 1994), les clients rapportent que leurs sentiments négatifs en situation thérapeutique ne sont pas explorés et que, plus encore, ils en arrivent à dissimuler ces réactions par crainte des réactions négatives du thérapeute. Ceux qui ont osé aborder ces expériences négatives en thérapie ne se sont pas sentis entendus.

Ces résultats viennent souligner l'importance, mais aussi la complexité de la régulation de la relation thérapeutique. Trop souvent, la relation thérapeutique est considérée de façon statique ou partielle. Établir et maintenir une relation thérapeutique ne se résume pas à un rapport positif et chaleureux standard. Une telle équation risque de limiter strictement l'explication des impasses relationnelles à des difficultés techniques du thérapeute. Reconnaître que toute relation thérapeutique est un processus dynamique non linéaire où deux personnes tentent d'être en accord émotif pour effectuer des tâches thérapeutiques correspond mieux à la réalité de ce processus. En effet, l'effort, tant de l'intervenant que du client, d'être ensemble passera inévitablement par des moments d'incertitude, de fluctuations, de doutes, de déceptions, voire de ruptures. Les progrès thérapeutiques vont largement dépendre de la capacité de l'intervenant à réguler avec le client ces moments difficiles. La régulation optimale de ces expériences relationnelles difficiles représente souvent un tournant critique déterminant de l'évolution du processus d'intervention. Peut-être ne faut-il pas se surprendre que la plupart des thérapeutes échouent les épreuves relationnelles (Binder et Strupp, 1997) s'ils n'ont pas pu bénéficier d'expériences de formation et de supervision clinique les préparant à de telles situations. Encore ici, même si la plupart reconnaissent l'importance de la contribution de la relation thérapeutique, le problème demeure de savoir comment l'aborder et la traiter de façon pertinente en situation de formation et de supervision clinique.

L'élaboration de critères pouvant nous guider dans l'élaboration d'un modèle intégré de supervision et de formation nous amène à conclure à la centralité de la contribution de l'intervenant et de la relation thérapeutique. Cette conclusion suggère que pour arriver à utiliser des techniques avec pertinence et compétence tout en tenant compte des variables du client, l'intervenant doit s'assurer de réguler sa propre expérience et la relation thérapeutique. C'est dire que l'impact des techniques ou des interventions est intimement lié aux caractéristiques de l'intervenant et à la qualité de la relation thérapeutique. À ce sujet, il a été démontré que les variables personnelles de l'intervenant jouent un rôle important dans la relation (Luborsky *et al.*, 1986). Tout intervenant en conviendra : lorsqu'il arrive à être bien avec lui-même et avec le client, alors il lui est possible d'offrir des réponses optimales. Mais voilà, comme tous le savent, un programme complexe à mettre en application !

Au-delà et en deçà d'un soutien théorique et technique, l'intervenant en santé mentale a besoin d'un espace de réflexion en supervision pour considérer sa propre régulation et la régulation interactive. C'est quand l'intervenant arrive à une régulation de soi et interactive optimale qu'il peut espérer utiliser des techniques avec efficacité. En ce sens, la pratique de l'intervention en santé mentale nécessite un lieu de réflexion par la supervision clinique, quelle que soit l'expérience professionnelle de l'intervenant. Plusieurs intervenants, après 10 ou 15 ans d'expérience professionnelle, n'osent pas demander de supervision. Comme si, après 10 ans, on devait être compétent à vie. Au contraire, le développement de la compétence professionnelle dépend d'abord de la capacité de l'intervenant à reconnaître la complexité de l'intervention en santé mentale et, conséquemment, à se donner un lieu de réflexion par la supervision clinique tout au long de sa carrière. Pour aider et accompagner l'intervenant dans ses efforts de régulation de soi et interactive et dans l'utilisation compétente de techniques pertinentes, il devient important d'offrir une approche de supervision et de formation permettant cette intégration harmonieuse et pertinente.

3. LA SUPERVISION : UN LIEU D'INTÉGRATION

La plupart des approches en supervision et en formation dérivent directement d'approches thérapeutiques (Bernard et Goodyear, 1998). Il en découle une confusion entre les processus thérapeutiques et les processus de psychothérapie. À l'instar de plusieurs auteurs, nous reconnaissons la supervision et la formation comme un processus d'apprentissage unique qui se singularise par ses objectifs, ses procédures, ses méthodes et ses modalités spécifiques d'évaluation. Par conséquent, la compétence professionnelle d'un superviseur repose sur une interaction complexe d'aspects thérapeutiques et pédagogiques. En plus d'être un intervenant compétent, le superviseur doit posséder des connaissances pratiques et techniques de supervision et démontrer une expertise pédagogique d'intégration des savoir-faire, savoir théorique et savoir-être (Lecomte, 2001).

Pour la plupart des intervenants, la supervision demeure une expérience déterminante dans le développement de leur identité et de leur compétence professionnelle (Rodenhauser, 1997 ; Borders et Fong, 1994). Elle offre le soutien, la rétroaction, le modèle et la stimulation en vue de développer la compétence professionnelle et d'assurer un service de qualité (Savard, 1997). La supervision est le moyen le plus utilisé en formation pour le développement de la compétence professionnelle (Lambert et Ogles, 1997). On constate aisément la complexité du rôle du superviseur lorsque Michels (1994) écrit qu'il doit prendre en considération : 1) le client, avec sa problématique, sa dynamique, sa situation de vie et les buts du traitement ; 2) le supervisé, avec son niveau de développement, ses compréhensions intellectuelles, ses contre-transferts et les buts de sa carrière ; 3) les processus de counseling et de la supervision ; 4) le contexte institutionnel et professionnel dans lequel la supervision se produit. Considérant la complexité et l'importance de la supervision, il est paradoxal de constater qu'à peine 10 % à 15 % des superviseurs soient formés à la supervision.

La question est de savoir comment favoriser une approche inté-grée en supervision. Au lieu de considérer l'expérience de l'intervenant de façon morcelée, le superviseur vise à établir des liens et des significa-tions entre les techniques, les variables du client, les caractéristiques de l'intervenant et la relation thérapeutique. Trop souvent la formation et la supervision sont conçues selon une démarche cartésienne s'appuyant sur des postulats de développement logique en catégories distinctes, alors que l'expérience humaine est plutôt chaotique, non linéaire et chargée d'affec-tivité. Ainsi, les programmes de formation se présentent en des étapes logiques où sont définis de façon distincte les savoirs théorique, pratique et, quelquefois, expérientiel. La plupart du temps, on se limite aux aspects théoriques et techniques. La supervision se présente souvent de la même manière. L'intervenant-supervisé est invité à décrire sa connaissance du client et ses interventions. La compétence professionnelle et l'efficacité sont définies comme étant la maîtrise des savoirs théoriques et techniques. L'analyse concrète de l'expérience de l'intervenant se manifeste en fait par des interrogations portant sur la compétence théorique, technique et personnelle (Lecomte et Richard, 1999). Comme l'illustre la figure 12.2, l'expérience de l'intervenant se vit en des allers-retours plus ou moins discordants entre le savoir, le savoir-faire et le savoir-être.

FIGURE 12.2

Dynamique des savoirs

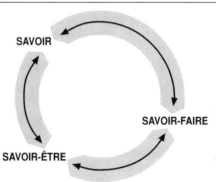

Comme on peut le constater à la figure 12.3, le savoir, le savoir-faire et le savoir-être se nourrissent les uns des autres pour favoriser un ajustement créateur et dynamique dans une relation thérapeutique avec un client. Le savoir théorique détermine le savoir-faire qui est à mettre en œuvre et il influence le savoir-être. Le savoir-faire, pour sa part, est une concrétisation du savoir théorique et une traduction du savoir-être. Finalement, le savoir-être permet à la fois une transformation du savoir théorique et du savoir-faire ; il est essentiellement un lieu de signification et de transformation.

FIGURE 12.3

Perspective intégrative : savoir, savoir-faire et savoir-être

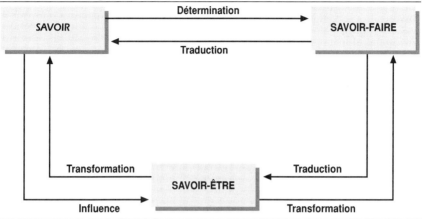

Ainsi, la supervision devient un lieu d'exploration et de compréhension des tensions entre ces savoirs pour éventuellement arriver à une intégration toujours dynamique, comme l'indique la figure 12.4. Cette figure souligne clairement que cette intégration accorde une place prépondérante au savoir-être. En l'occurrence, le savoir-être renvoie ici à la régulation de soi (p. ex., régulation de son estime de soi, de son anxiété, etc.) et au savoir relationnel, c'est-à-dire la régulation interactive qui se manifeste concrètement dans ce savoir. Cette proposition reflète la centralité des variables de l'intervenant et de la relation thérapeutique (Sexton et Whiston, 1994). C'est à travers l'interaction des caractéristiques du thérapeute et de la relation thérapeutique que s'opère l'intégration des techniques et des savoirs théoriques (Luborsky, 1994).

En explorant les incontournables tensions entre le savoir théorique (p. ex., « Suis-je bien sûr de bien comprendre ce client ? »), le savoir-faire ou savoir technique (p. ex., « Pourtant, j'ai bien essayé la technique recommandée, mais ça ne marche pas ») et le savoir-être (p. ex., « J'ai mon voyage, je suis découragé, je n'arrive pas à m'en sortir »), le superviseur vise à créer chez l'intervenant un espace de réflexion pour donner du sens à ses interrogations, établir des liens cohérents et en faciliter l'intégration. En créant un espace de réflexion portant sur son expérience et sur sa pratique, l'intervenant développe progressivement une conscience de la régulation de soi, de la régulation interactive et de ses interventions. En facilitant cette conscience de soi réflexive, la supervision favorise de plus en plus l'intégration des diverses facettes de l'expérience de l'intervenant et lui permet d'améliorer substantiellement sa compétence tout au long de sa vie professionnelle.

FIGURE 12.4
Intégration des savoirs

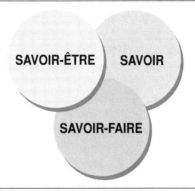

Quand on pense à la supervision et à la formation, on oublie trop souvent de réfléchir aux enjeux fondamentaux que représente tout processus d'apprentissage. Plusieurs programmes de formation et de supervision définissent les différentes étapes à franchir pour arriver à une compétence prétendument professionnelle. Ces étapes linéaires répondent la plupart du temps à des logiques du plus simple au plus complexe (Thelen et Smith, 1994). On omet trop souvent de préciser les enjeux fondamentaux déstabilisants de tout processus significatif d'apprentissage. Sans une compréhension profonde de ces enjeux, la supervision risque de devenir un processus invalidant sans issue.

Pour la plupart des intervenants, le choix de s'engager ou non dans un processus de supervision et de formation est une décision complexe. C'est d'abord choisir de se montrer vulnérable face à quelqu'un d'autre, risquer d'être évalué voire jugé. Soumettre ses questions, son point de vue, ses doutes sur sa pratique, c'est aussi s'ouvrir à des remises en question et s'exposer à d'autres points de vue. Comment faire en sorte que ce processus devienne un lieu d'apprentissage significatif contribuant au développement de la compétence professionnelle ?

Au cœur de la démarche de supervision, il est crucial pour le superviseur de bien saisir les tensions chez l'intervenant entre son besoin d'apprendre, son besoin d'améliorer le processus d'intervention et, simultanément, son besoin de maintenir sa perspective, sa cohésion interne, son organisation pour ne pas perdre pied. Ces tensions prennent toutes sortes de formes selon l'expérience unique et singulière de chaque intervenant. Le processus d'apprentissage prendra aussi diverses significations selon le caractère plus ou moins tolérable de cette tension. Piaget (1971) a décrit ce processus à partir des concepts d'assimilation et d'accommodation. Pour leur part, Thelen et Smith (1994) les abordent, dans le cadre des théories des systèmes dynamiques, comme des expériences d'organisation et de chaos. L'assimilation est le processus par lequel la personne intègre de nouvelles informations à des structures psychiques existantes. Ainsi, lorsque l'intervenant découvre de nouvelles perspectives qui sont compatibles avec sa propre organisation, la tension entre le nouveau et l'ancien prend la forme d'une intégration optimale. On peut affirmer sans hésitation que tout intervenant espère que la supervision sera une telle expérience d'assimilation : pas besoin de remettre en question son style ou son mode d'intervention ni sa façon d'être. Tout au plus, il suffira d'ajouter quelques points à son savoir-faire ou à sa technique, à son savoir ou à sa manière d'être. Bien que cette expérience demeure exigeante, dans ce cadre, elle ne menace en aucun cas ni la cohésion interne ni l'estime de soi de l'intervenant. Il s'agit d'une expérience d'apprentissage qui permet alors d'articuler et de consolider l'expérience professionnelle et personnelle de l'intervenant.

Par ailleurs, lorsque l'intervenant fait face à de nouvelles données sur lui, sur le client, sur l'intervention ou sur la relation thérapeutique et qu'il n'arrive pas à les intégrer à ses structures psychiques existantes, alors s'engage un tout autre processus, soit celui de l'accommodation. Il lui faut transformer ses anciennes structures pour accueillir et intégrer de nouvelles informations. Un tel processus exige une déstructuration des acquis et des connaissances antérieurs résultant souvent en des expériences de déstabilisation et de confusion. Sans le soutien optimal du superviseur, ces expériences peuvent être intolérables et résulter en des expériences d'invalidation et de honte empêchant l'intervenant de progresser vers l'émergence d'une nouvelle structure de fonctionnement mieux adaptée. L'émergence de cette nouvelle structure passera par l'expérience d'apprentissages maladroits avant d'aboutir à un fonctionnement souple et flexible où, de nouveau, l'assimilation et l'accommodation agiront en un tandem optimal.

Même si l'intervenant souhaite seulement vivre des expériences de maintien de ses structures existantes, les difficultés qu'il vit dans sa pratique lui indiquent que quelque chose lui échappe. Si le superviseur est capable d'entendre, d'accompagner l'intervenant dans son questionnement et d'y donner du sens, il est probable qu'un processus d'exploration et de compréhension des tensions entre l'assimilation et l'accommodation pourra se déployer. En revanche, si le superviseur n'est pas disponible à une telle expérience, la supervision se limitera à des efforts d'assimilation insatisfaisants. Combien d'intervenants rapportent des expériences de supervision qui n'ont pas permis d'apprentissages significatifs entrainant l'émergence d'une conscience de soi réflexive en action ! Plusieurs modèles de supervision semblent indiquer que le processus d'apprentissage en supervision se limite à une démarche axée sur l'assimilation de nouvelles informations dans des structures déjà existantes. Pourtant, l'analyse du développement de l'identité professionnelle d'un intervenant invite à des considérations plutôt déstabilisantes. En effet, plusieurs auteurs décrivent le développement d'un soi professionnel comme passant d'une étape de besoins de connaissances théoriques sur le client et de maîtrise de techniques à l'expérience de la centralité de la relation thérapeutique et à la découverte déstabilisante de l'importance de s'utiliser de façon authentique en donnant un poids relativement léger aux théories. Cette analyse suggère que le développement de la compétence professionnelle de l'intervenant en santé mentale passe par des moments de va-et-vient entre les processus d'assimilation visant le maintien des structures existantes et le processus d'accommodation exigeant des modifications déstabilisantes et déstructurantes. Comme le mentionnent Skovholt et Ronnestad (1992), les intervenants qui ne sont pas encore arrivés à négocier la complexité et l'incertitude du processus d'intervention en santé mentale risquent de vivre une pratique soit insatisfaisante et désengagée, soit épuisante et déprimante, ou encore l'illusion d'un pseudo-développement de la compétence professionnelle.

4.   LA SUPERVISION :
UN ESPACE INTERSUBJECTIF DE RÉFLEXION

Même si les intervenants soupçonnent que les difficultés qu'ils peuvent vivre dans leur pratique ont leur origine dans l'interaction complexe de qui ils sont (caractéristiques de l'intervenant) avec qui sont leurs clients (caractéristiques du client), avec leur façon d'intervenir et les interventions utilisées et avec la relation thérapeutique, la plupart recherchent une cause unique et centrale. Pour certains, l'explication déterminante réside d'abord dans la gravité ou la complexité des problèmes du client. À l'opposé, d'autres attribuent leurs difficultés à leur manque de compétence professionnelle et même personnelle. L'attribution d'une causalité à soi ou à l'autre va orienter différemment les besoins originels de supervision (Stoltenberg et Delworth, 1988).

De nombreuses recherches portant sur le développement de l'enfant (Beebe et Lachmann, 2002) de même que plusieurs observations cliniques soulignent que l'expérience personnelle émerge, se construit et s'organise de façon continue dans le contexte des relations aux autres. Dès notre naissance, nous sommes inscrits dans une matrice relationnelle, familiale et socioculturelle, dans laquelle nous nous façonnons et nous nous développons continuellement. Une telle perspective amène à conceptualiser l'entreprise thérapeutique comme se déployant dans un champ intersubjectif créé par l'interaction de deux mondes subjectifs, celui du client et celui de l'intervenant, organisés de façon différente. Entre ces deux subjectivités, un dialogue et des processus thérapeutiques s'engagent pour tenter de comprendre et de transformer l'expérience souffrante du client. La supervision clinique, elle aussi, se déploie dans un champ intersubjectif. Cette fois, comme l'illustre la figure 12.5, il s'agit de l'interaction de trois subjectivités : le superviseur, l'intervenant et le client. L'interaction intersubjective du superviseur et du client est virtuelle la plupart du temps, mais néanmoins significative.

FIGURE 12.5

Interaction de trois subjectivités : le superviseur, l'intervenant et le client

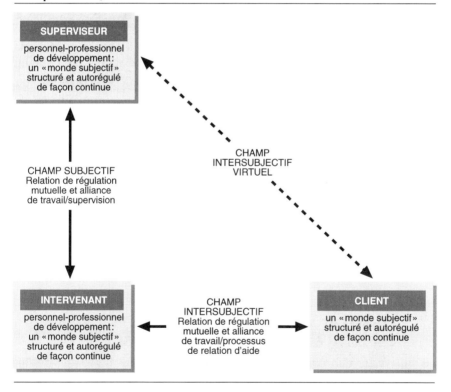

Dans cette perspective, il n'est pas possible de comprendre ou d'expliquer les problèmes ou les difficultés, tant en situation d'intervention qu'en supervision, sans considérer les interactions des personnes impliquées dans des champs intersubjectifs. Comme Winnicott (1965) l'a si bien souligné, il n'est pas possible de parler des problèmes d'un enfant sans considérer la mère. Il s'agit d'un système avec des participants qui sont indissociables. Comprendre que les difficultés vécues avec un client se situent dans un système intersubjectif, c'est passer d'un monde d'explication catégorielle ou unidimensionnelle à un monde d'expériences coconstruites et multidimensionnelles (Stolorow *et al.*, 2002). Au lieu de ne chercher des explications que chez le client ou l'intervenant, on reconnaît la contribution active de chacun, située dans un processus d'influence mutuelle continue. Voilà un des objectifs les plus fondamentaux de la supervision clinique. Pour y arriver, le superviseur doit aussi définir et déployer le processus de la supervision dans cette perspective intersubjective.

Autant cette position peut être rassurante parce qu'elle permet de relativiser et, surtout, de contextualiser les difficultés vécues en situation d'intervention, autant elle est déstabilisante en n'offrant pas de réponses claires et nettes. Plus encore, en considérant les processus d'intervention et de supervision dans des champs intersubjectifs, on reconnaît qu'il n'y a plus de position objective et distincte. La subjectivité de l'intervenant devient indissociable de celle du client. Les deux font partie du problème et de la solution. Autant cette subjectivité est une ressource pour l'intervenant, autant elle peut devenir son principal obstacle au progrès thérapeutique.

La supervision clinique vise à créer un espace intersubjectif de réflexion permettant à l'intervenant d'explorer, de comprendre et de modifier son autorégulation et sa régulation interactive pour arriver à offrir des réponses optimales. Créer un espace de réflexion exige que le superviseur et l'intervenant puissent parvenir à dépasser la recherche de cause à effet linéaire ou unidirectionnel (p. ex., le supervisé qui dit : « Vous ne me comprenez pas » et le superviseur qui répond : « Pourtant, je ne répète que ce que vous avez demandé ») pour arriver à une troisième position où les deux reconnaissent qu'ils coconstruisent ensemble et y réfléchissent. La création de cet espace de réflexion ouvre de nouvelles perspectives à l'intervenant pour envisager son interaction et ses interventions avec ses clients et y réfléchir.

5. COMMENT ARRIVER À CRÉER CET ESPACE DE RÉFLEXION EN SUPERVISION ?

La supervision implique que l'intervenant se dévoile et dévoile ses doutes et ses questions sur sa compétence et son efficacité. Plusieurs supervisés décrivent cette expérience comme exigeante, pénible et souvent honteuse. Comment créer des conditions qui permettent à l'intervenant-supervisé de se sentir à la fois soutenu, compris et validé dans ses questionnements pour arriver à créer un espace de réflexion ?

Conscient de la nature intersubjective de la supervision et de l'intervention, d'une part, et, d'autre part, de l'implication émotive exigeante du dévoilement professionnel, le superviseur vise d'abord à pourvoir un environnement dans lequel l'expérience de l'intervenant-supervisé peut se déployer et le dialogue s'établir. Cette perspective conduit à l'adoption d'une position empathique-introspective dans l'écoute et l'exploration de l'expérience de l'intervenant. Écouter avec empathie et introspection, c'est faire l'effort soutenu de ressentir et de comprendre l'expérience de l'intervenant en supervision. La position empathique-introspective représente les efforts du superviseur de saisir l'expérience du supervisé de telle sorte qu'à travers sa réponse, l'intervenant le sente en accord émotif avec son expérience (Lecomte et Richard, 2003). Par ses efforts de compréhension empathique, le superviseur contribue à créer un climat de sécurité permettant au supervisé de risquer de se dévoiler. La composante « introspective » correspond à la manière par laquelle le superviseur tente de se mettre en contact ressenti avec ses propres expériences internes. Cette conscience de soi est importante non seulement pour mieux comprendre le supervisé et son influence sur le superviseur, mais aussi pour guider ce dernier dans son autorégulation et sa régulation intersubjective. Par exemple, face à un supervisé qui n'a pas respecté son engagement de préparer une séance de supervision, le superviseur pourrait être tenté d'attribuer son irritation et son impatience aux comportements du supervisé. Se fondant sur une sensibilité intersubjective, le superviseur va plutôt chercher à explorer et à comprendre comment cette expérience s'inscrit dans leur interaction, en particulier dans leur tentative de dialogue émotif. Tout en cherchant à comprendre sa propre contribution, le superviseur maintient une perspective de faillibilité et de vulnérabilité. Il en résulte un processus d'expansion de la conscience partagée favorisant l'émergence de nouvelles expériences relationnelles. Au lieu de se définir comme un expert neutre ou presque invisible ou interventionniste qui observe et analyse le supervisé de façon détachée, le superviseur s'inscrit dans la reconnaissance de la mutualité des processus relationnels d'influence, sans pour autant évacuer sa responsabilité, son rôle et ses fonctions, en particulier quant à la protection de l'espace intersubjectif de réflexion.

De façon optimale, le superviseur tente d'offrir une écoute et une compréhension empathique face à l'expérience de l'intervenant-supervisé. Une telle écoute repose sur la capacité d'élargir sa perspective pour s'accommoder à celle de l'intervenant. Cette écoute flexible suppose le maintien d'une certaine distance psychique permettant au superviseur d'être à l'écoute de lui-même et de l'intervenant. Cette distance psychique, fondée sur la disponibilité émotionnelle du superviseur, permet l'établissement d'une alliance de travail optimale.

Même si le superviseur vise à offrir cette écoute empathique optimale de façon soutenue, d'inévitables fluctuations surviennent. L'effort de dialogue émotif entre deux subjectivités organisées de façons différentes n'est pas sans passer par des moments de désaccord émotif plus ou moins prononcé. Il est illusoire de penser qu'autant le superviseur que l'intervenant puisse arriver à offrir une écoute et une compréhension empathique sans faille. Prendre conscience de ces moments de désaccord où l'alliance de travail est plus ou moins compromise devient alors déterminant pour l'évolution de la supervision. Sans un tel dialogue, le travail significatif et authentique d'apprentissage en supervision devient difficile voire impossible. Au lieu de faciliter un partage impliquant et fréquemment déstabilisant d'aspects professionnels et personnels, la supervision se résume alors souvent à des points techniques et périphériques. Pour aider le superviseur dans sa régulation avec l'intervenant-supervisé, des indicateurs se situant sur un continuum ont été élaborés (Lecomte et Richard, 1999). Ces indicateurs visent à éveiller la conscience du superviseur et à l'inviter à une démarche réflexive avec lui-même et l'intervenant-supervisé (tableau 12.1).

Il arrive que le superviseur, se sentant impatient ou irrité, veuille amener l'intervenant à voir les choses selon sa perspective. Cette position peut, à différents degrés, devenir une forme d'imposition. Il en résulte un rapport d'opposition, de tension, voire de collusion. Face au manque de disponibilité émotive du superviseur, l'intervenant, se sentant invalidé, n'est plus engagé dans un processus d'exploration et de compréhension de sa situation avec son client. Comme l'indique le tableau 12.1, cette position peut-être qualifiée de dissonante. À l'autre extrémité du continuum, le superviseur se sent sous pression, responsable et inadéquat dans ses efforts de tout faire pour répondre aux besoins de l'intervenant-supervisé. En perdant sa propre perspective et sa distance psychique, il s'ajuste complètement au monde de l'intervenant. Paradoxalement, à vouloir tout faire pour maintenir le lien, le véritable travail d'exploration, de compréhension et d'action est compromis.

Dans la pratique de la supervision, ces trois positions s'échelonnent en de multiples nuances sur un continuum de dissonance, résonance et consonance. Dans le champ intersubjectif où se déploie la supervision, malgré les tentatives de dialogue empathique avec l'intervenant, le superviseur vivra à sa manière une ou plusieurs de ces positions de façon dynamique. À certains moments ou encore avec certains intervenants, il sera porté à être plus interventionniste de style dissonant, alors qu'à d'autres moments, il se laissera envahir et définir par l'expérience difficile d'un intervenant. Quand le superviseur arrive à reconnaître, à explorer et à comprendre ces expériences fluctuantes, il peut alors se recentrer et résoudre l'impasse relationnelle avec l'intervenant. Reconnaître ces positions, c'est avoir accès à son autorégulation et à la régulation interactive. Ce continuum offre plusieurs indicateurs pour aider le superviseur à prendre conscience de sa régulation. Ces indicateurs sont cognitifs, émotifs, somatiques et comportementaux. Pensons au superviseur impatient, qui croit que l'intervenant ne comprend pas le problème de son client

TABLEAU 12.1

Continuum de l'expérience intersubjective de l'intervenant

PHÉNOMÈNE DE DISJONCTION	PHÉNOMÈNE DE JONCTION	PHÉNOMÈNE DE CONJONCTION
1. Expérience émotive/ cognitive **dissonante** • tentative d'imposer sa perspective ; • distance psychique grandissante et perte de vue des besoins du client ; • perte d'une disponibilité émotive.	1. Expérience émotive/ cognitive de **résonance empathique** • élargissement de sa perspective subjective pour s'accommoder à celle de l'autre ; • distance psychique optimale : l'intervenant, tout en ayant une position flexible, est capable d'être disponible à l'expérience de l'autre ; • il y a de la place pour les besoins des deux participants de façon asymétrique.	1. Expérience émotive/ cognitive **consonante** • perte de ou renonciation à sa perspective subjective ; • assimilation de sa perspective à celle du client ou accommodation et perte de la sienne ; • perte de distance psychique : trop près ; • perte de la conscience de soi ; • prédominance des besoins et des demandes du client ; • disponibilité émotive inappropriée.
2. Motivation de régulation **aversive**, attitudes antagonistes ou de retrait.	2. Motivation centrée sur l'**exploration** et l'**intérêt**.	2. Motivation centrée sur l'**attachement**, alternant avec la régulation aversive. Il y a des manifestations de conformisme ou de retrait.
3. L'alliance est **perturbée**, le travail est centré sur le lieu, les activités d'exploration, de compréhension et d'action sont compromises. *Le lien émotif perturbé est en figure.*	3. L'alliance est **optimale**, les activités d'exploration, de compréhension et d'action sont centrales. *Le lien émotif est en fond.*	3. L'alliance est **perturbée**, les activités d'exploration, de compréhension et d'action sont compromises. *Le lien émotif perturbé est en figure.*

comme il devrait et qui lui explique alors sur un ton confrontant la marche à suivre. La prise de conscience du fait que ces indicateurs expriment une position de dissonance peut ouvrir des pistes de conscience et de réflexion au superviseur et l'aider à retrouver une position empathique de résonance.

C'est dans le champ intersubjectif d'influence mutuelle et réciproque que ces positions fluctuantes prennent leur signification et leur contextualisation véritables. Ainsi, l'expérience de dissonance ou de consonance du superviseur s'élabore dans l'interaction avec l'intervenant. Elle est donc tributaire de ce qui se coconstruit entre eux, mais aussi de l'expérience interne intrapsychique du superviseur. Le travail de réflexion du superviseur tiendra compte de ces deux niveaux. Il va sans dire que tout comportement exprimé par l'un ou par l'autre a des effets sur l'un et sur l'autre. Quand le superviseur s'engage dans une position de dissonance s'exprimant sous forme d'expertise, le supervisé peut à son tour manifester des comportements de fermeture active ou passive ou de pseudo-ouverture. De façon circulaire, à leur tour ces comportements auront un impact sur la position du superviseur. En plus d'indicateurs qui portent sur son autorégulation et sa régulation interactive, le superviseur aura avantage à être attentif aux indicateurs d'ouverture ou de fermeture de l'intervenant pour l'aider à restaurer une alliance optimale et un accord émotif.

En bref, sans un accord émotif et une alliance de travail optimale, le travail de supervision est compromis ou, à tout le moins, se limite à un travail de surface. Pour aider le superviseur à créer ce dialogue émotif, nous proposons des indicateurs d'autorégulation, de régulation interactive et de l'impact possible sur l'intervenant. C'est dans ce climat de rencontre que peut se construire un espace intersubjectif de réflexion entre le superviseur et l'intervenant.

6.   LA COMPÉTENCE PROFESSIONNELLE : DE LA SUPERVISION EXTERNE À LA SUPERVISION INTERNE

La découverte la plus déstabilisante pour l'intervenant est sans contredit celle de la complexité du changement. Les demandes du client sont ambiguës. Le processus d'intervention est essentiellement incertain. Dans sa quête de compétence et d'identité professionnelle, la plupart des intervenants passent par une recherche d'appuis techniques et théoriques, pour graduellement découvrir la centralité de la relation thérapeutique et l'influence de leurs propres caractéristiques (Halgin et Murphy, 1995). Cette reconnaissance du caractère éminemment subjectif et intersubjectif de la situation thérapeutique implique une perspective contextuelle constamment révisée selon le caractère unique de l'interaction. Utilisant ses théories de façon légère et considérant qu'aucune technique précise ne saurait répondre aux exigences de chaque situation, l'intervenant est invité en supervision à développer une conscience réflexive de ses modalités d'autorégulation et de régulation interactive pour offrir des réponses et des interventions optimales.

Dans son travail d'intervention, l'intervenant en santé mentale découvre vite qu'il a ses propres limites, que les techniques sont insuffisantes et que les théories peuvent devenir de mauvais maîtres. La compétence consiste donc en cette reconnaissance essentielle que c'est à travers l'influence déterminante d'un intervenant en contact avec son expérience intérieure, sensible au contexte intersubjectif et attentif à l'expérience du client que se manifeste l'intervention optimale qui facilite le changement positif. L'intervenant compétent est celui qui arrive à une combinaison optimale du savoir théorique, du savoir-faire, avec ses techniques et ses stratégies, et du savoir-être dans l'interaction spécifique avec un client.

L'objectif de la supervision clinique, soit de faciliter le développement de la compétence professionnelle, s'élabore dans le développement de la conscience réflexive de soi en action en soutenant l'intervenant dans sa recherche d'intégration de sa propre théorie implicite du changement, de sa théorie d'usage, de ses expériences d'autorégulation et de régulation interactive et de sa dynamique personnelle pour éclairer ses choix cliniques dans la relation thérapeutique. L'intervenant passe graduellement d'une supervision externe à une supervision interne.

Sommairement, nous allons examiner comment le superviseur peut accompagner et aider l'intervenant à passer d'une supervision externe à une supervision interne. Comme nous l'avons indiqué auparavant, c'est à partir d'une tentative d'écoute et de compréhension empathique que le superviseur peut espérer établir et restaurer au besoin une véritable alliance de travail de supervision. Dans le cadre de cette relation, le superviseur devra être sensible à bien saisir et accompagner les mouvements oscillatoires d'assimilation et d'accommodation de l'intervenant, qui se manifestent par des comportements d'ouverture et de fermeture. Comme nous l'avons décrit plus haut, le désir d'apprendre du supervisé se déploie en tension avec son besoin de maintenir une cohésion interne, une structure et surtout une estime de soi. Ce n'est qu'en arrivant à sentir et à maintenir une certaine estime de soi que l'intervenant peut arriver à vivre et à intégrer des apprentissages déstabilisants. Il arrivera difficilement à mettre en place de tels apprentissages sans le soutien empathique optimal du superviseur. Au fond, c'est quand l'intervenant peut sentir son superviseur en accord émotif avec lui et sensible aux enjeux affectifs, en particulier de honte, sous-jacents aux oscillations et aux tensions entre les expériences d'ouverture ou d'expansion et de fermeture ou de contraction que son processus d'apprentissage et de développement de compétences professionnelles peut se déployer. Trop souvent, les écrits sur la supervision et la formation clinique se limitent à une liste linéaire et logique d'objectifs, de tâches, de procédures et de stratégies, sans reconnaître que faire des apprentissages significatifs qui remettent en question des manières d'être et de faire, c'est loin d'être une mince affaire (Bernard et Goodyear, 1998).

Dans ce cadre, l'abord et la description des objectifs, des tâches et des procédures de supervision clinique prennent un tout autre sens. Ainsi, le fait de définir avec le supervisé les objectifs et les attentes, de préciser les rôles, les fonctions et les modalités de fonctionnement dans la perspective dynamique d'un processus d'apprentissage se réalisant dans un dialogue réflexif intersubjectif, permet un tout autre travail d'intégration.

Après avoir précisé le cadre de la supervision (objectifs, attentes, pro-cédures, rôles et fonctions), le travail de réflexion peut s'engager sur l'interaction de trois paramètres fondamentaux (voir la figure 12.6).

FIGURE 12.6

Paramètres fondamentaux de la supervision

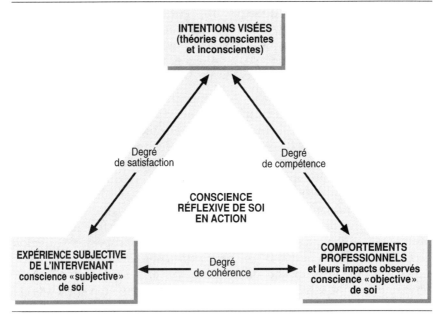

L'analyse de la pratique de l'intervention en santé mentale a per-mis d'observer qu'elle se caractérise par l'interaction entre les intentions, les comportements d'intervention observés et l'expérience subjective de l'intervenant (Schön, 1987 ; Lecomte, 1997). Les intentions sont ici consi-dérées comme les objectifs poursuivis par l'intervenant à partir de sa théorie de choix et de sa théorie personnelle plus ou moins consciente en matière de souffrance et de guérison. Ces intentions se manifestent aussi par des croyances et des hypothèses. Dans le travail de réflexion en supervision, il est fréquent que l'intervenant découvre des écarts signifi-catifs entre sa théorie de choix et sa théorie personnelle. Cette découverte peut clarifier ou éclairer des aspects pertinents des processus d'interven-tion. Les comportements d'intervention observés et leurs impacts sur le client sont constitués par tous les procédés d'intervention et les modalités relationnelles observables dans le processus d'intervention et leurs impacts sur ce dernier. En décrivant ces comportements professionnels et leurs impacts (p. ex., interprétation, restructuration cognitive, rupture relationnelle, etc.), l'intervenant parle d'un lieu d'une conscience objective. Alors que l'expérience subjective comporte l'expérience d'un « je » sur le mode d'une conscience subjective, cette expérience subjective ressentie conduit l'intervenant à tenter d'explorer et de comprendre l'influence de son expérience subjective et de ses caractéristiques personnelles sur ses interventions professionnelles. Dans notre perspective, les liens, les tensions et les interactions entre les intentions, les interventions et l'expérience subjective de l'intervenant constituent la démarche fondamentale du processus de supervision clinique.

Une première analyse de ce modèle permet les constatations suivantes. 1) Un écart entre les intentions et les interventions observées et leurs impacts aura des effets sur le niveau de compétence et d'efficacité perçu par l'intervenant. N'arrivant pas à mettre en application ses visées, l'intervenant risque de se percevoir comme étant incompétent ou inefficace. Le degré d'écart perçu prendra une signification différente selon chaque intervenant. 2) Un écart entre les intentions ou les visées et l'expérience subjective se manifeste par un degré plus ou moins élevé de satisfaction ; c'est souvent le premier indice dont parle l'intervenant en supervision. 3) Un écart entre l'expérience subjective ressentie et l'expérience objective des comportements professionnels indique le degré de difficulté de l'intervenant à parvenir à une expérience intégrée de « qui il est » et de « ce qu'il fait ». Cette tension entre l'expérience objective et l'expérience subjective renvoie aux difficultés d'intégration et de cohérence entre les aspects professionnels et les aspects personnels. C'est dans l'effort continu d'intégration entre ces deux pôles que l'intervenant arrive à s'utiliser de façon optimale et satisfaisante. Un trop grand écart risque d'aboutir à des expériences malheureuses d'épuisement professionnel, d'insatisfaction ou pis encore, de pseudo-compétence.

Tout au long de sa vie professionnelle, l'intervenant aura à tenter de donner du sens à cette tension incontournable et à l'intégrer entre son expérience observée de comportements professionnels et de leur impact sur les clients et son expérience subjective avec toutes ses composantes. Cette tension entre une conscience de soi subjective et une conscience de soi objective est une dimension centrale à apprivoiser pour tout intervenant. Comme il s'agit d'un mouvement continu dans le temps, l'intervenant doit apprendre à vivre en processus continu de réflexion (Karasu, 2001).

Le processus de supervision et de formation repose en grande partie sur l'exploration, la compréhension et la modification des écarts et des tensions entre ces trois paramètres. Considérant la complexité et l'exigence du travail auprès des personnes souffrant de troubles mentaux graves où s'affrontent des positions de psychiatrie biologique et des positions d'interventions biopsychosociales, un lieu de réflexion où partager ses interrogations et ses difficultés devient un service presque essentiel.

Dans cette perspective, les tensions entre les trois pôles illustrés à la figure 12.6 deviennent incontournables dans la pratique de l'intervention en santé mentale. Ces tensions entre les visées, les interventions et leurs impacts, et l'expérience subjective peuvent devenir pénibles, voire intolérables. Tout au long du processus de supervision et encore plus au début de chacune d'elles, le superviseur s'assure de bien saisir et surtout de valider l'expérience difficile et souvent déstabilisante des tensions entre ces trois pôles. Cette validation empathique est essentielle pour aider l'intervenant à reconnaître pleinement son expérience discordante entre ce qu'il veut faire, ce qu'il fait et son expérience interne subjective. L'exploration de ces tensions, centrée sur les objectifs et les besoins du supervisé, l'amène souvent dans un premier temps à chercher des causes et des solutions externes. Ainsi, les caractéristiques du client, en particulier la gravité de ses symptômes, sont considérées comme une première explication amenant l'intervenant à rechercher des solutions plutôt techniques ou théoriques. Fréquemment, l'intervenant tente d'abord de réduire l'écart entre ces visées et les interventions utilisées et leurs impacts. Il se demande souvent : « Qu'est-ce que je pourrais faire pour arriver à réaliser l'objectif visé et avoir un impact positif ? » L'exploration de l'expérience subjective ou des aspects plus personnels de l'intervenant est d'abord soit ignorée, soit minimisée. L'exploration réflexive et empathique amène progressivement l'intervenant à prendre conscience que ces données ne sont pas la seule cause des tensions vécues entre les trois pôles. Bien sûr, il y a les caractéristiques des clients lourdement touchés et les techniques à utiliser, mais de plus en plus, l'intervenant reconnaît un *pattern* répétitif dans sa pratique et dans ses modalités de régulation des tensions vécues. Il découvre que malgré ces tentatives d'utiliser d'autres techniques ou de conceptualiser autrement la problématique du client, il n'arrive pas aux résultats souhaités ; pis encore, il revit des impasses relationnelles sans issue apparente. Cette expérience est lourde à vivre dans un travail aussi exigeant. C'est alors que s'il dispose d'un superviseur capable de lui offrir un espace de réflexion soutenant et validant, il pourra s'engager dans l'exploration et la compréhension de ses *patterns* répétitifs. Ainsi, ce travail l'amène à considérer l'influence de ses propres caractéristiques sur les processus relationnels et d'interventions.

Pour éviter de confondre le travail de réflexion de supervision avec la psychothérapie, le superviseur veille à accompagner l'intervenant dans ses objectifs de recherche de clarification et de compréhension tout en s'assurant d'établir des liens fluides et dynamiques fréquents entre les aspects personnels et les processus d'intervention (Lecomte, 1997). Ce processus de clarification et de compréhension vise à aider l'intervenant à trouver une explication à des questions comme : « Comment se fait-il que je me retrouve toujours dans des situations d'intervention aussi pénibles malgré mes efforts de comprendre et d'essayer toutes sortes de formes d'intervention ? » En l'aidant à faire des liens entre les trois pôles de la figure 12.6, l'intervenant arrive à une conscience de soi et de sa contribution au processus d'intervention. Il découvre que les techniques et la qualité de la relation prennent leur sens et leur valeur à travers l'utilisation authentique de qui il est avec ses ressources et ses limites. Pour concrétiser cette prise de conscience significative, l'intervenant est invité à réfléchir avec le superviseur, à considérer, à choisir et à mettre en application de nouvelles modalités d'autorégulation et de régulation interactive. C'est ici que l'utilisation pertinente de techniques prend tout son sens et son importance. Considérant que l'intervenant est souvent appelé à tenter de modifier des *patterns* répétitifs de sa pratique, cette étape représente un défi considérable. Il n'est pas évident mais très exigeant de remettre en question des manières de faire qui sont bien établies. Sensible à la tension fondamentale entre le besoin d'ouverture, de différenciation et de compétence et le besoin de cohésion interne, d'estime de soi et de maintien de son organisation, le superviseur tente d'offrir un soutien optimal aux efforts d'apprentissage de l'intervenant. Pour plusieurs intervenants, la mise en application de nouvelles modalités d'autorégulation et de régulation interactive passe par des apprentissages spécifiques à l'aide de procédures de supervision comme les mises en situation, les exercices de pratique, l'utilisation de grilles d'auto-observation, d'analyse d'enregistrements audio et vidéo, de prises de notes, etc. C'est en offrant un soutien optimal dans l'exploration, la compréhension et la concrétisation que le superviseur permet à l'intervenant de passer d'une supervision externe à une supervision interne. De plus en plus, l'intervenant manifeste sa conscience réflexive de soi en action en présence de son superviseur. Un superviseur se réjouit de constater que l'intervenant-supervisé est de plus en plus capable de maintenir et d'explorer une tension dynamique et fluide entre sa conscience subjective de soi et sa conscience objective de soi tout en étant présent à ses intentions d'intervention.

7. UN EXEMPLE DE SUPERVISION CLINIQUE

7.1. La situation

Une psychothérapeute-psychologue ayant plus de 10 ans d'expérience en milieu psychiatrique demande à me[1] rencontrer avec beaucoup d'hésitation. Elle participe déjà à un groupe de supervision dans son unité de travail. Chaque semaine, un intervenant présente un cas. Même si elle reconnaît avoir bénéficié de ces rencontres aux plans des connaissances

---

1. Afin de personnaliser un peu plus le rôle du superviseur, nous allons en parler à la première personne.

diagnostiques et théoriques, elle a l'impression que ce n'est pas le lieu pour partager ses doutes et ses inquiétudes. Son travail continue d'être lourd et difficile ; en particulier avec une cliente qui, en plus d'être identifiée comme souffrant de psychose, manifeste des comportements complexes liés à un trouble de personnalité de type limite. Elle redoute de plus en plus les rencontres avec cette cliente. Bien que ses collègues tentent de la rassurer en lui soulignant qu'avec ce type de client, il faut s'attendre à des manifestations émotives et chaotiques, elle demeure perplexe. Que se passe-t-il vraiment ? Est-ce que, comme intervenante, elle contribue à cette situation ? On lui dit que non. Malgré tout, elle s'interroge. Dans un tel contexte, elle doute que la supervision puisse l'aider. Jusqu'ici, son expérience de supervision a plutôt porté sur le diagnostic et les modalités de traitement à utiliser avec une telle cliente. S'inspirant des approches plus connues, elle a l'impression d'avoir tout essayé avec cette dernière. Ainsi, elle s'est inspirée des travaux de Linehan, Kernberg et Masterson pour tenter de mieux traiter et gérer cette situation.

Malgré tous ses efforts, cette cliente lui reproche son insensibilité, son manque de compréhension et de ne rien faire pour elle. Elle continue d'être agressive et défaitiste tout en la menaçant régulièrement d'abandonner la démarche thérapeutique.

7.2. Le champ intersubjectif et la régulation

Sceptique, elle se présente en supervision en s'attendant presque d'être déçue et abandonnée à elle-même. Croyant devoir décrire en détail sa cliente, elle a proposé une analyse minutieuse. L'épaisseur du dossier témoigne bien des tentatives multiples effectuées auprès de cette cliente.

Je l'invite d'abord à préciser les objectifs qu'elle vise dans ce travail de supervision. Un peu surprise et intéressée, elle dépose le lourd dossier sur ses genoux et commence à expliquer ses différentes expériences d'échec et d'insatisfaction avec sa cliente. Pour me rassurer et sans doute pour se rassurer à la fois, elle conclut en disant : « Comme tout le monde me dit, de telles situations sont normales en matière psychiatrique ; *it comes with the territory.* »

Devant mon intérêt à vraiment comprendre son expérience subjective, elle m'explique qu'elle aimerait bien saisir comment avoir un impact positif avec une telle cliente. Elle se dit que si elle arrive à être plus compétente et à avoir plus d'impact, alors elle arrêtera peut-être de douter d'elle et de se remettre en question constamment. Pourtant, dit-elle : « J'ai suivi plusieurs formations pour acquérir des compétences afin d'intervenir en particulier dans ces cas de troubles de personnalité limite. » En me décrivant son expérience avec sa cliente, elle se laisse aller à des émotions d'impuissance et de gêne. Elle a l'impression, malgré tous ses efforts, d'avoir peu de résultats et de se sentir souvent isolée et découragée. Elle en arrive à remettre en question son travail dans cette unité psychiatrique. Au terme de cette rencontre, elle se dit soulagée de pouvoir aborder ce qui se pose vraiment pour elle, mais aussi inquiète face à notre travail. Elle me demande : « Quand allons-nous commencer la supervision ? » Pour elle, la supervision veut dire qu'on ne parle que de la cliente. En explorant ses attentes et ses objectifs, nous convenons de deux objectifs de supervision : 1) Voir comment arriver à intervenir avec plus de compétence et d'impact ; 2) Tenter de comprendre pourquoi elle est si affectée dans son fonctionnement professionnel avec cette cliente.

Dès les premiers instants de cette première rencontre a commencé à se mettre en place une régulation entre nos deux subjectivités. Elle semble s'attendre à ce que je joue le rôle d'un expert qui, après l'avoir écoutée, lui indiquera des avenues de solution. Lorsque, au lieu de jouer ce rôle attendu, je l'invite à me parler de son expérience, elle me communique sa difficulté à s'autoréguler et à s'apaiser. Lorsqu'elle me communique son expérience d'impression d'isolement, et aussi sa quête sérieuse de compétence, je me sens osciller entre une position de consonance (vouloir la protéger) et de dissonance (vouloir expliquer comme un expert ce que je pense qui se passe pour elle). En me concentrant et en étant disponible à son expérience, je sens s'installer entre nous un processus fragile de réflexion. La formulation des attentes et des objectifs donne une directionnalité et un sens à ce travail.

7.3. Les tensions entre les visées, les comportements professionnels et l'expérience subjective

Les rencontres de supervision suivantes nous permettent de constater que cette intervenante a su se donner les moyens d'arriver à de solides connaissances théoriques et pratiques touchant les enjeux liés à cette cliente. Des collègues la consultent même pour des renseignements et des références sur les troubles de la personnalité. Se pose alors pour elle la question : comment se fait-il que, malgré ses connaissances et ses expériences professionnelles, elle n'arrive pas à se sentir compétente et efficace ?

Elle commence à décrire la phénoménologie de son expérience. Même si elle sait qu'elle doit s'attendre, avec une telle cliente, à des fluctuations relationnelles fréquentes exigeant beaucoup d'implication, qui manifestent des indications d'une personnalité limite, ces situations font en sorte qu'elle se sent inadéquate. Elle devient tendue et intervient alors de façon technique. Elle voudrait juste se retirer et éviter cette cliente. Alors que cette dernière l'interpelle de façon très personnelle, elle devient impersonnelle et distante. Il lui arrive même d'imaginer qu'elle pourrait se fâcher et lui dire ses quatre vérités. Par ailleurs, elle sait que jamais elle ne fera ni n'arrivera à oser un tel geste. Pourtant, elle constate aussi qu'avec d'autres de ses clients, il lui semble que ça se passe beaucoup mieux.

Cette exploration nous permet de reconnaître ensemble comment il lui est difficile d'arriver à une intégration satisfaisante entre ses comportements professionnels et ses réactions subjectives. Quand elle se sent attaquée ou remise en question, elle se sent inadéquate et envahie par des émotions d'impuissance et d'anxiété. Par conséquent, elle se dit : « Il faut que j'arrive à en faire plus, à être plus, pour aider cette cliente. » Après des mois d'essais, elle se sent épuisée et voudrait tout lâcher. Voilà comment on a tenté ensemble de caractériser ses processus circulaires de régulation interactive et d'autorégulation.

La reconnaissance de ces modalités de régulation est éclairante, mais elle demeure lourde et écrasante. Nous n'arrivons pas à créer un espace de réflexion significatif entre l'expérience subjective, ses comportements professionnels et leur impact. À l'évocation spécifique des entretiens thérapeutiques avec sa cliente, l'intervenante est envahie par des émotions d'impuissance et de tristesse combinées avec l'expérience insoutenable de la honte. Pour elle, il est inacceptable qu'après 10 ans d'expérience professionnelle, elle en soit là.

7.4. Le parallélisme et l'expérience unique de la supervision

Plus l'intervenante reconnaît et ressent l'impasse relationnelle dans laquelle elle se trouve, plus elle m'interpelle pour savoir quoi faire. L'expérience émotive d'impuissance combinée à l'expérience de honte la pousse à vouloir vite trouver des solutions pour ne plus sentir ni vivre ces états émotifs. Elle se demande si moi, comme superviseur, je peux vraiment l'aider. « Peut-être est-elle un cas impossible à aider », me dit-elle. Considérant qu'elle ne sent pas vraiment de progrès et qu'elle a elle-même l'impression d'être pire qu'avant, elle s'interroge sur la pertinence de poursuivre la supervision avec moi.

Il est tentant de limiter cette expérience de relation entre l'intervenante et le superviseur à une expérience parallèle à ce qu'elle vit avec la cliente. Considérant que l'intervenante cherche réponse à des expériences douloureuses d'impasse relationnelle, on peut s'attendre à retrouver une certaine correspondance dans ce qui va s'installer et se jouer dans notre relation en supervision. Mais il ne faudrait pas que cela nous empêche de prêter attention à ce qui se passe, se construit par ailleurs entre l'intervenante et le superviseur. En fait, depuis que l'intervenante communique avec intensité jusqu'à quel point elle trouve intolérable sa situation, je me sens de plus en plus coincé et à l'étroit pour intervenir. Malgré mon effort pour nommer et reconnaître l'expérience de l'intervenante, les mots ne semblent pas suffire. Comment arriver à créer un espace de réflexion entre nous ? En me centrant sur ma propre expérience subjective, je prends conscience de la honte que je ressens de ne pas pouvoir faire mieux et plus pour l'intervenante. J'ai tenté de la rassurer en lui soulignant ses ressources et sa détermination, puis, à l'aide d'interprétations, j'ai tenté de l'aider à éclairer son expérience. Mais voilà, ça ne suffit pas. Ce n'est qu'en reconnaissant ma propre expérience d'impuissance et de honte que je commence à sentir davantage, dans l'interaction, notre expérience mutuelle. En contact avec ma propre expérience interne et sensible au contexte intersubjectif, je me sens plus disponible, non verbalement et verbalement, à vivre avec l'intervenante l'expérience douloureuse de l'impuissance et de la honte. C'est en échangeant avec elle sur l'idée qu'à vouloir trop vite interpréter son expérience ou encore la rassurer, je m'empêchais de demeurer en contact soutenu avec son expérience d'impuissance et qu'alors, elle se retrouvait une fois de plus abandonnée et non entendue dans sa détresse. Elle accueille cet échange avec une profonde émotion de tristesse et de soulagement. Elle se sent enfin entendue. Commence alors à se dégager un espace intersubjectif de réflexion s'appuyant sur un accord émotif.

7.5. Les allers-retours incontournables des compétences professionnelles à la dynamique personnelle

Tenter de faire des ponts entre ses difficultés professionnelles et son expérience subjective conduit souvent à réviser sa dynamique personnelle. Tenter d'ériger un mur entre ces deux facettes relevant d'une même organisation dynamique devient souvent une démarche arbitraire. La question plus complexe consiste à déterminer concrètement comment explorer des aspects personnels au service du processus de supervision.

S'appuyant sur un processus de régulation de dialogue émotif, l'intervenante se sent en sécurité pour se laisser aller à entrer en contact avec cette nouvelle expérience relationnelle d'être entendue comme professionnelle. En même temps, cette expérience d'être enfin entendue lui fait revivre l'expérience douloureuse de son histoire de petite fille qui a dû trop vite se débrouiller seule et qui sentait, malgré tous ses efforts pour répondre aux attentes et aux besoins de ses parents, que ce n'était jamais assez. Reprendre contact avec cette histoire de vie, la revivre, réviser les conclusions émotives douloureuses d'impuissance et de honte auxquelles elle était arrivée, tout cela offre un éclairage et une compréhension profonde de l'impasse relationnelle vécue avec sa cliente. Cette nouvelle compréhension de cette dynamique lui permet, d'une part, de dégager un espace de réflexion important entre son expérience subjective et ses comportements professionnels et, d'autre part, d'envisager de nouvelles modalités d'autorégulation et de régulation interactive. S'appuyant sur ces nouvelles modalités de régulation, l'intervenante peut espérer arriver à offrir des réponses optimales à sa cliente. Par ailleurs, toute sa vie, elle tentera de trouver une intégration optimale de ses comportements professionnels, de ses visées et de son expérience subjective en fonction de différents contextes et des différents clients.

CONCLUSION

Dans l'évolution récente de la psychothérapie et des interventions en général, un faux débat s'est engagé entre la valorisation des traitements et des techniques soutenus empiriquement et la relation thérapeutique et les caractéristiques de l'intervenant. Dans une société axée sur les résultats observables et rapides, il semble que, de plus en plus, le courant empirique domine. À vouloir ne répondre qu'à des critères empiriques observables, on en arrive à ignorer la grande variabilité des clients et des intervenants. Le mythe de l'uniformité des clients et des intervenants a pourtant été maintes fois dénoncé (Kiesler, 1966). Aucun thérapeute ne pratique de la même façon. Plus encore, dans une telle perspective, l'intervenant est non seulement ignoré, mais laissé à lui-même.

L'étude de l'efficacité des psychothérapies depuis plus de quarante ans nous indique sans équivoque la centralité de la qualité de la relation thérapeutique et de l'influence des qualités personnelles et professionnelles des thérapeutes. L'intervention est d'abord une entreprise relationnelle. Les thérapeutes les plus efficaces sont ceux qui 1) sont capables de conceptualiser la dynamique et les besoins des clients à partir d'une écoute et d'une compréhension de leur monde subjectif expérientiel unique ; 2) sont capables d'autorégulation et de régulation interactive cognitive et émotive flexibles pour arriver à offrir de nouvelles expériences relationnelles réparatrices spécifiques, uniques et nécessaires ; 3) sont disponibles à leurs propres expériences affectives et à celles des clients dans un processus continue de conscience réflexive de soi en action ; et 4) utilisent les techniques pour concrétiser des manières d'être et de faire dans la relation thérapeutique avec les clients.

Pour aider l'intervenant à se sentir et à être compétent et efficace, la supervision clinique doit devenir un espace de réflexion et d'intégration des savoirs théoriques, des savoir-faire ou techniques et des savoir-être expérientiels. L'intervention se définit essentiellement dans un contexte de subjectivité et d'intersubjectivité. Plus l'intervenant arrivera à une intégration cohérente de son modèle théorique choisi, de sa théorie personnelle de la souffrance et de la guérison, de sa personnalité, de ses valeurs, de ses croyances, de ses expériences de vie, plus il donnera de la profondeur à son engagement et plus il pourra éclairer ses choix cliniques, ses modalités d'intervention et sa participation relationnelle. Le développement de la compétence et de l'efficacité professionnelle se définit et se déploie au cœur du processus de la conscience réflexive de soi en action.

BIBLIOGRAPHIE

Alonso, A. et Rutan, J.S. (1988). Shame and guilt in psychotherapy supervision. *Psychotherapy*, vol. 25, p. 576-581.

Beebe, B. et Lachmann, F.M. (2002). *Infant Research and Adult Treatment: Co-constructing Interaction.* Hillsdale (N.J.), The Analytic Press.

Begley, S., Rosenberg, D. et Ramo, J.C. (1994). One makes you feel larger, and one makes you feel small. *Newsweek*, février, p. 37-40.

Bernard, J.M. et Goodyear, R.K. (1998). *Fundamentals of Clinical Supervision.* Toronto, Allyn and Bacon.

Beutler, L.E. (1997). The psychotherapist as a neglected variable in psychotherapy: An illustration by reference to the role of therapist experience and training. *Clinical Psychology: Science and Practice*, vol. 4, p. 44-52.

Beutler, L.E. (1988). Introduction: Training to competency in psychotherapy. *Journal of Counseling and Clinical Psychology*, vol. 56, p. 651-652.

Binder, J.L. et Strupp, H.H. (1997). Negative process: A recurrently discovered and underestimated facet of therapist process and outcome in the individual psychotherapy of adults. *Clinical Psychology: Science and Practice*, vol. 4, p. 121-129.

Borders, L.D. et Fong, M.L. (1994). Cognitions of supervisors-in-training: An exploratory study. *Counselor Education and Supervision*, vol. 33, p. 279-293.

Frawley-O'Dea, M.G. et Sarnat, J.E. (2001). *The Supervisory Relationship: A Contemporary Psychodynamic Approach.* New York, Guilford Press.

Gabbard, G.C. (1992). Psychodynamic psychiatry in the decade of the brain. *American Journal of Psychiatry*, vol. 149, p. 991-998.

Garfield, S.L. (1997). The therapist as a neglected variable in psychotherapy research. *Clinical Psychology: Science and Practice*, vol. 4, p. 40-43.

Halgin, R.P. et Murphy, R.A. (1995). Issues in the training of psychotherapists. Dans B. Bongar et L.E. Beutler (dir.). *Comprehensive Texbook of Psychotherapy*, Toronto, Oxford University Press.

Hemlick, L.M. (1997). The role of shame in clinical supervision: Development of shame in supervision instrument. Thèse de doctorat, The Pennsylvania State University.

Kahn, M. (1997). *Between Therapist and Client: The New Relationship.* New York, Freeman.

Karasu, B.T. (2001). *The Psychotherapist as Healer.* Northvale (N.J.), Jason Aronson.

Kiesler, B.T. (1966). Some myths of psychotherapy research and a search for a paradigm. *Psychological Bulletin*, vol. 65, p. 110-136.

Lambert, M.J. (1989). The individual therapist's centralization to psychotherapy process and outcome. *Clinical Psychology Review*, vol. 9, p. 469-485.

Lambert, M.J. et Barley, D.E. (2001). Research summary on the therapeutic relationship and psychotherapy outcome. *Psychotherapy*, vol. 38, p. 357-361.

Lambert, M.J. et Ogles, B.M. (1997). The effectiveness of psychotherapy supervision. Dans C.E. Watkins (dir.), *Handbook of Psychotherapy Supervision*, New York, Wiley.

Lecomte, C. (2001). *From External to Internal Supervision : The Development of Self-Reflexivity*. Document présenté au Département de psychiatrie de l'Hôpital juif de Montréal.

Lecomte, C. (1997). *La supervision clinique et le développement de la compétence professionnelle en psychothérapie*. Communication présentée au Iᵉʳ Colloque Elliott Sokloff, Montréal.

Lecomte, C. et Richard, A. (1999). *From External to Internal Supervision : An Integrative Developmental Model*. Document présenté au congrès annuel de la Self Psychology Association.

Lecomte, C. et Richard, A. (2003). L'approche intersubjective : une psychothérapie pleinement relationnelle. *Revue de la psychologie de la motivation* (sous presse).

Luborsky, L. (1994). Therapeutic alliance as predictors of psychotherapy outcomes : Factors explaining the predictive success. Dans A. Horvath et L. Greenberg (dir.), *The Working Alliance : Theory and Practice*, New York, Wiley, p. 38-50.

Luborsky, L., Critts-Cristoph, P., McLellan, T., Woody, B., Piper, W., Leberman, B., Imber, S. et Plikonis, P. (1986). Do therapists vary much in their success ? *American Journal of Orthopsychiatry*, vol. 56, n° 4, p. 501-512.

Mahoney, M.J. (1995). The modern psychotherapist and the future of psychotherapy. Dans B. Binger et L.E. Beutler (dir.), *Comprehensive Texbook of Psychotherapy*, New York, Oxford University Press.

Michels, R. (1994). Foreword. Dans S. Greben et R. Ruskin, *Clinical Perspectives on Psychotherapy Supervision*, Washington, American Psychiatric Press, p. xi-xii.

Najavits, L.M. et Strupp, H.H. (1994). Differences in the effectiveness of psychodynamic therapists : A process-outcome study. *Psychotherapy*, vol. 31, p. 114-123.

Norcross, J.C. (2001). Empirically supported therapy relationships : Summary of the dimension 29 Task Force. *Psychotherapy*, vol. 38, n° 4 (numéro spécial).

Piaget, J. (1971). *Biology and Knowledge : An Essay on the Relations between Organic Regulations and Cognitive Processes*. Chicago, University of Chicago Press.

Rennie, D.L. (1992). Qualitative analysis of the client's experience of psychotherapy : The unfolding of reflexivity. Dans S.G. Toukmanian et D.L. Rennie (dir.). *Psychotherapy Process Research : Paradigmatic and Narrative Approaches*, Newbury Park (Calif.), Sage, p. 211-133.

Rhodes, R.H., Hill, C.E., Thompson, B.J. et Elliott, R. (1994). Client retrospective recall of resolved and unresolved misunderstanding events. *Journal of Counseling Psychology*, vol. 41, p. 73-483.

Rodenhauser, P. (1997). Psychotherapy supervision : Prerequisites and problems in the process. Dans C.E. Watkins (dir.), *Handbook of Psychotherapy Supervision*, New York, Wiley.

Savard, R. (1997). *Effets d'une formation continue en counseling sur les variables personnelles relatives à la création d'une alliance de travail optimale*. Thèse présentée à la faculté des sciences de l'éducation de l'Université de Montréal.

Schön, D.A. (1987). *Educating the Reflexive Practitioner*. San Francisco, Jossey-Bass.

Sexton, T. et Whiston, S. (1994). The status of the counseling relationship : An empirical review : Theoretical implication and research directions. *The Counseling Psychologist*, vol. 22, p. 6-78.

Shapiro, D.A. et Firth, J.A. (1987). Prescriptive *vs.* exploratory psychotherapy : Outcomes of Sherfield Psychotherapy Project. *British Journal of Psychiatry,* vol. 151, p. 790-799.

Skovholt, T.M. et Ronnestad, M.H. (2001). What can senior therapists teach others about learning arenas for professional development. *Professional Psychology : Theory, Practice and Research*, vol. 32, n° 2, p. 207-216.

Skovholt, T.M. et Ronnestad, M.H. (1992). *Evolving Professional Self : Stages and Themes in Therapist and Counselor Development*. New York, Wiley.

Stolorow, R.D., Atwood, G.E. et Orange, D.M. (2002). *Worlds of Experience : Interweaving Philosophical and Clinical Dimensions in Psychoanalysis.* New York, Basic Books.

Stoltenberg, C.D. et Delworth, U. (1988). *Supervisory Counselors and Therapists : A Developmental Approach*. San Francisco, Jossey-Bass.

Talbot, N.L. (1995). Unearthing shame in the supervisory experience. *American Journal of Psychotherapy*, vol. 49, n° 3, p. 338-349.

Thelen, E. et Smith, L.B. (1994). *A Dynamic Systems Approach to the Development of Cognition and Action.* Cambridge (Mass.), MIT Press.

Wiley, M.O. et Ray, P.B. (1986). Counseling supervision by developmental level. *Journal of Counseling Psychology*, vol. 33, p. 439-445.

Winnicott, D. (1965). *Maturational Processes and the Facilitating Environment.* New York, International Universities Press.

Yourman, D.B. et Faber, B.A. (1996). Nondisclosure and distortion in psychotherapy supervision. *Psychotherapy*, vol. 33, n° 4, p. 567-574.

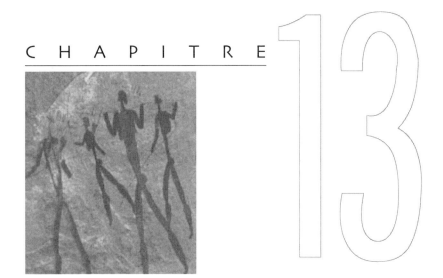

Enjeux systémiques en santé mentale[1]

Marie-Josée Fleury, Ph. D.
Université McGill

Eric Latimer, Ph. D.
Université McGill

1. Nous aimerions remercier Amparo Garcia, chef clinico-administratif de la Division des services ultraspécialisés pour adultes de l'Hôpital Douglas, de sa précieuse collaboration à la réalisation de cet article.

RÉSUMÉ

Les systèmes de santé font actuellement face à la nécessité de réformer leur organisation pour en améliorer l'efficience et l'adéquation aux besoins des populations. Cette pression déployée sur les systèmes entraîne aussi l'introduction d'interventions ayant démontré leur efficacité. Ce chapitre vise d'abord à présenter succinctement le contexte de transformation du système de santé mentale et les répercussions sur le plan des pratiques d'intervention. Cet intérêt croissant pour l'introduction de modèles et de pratiques ayant démontré des « effets probants » conduit par ailleurs à mieux comprendre les facteurs favorisant ou contraignant l'implantation d'innovations et les mécanismes d'adaptation. Cerner plus adéquatement le processus d'implantation de changements devient donc, tout autant que la recherche de solutions probantes, un enjeu crucial dans la transformation actuelle du système de santé. À partir de quelques exemples concrets, nous tenterons d'illustrer le processus de mise en œuvre d'interventions dans le milieu de la pratique psychosociale en santé mentale.

ABSTRACT

Health care systems are currently confronted with the necessity of reforming their organizations to improve their efficiency and to better meet the needs of the population. Thus, in the actual transformation of the health care system, it has become crucial to improve our understanding of the reform implementation process. This chapter aims mostly at presenting briefly how the mental health care system is organized and what are the most important aspects of the reforms already undertaken. The current transformation context contributes to a better understanding of the factors that facilitate or hamper change implementation. The process of reform implementation in the mental health care sector is illustrated through the example of the integrated networks of services – a macro-implementation, and through assertive community treatment – a micro-implementation. This chapter emphasizes the importance of systemic issues embedded in the new interventions in health care.

Dans le contexte des sociétés contemporaines, plus que jamais, les organisations et les systèmes sont soumis à des changements importants afin de demeurer efficients face à la demande sociale. La conjoncture actuelle favorisant la diminution des dépenses publiques, l'évolution des technologies, l'augmentation de la demande et la mondialisation du marché poussent particulièrement les systèmes de santé à réformer l'organisation et l'offre de leurs services. Ces changements macrosociologiques, émanant des contextes socioéconomique, politique et organisationnel, encadrent le processus de transformation des interventions en santé. Au Québec, la Commission d'enquête sur les services de santé et les services sociaux (présidée par Jean Rochon : 1985-1988), qui débouche sur une nouvelle législation (« *Loi 120* » : 1991), et la *Politique de santé mentale* (MAS, 1989) constituent notamment le point de départ d'une démarche systématique de réforme du système sociosanitaire, et spécifiquement de la santé mentale. Le *Plan d'action pour la transformation des services de santé mentale* (MSSS, 1998), les *Cibles prioritaires adoptées au Forum sur la santé mentale de septembre 2000* (MSSS, 2001c) et, récemment, les différents avis publiés par le Groupe d'appui à la transformation des services de santé mentale[2] constituent les balises actuelles de la transformation des interventions en santé mentale.

La réforme des systèmes et des interventions en santé est aussi encadrée par des conditions et des mécanismes favorisant ou entravant leur implantation. La théorie sur le changement organisationnel et l'implantation rapporte à cet effet une multitude de variables et de conditions influant sur la mise en œuvre de changements introduits, sur les plans systémique (p. ex., réforme politique), organisationnel ou des interventions de santé. Par l'analyse du processus d'implantation de réformes, surtout réalisée à partir d'études de cas, ces écrits rapportent des conditions spécifiques aux politiques ou aux interventions (p. ex., clarté des objectifs poursuivis, flexibilité des moyens pour atteindre les résultats, validité du construit théorique), évaluent les incitatifs élaborés pour les appuyer (ressources financières, humaines, managériales) et considèrent l'appréciation des utilisateurs et les conditions environnementales balisant leur déploiement (Williams, 1980 ; O'Toole, 1986). Plusieurs perspectives encadrent l'évaluation de l'implantation d'une intervention : rationnelle, de développement organisationnel, psychologique, structurelle, politique, etc. (Scheirer, 1981 ; Denis et Champagne, 1990). Ces perspectives peuvent néanmoins être regroupées dans les courants d'analyse soit *top-down* (modèle hiérarchique), soit *bottom-up* (modèle adaptatif) (Malcolm *et al.*, 1990 ; Matland,

---

2. Le Groupe d'appui à la transformation des services de santé mentale a été mis sur pied en novembre 1999 par la ministre de la Santé et des Services sociaux d'alors afin d'évaluer l'implantation du *Plan d'action pour la transformation des services de santé mentale* (MSSS, 1998) et de la conseiller sur les orientations prioritaires en santé mentale.

1995)[3]. La mise en œuvre est aussi étudiée en fonction de ses différentes phases d'implantation (Scheirer et Rezmovic, 1983 ; Gray, 1985 ; Zuckerman *et al.*, 1995 ; Fleury *et al.*, 2002), et plusieurs modèles d'évaluation de l'implantation ont été créés (Winter, 1990 ; Fleury et Denis, 2000). Malgré la profusion des écrits sur l'implantation, surtout publiés dans les années 1980, on a accumulé peu de connaissances qui permettent la généralisation de résultats, et peu de modèles produits conduisent à connaître sous quelles conditions tels types de variables ont un effet plus structurant que d'autres (Winter, 1990 ; Linder et Peters, 1990 ; Matland, 1995). Peu d'études tentent enfin d'allier à la fois une approche macro- et micro-sociologique (Scheirer et Griffith, 1990).

Par la présentation des principales réformes et conditions d'implantation qui sous-tendent la restructuration actuelle du système de santé mentale, ce chapitre vise à éclairer les enjeux des nouvelles interventions en santé. Plus spécifiquement, les objectifs sont d'examiner et de discuter l'interaction entre, d'une part, la structuration et les réformes du système planifiées et régulées au niveau central et, d'autre part, les interventions qui ciblent davantage le palier local ou organisationnel. En premier lieu, l'organisation du système de santé mentale et les principales lignes de forces de la transformation actuelle seront présentées. Par la suite, nous porterons notre attention sur les écrits concernant les principales conditions facilitant et entravant l'implantation de réformes. Nous illustrerons l'interaction entre le processus de mise en œuvre d'interventions en santé et le contexte par deux exemples concrets : les réseaux locaux intégrés de services et le suivi intensif dans la communauté de type PACT (*Program Assertive Community Treatment*). Nous conclurons par une discussion sur les principaux enjeux soulevés par le processus de mise en œuvre des interventions en santé, partant d'une meilleure compréhension des conditions systémiques qui balisent leur développement.

---

3. Malcolm et ses collaborateurs (1990) définissent comme suit ces deux perspectives : « *The hierarchical "command and control" model emphasizes on federal mandates and local compliance with them. The adaptive model conceptualizes implementation as a field for bargaining and accommodation about programmatic goals and strategies between implementers and those affected by implementation. The former is a deductive approach that predicts future behaviour and then compares what actually happened with what was supposed to happen in order to draw conclusions about the degree of success or failure of program implementation. The second, mostly European brand of second-generation research, is a good example of analytical induction, which starts with individual observations of interpersonal behaviours at the local level and aggregates these into a single observation of a more general policy network.* » (p. 183)

1. L'ORGANISATION DES SERVICES DE SANTÉ MENTALE AU QUÉBEC

Au Canada, la gestion et la prestation des services de santé sont sous la responsabilité des gouvernements des provinces. Au Québec, les services de santé et les services sociaux sont également intégrés sous une même administration. À la condition de respecter les principes de la *Loi canadienne sur la santé*, soit la gestion publique, l'intégralité, l'universalité pour tous les résidants, l'accessibilité et la transférabilité, le gouvernement fédéral alloue un soutien financier au système de santé des provinces. Bien que majoritairement financé et administré par des ressources publiques, le système de santé reçoit aussi un soutien important du secteur privé (évalué à 32 % du budget ; par exemple pour les services d'hébergement, les soins dentaires et d'optométrie, les cabinets privés de médecine, etc.). Du budget du gouvernement du Québec, près de 40 % est alloué au financement du système de santé, dont 9 % au programme-clientèle de santé mentale. Des fonds consentis à la santé mentale, 35 % sont octroyés aux centres hospitaliers psychiatriques (CHPSY), 27,3 % aux centres hospitaliers de soins généraux et spécialisés (CHSGS), 16 % à la rémunération des médecins (dont 69 % aux psychiatres), 6,4 % aux centres locaux de services communautaires, 6,2 % au paiement des médicaments, 3,7 % aux centres d'hébergement et de soins de longue durée (CHSLD), 3,5 % aux organismes communautaires et 1,3 % aux centres de réadaptation (MSSS, 2000 ; MSSS, 1996-1997, données non publiées citées dans Kovess *et al.*, 2001). Ce financement alloué au système de santé mentale ne tient pas compte du rôle joué par l'intersectoriel dans la dispensation des services offerts aux personnes aux prises avec des troubles de santé mentale (p. ex., municipalité, éducation, emploi-travail, solidarité sociale, police et justice).

La gouverne du système de santé et des services sociaux au Québec relève de deux instances de régulation : le ministère de la Santé et des Services sociaux (MSSS) et les régies régionales de la santé et des services sociaux. Le rôle du MSSS consiste à définir les fonctions centrales et stratégiques du système et les principales règles de son fonctionnement (p. ex., orientations et objectifs nationaux de santé et de bien-être et politiques d'ensemble) ainsi qu'à répartir équitablement les ressources entre les régions et à coordonner les activités. Le MSSS conserve en plus certaines fonctions importantes de la gestion du système de santé, notamment l'élaboration des cadres de gestion des ressources humaines, matérielles et financières (p. ex., la régulation et la rémunération des médecins et le mode de gestion par budgétisation globale des établissements), des politiques et des programmes d'adaptation de la main-d'œuvre en santé et relatives à l'approvisionnement en commun des biens et des services des établissements publics, ainsi que l'organisation de l'enseignement et de la recherche.

Les 18 régies régionales (pour 19 régions sociosanitaires) sont responsables de la planification, de l'organisation, de la coordination, de la budgétisation et de l'évaluation des services de santé et des services sociaux. Elles ont aussi comme mission d'adapter les services sociosanitaires aux besoins de leur population et d'encourager la participation des communautés à la prise de décision publique (à l'intérieur de structures décisionnelles et de concertation). Dans le cadre de son champ de compétence, chaque région peut ainsi mettre sur pied une structuration de services lui étant propre et tenant compte des besoins et des réalités de sa population et de son territoire (caractéristiques socioéconomiques et culturelles, et ressources disponibles).

Plus spécifiquement, les régies régionales ont à organiser les services de santé et les services sociaux de leur territoire en fonction de huit programmes-clientèles (santé physique, santé mentale, santé publique, jeunesse, alcoolisme/toxicomanie, personnes âgées, déficience physique et déficience intellectuelle). L'approche par programmes-clientèles a comme objectif d'orienter la gestion du système de santé, non plus en fonction des types d'établissements et d'organismes (l'offre de services), mais en fonction de programmes basés sur des objectifs de santé et de bien-être et visant des résultats précis, et soutenus par une analyse des besoins des clientèles. Considérant chaque programme-clientèle, la rédaction de planifications stratégiques des services est prévue. Pour la santé mentale, des plans régionaux d'organisation des services de santé (PROS), qui consistent en un exercice exhaustif de planification intégrée des services (Fleury *et al.*, 2002), ont d'abord été mis en œuvre, pour la plupart, entre les années 1989 et 1996. À partir du milieu des années 1990, les PROS ont été remplacés soit par des plans de transformation de l'organisation des services sociosanitaires, soit par des plans de consolidation de l'organisation des services ou par des plans d'action. Contrairement aux PROS, les plans de transformation sont établis pour l'ensemble des programmes de santé. Ils soutiennent une restructuration importante de l'organisation de l'ensemble des services sociosanitaires, notamment par le virage ambulatoire et la communautarisation des services. Ils ont aussi été conçus en fonction d'importantes compressions budgétaires (plus de 1,4 milliard de dollars pour la période 1995-1998). Les plans de consolidation visent à renforcer les tendances précédentes (rationalisation, virage ambulatoire, communautarisation des services) et les mécanismes déployés pour soutenir ces orientations. Les plans d'action sont des planifications opérationnelles de l'organisation des services d'un progamme de santé, conçus en fonction d'objectifs plus ciblés que les PROS.

2. LE CONTEXTE DE TRANSFORMATION DU SYSTÈME DE SANTÉ MENTALE

La Commission d'enquête sur les services de santé et les services sociaux (présidée par Jean Rochon : 1985-1988), qui débouche sur une nouvelle législation (« *Loi 120* » : 1991) et sur la *Politique de santé mentale* (MAS, 1989) constitue le point de départ d'une démarche plus systématique en vue d'améliorer l'organisation des services de santé mentale. Dans le rapport de la Commission, le système de santé est diagnostiqué comme étant captif des différents groupes d'intérêt organisationnels et professionnels et fragmenté entre ces différentes unités organisationnelles et professionnelles. La réforme consiste à améliorer la flexibilité du réseau de la santé, en vue de briser les monopoles et de réduire la rigidité du système quant aux mandats octroyés aux organisations et quant à la division des tâches des professionnels de la santé. Elle vise ainsi à encourager le développement de services innovateurs au profit de la clientèle (Mercier et White, 1994). Afin d'atteindre ces résultats, le processus de décentralisation et de rationalisation du système est accéléré au début des années 1990, particulièrement avec la création des régies régionales, l'organisation des services par programmes-clientèles et les PROS en santé mentale.

Dans le secteur de la santé mentale, cette première phase de restructuration du système, élaborée autour de la *Politique de santé mentale* (MAS, 1989) et des PROS (1989-1996) est considérée comme n'ayant débouché que sur peu d'effets (MSSS, 1997). Elle a néanmoins réussi à mettre en place les balises d'une gestion régionale et d'une organisation locale de distribution de services mobilisant l'ensemble des ressources intervenant en santé mentale. Un certain « virage » vers le déploiement d'une gamme de services plus diversifiés et offerts dans la communauté a été entamé. Particulièrement, les organismes communautaires et les activités de réadaptation/réintégration sociale, d'entraide aux usagers et aux familles, de crise et de promotion/protection de la personne ont été consolidés (Fleury *et al.*, 2004). Notons qu'au-delà des fonctions rationnelles permettant l'atteinte des objectifs, les politiques de santé et la planification des services jouent un rôle essentiel à l'appui de la transformation, assumant des fonctions d'information, de communication, de direction et de contrôle (Langley, 1988 ; 1989). En ce sens, cet exercice a servi de déclencheur et de catalyseur à la transformation, mobilisant et introduisant pour les différents professionnels et organisations de la santé une logique d'articulation des services davantage décentralisée, coordonnée, diversifiée et déployée dans la collectivité.

À partir du milieu des années 1990, le discours dominant relatif aux objectifs poursuivis par le système et aux moyens à mobiliser pour sa transformation se précise sensiblement. Bien que la *Politique de santé mentale* (MAS, 1989) ait visé un changement substantiel de l'organisation et de l'offre des services de santé mentale, les buts poursuivis et surtout les moyens à mettre en œuvre demeuraient ambigus ; les documents ministériels postérieurs (MSSS, 1998 ; 2001b ; 2001c) clarifient ces derniers. Notamment, le *Plan d'action pour la transformation des services de santé mentale* (MSSS, 1998) et les différents avis du Groupe d'appui à la transformation publiés à partir de 2002 explicitent les actions à prendre ainsi que les balises qui les structurent pour accélérer la transformation des services. À titre d'exemple, les objectifs visant l'amélioration du « partenariat, de la concertation, de la collaboration entre organisations et professionnels de la santé et de la coordination entre les services » proposés dans différents documents ministériels (MAS, 1987 ; 1989) sont progressivement reformulés en termes « d'intégration de services » (MSSS, 1998 ; 2000 ; 2001). L'accent mis sur le discours relatif à l'intégration des services vers la fin des années 1990 marque un renforcement significatif des efforts en vue de rationaliser et de coordonner les services et d'arrimer l'action des différents partenaires, afin de limiter la duplication de services et de répondre de la façon la plus pertinente et efficiente possible aux besoins des personnes. Par rapport à la période précédente, on mise aussi davantage sur le niveau local plutôt que sur le plan régional. On voit ainsi émerger différents projets et prises de position politique visant l'amélioration de l'intégration des services sociosanitaires sur les plans de la clientèle (p. ex., suivi intensif dans la communauté) et du système (réseaux intégrés de services).

En fait, la réforme, accélérée à partir du milieu des années 1990, peut être interprétée comme visant explicitement à imposer un nouvel archétype (tableau 13.1). Les archétypes sont définis comme des structures et des processus, liés à un système d'idées et de valeurs (Greenwood et Hinings, 1993 ; Denis *et al.*, 1995). Ils sont des généralisations de pôles de configuration que le système tend à atteindre. Ainsi, le système de santé mentale avant la réforme est conçu comme un réseau hospitalocentrique. Les services sont essentiellement de nature psychiatrique, donc ils s'appuient sur la notion de maladie mentale. Le système de gestion est structuré en fonction d'objectifs organisationnels et par une logique politique qui s'établit suivant les coalitions les plus fortes. Le nouvel archétype est caractérisé comme un système intégré (plus souvent qu'autrement au niveau d'un territoire de MRC – municipalité régionale de comté) à plusieurs acteurs organisationnels offrant majoritairement des services dans la communauté, conservant des pôles de spécialisation et établis en fonction d'une hiérarchisation des services. Il s'appuie sur des services intégrés (p. ex., suivi intensif dans la communauté) offerts à partir d'équipes multidisciplinaires. Il favorise aussi une logique d'organisation et d'offre de services fondée sur des données probantes[4] et appuyée par une prise de décision plus démocratique. C'est-à-dire que la prise de décision tient compte des résultats de recherche et de l'impact des interventions sur la santé, tout en s'effectuant davantage en concertation avec l'ensemble des acteurs d'un système[5].

TABLEAU 13.1

Archétypes du système de santé mentale

Archétypes/ types de restructuration	Archétype 1 (avant 1989)	Archétype 2 (réforme de la santé mentale)
	– Maladie mentale	– Santé mentale*
	– Services psychiatriques	– Services communautaires avec pôles de spécialisation et hiérarchisation des services
	– Système hospitalocentrique	– Système intégré à plusieurs acteurs organisationnels – Services intégrés offerts par équipes multidisciplinaires
	– Gestion politique et par objectifs organisationnels	– Gestion régionale et locale par résultats, basée sur des données probantes

* Le concept de santé mentale est considéré à partir d'un modèle écologiste qui intègre, au-delà de la maladie, l'adaptation d'une personne à son milieu, l'état de son bien-être et l'actualisation de sa personne (appropriation du pouvoir). Cette conception entraîne une intervention non seulement médicale, mais aussi sociale (p. ex., logement, travail, réadaptation et intégration sociale, loisir, etc.).

---

4. Le concept *d'evidence-based medicine* a été proposé comme un nouveau paradigme au début des années 1990. Au Canada, le Forum national sur la santé peut être retracé comme l'événement marquant l'importance sans précédent de ce concept. Les racines du mouvement peuvent néanmoins être retracées à partir des années 1970 (Niessen, Grijseels et Rutten, 2000 ; Beaulieu, Battista et Blais, 2001).

5. Nous postulons que les tables de concertation mises en place aux niveaux régional et local ainsi que le mode d'articulation « en réseau » de services (organisation locale de distribution de services) ont favorisé une prise de décision moins orientée en fonction des objectifs organisationnels et des coalitions les plus fortes. Cette structuration de la prise de décision est ainsi plus démocratique.

3. LES PRINCIPALES CONDITIONS FACILITANT OU ENTRAVANT L'IMPLANTATION DE RÉFORMES

Dans une revue sur l'implantation, O'Toole (1986) identifie plus de 300 variables critiques pour le succès de la mise en œuvre d'une réforme : clarté des objectifs poursuivis, consensus quant à la réforme envisagée, attitude personnelle, coût de la réforme, concordance aux cultures organisationnelles, etc. Selon l'auteur, la moitié des variables recensées relèvent, d'une part, des caractéristiques d'une intervention en tant que telle (clarté des objectifs poursuivis, spécificité ou flexibilité des buts et des procédures, validité de construit de l'intervention – valeur théorique, etc.) ; d'autre part, de l'ampleur des ressources mobilisées (financières, humaines, managériales) et du type de stratégies déployées (normatives, formatives, financières, managériales et coercitives) pour soutenir une intervention. Parmi les autres variables dont on rapporte souvent l'influence sur le succès de la mise en œuvre d'une intervention, on peut citer notamment les acteurs interpellés par le processus (leur nombre, leur attitude et leur perception de la réforme), le leadership appuyant une réforme (particulièrement, le soutien d'une élite), l'adéquation des structures, de la culture organisationnelle et de la réponse aux besoins de la clientèle, ainsi que le *timing* des interventions (particulièrement, les périodes de crise, qui sont propices à l'implantation de réformes ; Scheirer, 1981 ; O'Toole ; 1986).

Les variables ayant un effet plus structurant sur une réforme dépendent souvent du type de changements à l'étude. L'intérêt est de discerner les variables critiques pour le succès de l'implantation, surtout celles qui sont généralisables à d'autres contextes d'implantation pour un même type d'intervention ou nonobstant le type d'intervention (variables « universellement » critiques pour le succès de l'implantation). Les types d'intervention peuvent être classifiés principalement en micro- ou macro-implantations (Scheirer et Griffith, 1990). Les premières renvoient surtout à l'implantation de changements au niveau d'une organisation, impliquant des départements, des programmes ou des services. Les macro-implantations, quant à elles, affectent tout un système ou réseau d'organisations. Les études ciblant une macro-implantation examinent davantage les facteurs environnementaux (contextes socioéconomique et politique), la dynamique entre les organisations et les coalitions d'acteurs et d'organisations ; elles engageront aussi davantage les décideurs et les gestionnaires des systèmes et des organisations. Les études portant sur une micro-implantation analysent davantage le rôle des individus dans l'introduction d'un processus de changement ; elles ciblent plus directement les intervenants du terrain et la clientèle concernée. L'intérêt est de mieux intégrer ces deux « perspectives », puisque chacune peut apporter des éclairages complémentaires sur le processus d'implantation d'un changement.

Les types d'implantation peuvent aussi être classés selon le degré de conflit qu'ils suscitent et selon le degré d'ambiguïté de leur planification (*ambiguity-conflict matrix : policy implementation processes* ; Matland, 1995). De cette analyse du « degré de conflit-ambiguïté » d'un processus de changement découlent les conditions facilitant ou entravant l'implantation de réformes. Par exemple, quand le changement à mettre en œuvre est fortement appuyé par les acteurs et que les moyens pour l'implanter sont reconnus (*administrative implementation*), le processus d'implantation est dominé par des questions technocratiques relatives à la conformité et au suivi des interventions ainsi qu'aux ressources déployées pour les soutenir. Par opposition, quand les conflits et l'ambiguïté entourant une réforme sont élevés (*symbolic implementation*), l'impact de la mise en œuvre est davantage déterminé par le jeu des acteurs locaux et des stratégies de négociation et de coercition élaborées. En fait, plus le degré de conflit-ambiguïté est élevé, plus le modèle d'analyse élaboré pour étudier un processus de changement devra être complexe et multidimensionnel ou, autrement dit, devra étudier la réforme sous des angles différents.

Les perspectives théoriques utilisées pour étudier le changement influent aussi sur les composantes considérées comme importantes dans le processus d'implantation d'une réforme. Par exemple, Yanow (1990) identifie les perspectives des relations humaines, politique et structuraliste. La première focalise sur les attitudes et les dispositions des individus impliqués dans l'implantation de changements, le leadership et les incitatifs mis en place pour les soutenir. La perspective politique met l'accent sur les dynamiques entre les individus, les groupes et les organisations se préoccupant des relations de pouvoirs, des règles de jeux, des coalitions et des processus stratégiques et de négociations. L'approche structuraliste insiste sur les cadres organisationnels déployés, venant baliser les comportements : les structures hiérarchiques et organisationnelles, le dispositif matériel, décisionnel, etc. De même, les perspectives hiérarchiques (*top-down*) et de l'adaptation (*bottom-up*) balisent la compréhension du processus d'implantation de changements. Notamment, par sa vision plus technocratique de la réalité, la première insiste surtout sur l'étude des moyens déployés pour implanter une réforme. La deuxième s'intéresse davantage aux stratégies des acteurs et des coalitions contrant ou appuyant les réformes. Quatre types génériques de stratégies déployées par les acteurs pour implanter une réforme se dégagent de la recension des écrits : les stratégies normatives (qui s'appuient sur la socialisation, la persuasion, la formation et la cooptation en vue de modifier les valeurs et les pratiques) ; les stratégies managériales et financières (balisées par des mécanismes et des incitatifs financiers et de gestion) ; les stratégies coercitives (impliquant la sphère législative et des mécanismes de récompenses et de sanctions ; Provan et Milward, 1994 ; Romzek et Johnston, 1999).

4.   L'EXEMPLE DE LA MISE EN ŒUVRE
DES RÉSEAUX LOCAUX INTÉGRÉS DE SERVICES

Les réseaux intégrés de services sont actuellement considérés comme l'un des principaux moyens de réforme des systèmes de santé (Gillies *et al.*, 1993 ; Morrissey *et al.*, 1997 ; Randolph *et al.*, 1997). Au Québec, le *Rapport de la Commission d'enquête sur les services de santé et les services sociaux* (présidée par Michel Clair, MSSS, 1998) en a recommandé la mise en œuvre pour le programme des personnes âgées en perte d'autonomie, pour les individus avec des maladies complexes, souvent de nature chronique, et pour la clientèle spécifiquement aux prises avec des troubles graves de santé mentale. Dans le secteur de la santé mentale, le *Plan d'action pour la transformation des services de santé* (MSSS, 1998) a introduit ce mode d'organisation comme structuration locale des services. Le développement des réseaux intégrés de services a par la suite été reconduit par le Groupe d'appui à la transformation des services de santé mentale (MSSS, 2001b). Enfin, les *Lignes directrices pour l'implantation de réseaux locaux de services intégrés en santé mentale* en tracent les principaux contours. Dans le secteur de la santé mentale, les réseaux sont définis comme impliquant une offre de soins et d'activités variée (soins médicaux, travail, logement, etc. ; MSSS, 1998) et continue, offerte majoritairement dans la communauté et dans un territoire local par un ensemble de distributeurs (de l'institutionnel, du communautaire et de l'intersectoriel – p. ex., municipalité, justice) coordonnant leurs services et tenus imputables de l'efficience et de la pertinence du système et des résultats relatifs à la santé de la clientèle.

L'implantation des réseaux intégrés de services relève donc d'un mouvement international et d'une directive ministérielle. Les régies régionales ont récemment reçu le mandat de les implanter dans leurs localités respectives. Le changement déployé est donc fortement institutionnalisé (prise de position politique), ce qui devrait contribuer favorablement à leur implantation. Le construit théorique du modèle repose néanmoins sur des bases fragiles ; peu de démonstrations empiriques du modèle ont démontré leur efficacité, particulièrement dans le secteur de la santé mentale (Walston *et al.*, 1996 ; Conrad et Shortell, 1996 ; Charns, 1997). Une des principales raisons expliquant cette situation est cependant la difficulté d'implanter une telle organisation de services, qui demande une transformation importante de l'organisation des soins et des pratiques professionnelles. Les objectifs poursuivis par les réseaux sont, quant à eux, fort explicites : ils visent une meilleure coordination de l'organisation du système et de l'adéquation de la réponse aux besoins (globalité, continuité, accessibilité et humanisation des services), ainsi qu'une plus grande efficience de l'organisation des services (non-dédoublement des activités, interventions les plus efficaces en termes de coût-efficacité : « meilleures pratiques » (*best practices*), etc.). Dans la réforme, les moyens à mettre sur pied pour l'opérationnalisation de ce modèle ne sont cependant que peu abordés ; leur élaboration est laissée principalement à l'initiative des acteurs des régions et des localités.

L'ambiguïté dans l'opérationnalisation de la réforme joue différents rôles. Il semble qu'elle soit favorable dans une structuration d'organisations professionnelles, d'autant plus dans un système complexe où la décentralisation des processus semble plus appropriée. L'ambiguïté permet ainsi aux acteurs organisationnels de s'approprier la réforme. Elle incite au développement d'outils et de moyens complexes et innovateurs en vue d'appuyer la transformation. Matland (1995, p. 167) affirme ainsi : « *More important than a successful outcome is one that produces learning. Ambiguity should be seen as an opportunity to learn both new means and new goals.* » Quand la réforme envisagée ne fait pas l'objet d'un consensus entre les acteurs organisationnels, l'ambiguïté des moyens peut néanmoins servir de justification à la non-implantation d'une intervention, ou à l'implantation d'interventions moins efficaces ou moins efficientes. Particulièrement dans ce cas, la réforme devrait être soutenue par des leaders (ou champions) et des experts d'un secteur d'intervention, ainsi qu'accompagnée d'incitatifs et de processus de monitorage appropriés.

Dans les régions, l'implantation de réseaux intégrés de services prend ainsi forme autour de différents modèles de régulation[6] et de stratégies d'intégration des services en réseau (p. ex., suivi intensif en équipe, soins partagés, planification régionale des services, etc. ; Fleury et Ouadahi, 2002), lesquels relèvent du choix des acteurs, du contexte (culture organisationnelle, ressources disponibles) et des dynamiques régionales et locales. L'imprécision des méthodes d'opérationnalisation de la réforme a ainsi permis l'émergence de stratégies d'intégration et de modèles de régulation innovateurs, dans un champ où les connaissances sur les modes d'organisation du système les plus efficaces sont peu connus. Vu les changements substantiels dans l'organisation du système que les réseaux intégrés de services supposent, le potentiel de conflits générés par l'implantation de la réforme et l'imprécision de ses moyens d'opérationnalisation est cependant élevé. Cette réforme s'apparente, en fait, à « l'implantation symbolique » décrite par Matland (1995), laquelle est caractérisée par un haut niveau de conflit et d'ambiguïté et vise une redistribution substantielle des ressources et du pouvoir d'un système.

---

6. En guise d'illustration, mentionnons le « modèle traditionnel de dispensation de services », dans lequel la clientèle accède aux services par plusieurs portes d'entrée et dont les services sont interreliés par différentes stratégies d'intégration (p. ex., procédures standardisées de référence, agents de liaison, comités de concertation…) et le « modèle de dispensation de services par équipe MRC », où il existe toujours plusieurs portes d'entrée, mais où la clientèle aux prises avec des troubles graves et persistants est dirigée vers des programmes et des services particuliers.

Dans ce type de réforme, les enjeux du succès de l'implantation s'articulent sur le plan local et dépendent des stratégies déployées pour soutenir la restructuration.

Les régions sociosanitaires les plus avancées dans le processus d'implantation des services intégrés sont effectivement celles ayant joué un rôle actif et soutenu de leader dans le développement des réseaux et celles ayant déployé le plus d'efforts pour soutenir la transformation. Certains coordonnateurs des services de santé mentale des régies régionales ont en ce sens joué le rôle de *champions* ; « *there were the early learners who had the ability for converting ideas into action and picked up the issue and ran with it, transmitting their energy, enthusiasm and knowledge to others* » (Ferlie et Bennett, 1992, p. 34). Ces régies régionales ont d'ailleurs préparé, en concertation avec les distributeurs locaux de services de santé mentale, des plans de réorganisation de leurs réseaux respectifs. Elles ont effectué des réallocations substantielles de ressources (financières et humaines) entre les organisations, notamment par une consolidation importante des CLSC et des organismes communautaires et un recentrage de l'offre des services des hôpitaux sur les deuxième et troisième lignes. Plusieurs stratégies d'intégration des services ont aussi été élaborées : intervenants de liaison entre organisations, programmes de suivi intensif dans la communauté, comités clinico-administratifs, programmes conjoints (offre de services établie par plus d'une organisation), contrats ou ententes de services entre organisations, etc. Les stratégies déployées par ces régies régionales ont été à la fois normatives, financières, managériales et coercitives.

D'autres facteurs ont contribué à favoriser l'implantation des réseaux dans les territoires. Mentionnons à titre d'exemples la pauvreté des ressources, qui, dans certains territoires, a encouragé la coordination des services ; l'ajout de nouvelles ressources, la transformation ; une meilleure adéquation des cultures organisationnelles aux objectifs visés par la restructuration (historique de collaboration, d'implication dans le secteur de la santé mentale), etc. D'autres conditions constituent plutôt des entraves à la réforme : la complexité des régulations existantes dans le réseau et les sphères d'autonomie (p. ex., régulation régionale *versus* centrale ; normes professionnelles, conventions collectives, mode de financement des médecins, etc.), l'intérêt mitigé des psychiatres et l'insuffisance de la prise en charge de la santé mentale par les omnipraticiens, la pauvreté en ressources de certains territoires et le manque d'argent pour soutenir la transition, les conflits de pouvoir et d'idéologie (institutionnel-alternatif), la tendance à l'inertie, etc.

5. L'EXEMPLE DE LA MISE EN ŒUVRE DU SUIVI INTENSIF DANS LA COMMUNAUTÉ

Le suivi intensif dans la communauté (*Assertive Community Treatment* ou ACT) est le modèle de suivi dans la communauté le plus étudié et le plus imité (Phillips *et al.*, 2001 ; Bond *et al.*, 2001 ; CETS, 1999 ; AHQ, 2000). Le modèle a été créé au Wisconsin au cours des années 1970 par Stein, Test et leurs collaborateurs. Dans le contexte des stratégies d'intégration des services de santé mentale, il consiste essentiellement à maximiser l'intégration des services en rassemblant au sein d'une *même* équipe clinique multidisciplinaire un ensemble de services traditionnellement offertes par des organismes distincts : traitement psychiatrique, soutien au logement, insertion au travail, traitement pour alcoolisme et toxicomanie, et soutien aux familles. Chaque client participe, peu après son admission au programme, à l'élaboration d'un plan de services qui recouvre l'ensemble des facettes les plus pertinentes et qu'il est intéressé à travailler (Allness et Knoedler, 1998 ; Stein et Santos, 1998 ; AHQ, 2000). Non seulement les intervenants collaborent à l'élaboration de ce plan, qui doit être révisé tous les six mois ou encore plus fréquemment, mais ils participent de façon concertée à sa mise en œuvre. Ainsi, chaque client connaît chacun des intervenants.

On estime qu'environ 20 % des personnes recevant des services pour troubles de santé mentale graves (Bond *et al.*, 2001), ou de 0,7 à 1 personne par 1 000 habitants dans la population (soit environ 5 000 à 7 000 personnes au Québec), devraient bénéficier des services de programmes de suivi intensif en équipe dans la communauté (CETS, 1999). Ce modèle s'adresse généralement à une clientèle atteinte de troubles psychotiques, qui ne se présente pas à ses rendez-vous et ne prend pas ses médicaments de façon fiable, qui présente des déficits fonctionnels importants et est sujette à des crises fréquentes menant à des visites à l'urgence et à des réhospitalisations répétées (AHQ, 2000). Par la dispensation intégrée de traitements psychiatriques, de services de réadaptation et de soutien, dans le milieu de vie des clients, les équipes de suivi intensif visent à aider leurs clients à atteindre une meilleure qualité de vie. Cela implique entre autres une réduction dans la fréquence et la gravité des crises et, par conséquent, dans le nombre de visites à l'urgence et de réhospitalisations, l'abstinence à l'égard de l'alcool et des drogues si cette problématique est présente, l'obtention d'un appartement autonome et d'activités d'emploi, préférablement en milieu régulier.

Des échelles ont été créées pour évaluer la fidélité de programmes au modèle PACT, dont la plus connue est celle de Dartmouth (Teague *et al.*, 1998). L'application de cette échelle à un échantillon d'une cinquantaine d'équipes aux États-Unis indique que, dans les faits, les programmes existants sont plus ou moins fidèles au modèle PACT (Teague *et al.*, 1998).

En Amérique du Nord, y compris au Québec, on observe que les gestionnaires qui établissent les budgets accordés aux programmes, et les paramètres selon lesquels ces programmes sont censés fonctionner, ne
rassemblent que rarement les conditions nécessaires à l'implantation de
programmes fidèles au modèle – soit à cause de contraintes politiques
limitant les ressources pouvant y être allouées, soit par absence de volonté
dans ce sens, ou les deux. Le développement de programmes fidèles au
modèle exige, entre autres, des ressources humaines suffisantes, protégées
si nécessaire par des assouplissements dans les conventions collectives,
des ajustements à la rémunération des psychiatres pour les attirer en plus
grand nombre à ce travail, des ressources financières suffisantes pour
permettre entre autres une formation initiale et continue de haut calibre
et une veille continue à la fidélité provenant de l'extérieur de l'équipe.

Ol'importance de ce dernier facteur, dans le cas du suivi intensif en
équipe comme dans celui de beaucoup d'autres modèles d'intervention
définis de façon précise, mérite d'être soulignée. Même lorsque les gestionnaires du système mettent en place toutes les ressources nécessaires pour
favoriser un haut degré de fidélité au modèle, la tentation demeure toujours
présente pour les intervenants de l'équipe d'adapter le modèle selon leurs
préférences. Ainsi, la dispensation de services le soir et les fins de semaine
peut être éliminée, les plans de services peuvent être établis sans grand
effort de concertation avec le client, les interventions peuvent être effectuées
au jour le jour sans égard au plan de services, et ainsi de suite.

C'est principalement le milieu communautaire qui, au Québec, a
établi au départ des programmes de suivi communautaire. En général,
ces programmes comprenaient un groupe d'intervenants dont chacun avait
le mandat d'aider environ une vingtaine de personnes à atteindre une vie
plus satisfaisante dans la collectivité. Cette aide était offerte de façon flexible,
selon les besoins de l'individu et à partir de philosophies différentes, selon
les organismes[7].

Le développement de programmes de suivi intensif basés dans des
hôpitaux commence à s'installer au Québec vers le début des années 1990,
notamment avec l'établissement du Service d'accompagnement et de suivi
communautaire de l'Hôpital Pierre-Janet à Hull et celui des Centres d'intégration communautaire de l'Hôpital Sainte-Thérèse à Shawinigan (Centre
hospitalier Mauricie–Centre-du-Québec). Mais c'est à partir de 1996, année
au cours de laquelle l'Hôpital général de Montréal établit le Service de
liaison communautaire et où se déroule la première conférence sur le suivi
intensif en équipe dans la communauté au Québec, que les hôpitaux

---

7. On voit aussi à cette époque apparaître un programme de suivi basé en CLSC, à Portneuf
   (Cormier *et al.*, 1990), et un autre basé à l'Hôpital de Maria, en Gaspésie.

commencent véritablement à percevoir la pertinence d'établir des services de suivi communautaire. L'appel qui leur est alors lancé est d'établir des programmes de suivi intensif en équipe, basés sur le modèle américain *Program of Assertive Community Treatment*[8]. On compte à l'heure actuelle au Québec de six à huit programmes (selon les critères utilisés pour les identifier) qui tentent, avec les ressources dont ils disposent, de se conformer assez précisément au modèle ACT.

Bien que le modèle ACT ait fait l'objet d'études importantes quant à son efficacité, peu de recherches ont traité de ses conditions d'implantation (Phillips *et al.*, 2001). Ainsi les facteurs qui expliquent la diffusion encore lente du modèle au Québec ne sont pas encore bien connus. Si l'on examine la genèse de chacun de ces six à huit programmes au Québec, toutefois, on voit que dans chaque cas, ce sont principalement des acteurs d'un établissement en particulier qui ont été les artisans de son démarrage[9]. On peut supposer que la conviction de ces acteurs est née d'un ensemble d'observations et d'informations convergentes, dont au départ les écrits dans la littérature évaluative internationale, le colloque de 1996 mentionné plus haut, puis le rapport du CETS, paru en 1999, un autre colloque parrainé par l'Association des hôpitaux du Québec en 1999, et le cadre de référence publié par cette même organisation en septembre 2000. Les résultats positifs observés en particulier par l'équipe PACT de l'Hôpital Douglas, la première à viser résolument la fidélité à ce modèle, et la possibilité pour des intervenants d'ailleurs de venir l'observer, ont également été des facteurs facilitants.

À première vue, le contexte sociopolitique et économique actuel favorise l'implantation du modèle PACT : appui du MSSS au développement de programmes de suivi (intensif et moins intensif) dans la communauté, volonté clairement exprimée du MSSS de réduire le recours à l'hospitalisation et d'augmenter la part des services offerts dans la collectivité. À y regarder de plus près, cependant, la diffusion réalisée jusqu'à maintenant s'est effectuée dans un contexte d'ambiguïté. Si, d'une part, des documents émanant de certains organismes québécois

---

8. On distingue aux États-Unis le PACT (*Program of Assertive Community Treatment*), qui fait référence au modèle « Wisconsin », comprenant de grosses équipes et des règles très précises (Allness et Knoedler, 1998) et l'ACT (*Assertive Community Treatment*), appellation plus générique qui englobe les plus petites équipes telles qu'on les trouve plus couramment aux États-Unis (p. ex., les programmes Bridge à Chicago et les programmes du Michigan). Dans un cas comme dans l'autre, toutefois, les services sont principalement donnés dans la communauté, la composante médicale est importante, et l'élaboration des plans de traitement et l'intervention se font toutes deux en équipe.

9. Dans certains cas, l'arrivée d'un psychiatre qui s'est montré intéressé à se rattacher à l'établissement si on lui offrait la possibilité de travailler au sein d'une équipe de type PACT a aussi été un facteur important.

respectés – le CETS et l'AHQ – appuient sans équivoque la fidélité au modèle PACT, le MSSS a préféré conserver un certain agnosticisme par rapport à ce modèle. En effet, le document *Orientations pour la transformation des services de santé mentale* (MSSS, 1997) ainsi que le *Plan d'action pour la transformation des services de santé mentale* (1998) appuient le développement de services de suivi intensif, mais sans spécifier qu'ils devaient être conformes au modèle PACT en tant que tel. Plus récemment, le MSSS a diffusé des lignes directrices pour l'implantation de modalités (plus ou moins intensives) de soutien dans la collectivité (MSSS, 2002). Ces lignes directrices, tout en décrivant pour la modalité la plus intensive de suivi (appelée dans le document « soutien par équipe, intensif et intégré ») des principes et certaines modalités de fonctionnement ressemblant fort à ceux du modèle PACT, tiennent à demeurer ouvertes à d'autres modèles organisationnels que celui-là. Elles n'endossent pas les conclusions du rapport du CETS et ne font pas mention du cadre de référence de l'AHQ. Le MSSS a encore moins consenti à ce jour, aux régies régionales, des budgets ciblant l'établissement de programmes de type PACT. Dans la zone grise de partage des responsabilités entre le MSSS et les régies régionales, le MSSS a jusqu'à maintenant choisi de confier aux régies régionales la responsabilité de mettre sur pied des services de suivi intensif, chacune à sa façon, à l'intérieur de paramètres très larges. La position ambiguë du MSSS reflète la controverse qui – à plus ou moins juste titre, selon les points de vue – entoure le modèle PACT. Ce modèle a été critiqué – particulièrement par les milieux communautaires – quant à l'importance relative du suivi donné à la médication (aux dépens, selon certains, de la réadaptation psychosociale) et qualifié de paternaliste, encourageant peu le développement du « pouvoir d'agir » (*empowerment*) des personnes.

En outre, si la documentation scientifique porte à la conclusion qu'une plus haute fidélité au modèle PACT tend à donner de meilleurs résultats[10], les recherches évaluatives ne peuvent guère mettre en relation avec exactitude les données d'efficacité clinique et les composantes spéci-

---

10. Deux synthèses des résultats d'études expérimentales et quasi expérimentales, utilisant des échantillons d'études et des méthodes différentes, suggèrent qu'une plus grande fidélité au modèle PACT est associée à une plus forte baisse des hospitalisations (Latimer, 1999 ; Bond *et al.*, 1995). Une autre étude conclut que les équipes qui intègrent plus fidèlement l'approche de traitement intégré pour doubles diagnostics (problèmes de santé mentale et alcoolisme/toxicomanie) obtiennent des taux de rémission d'abus d'alcool et de drogues sensiblement plus élevés que celles qui l'intègrent moins fidèlement (McHugo *et al.*, 1999). Une étude récente conclut par ailleurs qu'une plus haute fidélité au modèle est associée à des taux de satisfaction plus élevés à l'égard des services (McGrew).

fiques du modèle (Denis *et al.*, 2001)[11]. Les tenants du modèle doivent convaincre les gestionnaires et les intervenants qu'en l'absence de connaissances précises sur l'importance relative de différents facteurs organisationnels, il est plus sage d'adopter toutes les composantes du modèle en bloc (Bond *et al.*, 2001 ; CETS, 1999). Ces facteurs ont certainement contribué à alimenter dans plusieurs milieux des résistances au modèle, lesquelles tiennent sans doute aussi aux changements organisationnels importants qu'exige le modèle PACT : travail interdisciplinaire avec partage de la responsabilité clinique ; services majoritairement offerts dans la collectivité et plus particulièrement au domicile des personnes ; collaboration plus collégiale des psychiatres avec les autres intervenants, etc. L'élaboration du modèle à partir des hôpitaux suppose aussi une transformation de la culture organisationnelle : flexibilité des rôles professionnels, des normes du travail et conventions collectives, offre de services dans la communauté, etc.

Ainsi des résistances se sont manifestées à la fois de milieux communautaires et institutionnels, rendant plus difficile l'adoption par le MSSS d'une politique clairement en faveur du modèle PACT, et nourrissant un climat général d'ambiguïté autour du modèle. Les régies régionales ont réagi différemment à cette ambiguïté, certaines (Montérégie, Mauricie–Centre-du-Québec, Côte-Nord et, tout récemment, Laval) consentant des budgets ciblant la mise sur pied d'équipes de suivi plus ou moins explicitement conformes au modèle ACT, d'autres appuyant l'établissement d'équipes financées à même les budgets des établissements (Montréal-Centre, Québec) ou se préparant à offrir des budgets ciblés (Montréal-Centre), d'autres encore, à notre connaissance, n'ayant entrepris aucune action en ce sens (p. ex., l'Estrie). De façon générale, c'est lorsqu'une régie régionale et un établissement se sont alliés pour créer une équipe de suivi intensif – la régie régionale offrant un soutien financier, l'établissement le soutien administratif – que des équipes ont été formées. Les deux exceptions notables ont été l'Hôpital Douglas et le Centre hospitalier Robert-Giffard, hôpitaux psychiatriques qui possédaient des ressources internes suffisantes pour pouvoir monter des programmes PACT sans appui financier de leur régie régionale.

L'implantion du modèle de suivi intensif en équipe s'apparente ainsi au modèle d'implantation politique tel que conçu par Matland (1995) : ses fondements théoriques sont relativement solides (la preuve empirique de son efficacité a été démontrée), mais elle suscite une vive controverse.

---

11. La raison est qu'il faudrait pouvoir comparer entre eux les effets de programmes identiques sauf pour une seule composante (p. ex., la disponibilité jour et nuit ou les rencontres quotidiennes de l'équipe). Dans la pratique, il est impossible de contrôler des programmes psychosociaux avec tant de précision et, même si on pouvait le faire, il faudrait de très grands échantillons pour déceler des différences d'effet sans doute modestes.

Pour favoriser le déploiement d'un tel type de changement organisationnel, des stratégies de négociation de type financier et « coercitif » sont
généralement nécessaires.

6. UNE DISCUSSION SUR LES ENJEUX QUI SOUS-TENDENT LES INTERVENTIONS EN SANTÉ

Ce chapitre visait d'abord à cerner l'organisation générale du système de
santé mentale et les grandes lignes marquant la transformation et la régulation des interventions en santé. Nous avons ainsi vu que le système de
santé est gouverné par différents niveaux : central (régulation et rémunération des médecins, convention collective, etc.), régional (planification et
coordination des services régionaux, allocation budgétaire aux établissements) et organisationnel (missions et gestion interne). Les professionnels conservent aussi une autonomie importante dans le système (ordres
professionnels, fédérations médicales, etc.). Pour Contandriopoulos (1994),
la régulation du système de santé résulte, en fait, de « la tension existante
entre quatre logiques, correspondant à la rationalité dominante d'un
groupe : la logique du marché (la population), la logique technocratique
(les organismes payeurs et l'appareil gouvernemental), professionnelle (les
professionnels) et politique (l'État) » (p. 10). Cette fluidité dans la régulation
et la gouverne du système de santé (ou imbrication des niveaux et des
logiques de régulation) renforce l'importance de considérer le contexte
dans lequel s'insèrent les interventions en santé.

La complexité du système a aussi comme corollaire de rendre plus
difficile l'implantation de nouvelles interventions. Glouberman et Mintzberg
(2001) affirment ainsi en parlant du système de santé : « *Change has certainly
become the steady state in the system, but all too often it is bifurcated change.* »
Le système de santé mentale d'après la *Politique de santé mentale* (MSSS,
1989) et la « *Loi 120* » (MSSS, 1991) a ainsi été caractérisé comme ayant
pour but la mise en place d'un nouvel archétype (santé mentale ; services
communautaires avec pôles de spécialisation et hiérarchisation des
services ; système intégré à plusieurs acteurs organisationnels ; services
intégrés en équipes multidisciplinaires et gestion régionale et locale par
résultats – données probantes). Ce contexte de transformation permanente
du système de santé rend d'autant plus sensible l'étude des conditions
d'implantation de changement. Ce chapitre a ainsi accordé une grande
place à l'étude du processus de mise en œuvre de réformes.

Par les exemples des réseaux intégrés de services et du suivi intensif
dans la communauté de type PACT, nous avons voulu illustrer l'implantation de réformes dans le système de santé mentale. Les réseaux intégrés
de services s'apparentent à une macro-implantation et, selon le modèle
de Matland (1995), peuvent se comparer à une « implantation symbo-

lique », qui se caractérise par un haut niveau de conflit et d'ambiguïté et vise une redistribution substantielle des ressources et du pouvoir d'un système. Le suivi intensif dans la communauté de type PACT est une micro-implantation, qui consiste à transformer considérablement les pratiques d'intervention, mais dont le construit théorique est relativement solide. L'intervention s'implante néanmoins dans un contexte d'ambiguïté, où il n'y a pas de décision quant au modèle véritable à mettre en œuvre. Selon le modèle de Matland (1995), la mise en œuvre de cette intervention s'apparente au modèle d'implantation politique (preuve empirique de l'efficacité du modèle, mais suscitant des conflits importants).

Ces exemples mettent en évidence l'importance des enjeux systémiques qui sous-tendent les réformes. Même pour les interventions qui visent une restructuration d'un service au sein d'une organisation, une micro-implantation telle que le PACT, un appui politique et un contexte socioéconomique propice sont des conditions importantes du succès de leur implantation. Au Québec, la diffusion du suivi intensif en équipe semble avoir été retardée par une absence de prise de position politique en faveur de cette intervention. Le processus d'implantation d'une telle micro-implantation est aussi assujetti aux normes professionnelles et autres régulations qui ne dépendent pas nécessairement du niveau organisationnel.

Les deux exemples présentés témoignent par ailleurs de la difficulté d'implantation de changement. Peu importe le type d'intervention mis en œuvre, l'implantation d'une réforme est un processus complexe. Pressman et Wildavsky (1973) estiment la probabilité du succès de l'implantation d'un changement à moins de 50 %. En fait, même les interventions qui ne semblent pas a priori difficiles à implanter, notamment celles qualifiées par Matland (1995) comme des « implantations administratives », c'est-à-dire des interventions qui font consensus et dont l'efficacité a été démontrée (p. ex., une campagne de vaccination contre la variole), en fait, le sont. Les évidences scientifiques associées aux innovations en santé étant aussi toujours partielles, surtout s'il s'agit d'interventions complexes, la mise en œuvre d'interventions s'accompagne inévitablement de négociations entre acteurs (Denis *et al.*, 2001). Par exemple, bien que l'efficacité de l'ACT ait été démontrée, la possibilité demeure que d'autres modèles, qui ont été moins ou pas encore étudiés, lui soient supérieurs. Cela est d'autant plus plausible que dans certaines études récentes, qui comparent l'ACT à des programmes de « gestion de cas » dans des réseaux de services bien dotés, la différence d'efficacité entre l'ACT et la « gestion de cas » est faible (Essock *et al.*, 1998).

Pour contrer la difficulté d'implantation de changement et soutenir les négociations entre acteurs, les écrits sur l'implantation mettent ainsi en évidence l'importance de s'attarder aux stratégies d'implantation de changements. Trois types de stratégies ont été identifiées : normatives, financières, managériales et coercitives, ainsi que le déploiement de différents mécanismes et tactiques pour appuyer le changement (ressources humaines, audits cliniques, leadership, etc.). En guise d'illustration, pour l'implantation de réseaux intégrés de services, Fleury et ses collaborateurs (Fleury *et al.*, 2002 ; Fleury et Ouadahi, 2002) ont particulièrement souligné l'intérêt d'élaborer des stratégies d'intégration de services (planification régionale, tables de concertation, agents de liaison, etc.). Le rôle de leader de la régie régionale a aussi été mis en relief.

CONCLUSION

En fin de parcours, il sied de s'interroger sur ce qui définit le « succès de la mise en œuvre de réformes ». À ce sujet, deux approches se confrontent. L'approche hiérarchique (*top-down*) associe le succès de l'implantation d'une intervention à la rencontre des objectifs initiaux planifiés. Par exemple pour l'ACT, il s'agit de la mise en œuvre de programmes dont la fidélité au modèle original (Wisconsin : Stein et Test) a été démontrée (le lien entre fidélité et résultats positifs pour la clientèle ayant été préalablement établi). L'approche adaptative (*bottom-up*) suppose une définition plus large du succès de l'implantation, le succès étant associé à tout résultat positif non nécessairement planifié (Matland, 1995). Ainsi l'absence de précision sur ce qui constitue un succès dans l'approche adaptative tend à obscurcir les interprétations possibles des résultats d'une intervention. Par contre, à trop associer le succès de l'implantation d'une intervention à la fidélité à un plan ou à un modèle original, on peut restreindre l'innovation dans le système ou l'émergence d'expériences prometteuses, à moins que des mesures favorisant l'innovation dans le système (p. ex., révision des normes de fidélité selon l'évolution des résultats de la documentation évaluative) ne soient prises.

Le succès de l'implantation d'une intervention est aussi relatif au paramètre temporel. À ce sujet, les écrits sur l'implantation et le changement insistent sur l'importance d'accorder assez de temps pour qu'une intervention puisse s'implanter (Scheirer, 1981 ; MSSS, 2001a). La mise en œuvre de nouvelles interventions n'est pas un processus facile, puisqu'elles tentent de supplanter les régulations déjà institutionnalisées dans un système. L'importance des modifications envisagées et la complexité des stratégies mobilisées pour le changement ont un effet sur son processus de développement et ses résultats (Fleury *et al.*, 2002). Compte tenu de l'ampleur des transformations prévues de l'organisation des services et des mécanismes à déployer pour la mise en œuvre de réseaux intégrés de services, l'implantation ne pourra se faire rapidement. De même en ce qui a trait au suivi intensif en équipe dans la communauté, Phillips et ses collaborateurs (2001) évaluent que : « *for implementing the multilevel changes needed to disseminate a program model such as assertive community treatment throughout a state system, it may take three to five years* » (p. 776).

BIBLIOGRAPHIE

Allness, D. and et. Knoedler, W. (1998). *The PACT Model of Community-based Treatment for Persons with Severe and Persistent Mental Illnesses : A Manual for PACT Start-up*. Arlington (Virginie), The National Alliance for the Mentally Ill.

Association des hôpitaux du Québec (AHQ) (2000). *Cadre de référence : le suivi intensif en équipe pour personnes atteintes de troubles mentaux graves*. Montréal.

Beaulieu, M.D., Batista, R.N. et Blais, R. (2001). À propos de l'« Evidence-based medecine ». *Ruptures, revue transdisciplinaire en santé*, vol. 7, n° 2, p. 120-134.

Bond, G.R., Drake, R.E. *et al.* (2001). Assertive community treatment for people with severe mental illness : Critical ingredients and impact on patients. *Disease Management and Health Outcomes*, vol. 9, n° 3, p. 141-159.

Bond, G.R., McGrew, J.H. *et al.* (1995). Assertive outreach for frequent users of psychiatric hospitals : A meta-analysis. *The Journal of Mental Health Administration*, vol. 22, n° 1, p. 4-16.

Charns, M.P. (1997). Organization design of integrated delivery systems. *Hospital and Health Services Administration*, vol. 42, n° 3, p. 411-432.

Clark, R.E., Teague, G.B. *et al.* (1998). Cost-effectiveness of assertive community treatment versus standard case management for persons with co-occurring severe mental illness and substance use disorders. *Health Services Research*, vol. 33, n° 5, p. 1285-1308.

Conseil d'évaluation des technologies de la santé (CETS) (1999). *Le suivi intensif en équipe dans la communauté pour personnes atteintes de troubles mentaux graves*. Montréal, ministère de la Santé et des Services sociaux.

Conrad, D.A. et Shortell, S.M. (1996). Integrated health systems : Promise and performance. *Frontiers of Health Services Management*, vol. 13, n° 1, p. 3-40.

Contandriopoulos, A.-P. (1994). Réformer le système de santé : une utopie pour sortir d'un statu quo impossible. *Ruptures, revue transdisciplinaire en santé*, vol. 1, n° 1, p. 8-26.

Cormier, H.J., Guimond, G. *et al.* (1990). *Description et évaluation du programme de soutien communautaire du CLSC de Portneuf*. Rapport de recherche préparé pour l'Unité de recherche en santé mentale du Centre hospitalier de l'Université Laval, et l'Unité de psychiatrie sociale et préventive du Centre de recherche Université Laval/Robert-Giffard ; en collaboration avec le CLSC de Portneuf. Québec, Conseil québécois de la recherche sociale.

Denis, J.-L. et Champagne, F. (1990). *Analyse de l'implantation*, GRIS, N90-05, p. 1-71.

Denis, J.L., Langley, A. et Cazale, L. (1995). Peut-on transformer les anarchies organisées ? Leadership et changement radical dans un hôpital. *Ruptures, revue transdisciplinaire en santé*, vol. 2, n° 2, p. 165-189.

Denis, J.-L., Beaulieu, M.-D., Hébert, Y., Langley, A., Lozeau, D., Pineault, R. et Trottier, L.H. (2001). L'innovation clinico-organisationnelle dans les organisations de santé. *La Fondation canadienne de la recherche sur les services de santé*, p. 1-22.

Essock, S.M., Frisman, L.K. *et al.* (1998). Cost-Effectiveness of Assertive Community Treatment Teams. *American Journal of Orthopsychiatry*, vol. 68, n⁰ 2, p. 179-190.

Ferlie, E. et Bennett, C.L. (1992). Patterns of strategic change in health care : District health authorities respond to AIDS. *British Journal of Management*, vol. 3, p. 21-37.

Fleury, M.J. et Denis, J.L. (2000). Proposition d'un modèle d'évaluation de la mise en œuvre et des effets de la planification des programmes régionaux d'organisation des services de santé mentale au Québec. *The Canadian Journal of Program Evaluation*, vol. 15, n⁰ 2, p.117-147.

Fleury, M.-J., Denis, J.-L., Sicotte, C. et Mercier, C. (2004). La transformation des services de santé mentale et le rôle des PROS. *Recherches sociographiques*, vol XL, n⁰ 1.

Fleury, M.J., Mercier, C. et Denis, J.L. (2002). Regional planning implementation and its impact on integration of a mental health care network. *The International Journal of Health Planning and Management*, vol. 17, n⁰ 4, p. 55-73.

Fleury, M.J. et Ouadahi, Y. (2002). Stratégies d'intégration, régulation et moteur de l'implantation de changement. *Santé mentale au Québec*, vol. 27, n⁰ 2, p. 16-36.

Gillies, R.R., Shortell, S.M., Anderson, D.A., Mitchell, J.B. et Morgan, K.L. (1993). Conceptualizing and measuring integration : Findings from the health systems integration study. *Hospital and Health Services Administration*, vol. 38, n⁰ 4, p. 467-488.

Glouberman, S. et Mintzberg, H. (2001). Managing the care of health and the cure of disease – Part I : Differentiation. *Health Care Management Review*, vol. 26, n⁰ 1, p. 56-69.

Gray, B. (1985). Conditions facilitating interorganizational collaboration. *Human Relations*, vol. 3, n⁰ 10, p. 911-936.

Greenwood, R. et Hinings, C.R. (1993). Understanding strategic change : The contribution of archetypes. *Academy of Management Journal*, vol. 36, n⁰ 5, p. 1052-1081.

Kovess, V., Lesage, A., Boisguerin, B., Fournier, L., Lopez, A. et Ouellet, A. (2001). *Planification et évaluation des besoins en santé mentale* (sous la direction du Comité de la santé mentale du Québec et de la Direction générale de la santé en France). Paris, Flammarion.

Langley, A. (1989). In search of rationality : The purposes behind the use of formal analysis in organizations. *Administrative Science Quarterly*, vol. 34, p. 598-631.

Langley, A. (1988). The role of formal strategic planning. *Long Range Planning*, vol. 21, n⁰ 3, p. 40-49.

Latimer, E. (1999). Economic impacts of assertive community treatment : A review of the literature. *Canadian Journal of Psychiatry*, vol. 44, n⁰ 5, p. 443-454.

Lehman, A.F., Dixon, L. *et al.* (1999). Cost-effectiveness of assertive community treatment for homeless persons with severe mental illness. *British Journal of Psychiatry*, vol. 174, p. 346-352.

Linder, S.H. et Peters, B.G. (1990). Research perspectives in the design of public policy: Implementation, formulation and design. Dans D.J. Palumbo et D.J. Calista (dir.), *Implementation and The Policy Process: Opening up the Black Box*. Westport, Greenwood Press, p. 51-67.

Malcom, L., Goggin, A., Bowman, O.M., Lester, D.P. et O'Toole, L.J. (1990). Studying the dynamics of public policy implementation: A third generation approach. Dans D.J. Palumbo et D.J. Calista (dir.), *Implementation and The Policy Process: Opening up the Black Box*. Westport, Greenwood Press p. 181-199.

Matland, R.E. (1995). Synthesizing the implementation literature: The ambiguity conflict model of policy implementation. *Journal of Public Administration Research and Theory*, vol. 5, n° 2, p. 145-174.

McGrew, J.H., Wilson, R.G. et Bond, G.R. (2002). An exploratory study of what clients like least about assertive community treatment. *Psychiatric Services*, vol. 53, p. 761-763.

McHugo, G., Drake, R. *et al.* (1999). Fidelity to assertive community treatment and client outcomes in the New Hampshire Dual Disorders Study. *Psychiatric Services*, vol. 50, n° 6, p. 818-824.

Mercier, C., et White, D. (1994). Mental health policy in Quebec: Challenges for an integrated system. *New Directions for Mental Health Services*, vol. 61 (printemps), p. 41-52.

Ministère des Affaires sociales (MAS) (1989). *La politique de santé mentale*. Québec, Gouvernement du Québec.

Ministère des Affaires sociales (MAS) (1987). *Pour un partenariat élargi (Rapport Harnois)*. Québec, Gouvernement du Québec.

Ministère de la Santé et des Services sociaux (MSSS) (2002). *Lignes directrices pour l'implantation des réseaux de services intégrés*. Québec, Gouvernement du Québec.

Ministère de la Santé et des Services sociaux (MSSS) (2001a). De l'innovation au Changement. *FASS*, dirigé par P. Joubert.

Ministère de la Santé et des Services sociaux (MSSS) (2001b). *Évolution du nombre d'établissements publics et privés dans le réseau sociosanitaire québécois*. Québec, Gouvernement du Québec, Direction générale de la planification straté-gique et de l'évaluation, Direction de la gestion de l'information, Service de développement de l'information.

Ministère de la Santé et des Services sociaux (MSSS) (2001c). *Accentuer la transfor-mation des services de santé mentale: cibles prioritaires adoptées au Forum sur la santé mentale de septembre 2000*. Québec, Gouvernement du Québec.

Ministère de la Santé et des Services sociaux (MSSS) (2000). Plan d'action pour la transformation des services de santé mentale: état d'avancement des travaux. *Document de travail préliminaire, Groupe d'appui à la transformation des services de santé mentale*, p. 1-25.

Ministère de la Santé et des Services sociaux (MSSS) (1998). *Plan d'action pour la transformation des services de santé mentale*. Québec, Gouvernement du Québec.

Ministère de la Santé et des Services sociaux (MSSS) (1997). Orientation pour la transformation des services de santé mentale, MSSS.

Ministère de la Santé et des Services sociaux (MSSS) (1992). Loi sur les services de santé et les services sociaux et modifiant diverses dispositions législatives. *Projets de loi 120 et 15*, p. 278-299.

Ministère de la Santé et des Services sociaux (MSSS) (1989). *Extraits de la politique de santé mentale portant sur le partenariat*. Québec, Gouvernement du Québec.

Morrissey, J.P., Calloway, M., Johnsen, M. et Ullman, M. (1997). Service system performance and integration: A baseline profile of the ACCESS demonstration sites. *Psychiatric Services,* vol. 48, nº 3, p. 374-380.

Niessen, L.W., Grijseels, E.W.M. *et al.* (2000). The Evidence-based approach in health policy and health care delivery. *Social Science & Medicine,* vol. 51, p. 859-869.

O'Toole, L.J. (1986). Policy recommendations for Multi-Actor implementation: An assessment of the field. *Journal of Public Policy,* vol. 6, nº 2, p. 181-210.

Phillips, S.D., Burns, B.J. *et al.* (2001). Moving assertive community treatment into standard practice. *Psychiatric Services,* vol. 52, nº 6, p. 771-779.

Potvin, N. (1997). *Bilan d'implantation de la Politique de santé mentale*, Québec, Gouvernement du Québec, ministère de la Santé et des Services sociaux.

Pressman, J.L. et Wildavsky, A. (1973). *Implementation*. Berkeley, University of California Press.

Provan, K.G. et Milward, H.B. (1994). Integration of community-based services for the severely mentally and the structure of public funding: A comparison of four systems. *Journal of Health Politics, Policy and Law,* vol. 19, nº 4, p. 865-895.

Randolph, F.L., Blasinsky, M., Leginski, W.L., Parker, L.B. et Goldman, H.H. (1997). Creating integrated service systems for homeless persons with mental illness: The ACCESS program. *Psychiatric Services,* vol. 48, nº 3, p. 369-373.

Romzek, B.S. et Johnston, J. (1999). Reforming Medicaid through contracting: The nexus of implementation and organizational culture. *Journal of Public Administration Research and Theory,* vol. 9, nº 1, p. 107-139.

Scheirer, M.A. et Griffith, J. (1990). Study micro-implementation empirically: Lessons and dilemnas. Dans D.J. Palumbo et D.J. Calista (dir.), *Implementation and The Policy Process: Opening up the Black Box*. Westport, Greenwood Press, p. 163-181.

Scheirer, M. (dir.) (1981). *Program Implementation. The Organizational Context* (vol. 5). Beverly Hills, Sage.

Scheirer, M.A. et Rezmovic, E.L. (1983). Measuring the degree of program implementation. *Evaluation Review,* vol. 7, nº 5, p. 599-633.

Stein, L.I. et Santos, A.B. (1998). *Assertive Community Treatment of Persons with Severe Mental Illness*. New York, Norton.

Teague, G.B., Bond, G.R. *et al.* (1998). Program fidelity in assertive community treatment: Development and use of a measure. *American Journal of Orthopsychiatry,* vol. 68, nº 2, p. 216-232.

Walston, S.L., Kimberly, J.R. et Burns, L.R. (1996). Owned vertical integration and health care: Promise and performance. *Health Care Management Review,* vol. 21, nº 1, p. 83-92.

Williams, W. (1980). *The Implementation Perspective : A Guide for Managing Social Service Delivery Programs*. Berkeley, University of California Press.

Winter, S. (1990). Integration implementation research. Dans D.J. Palumbo et D.J. Calista (dir.), *Implementation and The Policy Process : Opening up the Black Box*. Westport, Greenwood Press, p. 19-39.

Yanow, D. (1990). Talking the implementation problem : Epistemological issues in implementation research. Dans D.J. Palumbo et D.J. Calista (dir.), *Implementation and The Policy Process : Opening up the Black Box*. Westport, Greenwood Press, p. 213-229.

Zuckerman, H. et Kaluzny, A. (1995). Alliances in health care: What we know, what we think we know, what we should know. *Health Care Management Review,* vol. 20, n⁰ 1, p. 54-64.

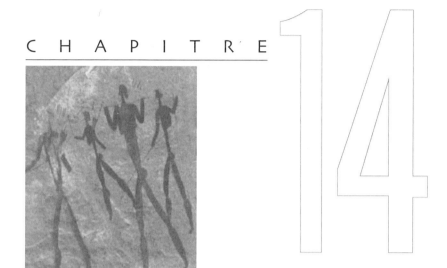

Évaluation
en réadaptation psychiatrique
Concepts et outils

Marc Corbière, Ph. D.*
University of British Columbia

Catherine Briand, M. Sc.
Hôpital Louis-H. Lafontaine, Montréal

*   Nous voulons remercier plusieurs per-
    sonnes pour les informations (parfois non
    publiées) qu'elles nous ont fournies pour
    réaliser ce chapitre. Nous pensons plus parti-
    culièrement à : Sara Ahmed, René Bélanger,
    Jean Caron, Jérôme Favrod, Gary Kielhofner,
    Tania Lecomte, Alain Lesage, Micheline
    Marazzani, Michel Perreault, Antoinette
    Prouteau, Mirella Ruggeri et Raymond
    Tempier.

RÉSUMÉ

L'évaluation des personnes aux prises avec des troubles mentaux graves est la pierre angulaire de la réadaptation psychiatrique au sens où elle permet de saisir les besoins de la personne et son évolution dans un processus de réadaptation. L'objectif de ce chapitre est de sensibiliser les professionnels de la santé à l'utilisation de quelques outils de mesure, résultant de l'opérationnalisation de concepts essentiels au domaine de la santé mentale. Les 12 catégories conceptuelles retenues sont : 1) l'évaluation des besoins de la personne, 2) les symptômes et les diagnostics psychiatriques, 3) les fonctions cognitives, 4) le fonctionnement général, 5) les habiletés et l'autonomie dans la vie quotidienne, 6) les habiletés sociales, 7) les rôles sociaux et l'insertion sociale, 8) le soutien social, 9) l'estime de soi, 10) l'insertion au travail, 11) la satisfaction envers les services reçus et 12) la qualité de vie. Nous illustrons chaque catégorie conceptuelle par la présentation d'au moins deux outils de mesure, lesquels sont décrits en termes de forces et de limites. Nous insistons sur les qualités métrologiques des outils de mesure tels que la validité et la fidélité, deux notions cruciales à une évaluation éclairée et précise. Finalement, nous proposons des suggestions d'utilisation des outils de mesure et quelques pistes à suivre pour favoriser leur utilisation et leur implantation en clinique.

ABSTRACT

One of the most essential aspects of psychiatric rehabilitation is its evaluation. Without proper psychometric evaluations, it would be difficult to truly assess a client's needs and outcomes throughout the rehabilitation process. This chapter aims at familiarizing mental health professionals with a few very useful instruments, which have been operationalized from essential psychiatric rehabilitation domains. The twelve conceptual domains are : 1) the individual's needs ; 2) symptoms and psychiatric diagnosis ; 3) cognitive functions ; 4) general functioning ; 5) independent living skills ; 6) social skills ; 7) social roles and social integration ; 8) social support ; 9) self-esteem ; 10) work integration ; 11) satisfaction with services ; 12) quality of life. Each conceptual domain is illustrated by at least two instruments, which are described in terms of their strengths and weaknesses. We insist on psychometric properties for each instrument, including the crucial measures of its validity and reliability. Finally, we offer suggestions regarding how to utilize these instruments and how to implement these evaluations in clinical practice.

Dans le cadre de ce chapitre, il est question de présenter des outils de mesure[1] disponibles en langue française et utilisés dans le champ de la réadaptation en psychiatrie. Dans l'atteinte de cet objectif, il s'avérait nécessaire de s'interroger quant au mode de classification des outils de mesure qui serait le plus clair possible aux intervenants et aux chercheurs exerçant dans le domaine de la santé mentale, tout en considérant les éléments essentiels à une bonne évaluation. Ainsi, nous avons jugé important, d'une part, de consulter les définitions de la santé mentale, de la réadaptation des personnes qui présentent des problèmes de santé mentale et de l'évaluation des services qui leur sont offerts afin d'établir à partir de celles-ci une classification facile de lecture et d'utilisation. D'autre part, il était incontournable de présenter, en guise de repères, les définitions des deux notions inhérentes aux qualités métrologiques d'un outil de mesure, soit la validité et la fidélité, afin d'entreprendre une évaluation éclairée et adéquate auprès du client.

Le Comité de la santé mentale au Québec (1994) offre une définition générale de la santé mentale ; elle est la résultante « d'interactions entre des facteurs de trois ordres : des facteurs biologiques, relatifs aux caractéristiques génétiques et physiologiques des personnes ; des facteurs psychologiques, liés aux aspects cognitifs, relationnels et affectifs et des facteurs contextuels qui ont trait aux relations entre la personne et son environnement. Ces facteurs sont en évolution et s'intègrent de façon dynamique chez la personne ». Cette définition suggère non seulement la possibilité d'envisager un mode de classification de la santé mentale en trois dimensions, biologique, psychologique et contextuelle, mais également sous forme interactive et processuelle. D'ailleurs, la réadaptation en psychiatrie oriente ses interventions dans la même direction. Elle définit ses interventions comme les moyens mis en œuvre pour améliorer les habiletés de vie (physique, émotive, sociale et intellectuelle) de la personne atteinte de troubles mentaux graves en lui offrant le soutien nécessaire dans son environnement en vue de lui permettre d'atteindre ses objectifs de vie, d'apprentissage et de travail (Rudnick, 2002 ; Wallace, 1993). Anthony (1992) précise que l'objectif général de la réadaptation est « d'améliorer le fonctionnement de la personne pour qu'elle puisse avoir du succès et de la satisfaction dans un milieu de son choix avec le moins d'intervention professionnelle possible ». La mission de la réadaptation est donc de rendre la personne la plus autonome possible tout en réduisant ses incapacités et en compensant ses handicaps (Anthony et Liberman, 1986 ; Farkas *et al.*, 1989). On voit ainsi apparaître une nouvelle conception de la maladie mentale, celle de l'Organisation mondiale de la santé (OMS/WHO), qui

---

1. Les outils de mesure font référence aux tests (p. ex., les tests cognitifs), aux questionnaires administrés par un intervenant ou auto-administrés et aux entrevues avec la personne.

décrit la maladie en termes de déficits[2], d'incapacités[3] et de handicaps[4]. Le modèle, repris du domaine de la réadaptation physique, situe les préoccupations non seulement en ce qui concerne la maladie, mais aussi vis-à-vis des conséquences de la maladie sur la personne (Anthony et Liberman, 1986). En considérant cette conception, les outils de mesure utilisés ont également évolué, passant d'une préoccupation uniquement médicale à une préoccupation d'autonomie et d'insertion socioprofessionnelle. Et de plus en plus, on s'intéresse à prendre en compte la satisfaction des clients envers les services qu'ils ont reçus ainsi que leur qualité de vie. Cette évolution des préoccupations à l'endroit des personnes souffrant de problèmes de santé mentale prend la forme d'une compréhension holistique de la personne dans son environnement dans le but d'intervenir plus adéquatement.

En ce qui concerne l'évaluation des services en santé mentale et, en l'occurrence, les résultats atteints grâce aux services de réadaptation en psychiatrie, le modèle matriciel de Tansella et Thornicroft (1998) est soutenu par la dynamique entre deux dimensions : géographique (aux niveaux national, local et du client) et temporelle (trois phases). Si l'on s'attarde à la dimension géographique du client, trois phases temporelles se succèdent : la *Phase Intrant*, la *Phase de Processus* et la *Phase Extrant*. En clinique, ces termes sont traduits respectivement par l'évaluation initiale avant tout traitement, l'évaluation spécifique en cours de traitement et l'évaluation des résultats en vue du suivi. Par exemple, il est possible d'entreprendre respectivement, pour les trois phases, les évaluations suivantes auprès du client : ses besoins, la qualité du traitement qu'il reçoit et sa qualité de vie. On peut percevoir à travers cette approche d'évaluation une certaine linéarité, quoique les auteurs s'en défendent en précisant que l'utilisation de mêmes outils de mesure peut être réalisée à une, deux ou trois phases temporelles. Ils ajoutent qu'il ne faut cependant pas confondre l'évaluation de la *Phase Extrant* avec celle des deux autres phases, ce qui serait une erreur fatale pour l'interprétation des résultats d'une étude (Tansella et Thornicroft, 1998, p. 507).

Eu égard à l'ensemble de ces définitions, nous pouvons constater qu'elles nous permettent de déterminer non seulement les éléments essentiels à la compréhension de la santé mentale, mais aussi les leviers qui peuvent être mis en œuvre pour l'évaluation de la réadaptation en

---

2. Déficits : pertes ou anomalies des structures (ou fonctions) physiologiques, anatomiques ou psychologiques et résultant d'une pathologie. Exemple : hallucination.

3. Incapacités : restrictions des habiletés à réussir une activité de la vie courante et résultant d'un déficit. Exemple : manque d'habiletés sociales.

4. Handicaps : désavantage qui limite l'accomplissement des rôles et résultant d'une incapacité. Exemple : être sans emploi.

psychiatrie, et ce, à différents niveaux géographiques et temporels. Cependant, les catégories biologique, psychologique et contextuelle, même subdivisées, restent trop générales et, comme nous l'avons observé, l'évaluation d'une même caractéristique chez la personne peut être réalisée à plusieurs phases temporelles. Il serait donc confondant, voire erroné, de vouloir assigner un outil de mesure à une seule catégorie ainsi qu'à une seule phase temporelle. En effet, au sein de devis de recherche longitudinaux, un même outil de mesure peut être utilisé à différentes périodes durant l'étude (mesures répétées). Par exemple, les outils de mesure comme ceux évaluant l'estime de soi ou encore le fonctionnement social soulèvent tous deux cette ambiguïté au sens où ils peuvent être à la fois intégrés aux trois phases : la *Phase Intrant*, la *Phase de Processus* et la *Phase Extrant*. Même si l'amélioration de l'estime de soi ou du fonctionnement social de la personne est visée comme résultat d'une intervention, ces dimensions psychosociales peuvent être évaluées auprès de la personne juste avant l'intervention, durant le suivi de celle-ci et en fin de traitement.

En conséquence, nous choisissons de présenter les outils de mesure selon un format conceptuel précis qui interpelle directement les professionnels et les chercheurs exerçant dans le domaine de la santé mentale. En effet, dans la documentation spécialisée, il est possible d'identifier des regroupements d'outils de mesure sous une appellation conceptuelle précise telle que les Besoins de soins (Lesage, 2001), le Fonctionnement social (Briand, 2001), le Soutien social (McColl et Skinner, 1988) ou encore la Qualité de vie (Simeoni *et al.*, 2000 ; Marquis *et al.*, 2001), pour n'en citer que quelques-uns. De plus, nous avons décrit plus haut l'évolution des préoccupations relatives aux concepts à évaluer. Dans cette visée, nous avons regroupé les outils de mesure selon 12 grandes catégories conceptuelles en essayant de suivre leur évolution : 1) l'évaluation des besoins de la personne, 2) les symptômes et les diagnostics psychiatriques, 3) les fonctions cognitives, 4) le fonctionnement général, 5) les habiletés et l'autonomie dans la vie quotidienne, 6) les habiletés sociales, 7) les rôles sociaux et l'insertion sociale, 8) le soutien social, 9) l'estime de soi, 10) l'insertion au travail, 11) la satisfaction envers les services reçus et 12) la qualité de vie.

Comme nous avons pu l'observer, l'évaluation dans le domaine des sciences humaines et notamment en psychiatrie sociale est complexe, car il s'agit d'évaluer auprès de la personne ses attributs, ses comportements, ses cognitions, ses motivations, sa santé mentale et physique, tout en considérant à la fois divers facteurs externes et internes qui pourraient interférer simultanément. L'évaluation en réadaptation psychiatrique requiert donc un *processus d'abstraction* (Bernier et Pietrulewicz, 1997) à partir duquel certaines caractéristiques ciblées chez la personne sont observées afin d'intervenir adéquatement. On devine donc toute la rigueur méthodologique et les habiletés humaines que l'intervenant ou l'évaluateur devra mettre en œuvre durant tout le processus d'évaluation de son client. D'emblée, lors d'une évaluation en psychiatrie, il est essentiel que l'intervenant ait considéré minimalement l'état mental, physique et émotif du client pour considérer la pertinence de cette évaluation. Par exemple, il est crucial de s'interroger quant aux capacités cognitives de la personne à répondre à un outil de mesure. En effet, si elle présente des problèmes d'attention ou qu'elle ne comprend pas le vocabulaire utilisé dans l'un des énoncés d'un outil de mesure, ou encore si elle a des difficultés à situer sa réponse sur une échelle où les intervalles sont trop abstraits pour sa compréhension, la validité des réponses sera d'autant plus erronée. Par contre, s'il s'agit d'évaluer les capacités cognitives de la personne, l'utilisation de tests cognitifs est toute désignée. Outre ces précautions, l'intervenant devrait, avant toute évaluation de son client, se poser les questions suivantes :

– Dans quel cadre l'évaluation du client a-t-elle lieu (intervention clinique ou projet de recherche) ?
– L'outil de mesure choisi convient-il vraiment à l'usage auquel il est destiné ?
– L'outil de mesure choisi convient-il au modèle théorique ou au modèle d'intervention utilisé ?
– Pourquoi utiliser un outil de mesure plutôt qu'un autre ? Quelle en est la pertinence ? Quel en est le but ?
– Quelle est la période temporelle la plus appropriée pour administrer l'outil de mesure ?
– Le test/questionnaire mesure-t-il ce qu'il est censé mesurer ?
– L'outil de mesure est-il bien défini sur le plan conceptuel ?
– Quelles sont les composantes évaluées par l'outil de mesure ?
– L'outil de mesure est-il bien opérationnalisé (les énoncés représentent-ils bien les composantes évaluées) ?
– Le client accepte-t-il de répondre à l'outil de mesure (formulaire de consentement du projet de recherche) ?
– Quel est le mode de passation de l'outil de mesure (entrevue, auto-administré) ?
– L'intervenant doit-il suivre une formation particulière pour administrer l'outil et évaluer les résultats obtenus ?
– L'outil de mesure convient-il aux contraintes du milieu de travail ?
– Le répondant comprend-il correctement les instructions et les énoncés qui lui sont remis lors de la passation de l'outil de mesure ?
– Quelles interprétations peut-on faire des scores obtenus à partir de l'outil de mesure ?
– Les informations recueillies à partir de l'outil de mesure sont-elles utiles pour prendre des décisions adéquates ?

- Les scores obtenus à partir de l'outil de mesure sont-ils reliés à d'autres composantes ?
- Quelles prédictions peut-on envisager des scores obtenus à partir de l'outil de mesure ?
- Obtiendrait-on le même score d'un répondant à l'outil de mesure qui lui est administré si l'on reproduisait la passation ultérieurement ?

Autant de questions qui soulèvent l'importance de prendre en considération le contexte dans lequel l'évaluation est censée être réalisée ainsi que le besoin de ne pas omettre le consentement du client s'il s'agit en outre d'un projet de recherche. Par ailleurs, ces questions font allusion aux notions métrologiques de validité et de fidélité. De nombreux ouvrages (Anastasi, 1994 ; Bernier et Pietrulewicz, 1997) ont été publiés dans le but de définir chacune de ses notions, mais il s'avère ardu de dégager des définitions unanimes. Plutôt que de créer de nouvelles acceptions relatives à ces notions, nous choisissons les définitions déjà publiées, jugées les plus claires, les plus précises et celles qui pourraient être complémentaires. Pour chacune des notions de validité et de fidélité, des sous-catégories soutenues par des types d'analyses statistiques seront identifiées afin de clarifier ces premières.

Le *concept de validité* a pour objectif de préciser ce que le test ou le questionnaire mesure et avec quel degré d'exactitude il le fait (Anastasi, 1994, p. 131). Bernier et Pietrulewicz (1997) précisent que la validité d'un outil de mesure ne peut être étendue à l'ensemble des situations. La validité d'un outil de mesure est toujours reliée à une situation particulière. On note plusieurs types de validité :

- *La validité apparente* permet d'établir une correspondance logique et évidente entre les énoncés d'un outil de mesure et ce qu'il est censé mesurer (Bernier et Pietrulewicz, 1997). Elle est déterminée par le jugement d'un expert qui examine l'outil de mesure, lequel conclut si sa validité paraît juste ou insuffisante (Bernier et Pietrulewicz, 1997). Selon certains auteurs, la validité apparente est incluse dans la notion de *validité de contenu* ;
- *La validité de contenu* renvoie à la représentativité des énoncés d'un outil de mesure pour évaluer un trait, un comportement ou une autre composante appartenant à une personne. Il est essentiel d'analyser systématiquement la composante afin de s'assurer que les énoncés en sondent tous les aspects majeurs (Anastasi, 1994) ;
- *La validité de prédiction* s'applique lorsqu'on cherche à connaître le degré auquel les scores obtenus à un outil de mesure permettent de prédire le rendement à un *critère*. Le *critère* est la variable qui fait l'objet de la prédiction ; elle se différencie du prédicteur (Bernier et Pietrulewicz, 1997). La méthode statistique la plus couramment utilisée est l'analyse de régression linéaire ou logistique ;

– *La validité convergente* est obtenue lorsqu'un outil de mesure est en lien avec un autre qui mesure le ou les mêmes concepts (Caron, 2002). La méthode statistique qui permet d'évaluer les liens entre deux ou plusieurs concepts est l'analyse de corrélation. La différence essentielle qui distingue la validité convergente de la validité prédictive est l'intervalle temporel. Dans le cas de la validité convergente, les données relatives à l'outil de mesure et au critère sont recueillies simultanément alors que, pour la validité de prédiction, les données relatives au critère sont recueillies a posteriori (Anastasi, 1994 ; Bernier et Pietrulewicz, 1997) ;

– *La validité théorique* (qui peut avoir aussi l'étiquette de *validité de construit*) est estimée en fonction d'une accumulation d'éléments probants de sources variées (Anastasi, 1994 ; Bernier et Pietrulewicz, 1997). L'évidence de la validité théorique peut être établie en fonction de l'homogénéité de l'outil de mesure et des données qui sont inhérentes aux validités de contenu, convergente et de prédiction (Bernier et Pietrulewicz, 1997). Bernier et Pietrulewicz (1997) stipulent qu'il existe deux types de méthodes statistiques pour établir la validité théorique : les méthodes intratests et les méthodes intertests.

Les *méthodes intratests* permettent d'évaluer l'homogénéité d'une échelle relative à un concept. L'indice d'homogénéité est calculé par un coefficient de cohérence interne, soit le coefficient alpha de Cronbach (1951), soit le coefficient Kuder-Richardson, les deux coefficients les plus souvent utilisés. La valeur de ces deux coefficients peut varier de 0 à 1 ; elle est affectée par le nombre d'énoncés de l'outil de mesure et par la taille de l'échantillon. Des valeurs égales ou supérieures à 0,70 sont jugées acceptables lorsque le nombre d'énoncés est supérieur à 5.

Les méthodes *intertests* font le plus souvent référence aux analyses de corrélations et aux analyses factorielles. Les analyses de corrélation nous permettent d'observer les liens significatifs ou non significatifs entre deux outils de mesure. Les coefficients de corrélation varient de –1 à 1, un coefficient de 1 indiquant une corrélation parfaite, où l'on note la présence simultanée de deux composantes. Les analyses factorielles permettent de vérifier si les réponses à différents énoncés d'un outil de mesure sont interreliées et, par conséquent, regroupées dans une ou plusieurs dimensions appelées facteurs (Tabachnick et Fidell, 1996). Il existe deux types d'analyses factorielles : l'analyse exploratoire et l'analyse confirmatoire. L'analyse factorielle exploratoire permet d'explorer comment un ensemble de variables définissent un facteur, tandis que l'analyse factorielle confirmatoire permet de confirmer ou d'infirmer qu'un ensemble de variables définissent bien un facteur particulier (Byrne, 1994 ; Pedhazur et Pedhazur Schmelkin, 1991).

Le *concept de fidélité* renvoie à la reproductibilité des scores obtenus par les mêmes personnes lorsqu'un même test/questionnaire leur est administré à des occasions différentes, ainsi qu'à la précision avec laquelle le test mesure certaines caractéristiques (Anastasi, 1994). Les deux types de fidélité les plus répandus dans le contexte de la recherche sont la fidélité test-retest et la fidélité inter-juges.

La *fidélité test-retest* renvoie à la stabilité des scores obtenus à un même outil de mesure spécifique par une ou plusieurs personnes. Pour ce faire, un même outil de mesure est administré à la même personne à au moins deux reprises espacées par un intervalle temporel prédéfini. Le coefficient de fidélité équivaut à la corrélation (p. ex., le coefficient de Pearson) entre les scores obtenus par les mêmes personnes à deux passations distinctes (Anastasi, 1994). Bernier et Pietrulewicz (1997) soulignent trois catégories d'erreur qui peuvent interférer au niveau de la stabilité des scores obtenus par la personne à un outil de mesure particulier. Il s'agit de l'erreur engendrée par l'outil de mesure lui-même (énoncé flou, instruction trop générale, etc.), l'erreur reliée aux conditions de passation de l'outil de mesure (lieu non approprié, environnement bruyant, etc.) et l'erreur reliée au répondant lui-même (fatigue, stress, événements de vie, etc.). Plus le coefficient de fidélité est élevé (maximum de 1), moins les scores obtenus à l'outil de mesure sont influencés par les erreurs de mesure. À l'observation d'un coefficient de fidélité élevé (supérieur à 0,70), il est possible de généraliser les résultats à diverses occasions. Toutefois, il ne faut pas oublier que plus l'intervalle de temps augmente entre deux passations, plus le coefficient de fidélité diminue, sachant entre autres que l'être humain acquiert de nouvelles expériences tout le long de sa vie. Certains auteurs mentionnent que l'intervalle de temps le plus indiqué se situe entre une semaine et un mois afin d'éviter, d'une part, que le répondant se souvienne des réponses qu'il a remises et, d'autre part, toute chose étant égale par ailleurs, qu'il n'y ait pas eu trop d'apprentissage entre les deux passations. Ces bornes temporelles restent des indications et non des règles en soi. La nature de l'outil de mesure est essentielle à considérer (développemental ou caractéristique plus statique) afin de définir l'intervalle de temps le plus adéquat.

La *fidélité inter-juges* fait référence au degré de précision obtenu entre deux évaluations d'au moins deux observateurs ou cotateurs, lesquelles ont été réalisées auprès d'une même personne. En général, la fidélité inter-juges est évaluée selon une méthode d'analyse de corrélations (p. ex., le coefficient kappa). Dans le cadre d'une évaluation clinique approfondie, il est nécessaire de prendre en compte ce type de fidélité, car, comme le souligne Anastasi (1994), lors d'examens cliniques, il est possible d'observer des variations chez les cotateurs en termes d'interprétations. Ce faisant, les scores obtenus aux évaluations peuvent présenter une nouvelle erreur de mesure, celle du cotateur.

La *cohérence interne* ou *l'homogénéité* d'un outil de mesure est souvent présentée comme étant une mesure à la fois de fidélité et de validité. En effet, de nombreux auteurs (Anastasi, 1994 ; Bernier et Pietrulewicz, 1997) mentionnent le calcul de la cohérence interne comme une des mesures de la fidélité. Cependant, Anastasi (1994, p. 150) écrit : « Il est clair que les coefficients de cohérence interne, qu'ils proviennent d'items ou de sous-tests, sont essentiellement des mesures d'homogénéité. Parce qu'il contribue à caractériser l'univers de comportements ou le trait mesuré par le test, le degré d'homogénéité est relié d'une certaine mesure à la validité de construit. » Nous avons vu plus haut que Bernier et Pietrulewicz (1997) corroborent cette pensée. En fonction de ces informations, nous choisissons de considérer le calcul de la cohérence interne d'un outil de mesure comme un test d'homogénéité qui apporte une information additionnelle aux concepts de validité et de fidélité.

Toutes les définitions de ces notions métrologiques ne sont pas exhaustives ; nous invitons le lecteur à prendre connaissance des références qui ont été mentionnées pour obtenir de plus amples informations. Par ailleurs, comme il s'agit de présenter des outils de mesure en langue française, certains d'entre eux, pour ne pas dire la plupart, ont été traduits de l'anglais et validés en langue française. De nombreux auteurs mentionnent plusieurs méthodes pour entreprendre une démarche rigoureuse de validation transculturelle d'outils de mesure (Berry *et al.*, 1986 ; Caron, 2002 ; Haccoun, 1987 ; Vallerand, 1989). Une fois de plus, nous suggérons au lecteur de prendre connaissance de ces références.

À présent, nous proposons de décrire chaque outil de mesure appartenant à l'une des 12 catégories susmentionnées, lesquelles seront aussi définies : 1) l'évaluation des besoins de la personne, 2) les symptômes et les diagnostics psychiatriques, 3) les fonctions cognitives, 4) le fonctionnement général, 5) les habiletés et l'autonomie dans la vie quotidienne, 6) les habiletés sociales, 7) les rôles sociaux et l'insertion sociale, 8) le soutien social, 9) l'estime de soi, 10) l'insertion au travail, 11) la satisfaction envers les services reçus et 12) la qualité de vie.

Afin de faciliter la lecture des outils de mesure, nous les décrirons en fonction du nombre d'échelles ou dimensions conceptuelles qu'ils représentent et de leurs qualités métrologiques (validité et fidélité). Par la suite, des suggestions d'utilisation des outils de mesure appartenant à une même catégorie conceptuelle seront offertes au lecteur. Enfin, nous proposerons des pistes potentielles à une implantation judicieuse d'outils de mesure en clinique.

1.   L'ÉVALUATION DES BESOINS DE LA PERSONNE

Plusieurs outils de mesure comme ceux qui sont principalement regroupés dans les sections subséquentes de ce chapitre permettent d'évaluer les déficits et incapacités du client sans pour autant systématiser les besoins du client ni établir le lien avec les interventions requises pour y répondre. Par contre, l'évaluation des besoins répond à cet objectif (Lesage, 2001). Les outils de mesure présentés dans cette section visent l'évaluation des problématiques et le choix des meilleures interventions ou ressources pour répondre aux besoins déterminés. Cette démarche rejoint le processus clinique habituel d'une équipe multidisciplinaire et sert de guide pour mettre sur pied un plan d'intervention. Évidemment, les résultats obtenus sont en lien avec le modèle d'intervention de l'équipe multidisciplinaire et ne sont pas exclusifs à un contexte donné.

1.1.   L'évaluation des besoins en matière de soins psychiatriques
(Van Haaster *et al.*, 1994)

Cet outil de mesure a comme objectif de permettre aux intervenants d'équipes multidisciplinaires d'identifier les besoins en matière de soins psychiatriques pour les personnes souffrant de troubles mentaux graves. Il est le résultat de plusieurs années de recherches effectuées par le groupe britannique *MRC Social Psychiatry Unit*. La version française a été conçue à partir de la version originale anglaise intitulée *Needs for Care Assessment Schedule* (NFCAS) (Brewin et Wing, 1989). L'outil comporte 20 champs couvrant les sphères cliniques (9 champs) et sociales (11 champs). Chaque champ est composé de trois niveaux de cotation : 1) L'évaluation du fonctionnement pour déterminer si un problème est présent, et ce, à l'aide de la démarche d'évaluation habituelle (dossier médical, entrevues, outils de mesure standardisés, etc.) ; 2) L'évaluation des interventions pour estimer parmi les traitements indiqués lequel ou lesquels sont les plus appropriés ainsi que l'évaluation des traitements actuels et leur efficacité ; et 3) L'évaluation des besoins pour identifier à l'aide d'un algorithme si les besoins sont comblés (traitements adéquats et suffisants pour les besoins identifiés), non comblés (traitements inadéquats ou insuffisants pour les besoins identifiés) ou sur-comblés (traitements en excès pour les besoins identifiés). Cette dernière étape se fait donc en comparant les traitements actuels offerts à ceux jugés nécessaires.

Brewin et ses collaborateurs (1987) ont vérifié la validité de contenu de l'outil originel et se sont assurés, auprès d'un groupe d'experts, de la bonne représentativité des énoncés. Les résultats ont été positifs. D'autres études ont également été effectuées pour mesurer la fidélité inter-juges de l'outil de mesure (Brewin *et al.*, 1987, 1988 ; Holloway, 1991 ; Lesage *et al.*, 1991 ; Pryce *et al.*, 1991 ; Van Haaster *et al.*, 1994). Les résultats ont démontré des accords inter-juges oscillant de 59 % à 98 % ; les accords les plus faibles étant expliqués par l'utilisation de l'outil avec des clients suivis en longue durée (accords de 58 % à 86 %) (Pryce *et al.*, 1991) et avec des cliniciens inexpérimentés à l'utilisation de l'outil (accords de 75 %) (Holloway, 1991). Pour la version française, une étude de fidélité inter-juges a également été menée auprès de clients d'un hôpital psychiatrique parmi lesquels on comptait des clients de longue durée. L'étude a permis d'identifier un taux d'accord positif de 0,84 pour l'évaluation des interventions et un coefficient kappa de 0,88 pour l'évaluation des besoins (Van Haaster *et al.*, 1994). Les auteurs concluent à l'utilisation possible de l'outil avec des clients de longue durée. De plus, il est nécessaire que les cliniciens, expérimentés ou non, suivent une formation (bases théoriques, principes de l'outil et évaluation de 20 cas) pour entreprendre cette évaluation. Par ailleurs, Van Haaster et collaborateurs (1994) définissent la pertinence clinique de l'outil en fonction des résultats de l'évaluation de la NFCAS jugés acceptables par les cliniciens. Les résultats ont démontré un accord de 83 % avec les interventions prescrites par la NFCAS pour répondre aux besoins identifiés. Afin de réduire le temps de passation de la NFCAS, une version abrégée a été adaptée, la *Cardinal Needs Schedule* (CNS) (Marshall *et al.*, 1995). La CNS tient compte du point de vue des clients et des proches et définit le besoin de façon plus concise tout en étant facile d'interprétation.

1.2.   L'Évaluation des besoins de Camberwell (CAN-F)
(Bonsack et Lesage, 1998)

Cet outil de mesure est né à partir d'une insatisfaction envers la NFCAS. Dans la CAN-F, qui se veut plus facile à utiliser, les instructions semblent plus claires. La version française a été conçue à partir de la version originale anglaise intitulée *Camberwell Assessment of Needs* (CAN) (Phelan *et al.*, 1994). La CAN-F évalue 22 énoncés selon quatre niveaux (les trois premiers niveaux correspondant à ceux de la NFCAS) : 1) L'évaluation du fonctionnement ; 2) L'évaluation des interventions fournies ; 3) L'évaluation des besoins ; et 4) L'évaluation de la satisfaction de l'usager.

Phelan et ses collaborateurs (1995) remarquent, à partir d'une étude de fidélité de la version originale, des coefficients de corrélations qui varient de 0,78 pour la stabilité test-retest à 0,99 pour la fidélité inter-juges. Les pourcentages d'accord sont alors respectivement de 58,1 % à 100 % (test-retest) et de 81,6 % à 100 % (inter-juges).

Une étude comparative auprès de personnes hospitalisées en soins de longue durée a également été entreprise pour comparer la CAN-F et la NFCAS (Bonsack et Lesage, 1998). Les résultats indiquent certains critères de choix dans l'utilisation de l'un ou l'autre des deux outils. En premier lieu, les deux outils répondent au même objectif, soit de sensibiliser les cliniciens au concept de besoins de soins ; qui plus est, il les aident à mieux répondre à l'ensemble des besoins des clients. En ce qui concerne les domaines évalués, ils semblent similaires, à l'exception du logement évalué par la CAN-F et de la santé physique évaluée par la NFCAS. En termes de différences, la CAN-F semble plus simple en impliquant l'équipe clinique et le client, alors que la NFCAS semble plus précise quant au type d'interventions requis et cible les lacunes du système de soins.

1.3. L'Entrevue pour déterminer les besoins de soins et de services dans la schizophrénie (EDBES) (Cormier *et al.*, 1987)

Cet outil de mesure permet de déterminer les besoins de soins et l'utilisation des services par les personnes atteintes de schizophrénie, à l'aide d'un questionnaire administré aux clients ainsi qu'à l'intervenant clinique. L'outil de mesure a été d'abord élaboré dans une version française et, par la suite, traduit en anglais. L'EDBES permet de coter les besoins du client selon sa propre perception, selon celle de l'intervenant et selon celle du chercheur. L'EDBES évalue les besoins et l'utilisation de trois types de services : l'intervention de crise (4 services), l'intervention clinique (7 services) et l'intervention de réadaptation (18 services). Pour chacun des services, le client ou l'intervenant doit indiquer : 1) si le service est recommandé compte tenu de l'état actuel du client ; 2) si le client utilise ou non ce service ; 3) le motif de non-utilisation lorsque le service est indiqué cliniquement mais pas utilisé ; 4) le motif d'utilisation quand le service n'est pas indiqué. Une étude de fidélité inter-juges a été effectuée et les auteurs concluent à des taux d'accord de bon à excellent, lesquels proviennent de trois évaluateurs (étude non publiée).

1.4. L'Inventaire des niveaux de soins (INS) (Grille de New York, GNY) (Côté et Pilon, 1984)

Cet outil de mesure composé de 140 énoncés permet l'évaluation de plusieurs dimensions dans le but de déterminer les niveaux de soins psychiatriques (Psych), de soins physiques (Phys) et globaux (Psych + Phys) d'un groupe de clients atteints de troubles mentaux graves. La version française a été conçue à partir de la version originale anglaise intitulée *Level of Care Survey* (LOCS ; New York State Office of Mental Health Level of Care, NYSOMH) (Furman *et al.*, 1979). L'outil est également connu sous le nom de Grille de New York (GNY). Les dimensions évaluées sont les suivantes : communication-compréhension, santé physique, procédés de soins, santé mentale et comportement, activités de la vie quotidienne, vie communautaire et médication psychiatrique. Dix niveaux de soins sont identifiés : quatre sont des soins dans la collectivité, trois sont des soins dans un environnement de réadaptation et trois sont des soins intensifs d'intervention et de supervision. L'outil de mesure est particulièrement adapté aux personnes hospitalisées à long terme ou demeurant dans des résidences supervisées. Son objectif principal est la planification de services hospitaliers ou résidentiels protégés pour un grand échantillon de clients.

Plusieurs études effectuées concluent à une bonne stabilité et à une bonne fidélité de l'outil. Une étude de fidélité inter-juges conclut à une corrélation de 0,75 pour tous les énoncés (Lambert, 1982) et une étude de fidélité test-retest obtient un coefficient de kappa de 0,65 pour le niveau de soins global (Furman *et al.*, 1979). De plus, ces deux études rapportent des résultats de cohérence interne satisfaisants qui varient de 0,67 à 0,88 pour l'ensemble des sous-échelles. Pour ce qui est de la version française, plusieurs analyses ont également été effectuées (Côté *et al.*, 1989 ; Cyr *et al.*, 1992). En termes de cohérence interne, des coefficients alpha révèlent des valeurs de 0,60 à 0,70 pour l'ensemble des énoncés. Quant à la stabilité test-retest, les auteurs obtiennent des résultats satisfaisants pour l'ensemble des énoncés. Par contre, lorsqu'un seul énoncé est considéré à la fois, les coefficients peuvent présenter une certaine instabilité temporelle (0,06-0,90). Les échelles de l'outil permettent de distinguer les clients selon différentes caractéristiques sociodémographiques (l'âge, le sexe, le niveau de soins, le diagnostic, le niveau de fonctionnement, etc.). L'INS a également été comparé à d'autres outils mesurant des dimensions semblables (Examen psychiatrique standardisé et EHVA) dont les coefficients de corrélation s'avèrent de faibles à modérés. Pour la version française, un volet sur l'autonomie fonctionnelle a également été ajouté (Pilon et Arsenault, 1997). Pour ce nouveau volet, la cohérence interne est excellente (0,96-0,98) et la fidélité inter-juges prend la même direction, égale à 0,92.

1.5. Des suggestions d'utilisation

L'utilisation des outils de mesure présentés dans cette section requiert une certaine expertise clinique. Certains d'entre eux nécessitent une formation, alors que d'autres n'offrent qu'un manuel d'instructions avec des vignettes cliniques. Certaines recommandations sont nécessaires pour en faire un choix d'utilisation judicieux (Lesage *et al.*, 1991). La NFCAS semble l'outil le plus adapté à un contexte de recherche étant donné le temps requis pour la collecte des données et l'expertise requise. La cotation de l'instrument est réalisée par l'intervenant en 20 à 30 minutes. Cette durée exclut la collecte de données préalable à l'aide d'autres outils de mesure standardisés, d'entrevues ou du dossier médical, ce qui peut allonger considérablement la durée de passation. La CAN et l'EDBES semblent plus pertinentes au contexte clinique, leur cotation pouvant s'établir en 20 à 45 minutes selon le mode de l'entrevue semi-structurée (avec le client, l'équipe clinique ou les deux). L'INS, dont le temps requis est de 30 minutes, est plutôt pertinent pour l'évaluation des besoins d'un groupe de clients (grands échantillons). Il s'agit alors de remplir le questionnaire auprès du personnel infirmier.

2. LES SYMPTÔMES ET LES DIAGNOSTICS PSYCHIATRIQUES

L'évaluation de la symptomatologie et du diagnostic psychiatrique est une étape essentielle à l'évaluation en psychiatrie. Elle offre aux intervenants un langage commun et précis à propos du profil psychopathologique du client, mais elle permet aussi de situer l'évolution de la maladie et d'identifier les signes précurseurs d'une éventuelle rechute. Trois outils de mesure sont présentés : les deux premiers portent sur l'évaluation de la symptomatologie et plus particulièrement des symptômes psychotiques, tandis que le troisième cible essentiellement l'évaluation des diagnostics appartenant au axes I et II du DSM-IV.

2.1. L'Échelle des symptômes positifs et négatifs (ESPN)
(Lépine, 1996 ; Lançon *et al.*, 1997)

Cet outil de mesure, composé de 30 énoncés, évalue les symptômes psychopathologiques chez des clients présentant des états psychotiques observés dans la schizophrénie. L'ESPN permet de calculer les scores de trois dimensions : les symptômes positifs (7 énoncés), les symptômes négatifs (7 énoncés) et la psychopathologie générale (16 énoncés) selon une échelle de 1 (absent) à 7 (extrême). La version française a été conçue à partir de la version originale anglaise intitulée *Positive and Negative Syndrome Scale* (PANSS) (Kay *et al.*, 1987 ; Kay *et al.*, 1989a, 1989b). Outre la cotation selon ces trois dimensions, il est possible d'évaluer le client selon une typologie catégorielle (diagnostics de sous-types) qui distingue les formes positives, négatives et mixtes de la schizophrénie. Son utilisation est particulièrement indiquée pour 1) déterminer un profil psychopathologique, 2) rechercher les éléments pronostiques d'une évolution et 3) évaluer l'efficacité de diverses stratégies thérapeutiques.

Plusieurs analyses factorielles (Lépine *et al.*, 1990 ; Dollfus *et al.*, 1991 ; Lançon *et al.*, 1997) ont permis d'identifier un modèle à cinq facteurs : symptômes négatifs, symptômes positifs (ou paranoïdes), hostilité-excitation, désorganisation et anxiété-dépression. Une analyse en composantes principales (ACP), effectuée sur les matrices de corrélation des énoncés de l'échelle, indique quatre facteurs : négatif, positif-hostile, désorganisation-impulsivité, dépression-angoisse (Loas *et al.*, 1997b). Des études de convergences et de divergences entre l'outil et les deux échelles d'Andreasen, SAPS (symptômes positifs) et SANS (symptômes négatifs), ont également été réalisées (Dollfus *et al.*, 1991).

Pour ce qui est de la fidélité inter-juges, des coefficients de concordance supérieurs à 0,6 (kappa pondéré) ont été observés pour tous les énoncés sauf six (Lançon *et al.*, 1997). Cette bonne concordance est expliquée non seulement par l'existence d'un entretien structuré standardisé, mais aussi par l'utilisation de critères stricts de définition des énoncés et de leur gravité. Cette même étude fait état d'un coefficient de cohérence interne équivalent à 0,80 pour l'ensemble des énoncés (0,78 pour les symptômes positifs, 0,77 pour les symptômes négatifs et 0,64 pour la psychopathologie générale). À noter que les coefficients de cohérence interne n'ont pas été calculés pour les cinq facteurs identifiés dans les analyses factorielles susmentionnées.

2.2.   L'Échelle abrégée d'évaluation psychiatrique
(Pichot *et al.*, 1969)

Avec ses 18 énoncés, l'Échelle abrégée d'évaluation psychiatrique mesure la psychopathologie générale du client. Plus précisément, cet outil de mesure est destiné à évaluer la gravité de l'atteinte symptomatique dans les psychoses. La version française a été conçue à partir de la version originale anglaise intitulée *Brief Psychiatric Rating Scale* (BPRS) (Overall et Gorham, 1962). L'Échelle abrégée d'évaluation psychiatrique peut être utilisée également pour appréhender des niveaux d'anxiété ou de dépression, ou encore pour distinguer les atteintes psychiatriques graves des atteintes plus légères. Cependant, ces dernières utilisations ne correspondent pas aux buts premiers de l'outil.

Chaque énoncé de cet outil décrit un symptôme ou un comportement rencontré couramment en clinique : préoccupations somatiques, anxiété, sentiment de culpabilité, méfiance, etc. Pour chacun de ces énoncés, l'intensité est cotée de 1 (absence) à 7 (fréquence maximale). Une version modifiée propose cinq catégories d'intensité (Beck *et al.*, 1988). Pour faciliter la cotation et améliorer la fidélité inter-juges de l'outil, Woerner et ses collaborateurs (1988) ont élaboré une description détaillée (version ancrée) pour chaque niveau d'intensité des énoncés. Une version élargie à 24 énoncés est également disponible (Lukoff *et al.*, 1986 ; Hardrick et Favrod, 1990 ; Ventura *et al.*, 1993).

Une analyse factorielle (Pichot *et al.*, 1969) a permis d'identifier cinq facteurs : délirante hallucinatoire (ou troubles de la pensée), hébéphrénique (ou anergie), paranoïaque (ou hostilité-méfiance), mélancolique-anxieux (ou anxiété-dépression), psychotique aiguë (ou activation). Ces résultats convergent donc avec les deux analyses factorielles effectuées avec la version originale (Overall *et al.*, 1967 ; Dingemans *et al.*, 1983). Par contre, une étude récente réalisée par Mueser et ses collaborateurs (1997) confirme un modèle à quatre facteurs plutôt qu'à cinq. À partir de données recueillies auprès de 474 personnes atteintes de schizophrénie, un modèle à cinq facteurs s'est avéré faible en termes d'indices d'ajustement. Un modèle à quatre facteurs présente un meilleur ajustement à l'échantillon observé. Les quatre facteurs identifiés sont les troubles de la pensée, l'anergie, l'affect et la désorganisation.

2.3. L'Entrevue clinique structurée pour la DSM-III-R et la DSM-IV (versions I et II) (Barden et collaborateurs, Laboratoire de psychogénétique moléculaire, Centre hospitalier de l'Université Laval ; Lapalme et Hodgins, 1998)

L'Entrevue clinique structurée pour la DSM-III-R (SCID-I) est un outil de mesure créé pour établir des diagnostics basés sur les critères du *Diagnostic Statistical Manual of Mental Disorders* (DSM). Elle comporte neuf modules totalisant approximativement 360 énoncés et permet d'identifier 33 diagnostics de l'axe I : troubles de l'humeur, troubles psychotiques, troubles liés à l'usage de substances psychoactives, troubles de l'anxiété, etc. La SCID-I est fondée sur le principe de l'arbre décisionnel où le diagnostic se précise progressivement lors de l'entrevue avec le client. Par conséquent, les modules qui ne présentent pas de pertinence peuvent alors être éliminés. La SCID-I comprend également une section d'introduction (*overview*), laquelle se compose de questions ouvertes visant à dessiner une vue d'ensemble de l'état actuel et passé de la personne : données démographiques, historiques et développement de la maladie. Trois versions sont disponibles pour le diagnostic des désordres majeurs de l'axe I. La SCID-P devrait être utilisée avec des personnes hospitalisées. La SCID-OP est conçue afin d'être utilisée avec des clients psychiatriques non hospitalisés, tandis que la SCID-NP est utilisée avec des personnes qui ne sont pas identifiées comme des personnes souffrant de troubles psychiatriques. Pour mesurer les désordres de l'axe II, on dispose de la SCID-II, qui permet d'évaluer 12 troubles de la personnalité.

Quant à la SCID DSM-IV, elle a été adaptée aux changements des critères diagnostiques du DSM. Les modules sont alors plus détaillés et plus nombreux. Par exemple, des modules optionnels précisent davantage des sous-types diagnostiques (p. ex., la dépression mineure) ou détaillent l'histoire des épisodes antérieurs de maladie. Des énoncés ont également été ajoutés dans les modules déjà existants afin de vérifier la présence ou non d'une cause organique aux désordres qui ont été identifiés.

La SCID est un outil de mesure traduit en plusieurs langues (chinois, allemand, portugais, français, etc.). Les versions françaises ont été élaborées à partir des versions originales anglaises, intitulées *Structured Clinical Interview for DSM* (Spitzer *et al.*, 1992 ; Williams *et al.*, 1992 ; First *et al.*, 1997a, 1997b). Il s'agit de traductions libres réalisées avec l'autorisation des concepteurs. À notre connaissance, aucune étude ne semble avoir été publiée à propos de la validation de la version française de la SCID. Par contre, plusieurs études répertoriées dans un article de Segal et ses collaborateurs (1994) ont été effectuées avec la version originale anglaise.

En ce qui concerne la fidélité inter-juges de la SCID-I inhérente au DSM-III-R, Skre et ses collaborateurs (1991) mentionnent des taux d'accord (kappa) de 0,85-0,96 pour une majorité de diagnostics et de 0,70-0,80 pour les troubles anxieux et de l'humeur (sauf pour le trouble obsessionnel-compulsif à 0,40). Seuls les troubles somatoformes présentent des divergences en termes d'accords inter-juges (– 0,03). Pour ce qui est de la SCID-II relative au DSM-III-R, Segal et ses collaborateurs (1994) mentionnent plusieurs études de fidélité inter-juges dont les coefficients de corrélation intra-classe oscillent de 0,60 à 1,00 pour la plupart de troubles de la personnalité. Des études de fidélité test-retest (Segal *et al.*, 1994) ont également été entreprises sur la SCID-I et la SCID-II relatives au DSM-III-R. Williams et ses collaborateurs (1992) identifient des coefficients kappa de 0,40 à 0,86 pour l'ensemble des diagnostics de l'axe I ; O'Boyle et Self (1990) obtiennent un coefficient moyen de 0,74 pour l'ensemble des troubles de la personnalité. Une autre étude a également permis de comparer le diagnostic établi par la SCID-I au diagnostic clinique habituel (Steiner *et al.*, 1995). Les résultats montrent des coefficients kappa très faibles pour l'ensemble des diagnostics, les plus élevés étant obtenus pour les diagnostics de schizophrénie et de trouble bipolaire. Quant aux plus bas, ils sont associés au trouble schizoaffectif. Les auteurs concluent que d'un lieu de pratique à l'autre, l'évaluation des diagnostics diffèrent, ce qui rend difficile la comparaison entre les sites. Ces résultats renforcent l'idée qu'il est nécessaire d'utiliser des outils de mesure standardisés pour établir des diagnostics psychiatriques appropriés et adéquats.

2.4.　Des suggestions d'utilisation

L'administration des deux outils de mesure proposés pour l'évaluation de la symptomatologie (ESPN et Échelle abrégée d'évaluation psychiatrique) requiert une certaine expertise clinique. Dans les deux cas, l'outil de mesure doit être rempli par l'intervenant à la suite d'un entretien clinique avec le client. L'observation du client et la collecte de renseignements auprès des autres membres de l'équipe, de la famille ou des proches peuvent également être utilisées pour raffiner la cotation. Pour assurer une fiabilité dans la collecte des renseignements cliniques, l'utilisation d'un canevas d'entrevue semi-structurée (détaillé dans le manuel de cotation) est recommandée, surtout lorsque le professionnel de la santé a peu d'expérience clinique. Une formation est également requise pour respecter la cotation du protocole d'entrevue. Les deux outils sont très semblables sur le plan du contenu. En fait, la différence principale entre les deux outils a trait au temps de passation. L'ESPN exige de 60 à

90 minutes de passation, alors que l'Échelle abrégée d'évaluation psychiatrique en requiert de 30 à 60. Quant à la SCID, elle s'attarde davantage aux diagnostics psychiatriques. Son utilisation nécessite une formation préalable de plusieurs jours. Avec la version originale anglaise, une accréditation officielle peut être obtenue auprès des concepteurs de la SCID. Cet outil est recommandé pour une utilisation en recherche malgré la durée de passation qui s'avère longue. L'entrevue auprès du client peut être réalisée sous le mode de plusieurs rencontres de 30 à 60 minutes chacune. Pour compléter la cotation, le clinicien doit souvent avoir recours au dossier médical, à l'équipe multidisciplinaire ou à la famille. Cette compilation des informations, incluant l'entrevue auprès du client, peut durer de trois à quatre heures.

3.   LES FONCTIONS COGNITIVES

L'évaluation des fonctions cognitives dans le domaine de la psychiatrie est de plus en plus un élément incontournable. L'influence des sciences neurologiques et la connaissance plus avancée des maladies mentales en termes de déficits cognitifs ont amené cette nouvelle préoccupation. Les déficits cognitifs font maintenant partie intégrante des syndromes psychiatriques en tant que symptômes. Dans la schizophrénie, par exemple, certains auteurs (Green et Nuechterlein, 1999 ; Saykin *et al.*, 1994 ; Wood *et al.*, 2002) perçoivent les déficits cognitifs comme les éléments précurseurs à l'apparition de la maladie mentale. Dans cette section, nous proposons trois outils de mesure qui permettent d'évaluer les fonctions cognitives de la personne sous divers angles.

3.1.   Le *Wisconsin Card Sorting Test* (WCST) (Milner, 1963)

Le WCST évalue la mémoire exécutive (ou mémoire de travail) de la personne, notamment sa capacité d'abstraction et sa flexibilité cognitive. Ce test neuropsychologique est couramment utilisé auprès des personnes atteintes de schizophrénie, de déficits du lobe frontal ou des deux (Heaton *et al.*, 1993). Le WCST est composé d'une série de 64 cartes (version courte) ou de 128 cartes (version longue) illustrées de figures géométriques de **couleur**, de **forme** et de **nombre** différents. La personne est invitée à utiliser la série de cartes qui lui est remise et à les déposer l'une après l'autre en dessous d'une des quatre cartes modèles proposées, lesquelles sont disposées de gauche à droite sur une table. L'objectif est d'évaluer si la personne est en mesure d'identifier l'indice visuel utilisé dans la séquence et de le suivre logiquement. Dès que la personne a donné dix bonnes réponses consécutives appartenant à la catégorie ciblée, on peut passer à la catégorie suivante. À l'issue des trois catégories, on recommence la séquence **couleur**, **forme** et **nombre** jusqu'à épuisement des cartes. Trois

informations supplémentaires sont mentionnées à la personne évaluée :
1) il est important d'avoir le maximum de réponses correctes ; 2) le tcmps
pris pour disposer toutes les cartes du paquet n'est pas important ; 3) à
chaque réponse émise, l'évaluateur indique « exact » ou « inexact ».

Le WCST comprend 14 scores (Heaton, 1981) regroupés en trois
facteurs intitulés : *Perseveration, Inefficient Sorting* et *Nonperseverative Errors*
(Sullivan *et al.*, 1993). Cuesta et ses collaborateurs (1995) reproduisent cette
solution factorielle avec 52 %, 12 % et 15 % de variance respectivement pour
les trois facteurs susmentionnés. Ils définissent le facteur *Perseveration*
en termes de persistance de la personne à utiliser une même stratégie de
réponses en dépit des nombreuses erreurs qu'elle émet. Le facteur *Inefficient
Sorting* reflète un mauvais assemblage des cartes ou un processus de sélection inadéquat. Quant au facteur *Nonperseverative Errors*, il serait associé
au manque de motivation ou de coopération de la part de la personne
évaluée, car il représente le nombre d'erreurs émises par la personne utilisant divers *patterns* de réponses possibles. Cuesta et ses collaborateurs
(1995) ajoutent que le facteur *Perseveration* est corrélé négativement
($r = -0,31$ à $p < 0,05$) avec les symptômes négatifs de la schizophrénie.
Malgré la faible taille échantillonale de cette dernière étude, Nieuwenstein
et ses collaborateurs (2001) confirment ces résultats à partir de leur méta-
analyse (16 études) en ajoutant que les symptômes de désorganisation
inhérents à la schizophrénie sont corrélés positivement avec la *Perservera-
tion* évaluée par le WCST. En termes de validité des prédictions, Green
(1996) indique, après avoir entrepris une revue des résultats à propos du
lien entre le WSCT et la réadaptation de la personne ayant des problèmes
graves de santé mentale (Jaeger et Douglas, 1992 ; Lysaker *et al.*, 1995),
que le WSCT (score moyen standardisé) prédit significativement le fonctionnement de la personne dans la communauté. McGurk et Meltzer (2000)
ajoutent que les personnes atteintes de schizophrénie qui exercent un
travail à temps complet, comparées à celles qui n'ont pas d'emploi,
réussissent mieux et de façon significative les tâches du WCST.

3.2. La *Cambridge Neuropsychological Test Automated Battery* (CANTAB) (Robbins *et al.*, 1994 ; Fray et Robbins, 1996)

CANTAB est une batterie informatisée d'évaluation des fonctions cognitives tant pour les personnes ayant des pathologies psychiatriques que
pour celles ayant des problèmes neurologiques. CANTAB contient 13 tests
répartis en trois batteries distinctes, chacune évaluant un domaine cognitif
en particulier : Mémoire visio-spatiale, Attention et Planification. Deux
mesures sont également disponibles, l'une de la vitesse de traitement et
l'autre de la coordination visio-motrice de base. La batterie CANTAB,
d'interface ludique et stimulante, a la particularité de contenir uniquement
un matériel visio-spatial non verbal, de façon à contrôler les différents

niveaux de langage et de culture des personnes interrogées. Les données sont enregistrées et calculées directement par le logiciel. S'il s'agit d'une personne anglophone, des normes peuvent être également établies selon l'âge et le quotient intellectuel (NART) de la personne. L'utilisation du logiciel requiert un écran numérique et une clé d'enregistrement (bouton de réponse) reliés à un ordinateur. Pour de plus amples informations sur la batterie, on peut consulter le site Internet <www.cenex.co.uk>.

L'utilisation de la batterie cognitive avec une population franco-phone est possible étant donné l'absence de contenu verbal. Le protocole d'administration, disponible en anglais sur le site Internet, a été traduit et validé en français dans le cadre d'un projet de recherche au Centre de recherche Fernand-Seguin de l'Hôpital Louis-H. Lafontaine (Prouteau, 2001a, 2001b).

D'autres études ont été effectuées chez l'animal, notamment le singe, ainsi qu'auprès d'une grande variété de populations cliniques (maladies psychiatriques et neurodégénératives) (De Jager *et al.*, 2002 ; Dolan et Park, 2002 ; Dorion *et al.*, 2002, Elliot *et al.*, 1998 ; Golub, 2002 ; Sweeney *et al.*, 2000). Par le truchement d'une analyse factorielle, Robbins et ses collaborateurs (1994) ont identifié un modèle à quatre facteurs : l'apprentissage général et la mémoire (expliquant 28 % de la variance), la vitesse de réponse aux tests de mémoire et d'attention sélective (expli-quant 14 % de la variance), la mémoire de travail (expliquant 11 % de la variance) et la perception visuelle (expliquant 8 % de la variance). Lowe et Rabbitt (1998) ont réalisé une étude de fidélité test-retest, laquelle a abouti à des résultats plutôt décevants pour plusieurs tâches de CANTAB (coefficients intra-classe inférieurs à 0,75 pour la plupart des variables). Ces résultats semblent confirmer la difficulté de reproduire des données dans le temps avec ce genre de batterie cognitive. En conséquence, les auteurs proposent des stratégies d'utilisation des données CANTAB à des fins d'évaluation du changement à travers le temps. Cet ensemble de stratégies est également disponible sur le site Internet.

3.3. Le Questionnaire des plaintes de Francfort (QPF)
(Loas *et al.*, 1997a)

Le Questionnaire des plaintes de Francfort a été élaboré à partir des théories de Poljakow selon lesquelles les perturbations basales de la schizo-phrénie sont cognitives. Ce questionnaire a fait l'objet de plusieurs rema-niements. La version actuelle du QPF correspond à la troisième version. Le QPF contient 98 énoncés évaluant les plaintes cognitives des clients (symptomatologie subjective) à partir d'une échelle dichotomique (oui-non) et par entrevue auprès du client. La version française a été traduite de la version originale allemande intitulée *Frankfurter Beschwerde-Frageboden*

(FBF) (Süllwold, 1977, 1986a, 1986b). Une rétro-traduction du français à l'allemand a été effectuée tout en ayant accès à la consultation d'un groupe d'experts.

Les énoncés du QPF ont été élaborés à partir d'entrevues réalisées auprès de personnes atteintes de schizophrénie. Ils se répartissent en dix dimensions : Perte de contrôle, Perception simple, Perception complexe, Langage, Pensée, Mémoire, Motricité, Perte d'automatisme, Anhédonie et angoisse, Stimulations débordantes (*overinclusion*). À la suite des 98 énoncés, une rubrique ouverte permet de mentionner les autres plaintes. De plus, une liste de huit stratégies permettant d'améliorer ou de contrôler les plaintes est proposée. Le client doit indiquer l'utilisation ou non de la stratégie. Une version courte est également disponible. Wieldl et Schöttner (1991) ont proposé une version à 20 énoncés, tandis que Cuesta, Peralta et Irigoyen (1996) en suggèrent une à 18 énoncés.

Une analyse factorielle (Süllwold, 1986a) a permis d'identifier, pour la version longue du QPF, un modèle à quatre facteurs : Perturbations des mécanismes automatiques, Troubles de la perception, Dépressivité et Stimulations débordantes. Pour ce qui est des versions courtes, les résultats d'analyses tendent plutôt vers un facteur unique (Wieldl et Schöttner, 1991 ; Cuesta, Peralta et Irigoyen, 1996). La cohérence interne de l'outil de mesure a également été évaluée par plusieurs études tant pour la version longue que pour la version courte (Süllwold, 1977 ; Cuesta, Peralta et Irigoyen, 1996). Les auteurs obtiennent des résultats similaires avec des coefficients alpha de Cronbach de l'ordre de 0,97. D'autres études ont également tenté de voir le lien entre l'évaluation subjective des déficits cognitifs et la performance réelle à des tests cognitifs (Williams *et al.*, 1984 ; Cuesta, Peralta et Juan, 1996 ; Zanello et Huguelet, 2001). Cuesta, Peralta et Juan (1996) identifient des corrélations entre les deux concepts, tandis que les résultats de Zanello et Huguelet (2001) contredisent ces conclusions. L'orientation de leurs résultats et leurs argumentations sont étayées par des aspects méthodologiques et conceptuels. Certains auteurs stipulent que la perception subjective des symptômes fait référence à une théorie bien différente de celle relative aux fonctions cognitives (Williams *et al.*, 1984).

3.4. Des suggestions d'utilisation

Les trois outils de mesure présentés dans cette section apportent des informations différentes et complémentaires en termes de capacités cognitives. Le WCST représente les tests neuropsychologiques traditionnels, lesquels sont utilisés seuls ou en batterie (avec, par exemple, le *Trial A and B* ou la *Verbal Fluency*). Le WCST exige environ 30 à 60 minutes de passation selon la version utilisée (64 ou 128 cartes) et, en général, la personne perçoit le WCST comme un jeu. CANTAB représente une batterie de tests cognitifs facile d'utilisation, ludique et stimulante pour les clients. De plus,

CANTAB est souple dans les choix des tests, mais plus longue en termes de passation, soit entre 60 et 120 minutes selon les tests utilisés. Les deux outils de mesure, WCST et CANTAB, exigent une expertise en neurocognition pour entreprendre l'analyse des résultats. En ce qui concerne le QPF, il illustre plutôt une évaluation directe des plaintes cognitives du client. Il s'agit d'une évaluation différente sur le plan conceptuel, plus courte sur le plan de la passation (de 60 à 90 minutes pour la version longue et 30 minutes pour la version courte) et requiert pour cette dernière la lecture d'un manuel de cotation. L'intérêt de l'évaluation de la perception subjective des symptômes par le client est qu'elle permet d'avoir accès rapidement aux plaintes du client et ainsi de suivre l'évolution de ses plaintes dans le temps. On rejoint ici peut-être davantage le concept de qualité de vie plutôt que le déficit réel du client, mais les objectifs d'intervention se situent peut-être plus à cet endroit.

4.   LE FONCTIONNEMENT GÉNÉRAL

Comme le souligne Dickerson (1997), l'évaluation du fonctionnement dans la communauté de la personne ayant des problèmes de santé mentale s'avère ardue, car les répercussions de ses incapacités et de ses handicaps sont multiples et affectent différents domaines de sa vie. Le fonctionnement général est donc un concept large qui englobe souvent plusieurs sousconcepts pour lesquels il existe des outils de mesure spécifiques : symptomatologie, habiletés de vie quotidienne, habiletés sociales, rôles sociaux, qualité de vie, etc. Les outils de mesure du fonctionnement général évaluent globalement ou en partie ces différentes dimensions. D'autres sections du chapitre sont désignées à la présentation d'outils de mesure spécifiques à chacune de ces catégories.

4.1.   L'Échelle d'évaluation globale du fonctionnement (EGF)
(Boyer, 1996)

L'EGF est un outil de mesure permettant d'évaluer le fonctionnement global de la personne sur les plans psychologique, social et professionnel sur un continuum hypothétique allant de 1 (valeur représentant l'individu dans l'état le plus malade) à 90 (valeur représentant un individu quasiment indemne de symptômes et fonctionnant d'une façon satisfaisante dans son milieu social ou sa famille). L'échelle est divisée en neuf intervalles : 1-10, 11-20, 21-30 jusqu'à 81-90, et chacun consiste en une description de possibles symptômes présents chez la personne, de son comportement et de son niveau de fonctionnement. L'échelle comportait à l'origine un intervalle supérieur de 91-100, lequel a été ôté car l'EGF n'était pas destinée à coter les personnes ayant un fonctionnement particulièrement élevé au sein de tous les domaines de vie. L'échelle est construite sur les bases de la classification du DSM-III-R (axe V) et est utile à des fins d'évaluation de progrès cliniques des clients au moyen d'un score unique. L'EGF sert à estimer le niveau actuel de fonctionnement de la personne ou son plus haut niveau atteint dans l'année écoulée. La version française a été traduite de la version anglaise intitulée *Global Assessment Functioning Scale (GAF)* (APA, 1987 ; Endicott *et al.*, 1976 ; Goldman *et al.*, 1992). L'EGF est remplie par le clinicien selon son jugement clinique et sa connaissance du client. Une version modifiée (GAF-*Modified*) permet de disposer de critères plus détaillés, d'un système de cotation plus structuré et d'augmenter, par le fait même, la fidélité inter-juges de l'outil (ICC : 0,62 à 0,81) (Hall, 1995). De plus, l'outil est également disponible en format auto-administré pour le client (Bodlund *et al.*, 1994). La version française de l'échelle est disponible dans le *DSM-III : Manuel diagnostique et statistique des troubles mentaux.*

Pour ce qui est de la validation de l'EGF, une étude de validation de construit (Patterson et Lee, 1995) a permis d'identifier six prédicteurs significatifs expliquant 51,75 % de la variance du score de la GAF-*Modified*. Les auteurs ont donc conclu à la pertinence de l'outil pour évaluer le fonctionnement de la personne. Par contre, une autre étude a plutôt démontré la faiblesse de la GAF (Roy-Byrne *et al.*, 1996). Par le truchement d'une analyse de validité convergente, les auteurs ont comparé la GAF à un outil de mesure de qualité de vie, la *Lehman's Quality of Life Scale*. Les résultats ont démontré des corrélations beaucoup plus élevées de la GAF avec la symptomatologie qu'avec le fonctionnement. Les auteurs remettent donc en question la validité de la GAF pour évaluer le fonctionnement. Pour leur part, dans une étude plus récente, Startup et ses collaborateurs (2002) concluent à des corrélations élevées entre la GAF, deux mesures de symptômes (SANS et SAPS) et une mesure de fonctionnement (SBS). Par ailleurs, les auteurs d'une étude récente (Moos *et al.*, 2002) signalent des réticences quant à l'utilisation de la GAF pour prédire les attributions de services (*allocation*) et le pronostic des clients (*outcome*).

Une étude de fidélité inter-juges (Meur *et al.*, 1996) a été réalisée sur la version française de la GAF, soit l'EGF. La fidélité inter-juges de trois psychiatres a été évaluée auprès de 25 clients ainsi que sur 34 cas théoriques. Les résultats ont permis d'identifier des coefficients kappa qui sont respectivement de 0,51 (pourcentage d'accord de 60 %) et de 0,29 (pourcentage d'accord de 39 %). La fidélité inter-juges de deux autres cotateurs a également été évaluée sur 109 paires et indique un coefficient kappa de 0,45 (pourcentage d'accord de 55 %) ainsi qu'un coefficient de corrélation de 0,89 (varie de 0,86 à 0,93, selon le juge). Une amélioration globale de la fidélité a été observée grâce à une analyse de l'EGF par intervalles : 11-20 : 0,19 ; 21-30 : 0,59 ; 31-40 : 0,55 ; 41-50 : 0,22 ; 51-60 : 0,29 ; 61-70 : 0,46 ; 71-80 : kappa non calculé, et par intervalles regroupés :

11-30 : 0,77 ; 31-40 : 0,55 ; 41-60 : 0,48 ; 61-80 : 0,54. Une étude de fidélité test-retest a également été effectuée sur la version originale de la GAF, indiquant des scores satisfaisants (Jones *et al.*, 1995).

4.2. La *Multnomah Community Ability Scale* (MCAS), version française (Barker et Barron, 1997 ; Barker *et al.*, 1994a, 1994b)

Selon les concepteurs, la MCAS est un questionnaire composé de 17 énoncés, soit compris dans une seule et même échelle, soit répartis sur quatre sous-échelles intitulées Obstacles au fonctionnement (5 énoncés), Adaptation à la vie quotidienne (3 énoncés), Compétences sociales (5 énoncés) et Problèmes de comportements (4 énoncés). Cet outil de mesure a été mis au point par des professionnels de la santé œuvrant dans des services offerts dans la communauté pour les personnes ayant des problèmes graves de santé mentale. La MCAS est administrée par le professionnel de la santé qui évalue son client en fonction des trois à six derniers mois en utilisant une échelle oscillant de 1 à 5 pour chaque énoncé. Plus la valeur de l'échelle est élevée, plus la personne présente un fonctionnement général adéquat ou autonome. Lors de l'évaluation, le professionnel de la santé se base sur une définition de l'énoncé et sur une note pour coter adéquatement le niveau de fonctionnement de son client.

En termes de validité, Barker et collaborateurs (1994a) mentionnent une structure à un ou quatre facteurs pour représenter l'ensemble des énoncés, mais aucun détail de ces résultats d'analyses n'est accessible. Ils soulignent un coefficient alpha élevé de l'ordre de 0,90 pour l'ensemble des 17 énoncés. Quant à la validité prédictive, les personnes qui présentent un score plus faible à la MCAS, comparativement à celles qui ont un score plus élevé, ont tendance à utiliser plus souvent les services hospitaliers. En termes de fidélité, un coefficient test-retest (période de 2 à 4 semaines) égal à 0,83 est obtenu pour le score total. Barker et ses collaborateurs (1994a) ont identifié des coefficients de corrélation *intraclass* (fidélité inter-juges) satisfaisants et supérieurs à 0,6 pour l'ensemble des énoncés, excepté pour cinq d'entre eux : Santé physique, Réseau social, Activités significatives, Fidélité au traitement pharmacologique et Contrôle des impulsions.

Corbière, Crocker et leurs collaborateurs (2002) ont réalisé des analyses factorielles confirmatoires auprès de deux échantillons composés de francophones ayant de graves problèmes de santé mentale (N = 199 et N = 214), à partir de deux études indépendantes menées à Montréal. En tenant compte des repères théoriques des concepteurs de la MCAS (Barker *et al.*, 1994a), deux modèles ont été testés : celui à un seul facteur et celui à quatre facteurs. Les résultats d'analyses montrent qu'une solution à quatre facteurs est la plus satisfaisante en termes d'indices d'ajustement. Cependant, il est nécessaire de retrancher cinq énoncés aux quatre facteurs de la MCAS pour obtenir un modèle qui s'ajuste adéquatement aux données empiriques. Trois de ces cinq énoncés, soit Santé physique, Activités significatives et Contrôle des impulsions, sont également ceux qui présentent un faible coefficient de fidélité *intraclass* dans l'étude de Barker et ses collaborateurs (1994a). La force de cette nouvelle solution à 12 énoncés se situe à différents niveaux. D'une part, cette solution respecte la conception des auteurs de la MCAS en visant un mode plus parcimonieux, dont les sous-échelles Obstacles au fonctionnement, Adaptation à la vie quotidienne, Compétences sociales et Problèmes de comportement comprennent respectivement trois énoncés. D'autre part, il est possible de confirmer cette solution factorielle auprès d'un autre échantillon francophone indépendant (Corbière, Crocker *et al.*, 2002). Finalement, quel que soit l'échantillon francophone observé, les coefficients alpha varient de 0,60 à 0,76 pour les quatre sous-échelles.

4.3.   La *Behavior and Symptom Identification Scale* (BASIS-32), version française (Crocker, A., Division psychosociale, Centre de recherche de l'Hôpital Douglas à Montréal, document non publié)

Cet outil de mesure permet de documenter en 32 énoncés les aspects symptomatologiques et du fonctionnement des personnes atteintes de troubles mentaux. En fait, il permet de mesurer les résultats de traitements psychiatriques (*outcome measure*) du point de vue du client. La version française a été traduite de la version anglaise intitulée *Behavior and Symptom Identification Scale* (BASIS 32) (Eisen *et al.*, 1991, 1994). La traduction s'est effectuée selon une méthode de rétro-traduction. Il s'agit d'un questionnaire court et simple d'utilisation qui peut être administré selon quatre modes différents : auto-administré par le client, par entrevue structurée par un membre du personnel, par entrevue téléphonique ou par questionnaire envoyé par la poste. Le degré de difficulté de chaque énoncé est évalué sur une échelle en 5 points (de 0 : sans difficulté à 4 : difficulté extrême). Le site Internet <www.basis-32.org> est à la disposition des utilisateurs désirant obtenir de plus amples renseignements sur cet outil.

Eisen et ses collaborateurs (1994) ont effectué une étude de validité et de fidélité sur la BASIS-32 permettant de vérifier plusieurs paramètres. Une analyse factorielle révèle un modèle à cinq facteurs : Relation avec soi et les autres, Vie quotidienne et fonctionnement, Dépression et anxiété, Impulsivité et comportement perturbateur ainsi que Psychose. Une analyse de cohérence interne effectuée sur l'échelle globale fait état d'un coefficient alpha de 0,89 et de 0,62 à 0,80 pour l'ensemble des dimensions. Une analyse test-retest a permis d'identifier des coefficients variant de 0,65 à 0,81 pour les cinq facteurs. Une analyse de validité de prédiction souligne le pouvoir discriminatif de la BASIS-32 lorsqu'on compare des clients hospitalisés à d'autres qui ne le sont pas. De plus, le score obtenu au facteur

Activité quotidienne et Fonctionnement de la BASIS-32 permet de distinguer les clients selon leur statut d'emploi (temps complet, temps partiel ou sans emploi). Les auteurs concluent aussi que la BASIS-32 permet de distinguer les clients selon leurs diagnostics psychiatriques tout en étant sensible aux changements symptomatologiques et fonctionnels. D'autres études comparent la BASIS-32 à d'autres outils mesurant des concepts similaires. Par exemple, Russo et ses collaborateurs (1997) tentent de mettre en relation la BASIS-32 et la *Lehman's Quality of Life Interview* et mentionnent des corrélations modérées entre les deux outils. Doerfler et ses collaborateurs (2002) comparent, quant à eux, la BASIS-32 à la *Outcome Questionnaire* (OQ-45) et obtiennent des corrélations très élevées entre les scores des deux outils de mesure.

4.4. La *Client Assessment of Strengths Interests and Goals* (CASIG), version française (Wallace *et al.*, 2001)

La CASIG évalue les buts et les besoins de la personne ayant des troubles mentaux graves, ses habiletés de vie quotidienne, son assiduité à la médication, les effets secondaires qu'elle subit, ses droits, ses difficultés cognitives, sa qualité de vie, la qualité des traitements qu'elle reçoit, les symptômes ainsi que la présence de comportements sociaux inacceptables. C'est un outil de mesure qui représente une batterie d'évaluation complète du fonctionnement général de la personne. La CASIG, version française, a été conçue au moyen d'une méthode de rétro-traduction, et les auteurs en ont profité pour ajouter deux nouvelles sections qui portent sur les droits des personnes et leurs difficultés cognitives (Lecomte *et al.*, 2004). L'intérêt de cet outil de mesure est qu'il tente de suivre la démarche clinique habituelle d'évaluation en vue du plan de traitement. Deux versions peuvent être utilisées en parallèle : l'une est un questionnaire administré par entrevue auprès du client (CASIG-S : *Self-report*) et l'autre est remplie par les intervenants selon leur connaissance du client (CASIG-I : *Informant Version*). Les deux versions comportent exactement les mêmes sections mis à part celles qui portent sur la qualité de vie et la qualité des traitements, qui n'apparaissent pas dans la CASIG-I. Elles permettent de comparer l'opinion du client face à son fonctionnement à celle de l'équipe traitante.

La section sur les buts permet, à l'aide de questions ouvertes, d'identifier pour cinq sphères de fonctionnement les buts du client et le type de soutien dont il a besoin pour les atteindre. La section sur les habiletés de vie quotidienne identifie, quant à elle et selon un mode de questions à réponse dichotomique (oui-non), les habiletés de la personne dans neuf sphères du fonctionnement (gestion de l'argent, gestion de la santé, hygiène, alimentation, loisirs, etc.). Cette section est une adaptation du questionnaire intitulé *Independent Living Skills Survey* (ILSS) (Wallace *et al.*, 1985). La section sur la médication évalue l'assiduité de la personne à la médication qui lui est prescrite par le biais de huit questions dichotomiques (type oui-non) et identifie les effets secondaires ressentis (18 énoncés). La section sur les droits entend saisir la connaissance qu'a la personne de ses droits (6 énoncés de type oui-non). En ce qui concerne la section sur les difficultés cognitives, elle permet d'identifier grâce à six énoncés (de type dichotomique) les difficultés de fonctionnement cognitif éprouvées par la personne. La section sur la qualité de vie permet d'évaluer en dix énoncés, sur une échelle à cinq points, la qualité de vie générale de la personne. À partir de cinq énoncés sur les habiletés du psychiatre, de cinq autres énoncés sur la satisfaction envers l'équipe multidisciplinaire et d'un énoncé général, la CASIG évalue la qualité des traitements reçus. Cette section utilise la même échelle à cinq points que la section précédente. La section sur les symptômes permet d'évaluer six symptômes en identifiant sur une échelle dichotomique leur présence ou leur absence. Cette section est une adaptation d'un questionnaire intitulé *Brief Psychiatric Rating Scale* (BPRS) (Lukoff *et al.*, 1986). Enfin, la section sur les comportements perturbateurs permet d'identifier dix comportements jugés inacceptables dans la société (échelle de type oui-non).

Plusieurs études ont été effectuées pour la validation de la CASIG-S et de la CASIG-I (Wallace *et al.*, 2001). Pour s'assurer de la validité de son contenu, les auteurs de la version anglaise ont suivi les recommandations du *National Institute of Mental Health* quant aux sphères importantes à considérer dans l'évaluation et le traitement des personnes atteintes de troubles mentaux graves. En parallèle, ils ont demandé leur opinion à plus de 100 cliniciens et administrateurs dans le domaine de la santé mentale et ont aussi consulté un groupe de travail du réseau de santé mentale de la Californie regroupant des cliniciens chevronnés, des administrateurs et des clients. Quant aux caractéristiques psychométriques, les résultats de cohérence interne présentent des coefficients modérés à excellents pour les deux questionnaires (CASIG-S : 0,44-0,93, CASIG-I : 0,39-0,94). Les coefficients sont aussi satisfaisants lorsqu'il s'agit d'évaluer la fidélité test-retest (0,63-0,95), mis à part pour les sous-sections Alimentation (0,49) et Amitié (0,44). Toutefois, les auteurs indiquent des résultats de fidélité inter-juges plutôt décevants tout en spécifiant qu'ils sont comparables à des résultats obtenus pour des outils de mesure semblables. Des études de validité convergente ont également été effectuées, permettant ainsi de conclure que la CASIG-S est significativement corrélée avec des outils similaires tels que le SF-36 et la BASIS-32.

Pour la validation des versions françaises, Lecomte et ses collaborateurs (2004) ont reproduit des résultats similaires quant à la cohérence interne, la fidélité test-retest et la validité convergente. En résumé, les auteurs concluent à la validité des versions françaises de la CASIG ainsi qu'à leur ajustement à la réalité du système de santé canadien. Ils présentent aussi une analyse factorielle et une comparaison significative avec la *Camberwell Assessment of Needs* (CAN) (Phelan *et al.*, 1995).

4.5. Des suggestions d'utilisation

Tous les outils de mesure présentés dans cette section permettent d'évaluer le fonctionnement général de la personne atteinte de troubles mentaux graves. Par contre, ils sont très différents dans leur contenu, leur mode et leur temps de passation. L'EGF est un outil de mesure qui ne prend que quelques minutes à administrer après une entrevue clinique habituelle. Il permet de donner un aperçu chiffré du niveau de fonctionnement de la personne en même temps que son diagnostic. Cependant, il ne permet pas de détailler les sphères atteintes ou non et semble plus corrélé à la symptomatologie qu'au fonctionnement tel que mesuré par d'autres outils. Pour ce qui est de la MCAS, elle permet de préciser davantage les atteintes au fonctionnement ainsi que leur niveau. Ce test est court (30 minutes), facile d'utilisation et demande peu de formation. Il est recommandé en recherche pour sa sensibilité au changement et en clinique pour l'évaluation de l'impact des interventions. Par contre, pour une première évaluation détaillée du fonctionnement de la personne et pour la mise en place d'un plan de traitement, il est beaucoup moins intéressant que la CASIG et même non recommandé. En effet, la CASIG situe la personne sur une gamme étendue de sphères de fonctionnement et offre ainsi un portrait précis et détaillé de la personne. Elle permet de situer les objectifs de la personne, de mettre sur pied un plan de traitement et de faciliter le travail multidisciplinaire. De plus, un CD-ROM est disponible pour entrer directement les données sur ordinateur et produire un rapport avec les scores déjà calculés. La CASIG présente quelques limites ; le temps d'administration est long, surtout lorsque l'on utilise les deux versions (de 60 à 90 minutes par version). Les réponses aux énoncés étant le plus souvent évaluées sur une échelle dichotomique, elles peuvent également présenter une limite en contexte de recherche. Finalement, la BASIS-32 s'apparente à la MCAS avec comme particularité son mode de réponse, laquelle peut être effectuée directement par le client. Son administration est de courte durée (30 minutes), demande peu de formation, mais ne détaille pas l'ensemble des sphères de fonctionnement comme le fait la CASIG.

5. LES HABILETÉS ET L'AUTONOMIE DANS LA VIE QUOTIDIENNE

Le concept d'habiletés de vie quotidienne renvoie aux habiletés dont la personne a besoin dans sa vie de tous les jours : habiletés à gérer son argent, à prendre soin de sa santé, à vaquer à des occupations productives, etc.

Plusieurs outils de mesure permettent de répertorier ces habiletés en les cotant selon le niveau d'utilisation par le client (*skills cheklist*). Depuis quelques années, certains auteurs ont voulu se rapprocher de la vie réelle de la personne et ont mis sur pied des outils de mesure permettant d'observer la personne en activité, d'évaluer sa performance réelle (situation *in vivo*). À ce moment-là, le concept d'autonomie dans la vie quotidienne a pris un certain essor au détriment du concept d'habileté. Au lieu de s'attacher à une liste d'habiletés requises pour évaluer l'autonomie de la personne, le regard s'est porté sur le processus de la personne lorsqu'elle agit en activités réelles. On voit donc apparaître les concepts d'habiletés de processus, d'adaptation (*coping skills*), de résolution de problèmes, etc., qui sont mieux adaptés à une perspective d'autonomie de vie chez les personnes atteintes d'une maladie mentale. En effet, les difficultés vécues par ces personnes se situent sur le plan de l'intégration simultanée des habiletés cognitives, sociales, de gestion des émotions et d'adaptation dans différentes situations de leur vie quotidienne (Briand *et al.*, 1998). On fait donc appel à un processus plus complexe qui intègre une variété d'habiletés chez la personne en vue d'atteindre une certaine autonomie. Les outils présentés dans cette section vont rejoindre ces deux tendances : l'évaluation des habiletés et l'évaluation des processus.

5.1. L'Échelle des habiletés de vie autonome (EHVA)
(Cyr *et al.*, 1994)

Cet outil de mesure vise à recueillir des informations sur l'autonomie et sur les habiletés de vie quotidienne des personnes atteintes de troubles mentaux graves. Deux formes de l'EHVA existent : l'une est destinée au personnel soignant ou à des proches du client ; l'autre constitue un rapport du client lui-même, auquel s'ajoutent quelques observations de l'évaluateur. La version qui est ici présentée est la seconde, soit celle qui s'adresse au client. Elle est administrée sous forme d'entrevue. L'EHVA a été adaptée de façon que la majorité des énoncés puissent s'appliquer également aux clients hospitalisés. Elle comprend sept échelles totalisant 57 énoncés : Hygiène personnelle, Apparence et tenue vestimentaire, Entretien ménager, Habitudes alimentaires et préparation des repas, Habiletés de maintien de la santé et d'utilisation des services sociaux et de santé, Gestion financière et Loisirs. Les énoncés sont évalués sur une échelle dichotomique (oui-non) et couvrent les habiletés de vie du dernier mois. L'EHVA est la version française de l'outil original anglais intitulé *Independent Living Skills Survey* (ILSS) (Wallace *et al.*, 1985, 2000). La traduction en français a été réalisée auprès d'un groupe d'experts bilingues (Cyr *et al.*, 1994).

La validation de la version française a permis d'établir plusieurs constats (Cyr *et al.*, 1994). D'une part, une analyse de fidélité test-retest a révélé des corrélations pour l'ensemble des dimensions oscillant de 0,67 à 0,90 et, d'autre part, une analyse de fidélité inter-juges indique des coefficients kappa de 0,80 à 0,94. La cohérence interne de l'outil a été évaluée par des coefficients alpha (de 0,46 à 0,71 selon les échelles). Pour ce qui est de la validité de prédiction, l'EHVA permet de distinguer les clients selon le diagnostic, le sexe et le lieu d'hébergement. Les échelles d'entretien ménager et d'alimentation sont celles qui ont suscité le moins d'écarts significatifs entre les groupes. L'EHVA a également été comparée à trois outils de mesure : la Grille de New York, qui est une évaluation des besoins, l'Échelle d'adaptation sociale-II (ESA-II), laquelle est une évaluation des rôles sociaux, et la Mesure du répertoire comportemental, qui évalue le fonctionnement général de la personne. En l'absence de résultats probants, les auteurs se voient défendre la spécificité de contenu de l'EHVA. Une analyse factorielle révèle un modèle à deux facteurs : l'un pour les habiletés de base et l'autre pour les habiletés de plus haut niveau.

5.2.   L'*Assessment of Motor and Process Skills* (AMPS) (Fisher, 1993)

L'AMPS est un outil de mesure innovateur qui permet d'évaluer directement le fonctionnement du client lorsqu'il est en activité. Le client choisit une tâche de la vie quotidienne ou domestique parmi une série de tâches standardisées qui lui sont offertes et il est invité à l'exécuter devant le professionnel de la santé. Ce dernier, à l'aide d'une grille d'observation regroupant 16 habiletés motrices et 20 habiletés de processus, cote la performance et identifie les forces et les besoins de la personne. Les habiletés motrices regroupent les habiletés qui permettent à la personne de se déplacer ou de déplacer les objets, tandis que les habiletés de processus regroupent les habiletés qui permettent à la personne d'exécuter, dans une séquence logique, les actions dans le temps, de sélectionner et d'utiliser le bon matériel et d'adapter sa tâche aux obstacles qui surviennent. L'AMPS peut être utilisée auprès d'une clientèle variée (traumatisme crânien, démence, troubles psychiatriques, déficience intellectuelle, etc.) et à tous les niveaux d'atteinte du fonctionnement. Elle est pertinente pour faire une évaluation initiale du client, mais également pour jauger son évolution à travers le temps. Pour obtenir de plus amples renseignements concernant l'AMPS, on peut consulter le site Internet <www.ampsintal.com>.

Les études de validation de l'outil de mesure sont très nombreuses. L'AMPS est utilisée dans plusieurs pays dont la Suisse, le Canada, le Japon et les États-Unis. Plusieurs études ont d'ailleurs démontré sa validité auprès de diverses cultures (Fisher *et al.*, 1992 ; Dickerson et Fisher, 1995 ; Goldman et Fisher, 1997 ; Magalhaes *et al.*, 1996). Pour l'évaluation de la validité et de la fidélité de l'AMPS, des analyses de Rasch (Linacre, 1989, 1996 ; Wright et Master, 1982) ont été effectuées et les résultats s'avèrent positifs (Fisher, 1993 ; Kirkley et Fisher, 1999). Récemment, 20 nouvelles tâches ont été ajoutées à l'outil de mesure pour lesquelles les étapes de validation sont également concluantes (Bray *et al.*, 2001 ; Ellison *et al.*, 2001). L'AMPS est considérée comme un outil prometteur dans le domaine de la psychiatrie (Pan et Fisher, 1994).

5.3. La *Perceive, Recall, Plan and Perform* (PRPP) (Chapparo et Ranka, 1996)

La PRPP est un outil de mesure qui évalue l'impact de la composante cognitive sur la performance des clients dans des tâches de leur vie quotidienne. En fait, le modèle conceptuel sous-jacent à l'outil reconnaît l'importance de la cognition sur le comportement. Il définit la cognition comme la capacité de l'individu à acquérir et à utiliser l'information pour s'adapter aux demandes de l'environnement. La performance dans ses occupations est donc l'habileté à percevoir l'information, à la rappeler, à planifier la performance jugée nécessaire pour accomplir cette première pour finalement s'en acquitter. D'où les quatre étapes *Perceive*, *Recall*, *Plan* et *Perform*. L'outil de mesure conçu sous la forme d'une grille d'analyse offre donc une meilleure interprétation des observations de tâches exécutées par les clients en situation réelle. Il peut être utilisé tant avec des enfants qu'avec des adultes, peu importent le dysfonctionnement, le sexe ou la culture du sujet. Les situations réelles observées sous la forme de situations individuelles ou de groupes peuvent avoir lieu dans plusieurs milieux : à la maison, à l'hôpital, au travail ou à l'école.

L'application de cet outil de mesure a débuté en 1985 sous la supervision d'une équipe australienne de l'Université de Sydney. Les membres de cette équipe ont d'abord identifié les types d'erreurs possibles et la séquence de celles-ci par l'observation de personnes en activité. Ils ont catégorisé leurs difficultés en quatre grandes classes pour ensuite identifier une série d'indicateurs observables et mesurables. Ces indicateurs sont alors utilisés par les professionnels de la santé pour analyser le comportement observé et, par la suite, faire ressortir les besoins du client. Le processus de validation est en cours. Pour de plus amples renseignements, on peut consulter le site Internet dont l'adresse est <www.occupationalperformance.com/origin00.html>.

5.4. Des suggestions d'utilisation

Le premier outil présenté dans cette section représente l'évaluation des habiletés de vie quotidienne nécessaires à l'autonomie de la personne. L'EHVA demande peu de formation et le mode d'utilisation est assez bref (de 30 à 45 minutes). Par contre, elle ne permet pas d'observer le client dans une situation d'activités réelles. L'EHVA est fondée plutôt sur l'opinion du client face à ses compétences. C'est donc un outil plus pertinent pour l'évaluation de clients ayant une bonne introspection et tolérant la passation de tests par entrevue.

Les deux autres outils, l'AMPS et la PRPP, représentent l'évaluation des processus. Ils présentent un intérêt sur le plan du contenu qu'ils proposent, en tenant compte des difficultés réelles des clients en activité. Ils peuvent être utilisés avec des clients ayant un haut niveau de fonctionnement ou encore avec des clients qui manifestent un très bas niveau de fonctionnement. Dans ce dernier cas , ces deux outils font montre d'une force non négligeable, car l'application d'une entrevue est sans recours. Par contre, leurs principaux inconvénients se situent non seulement au niveau de l'expertise exigée pour ce genre d'analyse, mais aussi sur celui du temps requis pour la passation et l'interprétation des résultats. En d'autres termes, l'AMPS requiert une formation de cinq jours et une période de calibration auprès de 10 clients avant qu'on ait l'autorisation d'utiliser l'outil de mesure. La PRPP requiert également une formation de plusieurs jours sur le cadre conceptuel et le protocole de passation de l'outil. De plus, pour évaluer un client à l'aide de l'AMPS ou de la PRPP, il est nécessaire d'observer la personne dans différents contextes d'activités de vie, ce qui engendre de trois à quatre heures d'observation par client, et ce, même si l'évaluateur a développé une certaine expertise.

6. LES HABILETÉS SOCIALES

L'importance de l'évaluation et de l'entraînement aux habiletés sociales dans le domaine de la psychiatrie n'est plus à justifier, particulièrement concernant les personnes présentant des troubles mentaux graves (Wallace *et al.*, 1986). Les départements de psychiatrie offrent en majorité des groupes d'habiletés sociales pour favoriser les habiletés de communication et d'interaction sociale ainsi que la gestion de situations interpersonnelles difficiles. Les habiletés sociales sont indispensables au bon déroulement de la vie quotidienne ; elles suscitent le développement de l'affirmation de soi et, en conséquence, un plus grand contrôle sur sa vie. Les deux outils exposés dans cette section offrent une évaluation des habiletés sociales en vue d'un plan de traitement.

6.1. L'*Assessment of Communication and Interaction Skills* (ACIS) (Forsyth *et al.*, 1999 ; Kielhofner, 2002)

L'ACIS est un outil de mesure qui évalue les habiletés de communication et d'interaction sociale par observation du client dans différentes situations de vie réelles. Selon le modèle de Kielhofner (2002), les habiletés de communication et d'interaction sont celles qui sont utilisées par la personne dans le but de communiquer ses intentions et ses besoins ainsi que de coordonner ses interactions avec les autres. L'outil définit 22 habiletés de communication et d'interaction observables, réparties en trois dimensions selon le modèle théorique de Kielhofner (2002) : sept habiletés physiques (contact visuel, gestes, postures, etc.), dix habiletés d'échange d'information (contenu du discours, initiative, partage de contenu personnel, expression, etc.) et cinq habiletés liées aux relations interpersonnelles (collaboration, respect, conformisme, etc.). Chaque habileté est cotée sur une échelle à quatre points (1 : déficit, 2 : inactif, 3 : douteux, 4 : compétence). L'ACIS offre une grille d'observation détaillée, laquelle peut être exploitée dans différents contextes sociaux. D'ailleurs, on propose quatre situations sociales différentes pour évaluer le client : une situation non structurée, une situation de groupe où les participants vaquent à des tâches en parallèle, une situation de groupe où les participants collaborent à une tâche commune et une situation en dyade. En plaçant le client dans ces différents contextes de vie, le professionnel de la santé est à même d'évaluer les forces et les besoins du client en termes d'habiletés sociales, mais aussi de situer ses difficultés dans un contexte spécifique.

À l'aide des analyses de Rasch, la validation de l'outil a été réalisée par plusieurs études (Forsyth *et al.*, 1999 ; Salamy, 1993 ; Simon, 1989). Les résultats soutiennent la validité de construit de l'outil, sa cohérence interne et ses fidélités test-retest et inter-juges. Selon les analyses de construit, l'ACIS aurait une seule composante. De plus, l'ACIS permet de distinguer différents niveaux d'atteinte chez les clients selon l'ordre attendu. Pour de plus amples renseignements sur l'ACIS et d'autres outils de mesure élaborés par Kielhofner, on peut consulter le site Internet <www.uic.edu/ahp/OT/MOHOC>.

6.2. L'Évaluation du processus de résolution de problèmes interpersonnels (EPRPI) (Favrod *et al.*, 1994)

L'EPRPI tente d'évaluer la capacité de la personne à résoudre des problèmes interpersonnels, et ce, à partir de 13 scènes vidéo, lesquelles sont standardisées et simulent des situations sociales de la vie quotidienne. L'outil de mesure consiste en une série d'exercices de réflexion et de jeux de rôles en fonction des scènes visionnées par la personne. Dix scènes présentent une situation problématique que le client doit résoudre de façon socialement correcte, alors que les trois autres ne comportent aucune situation problématique. Six sous-échelles de cotation cernent l'ensemble du processus de résolution de problèmes : 1) Identification de la présence ou non d'un problème par le client ; 2) Définition de la situation problématique ; 3) Traitement de l'information en vue d'aboutir à la sélection d'une solution pour résoudre le problème ; 4) Contenu verbal des répliques du client ; 5) Niveau de la performance dans le jeu de rôle en fonction des signes non verbaux ; 6) Cotation globale du jeu de rôle. Les questions visent l'évaluation des déficits cognitifs de la personne dans sa résolution de problème (habiletés de perception et de traitement), tandis que le jeu de rôle cible l'évaluation des habiletés d'émission. L'EPRPI s'adresse particulièrement aux personnes atteintes de schizophrénie et évalue leurs compétences actuelles dans des situations proches de la vie réelle. La version française est la traduction de la version originale anglaise intitulée *Assessment of Interpersonal Problem Solving Skills* (AIPSS) (Donahoe *et al.*, 1990). On peut commander la cassette et le manuel d'utilisation de la version française sur le site Internet <www.rehab-infoweb.net>.

La validité de la version française a été testée selon divers angles (Pomini *et al.*, 1998). Les résultats de fidélité inter-juges permettent d'identifier des coefficients rho de Spearman oscillant de 0,8 à 0,97. Il résulte des analyses de cohérence interne des coefficients alpha de Cronbach qui sont de 0,64 pour les scènes, de 0,93 pour les scores généraux et de 0,84 pour les scores spécifiques des échelles. Quant à la validité de construit, les résultats d'analyses factorielles conduisent à un modèle à facteur unique, ce qui ne correspond pas à la structure attendue soit six sous-échelles indépendantes. Des analyses de validité discriminante permettent d'identifier que l'EPRPI distingue les clients vus en psychiatrie de la population générale. Par contre, pour ce qui est des différences au sein de la population psychiatrique chronique, les différences entre personnes atteintes de schizophrénie, de troubles psychotiques et de troubles non psychotiques semblent plutôt faibles.

6.3. Des suggestions d'utilisation

Les deux outils de mesure présentés pour évaluer les habiletés sociales sont intéressants, car ils placent le client en situation simulée ou réelle. Ces mises en situation jettent la lumière sur les habiletés du client à communiquer et à interagir avec ses pairs dans différents contextes. L'utilisation de l'ACIS requiert deux jours de formation et l'achat d'un manuel détaillé de cotation (Forsyth, 1995). Pour l'EPRPI, un manuel de cotation est disponible à l'achat du matériel audiovisuel. L'ACIS exige de placer le client en situation réelle de groupe, ce qui entraîne une plus longue passation. L'EPRPI peut être administré au client directement pendant une période d'entrevue de 30 à 60 minutes. Les deux outils de mesure s'attardent à dégager les forces et les difficultés du client en vue d'élaborer un programme d'habiletés sociales qui lui soit le plus adéquat possible. L'EPRPI simule plus spécifiquement des situations problématiques de relations interpersonnelles, quoique les situations réelles de l'ACIS amènent souvent le client à faire face à des obstacles de la vie quotidienne, un peu comme l'EPRPI. Les deux outils de mesure sont complémentaires et peuvent parfaitement être utilisés conjointement.

7.   LES RÔLES SOCIAUX ET L'INSERTION SOCIALE

Cette section du chapitre s'intéresse particulièrement à la place qu'occupe
la personne dans la société, aux rôles qu'elle remplit et à la satisfaction
qu'elle éprouve envers son style de vie. D'autres auteurs comme Kielhofner
(2002) approfondissent cette dernière conception en apportant une perspective qui vise la façon dont la personne se projette dans la société : ses
buts, ses valeurs, ses aspirations, etc. Ces auteurs parlent d'identité
occupationnelle, de style occupationnel. Les outils présentés dans cette
section vont permettre d'évaluer en partie ou globalement ces différents
aspects des rôles sociaux et de l'insertion sociale.

7.1.   L'Inventaire des rôles (Hachey *et al.*, 1995)

Cet outil de mesure sous forme de questionnaire papier-crayon permet
d'évaluer les principaux rôles passés, présents et futurs d'une personne
(partie 1) et le degré de valorisation accordé à chacun de ses rôles
(partie 2) tels que les rôles d'étudiant, de travailleur, d'ami, de bénévole,
etc. Il s'agit d'un questionnaire administré au client en présence de
l'évaluateur. La version française est une traduction de la version originale
anglaise intitulée *Role Checklist* (Oakley *et al.*, 1986).

La validation de la version française a été entreprise auprès d'un
groupe de clients bilingues. Les résultats des analyses de fidélité test-retest
font montre de coefficients kappa intra-langue de 0,50 et 0,40 pour la
version française et de 0,48 et 0,55 pour la version anglaise, respectivement
pour les parties 1 et 2 de l'outil de mesure. En vue de comparer les versions
française et anglaise, des coefficients inter-langues ont été calculés dont
les résultats indiquent, à la partie 1, un coefficient de 0,80 au temps 1 et
de 0,66 au temps 2. Pour la partie 2, ils sont de l'ordre de 0,58 au temps 1
et de 0,54 au temps 2. Les coefficients kappa croisés, quant à eux, sont
comme suit pour la partie 1 : 0,52 (F1 *vs* A2) et 0,50 (A2 *vs* F2) et sont les
suivants pour la partie 2 : 0,43 et 0,42.

7.2.   L'Échelle d'adaptation sociale (EAS-II)
        (Toupin *et al.*, 1993, 1995)

Cet outil de mesure vise à évaluer spécifiquement l'adaptation sociale au
moyen d'une entrevue semi-structurée auprès d'une personne ayant des
troubles mentaux graves ainsi qu'auprès de ses proches. Il comporte neuf
échelles totalisant 57 énoncés : le travail, la cohabitation avec la principale
personne de la maisonnée, la sexualité, les relations parentales, les relations
avec la famille éloignée, les loisirs et les relations sociales, les relations
amoureuses, le bien-être personnel et le degré d'adaptation générale.
L'échelle de réponse est de type Likert en cinq points. La version française
a été traduite de la version originale anglaise, intitulée *Social Adjustment
Scale* (SAS-II) (Schooler *et al.*, 1979 ; Weissman et Bothwell, 1976 ; Weissman

et al., 1971). Deux versions françaises sont disponibles : l'une pour les personnes qui souffrent de troubles psychotiques et qui séjournent en communauté (conforme à la version originale), l'autre pour celles qui résident soit en milieu hospitalier, soit dans des ressources protégées. La version originale a donc dû être modifiée de façon importante pour répondre à ces deux dernières clientèles. Les sous-échelles relatives au travail, à la cohabitation, aux loisirs et aux contacts sociaux ont dû être révisées. Les traductions ont été effectuées par des experts bilingues.

L'analyse en composante principale de la version française modifiée permet de dégager trois facteurs. Le premier regroupe les échelles inhérentes aux proches, soit les relations avec la principale personne de la maisonnée et celles avec la famille. Le deuxième facteur concerne le fonctionnement social plus large au moyen des échelles de loisirs et de relations sociales ainsi que de l'évaluation globale. Enfin, le troisième facteur est associé à l'échelle portant sur le travail, de même qu'au bien-être personnel. Les analyses de cohérence interne produisent des coefficients alpha de Cronbach de 0,47 à 0,81. Les analyses de stabilité temporelle permettent de conclure à des corrélations de Pearson de 0,69 à 0,90, tandis que les corrélations interclasses évaluant la fidélité inter-juges s'étendent de 0,76 à 0,96. Des analyses de validité concomitante ont également été effectuées ; celles-là permettent de comparer l'EAS-II aux échelles de la Grille de New York et de l'EHVA. De façon générale, on obtient des résultats significatifs de faibles à modérés. Des analyses discriminantes ont permis aussi de constater que les échelles de l'EAS-II distinguent significativement le type d'hébergement ou de programme de soins des clients évalués.

7.3. L'*Occupational Performance History Interview* (OPHI-II)
(Kielhofner et Henry, 1988 ; Kielhofner *et al.*, 2001)

L'OPHI-II est un outil de mesure qui documente les antécédents occupationnels de personnes ayant des difficultés de fonctionnement liées tant à un état psychiatrique (Fossey, 1996) que physique. Plus précisément, elle permet, grâce à une entrevue semi-structurée auprès du client et à un questionnaire rempli par l'intervenant, de mesurer trois concepts : l'identité occupationnelle, la compétence occupationnelle et l'impact de l'environnement. Le canevas d'entrevue offre des questions sur les rôles passés, présents et futurs de la personne, sur sa routine quotidienne, sa performance dans ses activités actuelles, ses intérêts et ses aspirations futures, et sur les événements critiques qui ont modifié le cours de sa vie en société. Le questionnaire à remplir par l'intervenant regroupe 29 énoncés répartis selon les trois concepts, dont l'échelle de cotation varie de 1 (dysfonctionnement) à 4 (compétence exceptionnelle). Le concept d'identité occupationnelle renvoie aux buts et aux intérêts de la personne, à ses attentes de succès, à ses choix, etc. Le concept de compétence occupationnelle est relié à la satisfaction envers le style de vie de la personne, le maintien de ses rôles, l'organisation de son temps, etc. Le concept d'impact de l'environnement, quant à lui, propose d'évaluer le soutien social, l'environnement physique, les occasions offertes, etc. L'OPHI-II est une version révisée de l'OPHI. Pour se procurer le manuel de passation, on peut consulter le site Internet <www.uic.edu/ahp/OT/MOHOC/>.

Le processus de validation de l'OPHI-II a été effectué en plusieurs étapes. La première version de l'OPHI a été construite à l'aide d'un groupe d'experts afin d'identifier les aspects les plus pertinents à évaluer. Par la suite, cette première version a été testée auprès de 90 professionnels de la santé provenant de tous domaines d'intervention, à la suite de quoi des modifications ont été apportées (Kielhofner et Henry, 1988). Dans une étude de validité de construit, Mallinson et ses collaborateurs (1998) confirment la présence des trois concepts identifiés dans le modèle théorique : identité occupationnelle, compétence occupationnelle et impact de l'environnement. Plusieurs autres analyses de validité et de fidélité ont été réalisées à partir de la première version (OPHI) (Kielhofner et Henry, 1988 ; Kielhofner *et al.*, 1991 ; Lynch et Bridle, 1993) ainsi que de la seconde (OPHI-II) (Kielhofner *et al.*, 2001). Pour cette dernière version, des analyses de validité discriminante ont permis d'identifier trois niveaux d'adaptation clairement distincts. De plus, les auteurs (Kielhofner *et al.*, 2001) étayent la validité de l'OPHI-II auprès de clientèles de différents groupes d'âge, de divers diagnostics, de langues ou de cultures variées. Quant à la traduction et à la validation de la version française, elles sont actuellement en cours. Des versions pilotes sont toutefois disponibles pour les cliniciens qui souhaitent l'utiliser auprès d'une clientèle francophone (Marazzani, 1998, 1999).

7.4. Des suggestions d'utilisation

Les trois outils de mesure présentés dans cette section sont très différents sur les plans de leur contenu et du temps de passation exigé. L'Inventaire des rôles permet d'avoir rapidement (soit entre 15 et 20 minutes) un profil des rôles du client et de la valorisation qui leur est accordée. Cet outil de mesure fait émerger les rôles valorisés par la personne, lesquels ne sont pas pour la plupart remplis au présent, mais représentent plutôt un souhait de les activer dans un avenir plus ou moins proche. L'intervenant est alors en mesure de mieux diriger ses interventions. Aucune formation n'est requise pour la passation de cet outil de mesure. L'EAS-II exige une durée d'entrevue un peu plus longue auprès du client (de 45 à 60 minutes), mais permet de documenter les différents rôles actuels de la personne tout en tenant compte de la satisfaction qui leur est attachée. Enfin, l'OPHI-II est l'outil de mesure qui demande le plus de temps de passation (de 60 à 90 minutes) et de formation. Par contre, il évalue plus en profondeur la place qu'occupe la personne dans la société. En plus d'avoir accès à la perception du client face à son rendement occupationnel (au moyen de l'entrevue), le professionnel de la santé peut quantifier son rendement. Par conséquent, comparativement aux autres outils de mesure, l'OPHI-II exige une plus grande expertise d'analyse.

8. LE SOUTIEN SOCIAL

Le soutien social offert aux personnes ayant des problèmes graves de santé mentale est une composante essentielle à leur réadaptation psychosociale. Le concept de soutien social comprend plusieurs composantes telles que le degré auquel les besoins de la personne sont comblés en termes d'affection et d'approbation de la part des autres. Ses composantes peuvent être aussi associées à un sentiment d'appartenance à un groupe et à une perception de sécurité (Kaplan *et al.*, 1977). Turner et ses collaborateurs (1983) ajouteront la notion d'« être capable de compter sur les autres », laquelle renvoie davantage à une dimension instrumentale du soutien social. De par sa contribution théorique, Weiss (1974) influencera d'autres auteurs comme Cutrona et Russel (1987) quant à la pertinence d'intégrer la notion du « besoin de se sentir utile et nécessaire ». Les ressources potentielles de soutien sont celles relatives à la famille, aux amis ou à d'autres groupes significatifs pour la personne, par exemple les collègues de travail. Nous invitons le lecteur à prendre connaissance de l'article de McColl et Skinner (1988) pour comprendre l'articulation du concept de soutien social au sein de modèles théoriques tels que les événements stressants et la maladie mentale. De plus, ces auteurs ont recensé 12 outils de mesure qui permettent d'évaluer le soutien social dans le champ de la réadaptation. Nous présenterons dans cette section deux outils de mesure.

8.1. La *Turner Battery* (Turner *et al.*, 1983)

La *Turner Battery* a été traduite et adaptée en français par Corbière et Laisné (2000). Le questionnaire est composé de différentes échelles réparties en trois volets.

Le premier volet, intitulé *Provisions of Social Relationships Scale*, entend saisir deux dimensions du soutien social, le soutien familial et le soutien amical, composées respectivement de six et neuf énoncés. Les énoncés renvoient aux aspects émotionnels (« J'ai au moins un ami à qui je pourrais tout dire »), à la reconnaissance (« Les membres de ma famille ont confiance en moi »), au sentiment d'appartenance à un groupe (« Quand je veux faire des activités, je sais que la plupart de mes amis aimeraient les faire avec moi »), au sentiment de pouvoir compter ou non sur les autres (« Quelquefois je ne suis pas sûr de pouvoir compter sur ma famille »).

Les personnes répondent en utilisant une échelle de cotation de 1 (« Ne correspond pas du tout à ce que vis ») à 5 (« Correspond tout à fait à ce que je vis »).

Le deuxième volet, intitulé *Reflected Love and Self-Esteem Scales*, comprend donc deux dimensions : l'Amour réfléchi et l'Estime de soi réfléchie, dont chacune est représentée par six énoncés. On demande au sujet comment il pense que les autres le voient. Cette échelle démontre une certaine pertinence pour l'évaluation d'une personne considérée comme vulnérable, car on sait que le regard qui est porté sur soi est un élément essentiel à la construction et au renforcement de l'identité personnelle. L'échelle Estime de soi réfléchie renvoie aux caractéristiques de la personne telles que sa persévérance ou ses ressources personnelles (« Les autres pensent que je peux surmonter les problèmes que je rencontre »). Pour ce qui est de l'échelle d'Amour réfléchi, les énoncés sont construits en vue de souligner les habiletés interpersonnelles de l'individu (« Les autres me voient comme une personne compréhensive et bienveillante »). Les personnes répondent à chacun des 12 énoncés en utilisant une échelle en cinq points dont 1 correspond à « Je suis absolument certain que cela est faux » et 5 à « Je suis absolument certain que cela est vrai ».

La troisième section, intitulée *Revised Kaplan*, mesure deux dimensions : Soutien de l'estime de soi et Réseau social, représentées par six et trois énoncés respectivement. Pour chaque énoncé, le répondant choisit une vignette qui correspond à un profil de personne (personne A, personne B ou personne C). Par la suite, il coche sur une échelle de 1 à 5 le profil qui lui correspond le mieux soit 1 : Je suis comme A, 2 : Je suis entre A et B, 3 : Je suis comme B, 4 : Je suis entre B et C, et 5 : Je suis comme C. À l'origine, les lettres A, B et C étaient des prénoms de personnes de la culture américaine qui changeaient d'un énoncé à un autre pour représenter chacun des profils. Afin de standardiser les énoncés des échelles et d'éviter des confusions possibles avec les prénoms ou encore une identification à un prénom plutôt qu'au contenu de l'énoncé, nous avons adopté des lettres neutres telles que A, B et C pour tous les énoncés de ce volet.

Corbière et ses collaborateurs (2003) ont réalisé des analyses factorielles confirmatoires sur l'ensemble de ces échelles en respectant chacune des trois sections. Les données qui ont permis de réaliser ces analyses proviennent des participants du projet intitulé : « Les parcours des personnes atteintes de troubles mentaux graves pendant et après un programme de réadaptation au travail : une étude prospective. » (Mercier *et al.*, 2001) Des 254 participants à ce projet, 13 ont été retranchés, car ils n'avaient plus de membres dans leur famille et ne pouvaient pas répondre à certains énoncés du premier volet. Par conséquent, les réponses des 241 personnes atteintes de troubles mentaux graves et inscrites à un programme de réadaptation au travail ont été analysées. Les résultats obtenus respectivement auprès de la première et de la dernière sections de la *Turner Battery* confirment la structure factorielle à deux dimensions avec des indices d'ajustement égaux ou supérieurs au seuil requis. Quant à la deuxième section, intitulée Estime de soi réfléchie et Amour réfléchi, il a fallu retrancher un énoncé pour chacune des deux dimensions afin de reproduire la solution factorielle proposée par les concepteurs. Il s'agit des énoncés 1 : « Les autres pensent que je peux changer d'idée ou de projet lorsque j'ai de nouvelles informations à ma disposition » et 9 : « Les autres me voient comme une personne qui aime la compagnie de sa famille ». Les coefficients de cohérence interne des six échelles des trois sections de la *Turner Battery* varient de 0,70 à 0,92. Ces coefficients sont excellents, sachant que les échelles comprennent seulement entre trois et neuf énoncés. En termes de validité convergente, on obtient des coefficients qui vont de modestes ($r = 0,17$; $p < 0,001$) à importants ($r = 0,50$; $p < 0,001$) lorsqu'on met en corrélation les échelles de Turner et l'Échelle d'estime de soi de Rosenberg. Il est intéressant de noter que le coefficient de corrélation le plus élevé est celui qui met en lien l'Estime de soi réfléchie de Turner et l'Estime de soi de Rosenberg, ce qui ajoute à la validité de l'outil de mesure.

8.2. L'Échelle de provisions sociales (EPS) (Caron, 1996)

L'EPS a été traduite et adaptée de la *Social Provisions Scale* (Cutrona et Russel, 1987) en suivant la méthode de Vallerand (1989). L'EPS comprend 24 énoncés répartis équitablement sur les six dimensions suivantes : Attachement (« Je ressens un lien affectif fort avec au moins une autre personne »), Aide tangible et matérielle (« Si quelque chose allait mal, personne ne viendrait à mon aide »), Conseils (« Je n'ai personne à qui m'adresser pour m'orienter en période de stress »), Intégration sociale (« Il y a des personnes qui prennent plaisir aux mêmes activités que moi »), Assurance de sa valeur (« Les autres ne me considèrent pas compétent ») et Besoin de se sentir utile et nécessaire (« Il y a des personnes qui nécessitent mon aide »). La moitié des énoncés est formulée à la négative et l'autre moitié à la positive en vue d'éviter des réponses systématiques aux échelles de cotation. Par la suite, les réponses aux énoncés formulés à la négative sont recodées en inversant les intervalles proposés à l'origine (de 1 = Fortement en désaccord à 4 = Fortement en accord). Chacune des six échelles, dont le score varie de 4 à 16, respecte cette égale proportion des énoncés, c'est-à-dire deux qui sont formulés positivement et deux négativement. Il est également possible d'obtenir un score global de 24 à 96, un score élevé faisant montre d'un degré de soutien social élevé.

Caron (1996) a entrepris la validation de l'Échelle de provisions sociales auprès de quatre échantillons : étudiants québécois (N = 383), population générale (N = 266), bénéficiaires de l'aide sociale (N = 79) et des personnes ayant un diagnostic de troubles psychotiques (N = 58). Pour les deux premiers échantillons, des analyses factorielles exploratoires ont été réalisées, car le nombre de sujets le permettait. L'auteur constate que certaines saturations d'énoncés aux facteurs sont faibles ou doubles. Ces résultats sont confirmés par de faibles coefficients de cohérence interne (entre 0,39 et 0,66) aux échelles Intégration sociale et Besoin de se sentir utile et nécessaire, et ce, quel que soit celui des quatre échantillons observé. Par contre, pour les mêmes échantillons, l'échelle globale présente des coefficients de cohérence interne très satisfaisants entre 0,87 et 0,88. Caron (1996) remarque que lorsqu'on les compare entre eux, la population générale, les bénéficiaires de l'aide sociale et les personnes ayant des troubles psychotiques se distinguent significativement les uns des autres en termes de score global à l'EPS. Plus précisément, la population générale présente un score plus élevé que le groupe de bénéficiaires, ce dernier étant plus élevé que le groupe de personnes ayant des troubles psychotiques. La figure de l'article de Caron (1996) présente ces derniers résultats de façon visuelle. Finalement, l'auteur propose des normes pour la population générale.

8.3. Des suggestions d'utilisation

La réponse aux deux outils de mesure de cette section requièrent entre 10 et 20 minutes. Quant à l'interprétation des résultats, nous suggérons d'utiliser les documents disponibles à cet effet. Comme nous avons pu le constater, la *Turner Battery* vient juste d'être validée en français et le second outil présente une faiblesse à l'endroit de deux sous-échelles. En fonction de ces éléments, nous conseillons, pour le premier questionnaire, d'être prudent quant à l'interprétation des résultats et de cumuler davantage de données le concernant afin d'apporter de nouvelles informations soutenant la validité de l'instrument. Pour ce qui est de l'EPS, nous suggérons d'employer le score de l'échelle globale lors de l'utilisation.

9.   L'ESTIME DE SOI

L'estime de soi reflète le regard global qu'une personne porte sur elle-même (Harter, 1990) ; elle est l'expression de ce que chaque individu ressent au fond de lui-même (Bariaud et Bourcet, 1994). À partir de leur revue bibliographique, Lecomte et ses collaborateurs (1997) mentionnent que les personnes souffrant de schizophrénie présentent une estime de soi significativement inférieure à la population dite « normale ». Les éléments explicatifs sont divers ; ils pourraient provenir d'une fragmentation du soi ou de la perte du soi (Greenberg et Mitchell, 1983 ; Estroff, 1989), d'un sentiment d'abandon par la société (Estroff, 1989), le résultat de préjugés à l'égard des personnes souffrant de troubles mentaux graves (Penn et Martin, 1998 ; Wahl, 1999) ou encore la perte de rôles sociaux tels que l'exercice d'un travail (Van-Dongen, 1998). De nombreux auteurs préconisent donc l'évaluation de l'estime de soi chez les personnes souffrant de troubles mentaux graves et de leur offrir au besoin des programmes de réadaptation leur permettant de rétablir ou d'améliorer leur estime d'elles-mêmes (Brekke et Long, 2000 ; Gledhill *et al.*, 1998 ; Leclerc *et al.*, 2000 ; Lecomte *et al.*, 1999 ; Miller et Mason, 1998). Dans cette section, nous proposons de présenter deux outils de mesure relatifs à l'estime de soi.

9.1. L'Échelle d'estime de soi (EES) (Vallières et Vallerand, 1990)

L'EES est la traduction et l'adaptation de la *Rosenberg Self-esteem Scale* de Rosenberg (1965). L'échelle (10 énoncés) entend saisir le degré de satisfaction globale que la personne a d'elle-même, le plus ou moins grand nombre de qualités dont elle se sent investie, l'utilité qu'elle pense avoir dans la vie. Cinq des dix énoncés sont formulés à la négative afin d'éviter des biais de désirabilité sociale. Il y a quatre modalités de réponse (1 = Pas du tout d'accord, 2 = Plutôt en désaccord, 3 = Plutôt en accord et 4 = Tout à fait d'accord). Les énoncés formulés à la négative sont recodés (1 = 4, 2 = 3, 3 = 2 et 4 = 1) de façon à obtenir un score variant de 10 à 40. Plus le score est élevé, plus la personne présente une estime de soi élevée. L'EES fait preuve de qualités métrologiques satisfaisantes. Les résultats d'analyse factorielle confirmatoire soutiennent une solution factorielle unidimensionnelle (Vallières et Vallerand, 1990). Selon les trois études de Vallières et Vallerand (1990), la cohérence interne de l'EES se situe entre 0,83 et 0,90 et la fidélité test-retest est adéquate (r = 0,84). En termes de validité convergente, l'EES est corrélée positivement à la satisfaction de vie et négativement aux symptômes de dépression. À partir de programmes de réadaptation offerts à des personnes souffrant de schizophrénie, quelques auteurs (Leclerc *et al.*, 2000 ; Lecomte *et al.*, 1999) mentionnent une amélioration des habiletés de *coping*, de l'estime de soi (score global de l'EES) et une baisse du niveau des symptômes psychiatriques chez les participants aux programmes, comparativement à ceux présentant la même problématique psychiatrique sans avoir suivi un programme de réadaptation. Les auteurs ajoutent que l'estime de soi évaluée par l'EES reste tout de même un outil de mesure trop général pour observer de subtils changements sur le plan de l'estime de soi de la personne.

Rosenberg et ses collaborateurs (Rosenberg, 1979 ; Rosenberg *et al.*, 1995) stipulent que la *Rosenberg Self-esteem Scale* (Rosenberg, 1965) comprend deux composantes principales : la confiance en soi (*self-confidence*) et l'autodépréciation (*self-depreciation*), lesquelles sont présentées respectivement par les énoncés formulés à la positive et à la négative. Récemment, Soergaard et ses collaborateurs (2002) ont utilisé l'ancienne et la nouvelle versions de la *Rosenberg Self-esteem Scale*, soit une seule dimension (score global) et deux autres dimensions (confiance en soi et autodépréciation).

À l'aide d'analyses de régression linéaire, les auteurs constatent des nuances intéressantes lorsqu'ils utilisent l'une ou l'autre des trois mesures de l'estime de soi comme variable à prédire. Par exemple, 40 % de la variance de l'échelle positive de l'estime de soi s'explique par un bas niveau d'anxiété ou de dépression, un équilibre des affects positifs, une satisfaction vis-à-vis des activités de loisir et par la présence d'un ami proche, tandis que 35 % de la variance de la composante négative de l'estime de soi s'explique principalement par la présence d'affects négatifs, de symptômes d'anxiété ou de dépression, d'une insatisfaction vis-à-vis des relations familiales, de moins de symptômes positifs relatifs à la schizophrénie et de nombreux besoins non comblés. Quant à la mesure globale de l'estime de soi, 46 % de sa variance s'explique essentiellement par la présence de moins de symptômes d'anxiété ou de dépression, d'un bas niveau d'affect négatif et d'une satisfaction à l'égard des relations familiales et par la présence d'un ami proche. De par ces résultats, nous pouvons constater que chaque dimension de l'estime de soi apporte des informations spécifiques et additionnelles.

9.2. La *Self-esteem Rating Scale* (SERS)
(Nugent et Thomas, 1993)

La SERS a été traduite et adaptée en français (Corbière, Laisné et Lecomte, 2001). La SERS a été conçue à partir de six énoncés provenant de l'*Index Self-esteem* (ISE ; Hudson, 1982), de 10 autres énoncés du même questionnaire qui ont été révisés et de 24 autres énoncés élaborés exclusivement pour la conception originelle de la SERS (Nugent et Thomas, 1993). Les 40 énoncés de la SERS abordent la valeur de soi générale, la compétence sociale, les habiletés de résolution de problèmes, les capacités intellectuelles, le sentiment de compétence et la valeur de soi en fonction du regard des autres. Pour répondre aux énoncés de la SERS, les personnes utilisent une échelle de type Likert en sept points (de 1 = jamais à 7 = toujours). Vingt énoncés sont formulés à la positive et vingt autres le sont à la négative ; le score total peut donc varier de − 120 à + 120. Les scores positifs indiquent différents niveaux d'estime de soi positifs et des scores négatifs représentent de plus bas niveaux d'estime de soi (Nugent, 1994 ; Nugent et Thomas, 1993). Nugent et Thomas (1993) mentionnent que tous les énoncés de la SERS saturent au même facteur et que le pourcentage de la variance totale du facteur est de l'ordre de 54 %. Sur la base de ces résultats d'analyses factorielles, les auteurs (Nugent et Thomas, 1993, p. 195) concluent que la SERS présente une seule dimension. Quant aux résultats de cohérence interne, le coefficient alpha de Cronbach est très élevé, égal à 0,98. Finalement, Nugent (1993 ; 1994) a appréhendé la validité convergente de la SERS en évaluant la relation du score total de la SERS à une mesure de dépression (*Generalized Contentment Scale*, Hudson, 1982) dont le coefficient de corrélation est négativement élevé, r = − 0,89.

En ce qui concerne l'adaptation en français de la SERS, Lecomte et ses collaborateurs (à paraître) ont entrepris la validation du questionnaire auprès de répondants francophones et anglophones. Les analyses faites auprès des deux échantillons francophones sont présentées ici. Le premier échantillon est composé d'étudiants de l'Université de Montréal des niveaux baccalauréat et maîtrise (N = 250) et le second comprend des personnes souffrant de troubles mentaux inscrites dans un programme de réadaptation au travail (N = 177). Les auteurs ont vérifié non seulement la structure factorielle à une dimension, mais également la structure à deux dimensions, où les énoncés positifs sont séparés des énoncés négatifs. Les résultats d'analyses factorielles confirmatoires comprenant les 40 énoncés, réalisées auprès des deux échantillons, indiquent qu'aucune de ces deux solutions factorielles ne s'ajuste aux données empiriques. Par contre, une version courte à 20 énoncés équitablement répartis sur deux dimensions, la première comprenant 10 énoncés formulés à la négative et la seconde comprenant 10 énoncés à la positive, présente des coefficients d'ajustement très satisfaisants pour les deux échantillons (pour plus de détails, voir Lecomte *et al.*, à paraître).

Par ailleurs, quel que soit l'échantillon considéré ou la dimension de la version française de la SERS, les coefficients alpha de Cronbach varient de 0,89 à 0,91. En fonction de l'ensemble de ces résultats, nous avons à présent deux scores qui varient respectivement de -70 à -10 et de 10 à 70 pour les échelles négative et positive de la version française de la SERS. Lorsqu'on compare l'échantillon Étudiants à celui qui se compose de personnes souffrant de troubles mentaux graves inscrites dans des programmes de réadaptation, on observe respectivement des écarts significatifs en termes de moyennes aux échelles positive (M = 53,29 *vs* M = 47,08 ; p < 0,0001) et négative (M = $-24,07$ *vs* M = $-33,82$; p < 0,0001). Autrement dit, les personnes qui souffrent de problèmes de santé mentale à la recherche d'un emploi présentent une estime de soi négative plus élevée et une estime de soi positive plus basse que des étudiants. En termes de validité concomitante, l'échelle positive de la SERS est corrélée avec trois des dimensions du *Brief Symptom Inventory*, soit les symptômes de dépression, d'anxiété et de paranoïa (coefficients de corrélation de Pearson variant de $-0,32$ à $-0,42$; p < 0,05). À propos de l'échelle négative de la SERS, elle est corrélée positivement avec les trois catégories de symptômes présentés ci-dessus dont les coefficients de corrélation sont significatifs et oscillent entre 0,49 et 0,65 (p <0,01).

9.3. Des suggestions d'utilisation

L'utilisation des deux outils de mesure décrits dans cette section, l'EES et la version française de la SERS, n'exige pas d'expertise clinique. Il est cependant conseillé de prendre connaissance, entre autres, des ouvrages qui ont été cités afin d'avoir une compréhension plus fine de leur fondement. Le temps de passation de l'un ou l'autre de ces deux questionnaires se situe entre 10 et 15 minutes. Si l'on compare l'EES à la SERS, ce dernier outil semblerait offrir un éventail plus diversifié des composantes de l'estime de soi. Par contre, la version française de la SERS est toute récente et exigerait par conséquent davantage d'exploration sur le plan de sa validité. Pour finir, que ce soit pour l'utilisation de l'EES ou par celle de la SERS, nous suggérons de considérer l'ensemble des échelles (positive, négative et globale) pour une évaluation plus fine. Ainsi, il sera possible d'appréhender les différents niveaux d'estime de soi de la personne afin d'intervenir plus adéquatement.

10.   L'INSERTION AU TRAVAIL

L'insertion sur le marché régulier du travail de personnes aux prises avec des troubles mentaux graves représente sans conteste l'un des objectifs essentiels de la réadaptation en psychiatrie. Comme chacun sait, obtenir un emploi et le conserver signifie pour la personne non seulement une potentielle structure spatiotemporelle à sa vie, mais aussi la possibilité d'acquérir une autonomie, un plus grand sens à sa vie et le développement d'une identité professionnelle dans un réseau socioprofessionnel qu'elle aura tissé. Cependant, plus de 80 % des personnes ayant des problèmes graves de santé mentale sont sans emploi, alors que la plupart d'entre elles souhaitent intégrer le marché régulier du travail (WHO, 2000). Ribeiro (1999) fait allusion à la métaphore du labyrinthe pour souligner les divers obstacles auxquels doit faire face la personne atteinte de troubles mentaux lors de sa recherche d'emploi. Nonobstant l'importance de considérer les préjugés à l'endroit des personnes souffrant de troubles mentaux, de la conjoncture socioéconomique du marché du travail et des modalités reliées aux services offerts à cette clientèle, nous présenterons deux outils de mesure qui visent la perception des obstacles à l'insertion au travail et le sentiment d'efficacité pour les surmonter ainsi que le sentiment d'efficacité dans la recherche d'emploi.

10.1.   Les obstacles à l'insertion au travail et sentiment d'efficacité pour les surmonter (Corbière, Laisné et Mercier, 2001)

Les obstacles à l'insertion en emploi vécus ou perçus par les personnes ayant des troubles mentaux graves, recensés par divers auteurs (Bachrach, 1991 ; Bassett *et al.*, 2001 ; Braitman *et al.*, 1995 ; Corbière, Bordeleau, Provost *et al.*, 2002 ; Hill *et al.*, 1998 ; May et Vieceli, 1983 ; McCrohan *et al.*, 1994 ; Rutman, 1994) ont été repris pour constituer un questionnaire de 43 obstacles potentiels. Le questionnaire est conçu sous la forme de deux questions dont la seconde est inhérente à la première. En premier lieu, il est demandé au participant de répondre à la question suivante : Dans votre situation cette raison (un des 43 obstacles) peut-elle représenter un obstacle à votre insertion au travail ? Les choix de réponse s'échelonnent sur une échelle de Likert en sept points (de 1 = pas du tout probable à 7 = tout à fait probable). Si le participant donne une réponse supérieure à 1 à l'échelle précédente (c'est-à-dire que l'obstacle présente une certaine probabilité d'occurrence), il est invité à répondre à une seconde question : Jusqu'à quel point vous sentez-vous capable de surmonter cet obstacle ? Les choix de réponse se situent sur une échelle de Likert en sept points (de 1 = pas du tout capable à 7 = tout à fait capable). Ces deux types de questions permettent respectivement d'évaluer les « obstacles perçus » par la personne dans son insertion au travail et son « sentiment d'efficacité » pour les surmonter.

Des analyses statistiques ont été réalisées à partir de données recueillies auprès de 254 personnes ayant un problème de santé mentale et inscrites à un programme de réadaptation au travail dans la région de Montréal. En ce qui concerne les résultats à la première question, « Obstacles à l'insertion au travail », plus de 85 % des personnes mentionnent les 10 raisons suivantes comme d'importants obstacles : le stress relié à la recherche d'emploi, une absence prolongée sur le marché régulier du travail, l'anxiété ou les peurs, des événements stressants (deuil, rupture amoureuse, etc.), un manque de confiance en soi, la compétition sur le marché régulier du travail, des difficultés à s'adapter aux exigences d'un nouvel emploi, la pression reliée à l'emploi occupé, s'affirmer face aux collègues de travail et le manque de flexibilité de l'employeur. Quant à la deuxième question, « Sentiment d'efficacité » pour surmonter les obstacles, les résultats d'une analyse factorielle exploratoire par composantes principales révèlent une solution à cinq facteurs intitulés : 1) Sentiment de compétence/confiance en soi (p. ex., une faible capacité de rendement au travail), 2) Facteurs externes (p. ex., la concurrence sur le marché régulier du travail), 3) Anxiété/Amotivation (p. ex., le stress relié à la recherche d'emploi ; une faible motivation, un manque de détermination), 4) Santé (p. ex., les effets secondaires de la médication) et 5) Ajustement sur le lieu de travail (p. ex., la pression reliée à l'emploi occupé). Cette solution factorielle explique 61 % de la variance totale et les coefficients de cohérence interne pour chacune des cinq échelles qui se situent entre 0,77 et 0,90 (Corbière *et al.*, à paraître). En termes de validité concomitante, les cinq échelles du questionnaire « Obstacles à l'insertion au travail et Sentiment d'efficacité pour les surmonter » sont corrélées significativement avec les échelles du questionnaire de sentiment d'efficacité dans la recherche d'emploi (Solberg *et al.*, 1994 ; voir la description ci-dessous) dont les coefficients de Pearson varient de 0,26 à 0,50 (p < 0,001). Autrement dit, lorsque la personne présente un sentiment d'efficacité élevé pour surmonter les obstacles potentiels à son insertion au travail, sa confiance en ses capacités afin d'en décrocher un s'avère également élevée.

10.2. La *Career Search Efficacy Scale* (CSES) (Solberg *et al.*, 1994)

La CSES a été traduite et adaptée en français par Corbière, Bordeleau, Briand et collaborateurs (2001). Cet outil de mesure permet d'évaluer le degré de confiance qu'une personne présente pour réussir un ensemble de tâches reliées à la recherche d'emploi. Les participants répondent à un ensemble de 35 énoncés qui commencent par la question suivante : « Quelle est votre capacité à... » Les choix de réponses aux énoncés sont représentés sur une échelle en 10 points, de 0 (très basse) à 9 (très élevée). En fonction des résultats d'une analyse factorielle exploratoire réalisée sur la version originale de la CSES (Solberg *et al.*, 1994), une analyse factorielle confirmatoire a été conduite auprès d'un échantillon de participants francophones mentionnés ci-dessus (N = 254) (Corbière *et al.*, 2003, soumis). Les résultats confirment la même solution à quatre facteurs, c'est-à-dire Efficacité dans la recherche d'un emploi (*Job Search Efficacy*), Efficacité pour une entrevue d'embauche (*Interviewing Efficacy*), Efficacité dans l'utilisation de son réseau (*Networking Efficacy*) et Efficacité dans la capacité à se connaître (*Personal Exploration Efficacy*). Cependant, des ajustements se sont avérés nécessaires afin d'ajuster le modèle à quatre facteurs aux données empiriques de l'échantillon francophone. Neuf énoncés de la CSES saturent à plusieurs facteurs, indiquant que le contenu de ces énoncés est trop général. Ces mêmes résultats sont obtenus à partir de la version originale proposée par Solberg et ses collaborateurs (1994 ; voir le tableau p. 116-117). Par conséquent, nous avons retenu la solution factorielle la plus parcimonieuse, soit la version abrégée de 26 énoncés répartis exclusivement sur l'un des quatre facteurs. Les quatre facteurs ou échelles présentent des coefficients de cohérence interne satisfaisants, lesquels varient de 0,73 à 0,91. De nombreux auteurs stipulent que les concepts de soi spécifiques ou le sentiment d'efficacité pour l'accomplissement d'une tâche particulière sont reliés positivement au concept de soi plus général de la personne, le plus souvent associé à la notion d'estime de soi (Betz et Klein, 1996 ; Marsh, 1990). Quand on observe les corrélations entre les quatre échelles de sentiment d'efficacité dans la recherche d'emploi et l'Échelle d'estime de soi de Rosenberg (1965), les coefficients sont significatifs et varient de 0,40 à 0,50 ($p < 0,001$) selon les échelles. Ces résultats renforcent donc la validité convergente de la traduction et de l'adaptation française du questionnaire de la CSES.

10.3. Des suggestions d'utilisation

Le questionnaire « Obstacles à l'insertion au travail et sentiment d'efficacité pour les surmonter » et la version française de la *Career Search Efficacy Scale* peuvent tous deux être utilisés lors de la démarche d'emploi de la personne. Le conseiller en emploi ou le spécialiste « vocationnel » (calque plus souvent utilisé dans le milieu des services offerts en santé mentale) proposera à son client la possibilité d'évaluer de façon systématique les obstacles potentiels à son insertion socioprofessionnelle. Pour les obstacles identifiés comme tels, le conseiller en emploi interrogera son client sur sa capacité à les surmonter et lui demandera s'il y a lieu d'élaborer des stratégies utiles et efficaces. Le questionnaire devient donc un outil d'évaluation et de travail pour le conseiller et son client. De façon complémentaire, le conseiller peut utiliser la version française de la CSES afin d'évaluer le sentiment d'efficacité de son client quant à sa recherche d'emploi pour entreprendre des activités spécifiques telles la préparation d'une entrevue d'embauche ou encore l'utilisation judicieuse de son réseau socioprofessionnel pour trouver un emploi. En fonction de son niveau de sentiment d'efficacité dans les diverses activités évaluées par les quatre échelles, le conseiller et son client pourront effectuer des mises en situation afin de renforcer ou de développer son sentiment d'efficacité. La durée de passation de ces deux outils de mesure, disponibles en français et en anglais, est en moyenne de 20 à 30 minutes pour chacun d'eux. Par contre, si le conseiller souhaite approfondir les réponses de son client aux deux questionnaires, la durée d'utilisation peut être très variable.

11. LA SATISFACTION ENVERS LES SERVICES REÇUS

La satisfaction du client à l'égard des services reçus en psychiatrie est non seulement un indicateur stable de sa collaboration (Sabourin *et al.*, 1989) et de la qualité des soins qui lui sont prodigués (Shipley *et al.*, 2000), mais aussi le reflet une composante de sa qualité de vie (Ruggeri *et al.*, 1996). Ainsi, l'évaluation de la satisfaction perçue par le client à l'égard des services en psychiatrie peut représenter à la fois une mesure de suivi des soins qu'il reçoit et une mesure de résultats atteints ou « *outcomes* » (Ruggeri *et al.*, 2003). Parmi les outils de mesure disponibles en langue française, nous avons identifié les suivants.

11.1. Le Questionnaire de satisfaction du consommateur (QSC 8 et QSC-18B)
(Sabourin et Gendreau, 1988 ; Sabourin *et al.*, 1987, 1989)

Il existe deux versions canadiennes-françaises du Questionnaire de satisfaction du consommateur, soit à 8 ou à 18 énoncés. Les 8 énoncés du QSC-8 appartiennent à la version QSC-18. Ces versions ont été conçues à partir de la version originale du questionnaire, intitulée *Client Satisfaction Questionnaire* (Larsen *et al.*, 1979). Comparé au QSC-18, le QSC-8 est la version la plus utilisée en clinique et en recherche, car il est plus facile d'utilisation et possède des qualités métrologiques plus satisfaisantes. Le QSC-8 permet de mesurer la satisfaction générale d'un client à l'égard des services qui lui sont offerts. Le client répond à huit énoncés à l'aide d'une échelle oscillant de 1 à 4. Le score total peut varier de 8 à 32, un score élevé indiquant la satisfaction la plus grande.

Les résultats d'analyses factorielles par composantes principales, réalisées sur les données recueillies auprès de 126 personnes ayant sollicité de l'aide au service de psychologie de l'Université de Montréal, indiquent un seul facteur avec 57,8 % de variance totale. Le coefficient de cohérence interne (alpha de Cronbach) du facteur est de l'ordre de 0,89 (Sabourin *et al.*, 1989) et de 0,92 (Perreault *et al.*, 2001). En ce qui concerne la validité convergente, le score obtenu au QSC-8 est corrélé au nombre d'entrevues effectuées par les clients (r = 0,27, p < 0,04). Qui plus est, moins le client présente de symptômes (dépression, anxiété et problèmes cognitifs), plus il est satisfait des services qu'il a reçus. En plus d'être disponible en français, le QSC-8 existe en espagnol (Roberts et Attkisson, 1983) et en néerlandais (de Brey, 1983).

11.2. L'adaptation française du questionnaire *Verona Service Satisfaction Scale* (VSSS-32F, VSSS-54F, VSSS-EU)
(Lesage et di Biase, 1993 ; Lesage *et al.*, 2001)

Plusieurs versions canadiennes-françaises sont disponibles, dont celles à 32 ou à 54 énoncés. Cette dernière version a été adaptée à la toute récente version européenne, la VSSS-EU (Ruggeri *et al.*, 2000). Ces versions peuvent faire directement l'évaluation des clients, de leurs proches et des professionnels de la santé. L'ensemble des versions canadiennes-françaises de la VSSS a été rendu possible grâce à la traduction et à l'adaptation des versions originales en italien (Ruggeri et Dall'agnola, 1993, Ruggeri *et al.*, 1996, 2000). Même si les auteurs de la VSSS dénombrent au départ sept dimensions conceptuelles, on note que pour des fins d'analyse statistique, faute d'énoncés pour représenter les dimensions « Information » et « Accès », elles sont réduites à six dimensions : 1) la satisfaction générale vis-à-vis des services reçus, 2) les comportements et habiletés des professionnels de la santé (psychiatres, psychologues, infirmières et travailleurs sociaux), 3) les informations reçues et l'accès aux services, 4) l'efficacité des services, 5) les types d'intervention et 6) l'implication des membres de la famille. Les participants sont invités à répondre aux 40 premiers énoncés de la VSSS-54F en utilisant une échelle de type Likert en cinq points (de 1 = très mauvaise à 5 = excellente). Quant aux 14 derniers énoncés correspondant à l'échelle Types d'intervention, les personnes répondent à une première question : Ont-ils oui ou non reçus l'intervention ? Si oui, la personne mentionne si elle est satisfaite de cette intervention (5 choix de réponse, de 1 = très mauvaise à 5 = excellente) ; sinon, la personne précise si elle aurait souhaité recevoir cette intervention (3 choix de réponse : Non, Ne sait pas, Oui).

Récemment, Corbière et ses collaborateurs (2003) ont mené des analyses factorielles confirmatoires auprès d'un échantillon de 150 personnes inscrites à un programme de suivi intensif dans la communauté et ayant répondu à la VSSS-54F (Ricard *et al.*, 2000). Après quelques ajustements nécessaires, les résultats d'analyses factorielles confirmatoires indiquent un ajustement adéquat du modèle aux données empiriques lorsqu'on considère les psychiatres et les psychologues à part des infirmières et des travailleurs sociaux (Corbière *et al.*, 2003). Il en résulte les cinq dimensions suivantes : Comportements et habiletés des psychiatres et des psychologues, Comportements et habiletés des infirmières et des travailleurs sociaux, Informations reçues et accès aux services, Efficacité des services et Implication des proches. Les auteurs observent des coefficients de cohérence interne qui varient de 0,83 à 0,91 pour quatre dimensions et un coefficient alpha modeste (0,57), mais compréhensible pour la dimension Informations reçues et accès aux services, sachant qu'elle représente deux échelles. Les conclusions des auteurs vont dans le sens des nouvelles orientations européennes prises par Ruggeri et ses collaborateurs (2000 ; 2003), soit qu'il est important de différencier les psychiatres des psychologues et les infirmières des travailleurs sociaux. Ruggeri et ses collaborateurs (2000) mentionnent que la VSSS-EU présente une stabilité temporelle (fidélité test-retest) satisfaisante, et ce, quel que soit le pays étudié (Pays-Bas, Danemark, Royaume-Uni, Espagne et Italie). Toujours en considérant la satisfaction des personnes ayant de graves problèmes de santé mentale, lesquelles proviennent des cinq mêmes pays européens, Ruggeri et ses collaborateurs (2003) indiquent que la qualité de vie est reliée significativement à chacune des dimensions de la VSSS-EU.

11.3. Le Questionnaire d'évaluation de l'information par la clientèle (QEIC) (Perreault, 2002)

Perreault et ses collaborateurs (1992, 2001) expriment également le besoin de créer une mesure multidimensionnelle de l'évaluation de la satisfaction des services afin d'intervenir avec plus d'acuité sur les facteurs susceptibles d'améliorer les soins de santé. À l'instar d'autres auteurs (Ruggeri *et al.*, 2000 ; Corbière *et al.*, 2003), ils remarquent à partir de l'utilisation du Questionnaire d'opinion sur les services externes (QOSE21, Perreault *et al.*, 2001) que la dimension Explications sur le traitement et services présente un coefficient de cohérence interne faible (0,50) et le niveau de satisfaction le plus faible lorsque perçue par les personnes utilisatrices de services en psychiatrie. Dans l'optique de développer davantage cette dimension, Perreault (2002) a conçu récemment le Questionnaire d'évaluation de l'information par la clientèle (QEIC) dans lequel trois dimensions sont intégrées : Organisation et modalités des services (7 énoncés), Difficultés pour lesquelles le client a consulté (3 énoncés) et Information sur le traitement (8 énoncés). Ces trois dimensions sont présentées sous la forme de deux sections. La première porte sur l'importance accordée aux 18 énoncés du QEIC dont l'échelle est présentée en trois intervalles (très important, important et peu important). En ce qui concerne la seconde section, elle renvoie au degré de satisfaction de la personne quant à l'information qu'elle a reçue, mais cette fois-ci le répondant donne sa réponse aux 18 énoncés sur une échelle comprenant les intervalles suivants : Incomplète, Acceptable ou Excellente.

Perreault (2002) a réalisé des analyses de cohérence interne sur chacune des deux sections ; il conclut que les coefficients alpha sont très satisfaisants, c'est-à-dire 0,90 et 0,91 respectivement pour les sections Importance et Satisfaction. À titre d'exemple, lorsque les auteurs examinent de façon plus détaillée les réponses aux énoncés du QEIC, ils constatent que les énoncés jugés les plus importants sont ceux qui touchent à la confidentialité et à l'accès au dossier ainsi qu'aux effets secondaires des médicaments. Quant à la seconde section, environ 30 % des répondants mentionnent que l'information reçue vis-à-vis de la confidentialité et de l'accès au dossier ainsi que de la durée prévue du traitement s'avère incomplète (Perreault, 2002). Sachant que le QEIC est un outil de mesure conçu récemment, des données supplémentaires inhérentes aux qualités métrologiques du QEIC seront nécessaires afin d'établir sa validité au sens large.

11.4. Des suggestions d'utilisation

L'administration des outils de mesure qui ont été répertoriés n'exige aucune formation particulière, si ce n'est de prendre connaissance de la formule pour le calcul des échelles et l'interprétation des scores. Des manuels ont été créés à cet effet. Les répondants peuvent remplir les outils de mesure par eux-mêmes, car ils sont sous un format « auto-administré », et la durée de passation s'étend de 10 à 30 minutes selon l'outil de mesure. Par ailleurs, en fonction des objectifs d'évaluation de la satisfaction des personnes envers les services, nous suggérons d'utiliser le QSC 8 afin de recueillir auprès de la personne son niveau de satisfaction générale, la VSSS-EU dans le but d'évaluer différentes dimensions de la satisfaction et le QEIC, dans une visée plus approfondie de la dimension « information » de la satisfaction à l'égard des services. Finalement, dans le cadre de projets de recherche et de comparaisons internationales, nous suggérons la VSSS-EU, car, d'une part, elle présente des qualités métrologiques satisfaisantes et, d'autre part, il est possible de s'en procurer une version française, italienne, espagnole, anglaise, allemande ou danoise (Ruggeri *et al.*, 2000).

12. LA QUALITÉ DE VIE

Le concept de qualité de vie renvoie à diverses notions telles que le fonctionnement de la personne, l'accès aux ressources et aux opportunités qu'elle peut utiliser ou mettre à profit afin de mettre en œuvre ses capacités ou habiletés dans ses champs d'intérêts, son bien-être et sa perception de sa santé en général (Lehman, 1996 ; Ware et Gandek, 1994). Les deux premières notions sont inhérentes à une évaluation objective de la qualité de vie et les deux dernières, à une évaluation subjective (Lehman, 1996). L'intérêt porté à l'évaluation de la qualité de vie des personnes souffrant de troubles mentaux a pris son essor lors de la désinstitutionnalisation des soins psychiatriques et lorsque la personne résidant à l'hôpital psychiatrique a été reconduit dans la communauté. En ce sens, l'évaluation de la qualité de vie est devenue une mesure d'*outcomes* afin d'évaluer si les services fournis au client dans la communauté sont acceptables et adéquats (Van Nieuwenhuizen *et al.*, 1997). Mercier (1994) spécifie les raisons pour lesquelles il est essentiel d'entreprendre l'évaluation de la qualité de vie dans le champ de la psychiatrie communautaire. L'une d'elles est l'adoption d'une perspective holistique où la qualité de vie de l'usager est considérée dans son ensemble et non seulement en fonction de sa pathologie. Comme le souligne Corin (1987), l'évaluation de la qualité de vie de la personne prend tout son sens si elle est reliée aux conséquences d'une intervention (ou de services) qu'elle aura reçue. En suivant ces indications, il sera possible de planifier et d'implanter des services qui conviennent davantage aux besoins de la population (Kovess *et al.*, 2001). Il existe au moins quatre ouvrages qui recensent une myriade d'outils de mesure relatifs au concept de qualité de vie, lesquels sont soit génériques et dédiés à la population générale, soit élaborés pour des populations éprouvant des problèmes graves de santé mentale (Lehman, 1996 ; Marquis *et al.*, 2001, Simeoni *et al.*, 2000, Van Nieuwenhuizen *et al.*, 1997). Il est à noter que Lehman (1996) distingue toutefois les outils de mesure qui sont expressément conçus pour les personnes atteintes de schizophrénie ou encore ayant des troubles anxieux ou affectifs. Même si nous constatons l'existence d'un éventail disparate d'outils de mesure dans ce domaine, de 10 à 27 selon les auteurs, nous présenterons les trois outils de mesure les plus cités ou les plus prometteurs (Holley, 1998).

12.1. Le *Medical Outcomes Study 36-item Short-form Health Survey* (SF-36) (Ware et Sherbourne, 1992)

Ce questionnaire a été traduit et adapté dans plus de 40 pays selon une procédure rigoureuse adoptée et suivie par le projet *International Quality of Life Assessment* (IQOLA ; Ware et Gandek, 1994 ; site Internet : <www.iqola.org>), qui comprend des méthodes de validation du SF-36 tant qualitatives (traduction renversée) que quantitatives (analyse factorielle). En ce qui concerne la validation de la traduction française, on trouve la version construite en France (le chercheur principal en charge de ce projet est le Dʳ Alain Leplège, INSERM Unité 292, site Internet : <www.estem.fr>) et celle réalisée au Canada (Dauphinee *et al.*, 1997). Le

SF-36 comprend, d'une part, un énoncé qui permet d'évaluer les changements en termes de santé qui ont eu lieu au cours des 12 derniers mois (ou l'année dernière à la même époque) dont l'échelle de cotation oscille entre 1 (bien meilleur que l'an dernier) à 5 (beaucoup moins bon que l'an dernier). D'autre part, 35 énoncés sont répartis sur les huit dimensions suivantes : 1) les limitations des activités physiques, 2) les limitations des activités sociales dues à des problèmes de santé, 3) les limitations de son rôle dans des activités quotidiennes dues à des problèmes physiques, 4) les limitations de son rôle dans des activités quotidiennes dues à des problèmes émotionnels, 5) la douleur physique, 6) la vitalité (énergie/fatigue), 7) la santé mentale et 8) la perception de sa santé en général. Selon la dimension, la personne répond en utilisant soit une échelle dichotomique (oui/non), soit une échelle ordinale (de 1 = Excellente à 5 = Mauvaise). Pour ce dernier type d'échelle de cotation, il est possible d'avoir des intervalles différents variant de 1 à 6 avec un minimum de trois intervalles (1 = Oui, beaucoup limité, 2 = Oui, un peu limité, 3 = Non, pas du tout limité). Tous les scores aux échelles sont convertis sur une échelle de 0 à 100, où un score élevé indique une meilleure santé. Ware et Gandek (1994) présentent dans un tableau les définitions relatives aux scores les plus bas et les plus élevés pour chacune des huit dimensions.

Dauphinee et ses collaborateurs (1997) ont entrepris la traduction canado-française en suivant la procédure du projet IQOLA (Dauphinee *et al.*, 1997 ; voir la figure 1 pour plus de détails). La clarté de la traduction, l'utilisation d'un langage accessible à tous et une équivalence conceptuelle ont reçu la priorité, et ce, quel que soit le groupe de personnes impliquées dans la procédure de traduction et d'adaptation du SF-36 à la culture canadienne. Parmi les groupes, on note des traducteurs professionnels (anglais et français), des professionnels de la santé dont la langue maternelle est le français ou l'anglais parlé et écrit au Canada. Dauphinee et ses collaborateurs (1997) ont vérifié les versions canadiennes, française et anglaise, auprès de divers types de personnes afin de peaufiner les traductions et les adaptations du SF-36 aux cultures francophones et anglophones du Canada. Quelques transformations mineures ont été apportées : le terme « mille » est devenu « kilomètre » (énoncé 3d), le terme « parfois » a été remplacé par le terme « quelquefois » (échelle de l'énoncé 9) ou encore la formule de phrase « Avez-vous eu du mal… » a été remplacée par « Avez-vous eu de la difficulté… » (énoncé 4d). Par la suite, les auteurs comparent les résultats obtenus auprès de deux échantillons, francophones et anglophones, lesquels sont issus de clients qui consultent les services de l'hôpital Royal Victoria (Montréal) et de personnes âgées vivant dans la collectivité. Pour ne citer que quelques exemples, ils constatent des résultats très similaires d'un groupe à un autre avec des corrélations inter-échelles supérieures à 0,32 et des coefficients de cohérence interne très satisfaisants pour chacune d'elles, variant de 0,80 à 0,94 pour l'échantillon francophone et de 0,76 à 0,93 pour l'échantillon anglophone. La structure factorielle du SF-36 a été analysée auprès de 10 pays (Ware et Gandek, 1994 ; site Internet : <www.iqola.org>). Récemment, Ahmed et ses collaborateurs (article accepté) ont vérifié, à l'aide d'analyses factorielles confirmatoires, l'invariance de la structure factorielle du SF-36 au cours du temps et auprès de personnes ayant vécu une attaque cardiaque (*stroke*) et d'un groupe contrôle. Les auteurs concluent qu'il n'y a pas de différence en termes de structure factorielle au cours du temps (deux temps de mesure séparés de six mois) pour les deux groupes (*stroke* et contrôle) analysés séparément. En d'autres termes, la structure factorielle ne subit pas de transformation conceptuelle lorsqu'un même groupe de sujets est évalué au cours du temps (six mois d'intervalle). Par contre, les auteurs notent une différence lorsqu'ils comparent les deux groupes à un même temps de mesure. Les membres du groupe ayant vécu une attaque cardiaque présenteraient, selon les normes établies au Canada, des scores plus faibles au niveau de leur santé et de la limitation de leurs rôles à cause de problèmes physiques et émotionnels. Il semblerait donc que les membres du groupe ayant vécu une attaque cardiaque, comparativement à ceux du groupe contrôle, évaluent leur santé et les conséquences de celle-ci selon un mode différent ; qui plus est, cette reconceptualisation perdure dans une période de six mois malgré la convalescence. Il serait intéressant de réaliser le même type d'étude auprès de personnes vivant un premier épisode psychotique afin d'évaluer leur qualité de vie et d'identifier si leur perception reste identique au cours du temps ou si celle-ci se modifie en termes de structure conceptuelle.

12.2. Le *Wisconsin Quality of Life Index* (W-QLI)
(Becker, Diamond et Sainfort, 1993)

Intitulé à l'origine *Quality of life Index for Mental Health*, le W-QLI été traduit et adapté à la culture francophone et anglophone du Canada en tenant compte des services sociosanitaires qui y sont offerts. Cet outil de mesure disponible en français et en anglais porte l'acronyme « CaW-QLI » pour faire allusion à l'adaptation canadienne (Diaz *et al.*, 1999). Le CaW-QLI se compose de 113 énoncés répartis sur neuf échelles : Satisfaction vis-à-vis des domaines de vie, Activités et travail, Symptômes, Santé physique, Relations sociales et soutien, Finances, Bien-être psychologique, Activités de la vie quotidienne et Réalisation d'objectifs. Certaines de ces échelles correspondent à des outils de mesure conçus antérieurement tels que le *Life Skills Profile* (Rosen *et al.*, 1989), la *Bradburn Affect Balance Scale* (Bradburn, 1969), l'Échelle de résultats reliée à la fréquence et au type de contact social, conçue par l'*International Pilot Study on Schizophrenia* (Strauss et Carpenter, 1974), le *Spitzer's QL-Index and Uniscale* (Spitzer *et al.*, 1981) et la *Brief Psychiatric Rating Scale* (Overall et Gorham, 1962). Toutes ces dernières échelles ont été reprises par les concepteurs du W-QLI, car elles ont été jugées pertinentes à l'évaluation de la qualité de vie de la personne ayant un problème de santé mentale. L'un des atouts du W-QLI est la possibilité qu'a le répondant d'évaluer l'importance que chaque énoncé représente pour lui. Ce faisant, on obtient, si on le souhaite, un score pondéré pour les échelles en fonction de l'importance qui leur est accordée. Chacune des échelles a donc un score (pondéré ou non) qui lui est propre. Le score de chacune des échelles peut aussi être additionné et divisé par le nombre d'échelles total en vue d'obtenir un score global de la qualité de vie. Pour ce qui est de l'échelle « Réalisation d'objectifs », le répondant peut indiquer trois objectifs de traitement en santé mentale pour lesquels il mentionne l'importance relative de chacun ainsi que le degré de réalisation déjà atteint. Finalement, grâce aux trois versions du CaW-QLI, il est possible de considérer différents types de perspectives, soit celle du client directement, du professionnel de la santé qui le suit et des membres de sa famille.

Caron et ses collaborateurs (2003) ont conduit, auprès de deux échantillons de sujets ayant des problèmes de santé mentale, des analyses factorielles afin d'explorer et de vérifier la structure conceptuelle de chacune des échelles du CaW-QLI. Les deux échantillons de francophones proviennent de deux recherches indépendantes ; la première a été réalisée par des chercheurs de l'Hôpital Douglas (N = 182) et l'autre par des chercheurs de l'Hôpital Louis-H. Lafontaine (N = 203) de la région de Montréal. Le deuxième échantillon permet de contre-vérifier les résultats obtenus auprès du premier. Des analyses factorielles confirmatoires (AFC) ont été réalisées sur six des neuf échelles du CaW-QLI, celles qui comprennent des réponses continues aux énoncés. Les six échelles sont comme suit : Satisfaction vis-à-vis des domaines de vie, Activités et travail, Symptômes, Santé physique, Relations sociales et soutien ainsi que Finances. Quant aux échelles Bien-être psychologique et Activités de la vie quotidienne, dont les réponses aux énoncés sont cotées de façon dichotomique (oui ou non, présence ou absence), des analyses factorielles exploratoires (AFE) ont été menées. Finalement, l'échelle Réalisation des objectifs n'a pas été traitée dans ce genre d'analyse, car elle est qualitative. Pour les deux échantillons, les résultats d'analyses factorielles exploratoires et confirmatoires s'avèrent similaires. Les AFC indiquent un bon ajustement du modèle aux données empiriques lorsque seulement cinq échelles du CaW-QLI sont considérées, et ce, quel que soit l'échantillon observé. L'échelle Activités et travail a été rejetée du modèle, car, d'une part, elle comporte des énoncés mal construits et, d'autre part, peu de répondants exercent un emploi, ce qui entraîne nécessairement une diminution de la variance des réponses à cette échelle. En ce qui concerne les résultats des AFE, on observe que trois facteurs émergent. Les deux premiers représentent les dimensions positive et négative du bien-être psychologique

(*Bradburn Balance Affect Scale*). Le troisième facteur renvoie à tous les énoncés des activités de vie quotidienne. L'ensemble des énoncés saturent significativement (> 0,30) et respectivement au facteur qui est désigné à chacun. La variance totale des AFE exécutées auprès des deux échantillons est respectivement de 41 % et de 46 %. Les coefficients de cohérence interne des échelles qui ont été retenues à partir des résultats des AFC et AFE s'échelonnent entre 0,60 et 0,86, mise à part l'échelle Finances, pour laquelle le coefficient alpha est de l'ordre de 0,50. En résumé, les auteurs concluent que la structure factorielle du CaW-QLI est satisfaisante dans l'ensemble et qu'il serait recommandé de bonifier l'échelle Activités et travail par l'ajout d'énoncés et de réviser deux autres énoncés appartenant à deux autres échelles en vue d'améliorer la qualité de l'outil de mesure CaW-QLI (Caron *et al.*, 2003). Diaz et ses collaborateurs (1999) ont évalué la fidélité test-retest des échelles du CaW-QLI et obtiennent des coefficients de corrélations jugés acceptables qui s'étendent de 0,36 à 0,80. Caron et ses collaborateurs (article soumis) ont démontré que les clients ayant un diagnostic de schizophrénie de type paranoïde, comparativement à d'autres types de schizophrénie, présentent une qualité de vie significativement plus basse aux échelles Symptômes et Finances et au score global.

12.3. Le *Satisfaction with Life Domains* (SLDS)
(Baker et Intagliata, 1982)

Le questionnaire SLDS a été traduit en français par Mercier et Corten (1989) ainsi que par Chambon et Trinh (1991) sous l'appellation Échelle de satisfaction des domaines de vie (ESDV). Au tout début de sa conception, le questionnaire SLDS ne portait que sur 15 domaines de vie : Lieu de résidence, Voisinage, Services dans le quartier, Vêtements, Nourriture, Activités quotidiennes, Temps libre, Activités à l'extérieur, Santé, Situation économique, Relations avec les gens en général, Famille, Amis, Corésidents et Lieu de résidence actuel en comparaison avec l'hôpital. Plus tard, des ajustements ont été apportés : la quinzième dimension a été remplacée par Vie sentimentale et une nouvelle dimension, Vie en général, a été ajoutée. De plus, quatre autres dimensions ont été ajoutées : Perception que les autres ont de soi (le regard d'autrui sur soi), Confiance en soi, Sentiment de liberté et Niveau de responsabilité (Mercier et Corten, 1989). Autrement dit, il existe à présent deux versions, la première à 16 domaines de vie et une autre à 20 domaines de vie, toutes deux incluant la dimension Vie en général. Dans les deux versions, les personnes utilisent une échelle en sept points pour répondre aux énoncés. L'originalité de cette échelle de cotation est au niveau de sa représentation : une cote de 1 est représentée par le visage le plus souriant et une cote de 7 est représentée par le visage le plus triste. Ainsi, pour chaque énoncé, la personne suit la consigne « Quel visage exprime le mieux comment vous vous sentez par rapport... » et choisit l'un des sept visages pour y répondre.

Par souci de regroupement des domaines de vie et ainsi en réduire le nombre pour faciliter les analyses de corrélations avec d'autres concepts, des analyses factorielles ont été conduites. À notre connaissance, seule la structure factorielle de la version à 16 énoncés a été testée auprès d'un échantillon ayant des problèmes de santé mentale. Caron et ses collaborateurs (1997) présentent les résultats de l'analyse factorielle exploratoire en indiquant que quatre facteurs ont été identifiés, et ce, à l'instar des résultats obtenus auprès de personnes sans abri à Montréal (Fournier, 1989). Ces quatre facteurs ont été nommés en fonction des énoncés qu'ils regroupent, soit Activités (Temps libre, Activité principale, Divertissements, Vie en général, Santé), Relations sociales (Vie sentimentale, Corésidents, Autres en général, Famille), Milieu de vie (Résidence, Amis, Quartier, Services du quartier) et Conditions matérielles (Vêtements, Nourriture et Finances). À l'exception de la dimension Amis, toutes les autres dimensions semblent bien réparties sur les quatre facteurs et révèlent dans leur ensemble une certaine validité apparente (Caron *et al.*, 1997, p. 201). Quant à la cohérence interne de chacune des quatre échelles, les coefficients sont acceptables, voire satisfaisants, variant de 0,60 à 0,84. Les échelles de l'ESDV sont corrélées positivement avec le questionnaire de satisfaction de soutien social intitulé Échelle de provisions sociales (Caron, 1996 ; Cutrona et Russell, 1987), dont les coefficients oscillent entre 0,31 et 0,41. Ces résultats soutiennent donc la validité concordante de l'ESDV. Lorsque Tempier et ses collaborateurs (1998) comparent différents groupes de personnes tels que la population générale (N = 253), les bénéficiaires de l'aide sociale (N = 79) et les personnes ayant des problèmes graves de santé mentale (N = 59, dont les deux tiers ont un diagnostic de schizophrénie), ils observent que ce dernier groupe présente des scores de satisfaction significativement plus bas aux échelles suivantes : « aux gens avec qui vous vivez », « à vos amis », « à la façon dont vous vous entendez avec les autres ». Nous pouvons remarquer que ces trois échelles font allusion aux difficultés vécues dans les relations interpersonnelles.

12.4. Des suggestions d'utilisation

Les trois outils de mesure présentés dans cette section peuvent être remplis directement par le client. Si ce dernier présente des difficultés de compréhension ou d'attention cognitive, un professionnel de la santé ou un assistant de recherche peut lui offrir son aide. Pour l'interprétation des résultats à ces trois questionnaires, il est fortement recommandé de consulter les manuels qui ont été conçus à cet effet. Quant à la durée de passation du SF-36 et du questionnaire *Satisfaction with Life Domains*, 10 à 20 minutes sont suffisantes. Par contre, le *Wisconsin Quality of Life Index* exige une durée de passation plus longue, soit environ 20 à 30 minutes et parfois davantage, selon les capacités cognitives de la personne évaluée.

En fonction des intérêts de recherche ou des objectifs cliniques, nous préconisons d'utiliser le SF-36 dans un contexte d'évaluation où différents types de populations sont évalués (p. ex., santé mentale et santé physique). S'il s'agit d'évaluer particulièrement des personnes ayant des problèmes graves de santé mentale, le *Wisconsin Quality of Life Index* semble le plus approprié pour une analyse plus approfondie et pluridimensionnelle de la qualité de vie. Cependant, nous insisterons sur une mise en garde quant à l'utilisation de l'échelle Activités et travail du CaW-QLI. Le *Satisfaction with Life Domains*, quant à lui, offre un profil général de la qualité de vie perçue par la personne et s'avère facile d'utilisation. Dans des devis de recherche à mesures répétées, nous suggérons d'utiliser le questionnaire *Satisfaction with Life Domains*.

CONCLUSION

Dans ce chapitre, nous avons présenté des outils de mesure disponibles en français et utilisés en réadaptation psychiatrique. Ces outils de mesure peuvent prendre la forme de tests, d'entrevues auprès du client ou de questionnaires auto-administrés ou administrés par le professionnel de la santé afin d'évaluer son client. Nous les avons présentés à l'intérieur d'une catégorie conceptuelle afin de les comparer et d'en faciliter la lecture. Nous avons répertorié 12 catégories conceptuelles pour regrouper les outils de mesure : 1) l'évaluation des besoins de la personne, 2) les symptômes et les diagnostics psychiatriques, 3) les fonctions cognitives, 4) le fonctionnement général, 5) les habiletés et l'autonomie dans la vie quotidienne, 6) les habiletés sociales, 7) les rôles sociaux et l'insertion sociale, 8) le soutien social, 9) l'estime de soi, 10) l'insertion au travail, 11) la satisfaction envers les services reçus et 12) la qualité de vie.

Comme nous l'avons mentionné, ces catégories ont été choisies en fonction de la documentation spécialisée ou encore selon l'intitulé que de nombreux chercheurs et cliniciens emploient dans le champ de la réadaptation en psychiatrie ; ces catégories conceptuelles restent par conséquent des repères et non des boîtes conceptuelles hermétiques. Un outil de mesure aurait pu appartenir à plusieurs catégories conceptuelles de par les différents aspects qu'il aborde. Si nous avons choisi d'intégrer un outil de mesure dans une catégorie particulière, c'est en fonction de sa dominante conceptuelle. En termes d'illustration, la CASIG est un outil de mesure qui comprend non seulement l'évaluation des besoins et des objectifs de la personne, mais également l'évaluation de son fonctionnement, de sa qualité de vie, etc. Nous avons choisi de l'intégrer à la catégorie conceptuelle « Fonctionnement général » car il s'agit d'une évaluation générale et clinique de la personne dans un processus de réadaptation psychiatrique.

Par ailleurs, nous insistons sur le fait que nos choix d'outils de mesure ne sont pas exhaustifs. Par exemple, nous aurions pu aussi aborder les outils spécifiques à une pathologie, comme le font Bouvard et Cottraux (1998) dans leur recueil d'outils de mesure. Nous aurions pu également présenter des outils relatifs au *fardeau* des aidants naturels, à l'alliance thérapeutique et au travail entre le client et le professionnel de la santé, ou encore un outil de mesure qui évalue les comportements de la personne dans son milieu de travail.

En effet, le fardeau des aidants naturels est considéré par plusieurs auteurs comme essentiel au processus de réadaptation d'une personne aux prises avec un problème psychiatrique (Lavoie *et al.*, 2003 ; Ricard *et al.*, 1995 ; Wright et Leahey, 1991). Ricard et ses collaborateurs (1995) mentionnent que la majorité des proches rapportent des conséquences négatives sur plusieurs facettes de leur vie et remarquent que ces personnes manquent de ressources pour y faire face. L'apparition d'une maladie mentale chez un proche génère des stresseurs importants qui peuvent entraîner des difficultés variées tant dans le milieu familial que dans l'environnement social. La notion de *fardeau* s'est avérée péjorative pour décrire l'expérience d'aide de la part des aidants naturels et a donc été remplacée par les notions d'expérience d'aide, de sentiment d'efficacité personnelle ou encore de résilience (Lavoie *et al.*, 2003). Quant à la notion d'alliance thérapeutique, Frank et Gunderson (1990) mentionnent que les clients qui ont établi une bonne alliance avec leur professionel de la santé, comparativement à ceux pour lesquels l'alliance est déficiente, répondent mieux au traitement, ont peu de rechutes et présentent de meilleurs résultats thérapeutiques lorsqu'ils sont suivis pendant une période de deux ans. À propos de l'évaluation des comportements au travail de personnes ayant des problèmes de santé mentale, Bryson et ses collaborateurs (1997) ont élaboré un questionnaire qui évalue directement la personne à son poste de travail par mode d'observation. Cet outil de mesure permet de comprendre les difficultés éventuelles que la personne peut éprouver lors de son insertion socioprofessionnelle. Ce sont autant d'outils de mesure intéressants à connaître et à utiliser le cas échéant, mais, faute d'espace ou encore d'accès aux traductions en français, ils n'ont pas pu être présentés dans ce chapitre.

Comme nous pouvons le constater, la liste des outils de mesure est longue, variée et parfois complexe, car chercheurs comme cliniciens peuvent être dans l'embarras pour choisir adéquatement les outils les plus pertinents à leurs objectifs et à leurs intérêts. Cette tâche a été également ardue pour la rédaction de ce chapitre, car nous avons dû, d'une part, sélectionner les outils de mesure disponibles en français et, d'autre part, estimer leurs qualités psychométriques en termes de validité et de fidélité, et ce, auprès d'une population de personnes ayant des problèmes de santé mentale. Certains de ces outils de mesures ont une assise empirique et clinique très élaborée, d'autres sont à l'aube d'un processus de validation, même s'ils semblent très prometteurs. Nous conseillons donc de prendre en considération les « suggestions d'utilisation » énoncées à la fin de chaque catégorie conceptuelle pour établir un choix éclairé.

Notre expérience nous conduit à mentionner que de nombreux outils de mesure ont été traduits en français par différentes équipes cliniques ou de chercheurs qui n'ont pas nécessairement de contact entre elles. Autrement dit, un même travail de traduction ou d'élaboration d'outils de mesure a pu être entrepris à plusieurs reprises (ou endroits) par manque de connaissance ou de réseautage. Pour éviter de produire différentes versions d'outils de mesure dans une même langue et culture, nous suggérons de consulter le site Internet du Réseau santé mentale du Québec (<www.rsmq.qc.ca/>), d'une part, pour prendre connaissance des outils disponibles en langue française et, d'autre part, pour communiquer avec la personne en charge de ce site afin de lui indiquer les travaux qui sont en cours. Même s'il est possible de consulter des ouvrages publiés dans des revues scientifiques, il n'en reste pas moins que certains outils de mesure ont été traduits sans toutefois être publiés dans des revues scientifiques accessibles à tous ; le travail de réseautage paraît donc essentiel pour prendre connaissance de ces travaux et ainsi entreprendre la standardisation d'outils de mesure.

Tout au long de ce chapitre, nous avons pu également être sensibilisés aux différences culturelles que l'on peut observer lors de traductions d'outils de mesure dans différents pays où la langue parlée et écrite est le français. Encore une fois, nous préconisons d'adopter une grande prudence quand il s'agit d'utiliser un outil de mesure dans une culture différente de celle qui a été impliquée dans le processus de validation. Un même énoncé peut être compris différemment selon qu'il est lu par un Canadien français, un Belge, un Suisse, un Français ou une autre personne provenant d'un pays francophone, sans compter les régionalismes.

En termes de pistes possibles pour un avenir proche de l'évaluation en réadaptation psychiatrique, nous suggérons d'approfondir et de renforcer les liens entre cliniciens, chercheurs et tous les professionnels de la santé. Pour ce faire, un même langage devrait être mis en place, ce qui engendrerait la nécessité de rencontres régulières entre divers professionnels de la santé provenant de disciplines variées. Et même si cela peut paraître évident, lors de l'évaluation de personnes ayant des problèmes de santé mentale, que ce soit dans un cadre clinique, de recherche ou des deux parties à la fois, il est essentiel de tenir compte des objectifs, de la faisabilité, de la pertinence et des retombées de cette évaluation. Sachant que la recherche dans le domaine de la réadaptation en psychiatrie est de plus en plus courante et soutenue par des organismes subventionnaires, la population ciblée est souvent sollicitée. Il n'est pas rare de voir des personnes souffrant de troubles mentaux graves participer à plusieurs projets de recherche. Il serait donc utile de concevoir un site Internet où les outils de mesure les plus pertinents à la recherche et à la clinique seraient intégrés. Ce faisant, les informations recueillies auprès des personnes interrogées seraient centralisées et les résultats obtenus grâce aux instruments de mesure pourraient être standardisés. Il va de soi que cette approche est délicate à implanter, car surviennent inévitablement les questions de confidentialité et d'accès aux renseignements personnels. Ces différentes pistes de solution sont proposées afin de favoriser et de faciliter l'évaluation systématique des clientèles dans le domaine de la réadaptation psychiatrique, sans oublier que c'est avant tout par notre collaboration qu'elles deviendront réalité.

BIBLIOGRAPHIE

Ahmed, S., Mayo, N.E., Corbière, M., Wood-Dauphinee, S., Hanley, J. et Cohen, R. (article accepté). Change in quality of life of people with stroke over time : True change or response shift. *Quality of Life Research*.

American Psychiatric Association (APA) (1987). *Diagnostic and Statistical Manual of Mental Disorders*, 3e édition. Washington, American Psychiatric Association.

Anastasi, A. (1994). *Introduction à la psychométrie*. Montréal, Guérin.

Anthony, W.A. (1992). Psychiatric rehabilitation : Key issues and future policy. *Health Affairs*, vol. 11, no 3, p. 164-171.

Anthony, W.A. et Liberman, R.P. (1986). The practice of psychiatric rehabilitation : Historical, conceptual and research base. *Schizophrenia Bulletin*, vol. 12, no 4, p. 542-559.

Bachrach, L.L. (1991). Perspectives on work and rehabilitation. *Hospital and Community Psychiatry*, vol. 42, no 9, p. 890-891.

Baker, F. et Intagliata, J. (1982). Quality of life in the evaluation of community support systems. *Evaluation Program Planning*, vol. 5, p. 69-79.

Bariaud, F. et Bourcet, C. (1994). Le sentiment de la valeur de soi. *L'Orientation scolaire et professionnelle*, vol. 23, p. 271-290.

Barker, S. et Barron, N. (1997). *Multnomah Community Ability Scale : User's Manual*. Portland (Oregon), Network Behavioral Health Care, Inc.

Barker, S., McFarland, B.H. et Bigelow, D.A. (1994a). A community ability scale for chronically mentally ill consumers : Part I – reliability and validity. *Community Mental Health Journal*, vol. 30, p. 363-379.

Barker, S., McFarland, B.H., Bigelow, D.A. et Carnahan, T. (1994b). A community ability scale for chronically mentally ill consumers : Part II – Applications. *Community Mental Health Journal*, vol. 30, p. 459-472.

Barker, S. et Barron, N. (1997). *Multnomah Community Ability Scale : User's Manual*. Portland (Oregon), Network Behavioral Health Care, Inc.

Bassett, J., Lloyd, C. et Bassett, H. (2001). Work issues for young people with psychosis : Barriers to employment. *British Journal of Occupational Therapy,* vol. 64, n° 2, p. 66-72.

Beck, P., Larsen, J.K. et Andersen, J. (1988). The BPRS : Psychometric developments. *Psychopharmacology Bulletin,* vol. 24, n° 1, p. 118-121.

Becker, M., Diamond, R. et Sainfort, F.A. (1993). A new patient focused index for measuring quality of life in persons with severe and persistent mental illness. *Quality of Life Research,* vol. 2, n° 4, p. 239-251.

Bernier, J.J. et Pietrulewicz, B. (1997). *La psychométrie : traité de mesure appliquée.* Paris, Gaëtan Morin.

Berry, J., Trimble, J. et Olmedo, E. (1986). Assessment of acculturation. Dans W. Lonner *et al.* (dir.), *Field Methods in Cross-cultural Research,* Newbury Park, (Calif.), Sage, p. 291-324.

Betz, N.E. et Klein, K.L. (1996). Relationships among measures of career self-efficacy, generalized self-efficacy, and global self-esteem. *Journal of Career Assessment,* vol. 4, n° 3, p. 285-298.

Bodlund, O., Kullgren, G., Ekselius, L. et Lindstrom, E. (1994). Axis V – Global Assessment of Functioning Scale : Evaluation of a self-report version. *Acta Psychiatrica Scandinavica,* vol. 90, n° 5, p. 342-347.

Bonsack, C. et Lesage, A.D. (1998). Deux instruments pour évaluer les besoins de soins en santé mentale : une étude comparative chez des personnes longuement hospitalisées. *Annales médico-psychologiques,* vol. 156, n° 4, p. 244-257.

Bouvard, M. et Cottraux, J. (1998). *Protocoles et échelles d'évaluation en psychiatrie et en psychologie,* 2ᵉ édition. Paris, Masson.

Boyer, P. (1996). EGF. Dans J.D. Guelfi *et al. L'évaluation clinique standardisée en psychiatrie,* tome 1, Boulogne, Éditions médicales Pierre Fabre.

Bradburn, N.M. (1969). *The Structure of Psychological Well-being.* Chicago, Aldine.

Braitman, A., Counts, P., Davenport, R., Zurlinden, B., Rogers, M., Clauss, J., Kulkarni, A., Kymla, J. et Montgomery, L. (1995). Comparison of barriers to employment for unemployed and employed clients in a case management program : An exploratory study. *Psychiatric Rehabilitation Journal,* vol. 19, n° 1, p. 3-8.

Bray, K., Fisher, A.G. et Duran, L. (2001). The validity of adding new tasks to the Assessment of Motor and Process Skills. *American Journal of Occupational Therapy,* vol. 55, p. 409-415.

Brekke, J.S. et Long, J.D. (2000). Community-based psychosocial rehabilitation and prospective change in functional, clinical, and subjective experience variables in schizophrenia. *Schizophrenia Bulletin,* vol. 26, n° 3, p. 667-680.

Brewin, C.R. et Wing, J.K. (1989). *MRC Needs for Care Assessment Manual for Version Two.* Miméo, Londres, MRC Social Psychiatry Unit.

Brewin, C.R., Wing, J.K., Mangen, S.P., Brugha, T.S. et MacCartghy, B. (1987). Principles and practice of measuring needs in the long-term mentally ill : The MRC Needs for Care Assessment. *Psychological Medicine,* vol. 17, p. 971-981.

Brewin, C.R., Wing, J.K., Mangen, S.P., Brugha, T.S., MacCartghy, B. et Lesage, A.D. (1988). Needs for care among the long-term mentally ill : A report from the Camberwell High Contact Survey. *Psychological Medicine,* vol. 18, p. 457-468.

Briand, C. (2001). Mesures du fonctionnement social. Dans V. Kovess, A. Lesage, B. Boisguerin, L. Founier, A. Lopez et A. Ouellet (dir.), *Planification et évaluation des besoins en santé mentale,* Paris, Flammarion, p. 97-102.

Briand, C., Lalonde, P., Lesage, A. et Morin, C. (1998). La résolution de problèmes : apport théorique et opérationnel dans une approche intégrée de la schizophrénie. *Annales médico-psychologiques,* vol. 157, n⁰ 10, p. 687-699.

Bryson, G., Bell, M.D., Lysaker, P. et Zito, W. (1997). The Work Behavior Inventory : A scale for the assessment of work behavior for people with severe mental illness. *Psychiatric Rehabilitation Journal,* vol. 20, n⁰ 4, p. 47-55.

Byrne, B.M. (1994). *Structural Equation Modeling with EQS and EQS/Windows : Basic Concepts, Applications, and Programming.* Londres, Sage.

Caron, J. (2002). *Un guide de validation transculturelle des instruments de mesure en santé mentale.* Site Web du Réseau santé mentale au Québec : <www.rsmq. qc.ca/fr/f_ressources_communes.htm>.

Caron, J. (1996). L'Échelle de provisions sociales : une validation québécoise. *Santé mentale au Québec,* vol. 21, n⁰ 2, p. 158-180.

Caron, J., Corbière, M., Mercier, C., Diaz, P., Ricard, N. et Lesage, A. (2003). The construct validity of the client questionnaire of the Wisconsin Quality of Life Index : A cross-validation study. *International Journal of Methods in Psychiatric Research,* vol. 12, n⁰ 3, p. 128-150.

Caron, J., Mercier, C., Diaz, P. et Martin, A. (article soumis). The relationships between socio-demographic, clinical characteristics and quality of life of patients with severe mental illnesses.

Caron, J., Mercier, C. et Tempier, R. (1997). Une validation québécoise du Satisfaction with Life Domains Scale. *Santé mentale au Québec,* vol. 22, n⁰ 2, p. 195-217.

Chambon, O. et Trinh, A. (1991). Intérêt de l'évaluation de la qualité de vie des malades mentaux chroniques lors du processus de réadaptation sociale. *Synapse,* vol. 77, p. 77-86.

Chapparo, C. et Ranka, J. (1996). *The Perceive, Recall, Plan and Perform System of Task Analysis.* OT Australia, AAOT-NSW, Continuing Education Workshop, Sydney, NSW, février.

Comité de la santé mentale au Québec (1994). *Recommandations pour développer et enrichir la politique de santé mentale.* Sainte Foy, Les publications du Québec.

Corbière, M., Mercier, C. et Lesage, A.D. (à paraître). Perceptions of barriers to employment, coping efficacy, and career search efficacy in people with mental illness.

Corbière, M., Bisson, M.J., Mercier, C. et Lesage, A. (2003). *Résultats du projet de recherche : Les parcours des personnes atteintes de troubles mentaux graves pendant et après un programme de réadaptation au travail : une étude prospective.* Rapport de recherche disponible au Centre de recherche Fernand-Seguin, Unité 218, Hôpital Louis-H. Lafontaine, Montréal.

Corbière, M., Bordeleau, M., Briand, C., Brouillette, C., Fleury, M.J., Lecomte, T. et Mercier, C. (2001). *Traduction canadienne-française du questionnaire « Career Search Efficacy Scale » (Solberg* et al., *1994).* Manuscrit inédit, Centre de recherche Fernand-Seguin, Unité 218, Hôpital Louis-H. Lafontaine, Montréal.

Corbière, M., Bordeleau, M., Provost, G. et Mercier, C. (2002). Obstacles à l'insertion socioprofessionnelle de personnes ayant des problèmes graves de santé mentale : résultats empiriques et repères théoriques. *Santé mentale au Québec,* vol. 27, n⁰ 1, p. 194-217.

Corbière, M., Crocker, A.G., Lesage, A.D., Latimer, E., Ricard, N. et Mercier, C. (2002). Factor structure of the Multnomah Community Ability Scale. *Journal of Nervous and Mental Disease,* vol. 190, n⁰ 6, p. 1-8.

Corbière, M. et Laisné, F. (2000). *Traduction canadienne-française du questionnaire The Turner Battery (Turner et al., 1983).* Manuscrit inédit, Centre de recherche Fernand-Seguin, Unité 218, Hôpital Louis-H. Lafontaine, Montréal.

Corbière, M., Laisné, F. et Lecomte, T. (2001). *Traduction française du questionnaire Self-esteem Rating Scale (Nugent et Thomas, 1993).* Manuscrit inédit, Centre de recherche Fernand-Seguin, Unité 218, Hôpital Louis-H. Lafontaine, Montréal.

Corbière, M., Laisné, F. et Mercier, C. (2001). *Élaboration du questionnaire : obstacles à l'insertion au travail et sentiment d'efficacité pour les surmonter.* Manuscrit inédit, Centre de recherche Fernand-Seguin, Unité 218, Hôpital Louis-H. Lafontaine, Montréal.

Corbière, M., Lesage, A.D., Lauzon, S., Ricard, N. et Reinharz, D. (2003). Validation française du questionnaire « Verona Service Satisfaction Scale » – VSSS-54F. *L'Encéphale,* vol. 29, p. 110-118.

Corin, H. (1987). *Les dimensions sociales et psychiques de la santé : outils méthodologiques et perspectives d'analyse.* Commission d'enquête sur les services de santé et les services sociaux, Québec, Les publications du Québec.

Cormier, J., Borus, J.F., Reed, R.B., Pinard, G. et Lessard, R. (1987). Combler les besoins de services en santé mentale des personnes atteintes de schizophrénie. *Revue canadienne de psychiatrie,* vol. 32, p. 454-458.

Côté, J., Lachance, R., Ouellet, L. et Pilon, W. (1989). *La concordance entre paires d'observateurs à 22 variables de l'Inventaire du niveau de soins et la stabilité de leurs observations.* Québec, Module de recherche psychosociale, Université Laval-Robert Giffard.

Côté, J. et Pilon, W. (1984). *Traduction du Level of Care Survey.* Gouvernement du Québec, document inédit.

Cronback, L.J. (1951). Coefficient alpha and the internal structure of tests. *Psychometrika,* vol. 16, p. 297-334.

Cuesta, M.J., Peralta, V. et Irigoyen, I. (1996). Factor analysis of the Frankfurt Complaint Questionnaire in a Spanish sample. *Psychopathology,* vol. 29, p. 46-53.

Cuesta, M.J., Peralta, V. et Juan, J.A. (1996). Abnormal subjective experiences in schizophrenia : Its relationships with neuropsychological disturbances and frontal signs. *European Archives of Psychiatry Clinical Neurosciences,* vol. 246, p. 101-105.

Cuesta, M.J., Peralta, V., Caro, F. et de Leon, J. (1995). Schizophrenic syndrome and Wisconsin Card Sorting Test dimensions. *Psychiatry Research,* vol. 58, n⁰ 1, p. 45-51.

Cutrona, C.E. et Russell, D.L. (1987). The provisions of social support and adaptation to stress. *Advance in Personal Relationships,* vol. 1, p. 37-67.

Cyr, M., Toupin, J. et Lesage, A.D. (1992). *L'évaluation des problèmes psychosociaux chez des personnes ayant des problèmes psychiatriques graves.* Rapport présenté au Conseil québécois de la recherche sociale.

Cyr, M., Toupin, J., Lesage, A.D. et Valiquette, C.A. (1994). Assessment of independent living skills for psychotic patients : Further validity and reliability. *Journal of Nervous Mental Disorders*, vol. 182, n° 2, p. 91-97.

Dauphinee, S.W., Gauthier, L., Gandek, B., Magnan, L. et Pierre, U. (1997). Readying a US measure of health status, the SF-36, for use in Canada. *Clinical and Investigative Medicine – Médecine clinique et expérimentale*, vol. 20, n° 4, p. 224-238.

De Brey, H. (1983). A cross-national validation of the Client Satisfaction Questionnaire : The Dutch experience. *Evaluation and Program Planning*, vol. 6, n°s 3-4, p. 395-400.

De Jager, C.A., Milwain, E. et Budge, M. (2002). Early detection of isolated memory deficits in the elderly : The need for more sensitive neuropsychological tests. *Psychological Medicine*, vol. 32, n° 3, p. 483-491.

Diaz, P., Mercier, C., Hachey, R., Caron, J. et Boyer, G. (1999). An evaluation of the psychometric properties of the Canadian Edition of the Wisconsin Quality of Life Index in individuals with Schizophrenia. *Quality of Life Research*, vol. 8, n° 6, p. 509-514.

Dickerson, A.E. et Fisher, A.G. (1995). Culture-relevant functional performance assessment of the Hispanic eldery. *Occupational Therapy Journal of Research*, vol. 15, p. 50-68.

Dickerson, F.B. (1997). Assessing clinical outcomes : The community functioning of persons with serious mental illness. *Psychiatric Services*, vol. 48, n° 7, p. 897-902.

Dingemans, P.M., Frohn-de Winter, M.L., Blecker, J.A.C. et Rathod, P. (1983). A cross-cultural study of the reliability and factorial dimensions of the BPRS. *Psychopharmacology*, vol. 80, p. 190-191.

Doerfler, L.A., Addis, M.E. et Moran, P.W. (2002). Evaluating mental health outcomes in an inpatient setting : Convergent and divergent validity of the OQ-45 and BASIS-32. *Journal of Behavior Health Services Research*, vol. 29, n° 4, p. 394-403.

Dolan, M. et Park, I. (2002). The neuropsychology of antisocial personality disorder. *Psychological Medicine*, vol. 32, n° 3, p. 417-427.

Dollfus, S., Petit, M., Lesieur, P. et Ménard, J.F. (1991). Principal-component analysis of PANSS and SANS-SAPS global ratings in schizophrenic patients. *European Psychiatry*, vol. 6, p. 251-259.

Donahoe, C.P., Carer, M.J., Bloem, W.D., Leff, G.L., Laasi, N. et Wallace, C.J. (1990). Assessment of interpersonal problem solving skills. *Psychiatry*, vol. 53, p. 329-339.

Dorion, A.A., Sarazin, M., Hasboun, D., Hahn-Barma, V., Dubois, B., Zouaoui, A., Marsault, C. et Duyme, M. (2002). Relationship between attentional performance and corpus callosum morphometry in patients with Alzheimer's disease. *Neuropsychologia*, vol. 40, n° 7, p. 946-956.

Eisen, S.V., Dill, D.L. et Grob, M.C. (1994). Reliability and validity of a brief patient-report instrument for psychiatric outcome evaluation. *Hospital and Community Psychiatry*, vol. 45, p. 242-247.

Eisen, S.V., Grob, M.C. et Dill, D.L. (1991). Outcome measurement : Tapping the patients perspective. Dans S.M. Mirin., J. Gossett. et M.C. Grob (dir.),

Psychiatric Treatment : Advances in Outcome Research, Washington, American Psychiatric Press, p. 97-102.

Elliot, R., McKenna, P.J., Robbins, T.W. et Sahakian, B.J. (1998). Specific neuropsychological deficits in schizophrenic patients with preserved intellectual function. *Cognitive Neuropsychiatry,* vol. 3, n° 1, p. 45-70.

Ellison, S., Fisher, A.G. et Duran, L. (2001). The alternate forms reliability of the new tasks added to the Assessment of Motor and Process Skills. *Journal of Applied Measurement,* vol. 2, p. 121-134.

Endicott, J., Spitzer, R.L., Fleiss, J. et Cohen, J. (1976). The Global Assessment Scale : A procedure for measuring overall severity of psychiatric disturbance. *Archives of General Psychiatry,* vol. 33, p. 766-771.

Estroff, S.E. (1989). Self, identity, and subjective experiences of schizophrenia : In search of the subject. *Schizophrenia Bulletin,* vol. 15, p. 189-196.

Farkas, M., Anthony, W. et Dansereau, J. (1989). La réadaptation : une idée mûrit à point ? *Psychiatrie française,* vol. 6, p. 49-63.

Favrod, J., Zabala, I., Lebigre, F. et McQuillan, A. (1994). Effets d'un programme d'entraînement à la résolution de problèmes interpersonnels avec des patients psychiatriques. *Journal de thérapie comportementale et cognitive,* vol. 4, n° 1, p. 6-13.

First, M.B., Spitzer, R.L., Gibbon, M. et Williams, J.B. (1997a). *Structured Clinical Interview for DSM-IV Axis I Disorders – Patient Edition (SCID-I/P, version 2.0, 4/97 revision).* Biometrics Research Department, New York State Psychiatric Institute, 722 West 168th Street, New York, NY 10032.

First, M.B., Spitzer, R.L., Gibbon, M., Williams, J.B. et Benjamin, L. (1997b). *Structured Clinical Interview for DSM-IV Axis II Personality Disorders (SCID-II).* Biometrics Research Department, New York State Psychiatric Institute, 722 West 168th Street, New York, NY 10032.

Fisher, A.G. (1993). The assessment of IADL motor skills : An application of many-faceted Rasch analysis. *American Journal of Occupational Therapy,* vol. 47, p. 319-329.

Fisher, A.G., Liu, Y., Velozo, C.A. et Pan, A.W. (1992). Cross-cultural assessment of process skills. *American Journal of Occupational Therapy,* vol. 46, p. 876-885.

Forsyth, K.A. (1995). *Assessment of Communication and Interaction Skills (ACIS).* Manuel non publié. Research edition 4.0, Chicago, Occupational Therapy Department, University of Illinois at Chicago.

Forsyth, K.A., Lai, J.S. et Kielhofner, G. (1999). The Assessment of Communication and Interaction Skills (ACIS) : Measurement properties. *British Journal of Occupational Therapy,* vol. 62, n° 2, p. 69-74.

Fossey, E. (1996). Using the Occupational Performance History Interview (OPHI) : Therapists' reflections. *British Journal of Occupational Therapy,* vol. 59, n° 5, p. 223-228.

Fournier, L. (1989). *La clientèle des refuges de Montréal.* Thèse de doctorat en administration de la santé. Montréal, Université de Montréal.

Frank A.F. et Gunderson J.G. (1990). The role of the therapeutic alliance in the treatment of schizophrenia : Relationship to course and outcome. *Archives of General Psychiatry,* vol. 47, n° 2, p. 228-235.

Fray, P.J. et Robbins, T.W. (1996). CANTAB Battery : Proposed utility in neurotoxicology. *Neurotoxicology and Teratology*, vol. 18, n° 4, p. 499-504.

Furman, W.M., Phil, M. et Lund, D.A. (1979). The assessment of patient needs : Description of the level of care survey. *Journal of Psychiatric Treatment and Evaluation*, vol. 1, p. 38-46.

Gledhill, A., Lobban, F. et Sellwood, W. (1998). Group CBT for people with schizophrenia : A preliminary evaluation. *Behavioural and Cognitive Psychotherapy*, vol. 26, n° 1, p. 63-75.

Goldman, S.L. et Fisher, A.G. (1997). Cross-cultural validation of the Assessment of Motor and Process Skills (AMPS). *British Journal of Occupational Therapy*, vol. 60, p. 77-85.

Goldman, H.H., Skodol, A.E. et Lave, T.R. (1992). Revising axis V for DSM-IV : A review of measures of social functioning. *American Journal of Psychiatry*, vol. 149, p. 1148-1156.

Golub, M.S. (2002). Cognitive testing (delayed non-match to sample) during oral treatment of female adolescent monkeys with the estrogenic pesticide methoxychlor. *Neurotoxicology Teratology*, vol. 24, n° 1, p. 87-92.

Green, M.F. (1996). What are the functional consequences of neurocognitive deficits in schizophrenia ? *American Journal of Psychiatry*, vol. 153, p. 321-330.

Green, M.F. et Nuechterlein, K.H. (1999). Should schizophrenia be treated as a neurocognitive disorder ? *Schizophrenia Bulletin*, vol. 25, n° 2, p. 309-318.

Greenberg, J.R. et Mitchell, S.A. (1983). *Object Relations in Psychoanalytic Theory*. Cambridge (Mass.), Harvard University Press.

Haccoun, R.R. (1987). Une nouvelle technique de vérification de l'équivalence de mesures psychologiques traduites. *Revue québécoise de psychologie*, vol. 8, n° 3, p. 30-39.

Hachey, R., Jumoorty, J. et Mercier, C. (1995). Methodology for validating the translation of test measurements applied to occupational therapy. *Occupational Therapy International*, vol. 2, p. 190-203.

Hall, R.C. (1995). Global Assessment of Functioning : A modified scale. *Psychosomatics*, vol. 36, n° 3, p. 267-275.

Hardrick, S. et Favrod, J. (1990). *Instructions pour l'échelle de cotation psychiatrique brève*. Programme de réhabilitation, Clinique de psychiatrie II, Genève, I.U.P.G.

Harter, S. (1990). Self and identity development. Dans S.S. Feldman et G.R. Elliott (dir.), *At the Threshold : The Development Adolescent*, Cambridge (Mass.), Harvard University Press, p. 352-387.

Heaton, R.K. (1981). *Wisconsin Card Sorting Test Manual*. Odessa (Floride), Psychological Assessment Resources, Inc.

Heaton, R.K., Chelune, G.J., Kay, K.K. et Curtiss, G. (1993). *Wisconsin Card Sorting Test Manual : Revised and Expanded*. Los Angeles, Western Psychological Services.

Hill, M.L., Ruth, D.J., Hine, M.J., Carlson, R.M., Jones, S.W. et Watts, A.T. (1998). Navigating and improving employment related policies for people with disabilities : An emerging workworld knowledge based decision support (WW-KBDS) system. *Journal of Applied Rehabilitation Counseling*, vol. 29, n° 4, p. 32-37.

Holley, H. (1998). Conclusions and recommendations. *Canadian Journal of Community Mental Health*, Special Supplement 3, p. 61-64.

Holloway, F. (1991). Day care in an inner city : II. Quality of the services. *British Journal of Psychiatry*, vol. 158, p. 810-816.

Hudson, W. (1982). *The Clinical Measurement Package : A Field Manual*. Homewood (Illinois), Dorsey.

Jaeger, J. et Douglas, E. (1992). Neuropsychiatric rehabilitation for persistent mental illness. *Psychiatric Quaterly*, vol. 63, p. 71-94.

Jones, S.H., Thornicroft, G., Coffey, M. et Dunn, G. (1995). A brief mental health outcome scale-reliability and validity of the Global Assessment of Functioning (GAF). *British Journal of Psychiatry*, vol. 166, n⁰ 5, p. 654-659.

Kaplan, B.H., Cassel, J.C. et Gore, S. (1977). Social support and health. *Medical Care*, vol. 15, p. 47-58.

Kay, S.R., Fiszbein, A. et Opler, L.A. (1987). The Positive and Negative Syndrome Scale (PANSS) for schizophrenia. *Schizophrenia Bulletin*, vol. 13, p. 261-276.

Kay, S.R., Opler, L.A. et Lindenmayer, J.P. (1989a). Reliability and validity of the Positive and Negative Syndrome Scale of schizophrenics. *Psychiatric Research*, vol. 23, p. 99-110.

Kay, S.R., Opler, L.A. et Lindenmayer, J.P. (1989b). The Positive and Negative Syndrome Scale (PANSS) : Rationale and standardisation. *British Journal of Psychiatry*, vol. 155 (suppl. 7), p. 59-65.

Kielhofner, G. (2002). *A Model of Human Occupation : Theory and Application*, 2ᵉ éd. Baltimore, Lippincott, Williams and Wilkins.

Kielhofner, G. et Henry, A.D. (1988). Development and investigation of the Occupational Performance History Interview. *American Journal of Occupational Therapy*, vol. 42, n⁰ 8, p. 489-498.

Kielhofner, G., Henry, A.D., Walens, D. et Rogers, E.S. (1991). A generalizability study of the Occupational Performance History Interview. *Occupational Therapy Journal of Research*, vol. 11, n⁰ 5, p. 292-306.

Kielhofner, G., Mallinson, T., Forsyth, K. et Lai, J.S. (2001). Psychometric properties of the second version of the Occupational Performance History Interview (OPHI-II). *American Journal of Occupational Therapy*, vol. 55, n⁰ 3, p. 260-267.

Kirkley, K.N. et Fisher, A.G. (1999). Alternate forms reliability of the Assessment of Motor and Process Skills. *Journal of Outcome Measurement*, vol. 3, p. 53-70.

Kovess, V., Lesage, A., Boisguerin, B., Founier, L., Lopez, A. et Ouellet, A. (2001). *Planification et évaluation des besoins en santé mentale*. Paris, Flammarion.

Kurtz, L.F. (1990). Measuring member satisfaction with a self-help association. *Evaluation and Program Planning*, vol. 13, p. 119-124.

Lambert, E.W. (1982). Reliability of subscales of the New York State Level of Care Survey. *Journal of Psychiatric Treatment and Evaluation*, vol. 4, p. 427-431.

Lançon, C., Auquier, P., Llorca, P.M., Martinez, J.L., Bougerol, T. et Scotto, J.C. (1997). Étude des propriétés psychométriques de la PANSS dans sa version française dans une population de patients schizophrènes. *L'Encéphale*, vol. 23, p. 1-9.

Lapalme, M. et Hodgins, S. (1998). *Groupe de recherche sur le développement des troubles affectifs.* Département de psychologie, Université de Montréal.

Larsen, D.L., Attkisson, C.C., Hargreaves, W.A. et Nguyen, T.D. (1979). Assessment of client/patient satisfaction : Development of a general scale. *Evaluation and Program Planning,* vol. 2, n⁰ 3, p. 197-207.

Lavoie, S., Lemoine, O., Fournier, L., Poulin, C., Poirier, L.F. et Chevalier, S. (2003). *Enquête sur la santé mentale des Montréalais, volume 2 : Les aidants naturels.* Rapport de la Direction de la santé publique, Régie régionale de la santé et des services sociaux de Montréal-Centre.

Leclerc, C., Lesage, A.D., Ricard, N., Lecomte, T. et Cyr, M. (2000). Assessment of a new rehabilitative coping skills module for persons with schizophrenia. *American Journal of Orthopsychiatry,* vol. 70, n⁰ 3, p. 380-388.

Lecomte, T., Corbière, C. et Laisné, F. (à paraître). Investigating self-esteem in individuals with schizophrenia : Relevance of the SERS.

Lecomte, T., Cyr, M. et Lesage, A.D. (1997) Le rôle de l'estime de soi dans l'adaptation psychosociale de personnes schizophrènes. *Revue canadienne de santé mentale,* vol. 19, n⁰ 1, p. 23-38.

Lecomte, T., Cyr, M., Lesage, A.D., Wilde, J., Leclerc, C. et Ricard, N. (1999). Efficacy of a self-esteem module in the empowerment of individuals with schizophrenia. *Journal of Nervous and Mental Disease,* vol. 187, n⁰ 7, p. 406-413.

Lecomte, T., Wallace, C.J., Caron, J., Perreault, M. et Lecomte, J. (2004). Further validation of the Client Assessment of Strengths Interests and Goals (CASIG). *Schizophrenia Research,* vol. 66, p. 59-70.

Lehman, A.F. (1996). Measures of quality of life among persons with severe and persistent mental disorders. *Social Psychiatry and Psychiatric Epidemiology,* vol. 31, n⁰ 2, p. 78-88.

Lépine, J.P. (1996). *PANSS.* Dans J.D. Guelfi *et al. L'évaluation clinique standardisée en psychiatrie,* tome II, Boulogne, Éditions médicales Pierre Fabre.

Lépine, J.P., Cohen, C., Oudrhiri, M., Piron, J.J. et Calvez, R. (1990). *Analyse factorielle de la PANSS chez des schizophrènes.* Congrès de psychiatrie biologique, Casablanca, 15-16 février.

Lesage, A. (2001). Mesures d'évaluation individuelle des besoins de soins. Dans V. Kovess, A. Lesage, B. Boisguerin, L. Founier, A. Lopez et A. Ouellet (dir.), *Planification et évaluation des besoins en santé mentale,* Paris, Flammarion, p. 199-129.

Lesage, A. et di Biase, P. (dir.) (1993). *Adaptation française du questionnaire : Verona Service Satisfaction Scale (VSSS ; Ruggeri, M. et R. Dall'Agnola, 1993).* Questionnaire disponible au Centre de recherche Fernand-Seguin de l'Hôpital Louis-H. Lafontaine, Montréal.

Lesage, A., di Biase, P. et Corbière, M. (dir.) (2001). *Adaptation française du questionnaire : Verona Service Satisfaction Scale – Version européenne (VSSS-EU ; Ruggeri et al., 2000).* Questionnaire disponible au Centre de recherche Fernand-Seguin de l'Hôpital Louis-H. Lafontaine, Montréal.

Lesage, A.D., Mignolli, G., Faccincani, C. et Tansella, M. (1991). Assessment of the needs for care in a cohort of patients with schizophrenic psychoses. *Psychological Medicine,* Monograph supplement 19, p. 27-34.

Linacre, J.M. (1996). *Rasch Measurement Transactions, Part 2.* Chicago, MESA.

Linacre, J.M. (1989). *Many-faceted Rasch Measurement*. Chicago, MESA.

Loas, G., Berner, P., Rien, W., Yon, V., Boyer, P. et Lecrubier, Y. (1997a). Traduction française du questionnaire de plaintes de Francfort (QPF). *L'Encéphale*, vol. 23, p. 364-374.

Loas, G., Noisette, C., Legrand, A. et Delahousse, J. (1997b). Modèle quadridimensionnel des schizophrènes chroniques issu de la structure factorielle de l'échelle des syndromes positif et négatif (PANSS). *L'Encéphale*, vol. 23, p. 10-18.

Lowe, C. et Rabbitt, P. (1998). Test/re-retest reliability of the CANTAB and ISPOCD neuropsychological batteries: Theorical and practical issues. *Neuropsychologia*, vol. 36, n° 9, p. 915-923.

Lukoff, D., Nuechterlein, K.H. et Ventura, J. (1986). Manual for Expanded Brief Psychiatric Rating Scale. *Schizophrenia Bulletin*, vol. 12, p. 594-602.

Lynch, K.B. et Bridle, M.J. (1993). Construct validity of the Occupational Performance History Interview. *Occupational Therapy Journal of Research*, vol. 13, n° 4, p. 231-240.

Lysaker, P.H., Bell, M.D. et Beam-Goulet, J. (1995). Wisconsin Card Sorting Test and work performance in schizophrenia. *Schizophrenia Research*, vol. 56, p. 45-51.

Magalhaes, L., Fisher, A.G., Bernspang, B. et Linacre, J.M. (1996). Cross-cultural assessment of functional ability. *Occupational Therapy Journal of Research*, vol. 16, p. 45-63.

Mallinson, T., Mahaffey, L. et Kielhofner, G. (1998). The Occupational Performance History Interview: Evidence for three underlying constructs of occupational adaptation. *Canadian Journal of Occupational Therapy*, vol. 65, n° 4, p. 219-228.

Marazzani, M. (1998). *Protocole abrégé pour l'administration du Occupational Performance History Interview (version 2.0)*. Traduction et adaptation inédites, Université de Montréal.

Marazzani, M. (1999). *Manuel de l'utilisateur de l'OPHI-II: entrevue d'évaluation et échelle de cotation (version 2.0)*. Traduction et adaptation inédites, Université de Montréal.

Marquis, P., Adesina, A. et Emery, M.P. (2001). Mesures de la qualité de vie. Dans V. Kovess, A. Lesage, B. Boisguerin, L. Founier, A. Lopez et A. Ouellet (dir.), *Planification et évaluation des besoins en santé mentale*, Paris, Flammarion, p. 103-109.

Marsh, H.W. (1990). A multidimensional, hierarchical self-concept: Theoretical and empirical justification. *Educational Psychology Review*, vol. 2, p. 77-171.

Marshall, M., Hogg, L.I., Gath, D.H. et Lockwood, A. (1995). The Cardinal Needs Schedule: A modified version of the MRC Needs for Care Assessment Schedule. *Psychological Medicine*, vol. 25, p. 605-617.

May, V.R. et Vieceli, L. (1983). Barriers to placement: Strategies and resolution. *Journal of Rehabilitation*, vol. 49, n° 3, p. 43-46.

McColl, M.A. et Skinner, H.A. (1988). Concepts and measurement of social support in a rehabilitation setting. *Canadian Journal of Rehabilitation*, vol. 2, n° 2, p. 93-107.

McCrohan, N.M., Mowbray, C.T., Bybee, D. et Harris, S.N. (1994). Employment histories and expectations of persons with psychiatric disorders. _Rehabilitation Counseling Bulletin_, vol. 38, n⁰ 1, p. 59-71.

McGurk, S.R. et Meltzer, H.Y. (2000). The role of cognition in vocational functioning in schizophrenia. _Schizophrenia Research_, vol. 45, p. 175-184.

Mercier, C. (1994). Improving the quality of life of people with severe mental disorders. _Social Indicators Research_, vol. 33, p. 165-192.

Mercier, C., Corbière, M. et Lesage, A. (2001). _Les parcours des personnes atteintes de troubles mentaux graves pendant et après un programme de réadaptation au travail : une étude prospective._ Projet de recherche subventionné par le programme conjoint FRSQ-CQRS-MSSS (Québec) pour la période 2001-2003, Montréal.

Mercier, C. et Corten, P. (1989). _Quality of Life and Social Reintegration : Canadian and Belgian Surveys with the Severely Mentally Ill._ Philadelphie, Institute of Hospital and Community Psychiatry.

Meur, F., Augereau, H., Kovess, V., Robin, D., Mezine, S. et Leman, S. (1996). Étude de la fidélité inter-juges du score EGF : application à 59 patients lors de leur admission dans un pavillon de psychiatrie générale adulte. _L'Encéphale,_ vol. 22, p. 111-117.

Miller, R. et Mason, S.E. (1998). Group work with first episode schizophrenia clients. _Social Work with Groups_, vol. 21, n⁰ˢ 1-2, p. 19-34.

Milner, B. (1963). Effects of different brain lesions on card sorting. _Archives of Neurology_, vol. 9, p. 100-110.

Moos, R.H., Nichol, A.C. et Moos, B.S. (2002). Global Assessment of Functioning ratings and the allocation and outcomes of mental health services. _Psychiatry Services,_ vol. 53, n⁰ 6, p. 730-737.

Mueser, K.T., Curran, P.J. et McHugo, G.J. (1997). Factor structure of the Brief Psychiatric Rating Scale in schizophrenia. _Psychological Assessment_, vol. 9, n⁰ 3, p. 196-204.

Nieuwenstein, M.R., Aleman, A. et de Haan, E.H.F. (2001). Relationship between symptom dimensions and neurocognitive functioning in schizophrenia : A meta-analysis of WCST and CPT studies. _Journal of Psychiatric Research_, vol. 35, p. 119-125.

Nugent, W.R. (1994). A differential validity study of the Self-esteem Rating Scale. _Journal of Service Research_, vol. 19, n⁰ˢ 3-4, p. 71-86.

Nugent, W.R. (1993). A validity study of a self-anchored scale for measuring self-esteem. _Research on Social Work Practice_, vol. 3, n⁰ 3, p. 276-287.

Nugent, W.R. et Thomas, J.W. (1993). Validation of a clinical measure of self-esteem. _Research on Social Work Practice_, vol. 3, n⁰ 2, p. 191-207.

Oakley, F., Kielhofner, G. et Barris, R. (1986). The role checklist : Development and empirical assessment of reliability. _Occupational Therapy Journal of Research_, vol. 6, p. 157-170.

O'Boyle, M. et Self, D. (1990). A comparison of two interviews for DMS-III-R personality disorders. _Psychiatry Research_, vol. 32, p. 85-92.

Overall, J-E. et Gorham, D.R. (1962). The Brief Psychiatric Rating Scale. _Psychological Reports_, vol. 10, p. 799-812.

Overall, J.E., Hollister, L.E. et Pichot, P. (1967). Major psychiatric disorders : A four dimensional model. _Archives of General Psychiatry_, vol. 16, p. 146-151.

Pan, A.W. et Fisher, A.G. (1994). The Assessment of Motor and Process Skills of persons with psychiatric disorders. *American Journal of Occupational Therapy*, vol. 48, p. 775-780.

Patterson, D.A. et Lee, M.S. (1995). Field trial of the Global Assessment of Functioning Scale-Modified. *American Journal of Psychiatry*, vol. 152, n° 9, p. 1386-1388.

Pedhazur, E.J. et Pedhazur Schmelkin, L. (1991). *Measurement, Design, and Analysis : An Integrated Approach*. Hove et Londres, Lawrence Erlbaum Associates.

Penn, D.L. et Martin, J. (1998). The stigma of severe mental illness : Some potential solutions for a recalcitrant problem. *Psychiatric Quarterly*, vol. 69, n° 3, p. 235-247.

Perreault, M. (2002). *Le Questionnaire d'évaluation de l'information par la clientèle (QEIC)*. Document inédit, Hôpital Douglas, Verdun (Québec).

Perreault, M., Katerelos, T.E., Sabourin, S., Leichner, P. et Desmarais, J. (2001). Information as a distinct dimension for satisfaction assessment of outpatient psychiatric services. *International Journal of Health Care Quality Assurance*, vol. 14, n° 3, p. 111-120.

Perreault, M., Leichner, P., Sabourin, S. et Gendreau, P. (1992). Caractéristiques psychométriques de la version canadienne-française d'une échelle de satisfaction pour patients hospitalisés en psychiatrie. *Revue canadienne de psychiatrie*, vol. 37, p. 221-227.

Phelan, M., Slade, M., Dunn, G., Holloway, F., Strathdee, G., Thornicroft, G. et Wykes, T. (1995). *Camberwell Assessment of Needs Version 3.0*. PRISM, Institute of Psychiatry, De Crespigny Park, London, SE5 8AZ.

Phelan, M., Slade, M., Thornicroft, G., Dunn, G., Holloway, F., Wykes, T., Strathdee, G., Loftus, L., McCrone, P. et Hayward, P. (1995). The Camberwell Assessment of Needs : The validity and reliability of an instrument to assess the needs of people with severe mental illness. *British Journal of Psychiatry*, vol. 167, n° 5, p. 589-595.

Pichot, P., Overall, J.E., Samuel-Lajeunesse, B. et Dreyfus, J.F. (1969). Structure factorielle de l'échelle abrégée d'évaluation psychiatrique (BPRS). *Revue de psychologie appliquée*, vol. 19, p. 217-232.

Pilon, W. et Arsenault, R. (1997). Caractéristiques des populations au Centre hospitalier Robert-Giffard : personnes ayant des incapacités intellectuelles et personnes atteintes de maladie mentale. *Santé mentale au Québec*, vol. 22, n° 2, p. 115-136.

Pomini, V., Favrod, J., Siegrist, E., Grossenbacher, B., Ferrero, F. et Grasset, F. (1998). *AIPSS : un instrument d'évaluation des habiletés de résolution de problèmes interpersonnels pour patients psychotiques*. Cahier scientifique de l'unité de réhabilitation, Unité de réhabilitation, Département universitaire de psychiatrie adulte, Prilly.

Prouteau, A. (2001a). *CANTAB : description générale et validation ; revue de littérature*. Projet IPT, Montréal, Centre de recherche Fernand-Seguin.

Prouteau, A. (2001b). *CANTAB : guide de passation*. Projet IPT, Montréal, Centre de recherche Fernand-Seguin.

Pryce, I.G., Griffiths, R.D., Gentry, R.M., Hughus, C.T., Montague, L.R., Watkins, S.E., Champney-Smith, J. et McLackland, B.M. (1991). The nature and severity of disabilities in long-stay psychiatric inpatients in South Glamorgan. *British Journal of Psychiatry*, vol. 158, p. 817-821.

Ribeiro, K.L. (1999). The labyrinth of community mental health : In search of meaningful occupation. *Psychiatric Rehabilitation Journal*, vol. 23, n° 2, p. 143-152.

Ricard, N., Fortin, F. et Bonin, J.-P. (1995). *Fardeau subjectif et état de santé d'aidants naturels de personnes atteintes de troubles mentaux en situation de crise et rémission.* Rapport de recherche, Montréal, Université de Montréal et Centre de recherche Fernand-Séguin.

Ricard, N., Lesage, A., Lauzon, S. et Reinharz, D. (2000). *Évaluation des aspects organisationnels, professionnels et cliniques de l'implantation et du fonctionnement du suivi intensif dans le milieu.* Demande de subvention accordée par le PNRDS (2000-2003). Montréal.

Roberts, R.E. et Attkisson, C.C. (1983). Assessing client satisfaction among Hispanics. *Evaluation and Program Planning*, vol. 6, n°s 3-4, p. 401-413.

Robbins, T.W., James, M., Owen, A.M., Sahakian, B.J., McInnes, L. et Rabbitt, P. (1994). Cambridge Neuropsychological Test Automated Battery (CANTAB) : A factor analytic study of a large sample of normal eldery volunteers. *Dementia*, vol. 5, p. 266-281.

Rosen, A., Hadzi-Pavlovic, D. et Parker, G. (1989). The Life Skills Profile : A measure assessing function and disability in schizophrenia. *Schizophrenia Bulletin*, vol. 15, p. 325-337.

Rosenberg, M. (1965). *Society and the Adolescent Self-image.* Princeton (N.J.), Princeton University Press.

Rosenberg, M. (1979). *Conceiving the Self.* Malabar (Floride), Robert E. Krieger.

Rosenberg, M., Schooler, C., Schoenbach, C. et Rosenberg, F. (1995). Global self-esteem and specific self-esteem : Differents concepts, different outcomes. *American Sociological review*, vol. 60, n° 1, p. 141-156.

Roy-Byrne, P., Dagadakis, C., Unutzer, J. et Ries, R. (1996). Evidence for limited validity of the revised Global Assessment of Functioning Scale. *Psychiatry Services*, vol. 47, n° 8, p. 864-866.

Rudnick, A. (2002). The goals of psychiatric rehabilitation : An ethical analysis. *Psychiatric Rehabilitation Journal*, vol. 25, n° 3, p. 310-313.

Ruggeri, M., Dall'agnola, R. et Bisoffi, G. (1996). Factor analysis of the Verona service satisfaction scale-82 and development of reduced versions. *International Journal of Methods in Psychiatric Research*, vol. 6, p. 23-38.

Ruggeri, M. et Dall'agnola, R. (1993). The development and use of the Verona Expectations for Care Scale (VECS) and the Verona Service Satisfaction Scale (VSSS) for measuring expectations and satisfaction with community-based psychiatric services in patients, relatives and professionals. *Psychological Medicine*, vol. 23, p. 511-523.

Ruggeri, M., Lasalvia, A., Bisoffi, G., Thornicroft, G., Vàzquez-Barquero, J.L., Becker, T., Knapp, M., Knudsen, H.C., Schene, A., Tansella, M. et EPSILON Study group (2003). Satisfaction with mental health services in five European sites : Results from the EPSILON study. *Schizophrenia Bulletin*, vol. 29, n° 2, p. 229-245.

Ruggeri, M., Lasalvia, A., Dall'agnola, R., Van Wijngaarden, B., Knudsen, E.C., Leese, M., Gaite, L., Tansella, M. et the EPSILON Group (2000). Development, internal consistency and reliability of the Verona service satisfaction Scale – European Version. *British Journal of Psychiatry*, vol. 177 (suppl. 39), p. s41-s48.

Russo, J., Roy-Byrne, P., Jaffe, C., Ries, R., Dagadakis, C., Dwyer-O'Connor, E. et Reeder, D. (1997). The relationship of patient-administred outcome assessments to quality of life and physician ratings: Validity of the BASIS-32. *Journal of Mental Health Administration*, vol. 24, n° 2, p. 200-214.

Rutman, I. (1994). How psychiatric disability expresses itself as a barrier to employment. *Psychosocial Rehabilitation Journal*, vol. 17, n° 3, p. 15-35.

Sabourin, S. et Gendreau, P. (1988). Assessing satisfaction with mental health treatment among French-Canadians. *Applied Psychology*, vol. 37, p. 327-335.

Sabourin, S., Gendreau, P. et Frenette, L. (1987). Le niveau de satisfaction des cas d'abandon dans un service universitaire de psychologie. *Revue canadienne des sciences du comportement*, vol. 19, p. 134-149.

Sabourin, S., Pérusse, D. et Gendreau, P. (1989). Les qualités psychométriques de la version canadienne-française du questionnaire de satisfaction du consommateur de services psychothérapeutiques. *Revue canadienne des sciences du comportement*, vol. 21, p. 149-159.

Salamy, M. (1993). *Construct Validity of the Assessment of Communication and Interaction Skills*. Mémoire de maîtrise non publié, Chicago, University of Illinois at Chicago.

Saykin, A.J., Shtasel, D.L., Gur, R.E., Kester, D.B., Mozley, L.H., Stafiniak, P. et Gur, R.C. (1994). Neuropsychological deficits in neuroleptic naive patients with first-episode schizophrenia. *Archives of General Psychiatry*, vol. 51, n° 2, p. 124-131.

Schooler, N., Hogarty, G.E. et Weissman, M.M. (1979). Social Adjustment Scale II. Dans W.A. Hargreaves, C.C. Attkisson et J.E. Sorenson, *Resource Materials for Community Mental Health Program Evaluators*, Washington, US Department of Health, Education and Welfare.

Segal, D.L., Hersen, M. et Van Hasselt, V.B. (1994). Reliability of the Structured Clinical Interview for DSM-III-R: An evaluative review. *Comprehensive Psychiatry*, vol. 35, n° 4, p. 316-327.

Shipley, K., Hilborn, B., Hansell, A., Tyrer, J. et Tyrer P. (2000). Patient satisfaction: A valid index of quality of care in a psychiatric service. *Acta Psychiatrica Scandinavica*, vol. 101, n° 4, p. 330-333.

Simeoni, M.C., Auquier, P., Lançon, C., Leplege, A., Simon-Abbadi, S. et Guelfi, J.D. (2000). Revue critique des instruments de mesure de la qualité de vie dans la schizophrénie. *L'Encéphale*, vol. 26, p. 35-41.

Simon, S. (1989). *The Development of an Assessment of Communication and Interaction Skills*. Mémoire de maîtrise non publié. Chicago, University of Illinois at Chicago.

Skre, I., Onstad, S., Torgerson, S. et Kringlen, E. (1991). High interrater reliability for the Structured Clinical Interview for DSM-III-R Axis I (SCID-I). *Acta Psychiatrica Scandinavica*, vol. 84, p. 167-173.

Soergaard, K.W., Heikkilae, J., Hansson, L., Vinding, H.R., Bjarnason, O., Bengston-Tops, A. *et al.* (2002). Self-esteem in persons with schizophrenia: A Nordic multicentre study. *Journal of Mental Health UK*, vol. 11, n° 4, p. 405-415.

Solberg, V.S., Good, G.E., Nord, D., Holm, C., Hohner, R. et Malen, A. (1994). Assessing career search expectations: Development and validation of the Career Search Efficacy Scale. *Journal of Career Assessment*, vol. 2, n° 2, p. 111-123.

Spitzer, R.L., Williams, J.B., Gibbon, M. et First, M.B. (1992). The Structured Clinical Interview for DSM-III-R (SCID). I : History, rationale, and description. *Archives of General Psychiatry*, vol. 49, p. 624-629.

Spitzer, W.O., Dobson, A.J., Hall, J., Chesterman, E., Levi, J., Shepherd R., Battista, R.N. et Catchlove, B.R. (1981). Measuring the quality of life of cancer patients : A concise QL-Index for use by physicians. *Journal of Chronical Disease*, vol. 34, nᵒ 12, p. 585-597.

Startup, M., Jackson, M.D. et Bendix, S. (2002). The concurrent validity of the Global Assessment of Functioning (GAF). *British Journal of Clinical Psychology*, vol. 41, nᵒ 4, p. 417-422.

Steiner, J.L., Tebes, J.K., Sledge, W.H. et Walker, M.L. (1995). A comparison of the structured clinical interview for DSM-III-R and clinical diagnoses. *Journal of Nervous Mental Disorders*, vol. 183, nᵒ 6, p. 365-369.

Strauss, J.S. et Carpenter, W.T. (1974). Prediction of outcome in schizophrenia. Part II. *Archives of General Psychiatry*, vol. 31, p. 37-42.

Sullivan, E.V., Mathalon, D.H., Zipursky, R.B., Kersteen-Tucker, Z., Knight, R.T. et Pfefferbaum, A. (1993). Factors of the Wisconsin Card Sorting Test as measures of frontal-lobe function in schizophrenia and in chronic alcoholism. *Psychiatry Research*, vol. 46, nᵒ 2, p. 175-199.

Süllwold, L. (1977). *Symptome schizophrener Erkrankungen : Uncharakteristische Basisstörungen*. Berlin, Springer.

Süllwold, L. (1986a). Frankfurter Beschwerde-Frageboden (FBF). dans L. Süllwold et G. Huber, *Schizophrene Basisstörungen*, Berlin, Springer.

Süllwold, L. (1986b). *Frankfurter Beschwerde-Frageboden (FBF)*. Heidelberg, Springer.

Sweeney, J.A., Kmiec, J.A. et Kupfer, D.J. (2000). Neuropsychologic impairments in bipolar and unipolar mood disorders on the CANTAB neurocognitive battery. *Biology Psychiatry*, vol. 48, nᵒ 7, p. 674-684.

Tabachnick, B.G. et Fidell, L.S. (1996). *Using Multivariate Statistics*, 3ᵉ éd. California State University, Northridge, Harper Collins College Publishers.

Tansella, M. et Thornicroft, G. (1998). A conceptual framework for mental health services : The matrix model. *Psychological Medicine*, vol. 28, p. 503-508.

Tempier, R., Caron, J., Mercier, C. et Leouffre, P. (1998). Quality of life of severely mentally ill individuals : A comparative study. *Community Mental Health Journal*, vol. 34, nᵒ 5, p. 477-485.

Toupin, J., Cyr, M. et Lesage, A.D. (1995). *Échelle d'adaptation sociale – II. Manuel de correction et d'interprétation des résultats*. Document inédit.

Toupin, J., Cyr, M., Lesage, A.D. et Valiquette, C. (1993). Validation d'un questionnaire d'évaluation du fonctionnement social des personnes ayant des troubles mentaux chroniques. *Revue canadienne de santé mentale communautaire*, vol. 12, p. 143-156.

Turner, R.J., Frankel, B.G. et Lewin, D.M. (1983). Social support : Conceptualization, measurement, and implications for mental health. *Research in Community and Mental Health*, vol. 3, p. 67-111.

Vallerand, R.J. (1989). Vers une méthodologie de validation transculturelle de questionnaires psychologiques : implications pour la recherche en langue française. *Psychologie canadienne*, vol. 30, nᵒ 4, p. 662-680.

Vallières, E. et Vallerand, R.J. (1990). Traduction et validation canadienne-française de l'échelle de l'estime de soi de Rosenberg. *International Journal of Psychology*, vol. 25, p. 305-316.

Van-Dongen, C.J. (1998). Self-esteem among persons with severe mental illness. *Issues in Mental Health Nursing*, vol. 19, n° 1, p. 29-40.

Van Haaster, I., Lesage, A.D., Cyr, M. et Toupin, J. (1994). Further reliability and validity studies of a procedure to assess the needs for care of the chronically mentally ill. *Psychological Medicine*, vol. 24, p. 215-222.

Van Nieuwenhuizen, C., Schene, A.H., Boevink, W.A. et Wolf, J.R.L.M. (1997). Measuring the quality of life of clients with severe mental illness : A review of instruments. *Psychiatric Rehabilitation Journal*, vol. 20, n° 4, p. 33-41.

Ventura, J., Lukoff, D., Nuechterlein, K.H., Liberman, R.P., Green, M.F. et Shaner, A. (1993). Manual for the Expanded Brief Psychiatric Rating Scale. *International Journal of Methods in Psychiatric Research*, vol. 3, p. 227-243.

Wahl, O.F. (1999). Mental health consumers' experience of stigma. *Schizophrenia Bulletin*, vol. 25, n° 3, p. 467-478.

Wallace, C.J. (1993). Psychiatric rehabilitation. *Psychopharmacology Bulletin*, vol. 29, n° 4, p. 537-548.

Wallace, C.J., Kochanowicz, N. et Wallace, J. (1985). *Independent Living Skills Survey*. Manuscrit inédit, Mental Health Clinical Research Center to the Study of Schizophrenia, West Los Angeles VA Medical Center, Rehabilitation Medicine Service (Brentwood Division), Los Angeles.

Wallace, C.J., Lecomte, T., Wilde, J. et Liberman, R.P. (2001). CASIG : A consumer-centered assessment for planning individualized treatment and evaluating program outcomes. *Schizophrenia Research*, vol. 50, p. 105-109.

Wallace, C.J., Liberman, R.P., Tauber, R. et Wallace, J. (2000). The Independent Living Skills Survey : A comprehensive measure of the community functioning of severely and persistently mentally ill individuals. *Schizophrenia Bulletin*, vol. 26, n° 3, p. 631-658.

Wallace, C.J., Nelson, C.J., Liberman, R.P., Aitchison, R.A., Lukoff, D., Elder, J.P. et Ferris, C. (1986). A review and critique of social skills training with schizophrenic patients. *Schizophrenia Bulletin*, vol. 6, n° 1, p. 42-63.

Ware, J.E. Jr. et Gandek, B. (1994). The SF-36 health survey : Development and use in mental health research and the IQOLA Project. *International Journal of Mental Health*, vol. 23, n° 2, p. 49-73.

Ware, J.E. Jr. et Sherbourne, C.D. (1992). The MOS 36-item short-form health survey (SF-36). I. Conceptual framework and item selection. *Medical Care*, vol. 30, n° 6, p. 473-483.

Weiss, R. (1974). The provisions of social relationships. Dans Z. Rubin (dir.), *Doing unto Others*. Engelwood Cliffs (N.J.), Prentice-Hall.

Weissman, M.M. et Bothwell, S. (1976). Assessment of Social Adjustment by Patient Self-report. *Archives of General Psychiatry*, vol. 33, p. 1111-1115.

Weissman, M.M., Paykel, E.S., Siegal, R. et Klerman, G.L. (1971). The social role performance of depressed women : Comparisons with a normal group. *American Journal of Orthopsychiatry*, vol. 41, p. 390-405.

Wieldl, K.H. et Schöttner, B. (1991). Coping with symptoms related to schizophrenia. *Schizophrenia Bulletin*, vol. 17, p. 525-538.

Williams, J.B., Gibbon, M., First, M.B., Spitzer, R.L., Davis, M., Borus, J., Howes, M.J., Kane, J., Pope, H.G. et Rounsaville, B. (1992). The structured Clinical Interview for DSM-III-R (SCID). II : Multisite test-retest reliability. *Archives of General Psychiatry*, vol. 49, p. 630-636.

Williams, R.M., Alagaratnam, W. et Hemsley, D.R. (1984). Relationship between subjective self-report of cognitive dysfunction and objective information-processing performance in a group of hospitalized schizophrenic patients. *European Archives of Psychiatry and Clinical Neurosciences*, vol. 234, p. 48-53.

Woerner, M.G., Mannuza, S. et Kane, J.M. (1988). Anchoring the BPRS : An aid to improve reliability. *Psychopharmacology Bulletin*, vol. 24, n⁰ 1, p. 112-117.

Wood, S.J., Proffitt, T., Mahony, K., Smith, D.J., Buchanan, J.A., Brewer, W., Stuart, G.W., Velakoulis, D., McGorry, P.D. et Pantelis, C. (2002). Visiospatial memory and learning in first-episode schizophreniform psychosis and established schizophrenia : A functional correlate of hippocampal pathology ? *Psychology Medicine*, vol. 32, n⁰ 3, p. 429-438.

World Health Organization (WHO) (2000). *Mental Health and Work : Impact, Issues and Good Practices*. Genève, WHO.

Wright, L.M. et Leahey, M. (1991). *Familles et malades chroniques*. Paris, MEDSI/McGraw-Hill.

Wright, B.D. et Master, G.N. (1982). *Rating Scale Analysis*. Chicago, MESA.

Zanello, A. et Huguelet, P. (2001). Relationship between subjective cognitive symptoms and frontal executive abilities in chronic schizophrenic outpatients. *Psychopathology*, vol. 34, p. 153-158.

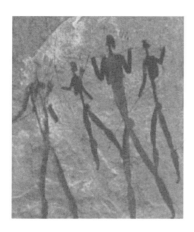

Notices biographiques

Deborah R. Becker, M. Éd., CRC, est *Assistant Research Professor of Community and Family Medicine and of Psychiatry*, à la *Dartmouth Medical School* (États-Unis). Elle est spécialisée en réadaptation et directrice de projet senior du *New Hampshire-Dartmouth Psychiatric Research Center.* Mme Becker a été directrice de nombreux projets, tels que des études portant sur le travail, le logement, et les troubles concomitants. Avec Robert E. Drake, elle a décrit et longuement étudié le modèle de soutien en emploi nommé *Individual Placement and Support* (IPS). Elle offre aussi des services de consultation et de formation sur la réadaptation professionnelle et l'implantation de programmes. Mme Becker a également travaillé directement auprès des clients et dans l'administration de programmes communautaires de soutien auprès de personnes souffrant de troubles mentaux graves.

Jocelyn Bisson est coordonnateur de recherche au centre de recherche Fernand-Seguin de l'hôpital Louis-H. Lafontaine de Montréal.

Catherine Briand termine actuellement un projet doctoral sur l'évaluation de l'implantation d'un programme de réadaptation pour les personnes atteintes de schizophrénie. Elle s'intéresse particulièrement à l'évaluation des facteurs organisationnels qui facilitent ou limitent l'implantation de nouveaux programmes. Mme Briand est ergothérapeute et porte un grand intérêt à la recherche clinique et à l'évaluation de programmes. Elle donne aussi de la formation sur la réadaptation des personnes atteintes de schizophrénie et sur la mesure en psychiatrie.

Sébastien Collette est résident en psychiatrie à la Clinique des jeunes adultes de l'Hôpital Louis-H. Lafontaine à Montréal.

Marc Corbière, Ph. D., chercheur dans le domaine de la santé mentale et du travail, a obtenu une bourse postdoctorale de la Michael Smith Foundation for Health Research pour accomplir un stage à *Mental Health Evaluation and Community Consultation Unit* (Université de Colombie-Britannique – UBC, Vancouver, Canada). Son projet postdoctoral porte sur l'étude des programmes de soutien à l'emploi offerts aux personnes qui souffrent de problèmes de santé mentale. À partir de juillet 2004, il occupera le poste de professeur adjoint à l'*Institute of Health Promotion Research* (UBC). Ses intérêts sont relatifs à l'embauche et au maintien en emploi de personnes ayant des problèmes de santé mentale.

Anne Crocker, Ph. D., est professeure adjointe au département de psychiatrie de l'Université McGill et chercheure au Centre de recherche de l'Hôpital Douglas. Ses travaux portent sur les questions d'interface entre le système de santé mentale et le système de justice criminelle, plus particulièrement : 1) l'identification des facteurs de risque de violence ; 2) le rôle de la comorbidité psychiatrique (troubles mentaux graves, troubles de la personnalité antisociale et abus de substances ainsi que troubles mentaux et déficience intellectuelle) dans le développement de comportements violents et criminels dans la communauté ; 3) les questions psycholégales d'aptitude à subir son procès et de responsabilité criminelle.

Robert E. Drake, M.D., Ph. D., est le lauréat académique *Andrew Thomson Professor of Psychiatry* au *Dartmouth Medical School* et le directeur du *New Hampshire-Dartmouth Psychiatric Research Center* (États-Unis). Pendant les vingt dernières années, il a élaboré et évalué de nombreux programmes communautaires innovateurs pour les personnes souffrant de troubles mentaux graves. Le Dr Drake est reconnu internationalement pour son travail sur les troubles concomitants (abus de substances et troubles mentaux) ainsi que sur la réadaptation professionnelle.

Marie-Josée Fleury, Ph. D., est chercheure au Centre de recherche de l'Hôpital Douglas et professeure adjointe à l'Université McGill. Elle est boursière du Conseil québécois de la recherche sociale et de la Fondation canadienne de recherche sur les services de santé. Formée en organisation des soins, ses intérêts de recherche portent sur l'intégration des services de santé, le système de santé mentale et l'implantation de changements.

Christiane Jalbert, travailleuse sociale, est rattachée à la Clinique des jeunes adultes de l'Hôpital Louis-H. Lafontaine à Montréal.

Pierre Lalonde, M.D., FRCPC, FAPA, est psychiatre et directeur de la Clinique des jeunes adultes, en plus d'être professeur titulaire à l'Université de Montréal.

Marc Laporta, M.D., FRCPC, est psychiatre affilié au Centre de santé de l'Université McGill rattaché à l'hôpital Royal Victoria de Montréal et est professeur adjoint au Département de psychiatrie de l'Université McGill. M. Laporta a suivi des formations de pointe en interventions familiales, en réadaptation et en thérapie cognitive comportementale aux États-Unis et au Royaume-Uni. Il est directeur des soins ambulatoires et de la *Early Psychosis Intervention Clinic*.

Eric Latimer, Ph. D., est un économiste de la santé spécialisé dans l'économie des services de santé mentale. Ses travaux récents portent principalement sur le suivi intensif en équipe dans la communauté (modèle PACT) et sur le soutien à l'emploi. Il est présentement professeur adjoint au Département de psychiatrie et membre associé du Département d'économie de l'Université McGill, et chercheur au Centre de recherche de l'Hôpital Douglas.

Claude Leclerc, Ph. D., est infirmier depuis 1980. Il détient une maîtrise en sciences infirmières de l'Université de Montréal (1992) et un doctorat en sciences biomédicales (Université de Montréal, 1998). Il est professeur à l'Université du Québec à Trois-Rivières depuis 1992. Il est également chercheur associé de la section de psychiatrie sociale du centre de recherche Fernand-Seguin de Montréal et travaille au module de soutien évaluatif des services de santé mentale.

Conrad Lecomte, Ph. D., est professeur titulaire au Département de psychologie de l'Université de Montréal. Il a obtenu son doctorat à l'Université de la Californie à Santa Barbara. Depuis près de 25 ans, il s'intéresse aux processus de changements en psychothérapie et plus particulièrement à la formation et à la supervision de psychologues, de conseillers en réadaptation et d'intervenants en santé mentale. Il a publié de nombreux articles et quelques livres sur ces problématiques.

Tania Lecomte, Ph. D., a obtenu son doctorat de l'Université de Montréal en psychologie clinique en 1998 et a ensuite poursuivi des études postdoctorales en réadaptation psychiatrique à l'Université de la Californie à Los Angeles (UCLA). Après quelques années à titre de chercheure à l'Université McGill, elle œuvre maintenant comme professeure adjointe au Département de psychiatrie de l'Université de Colombie-Britannique (UBC – Vancouver, Canada) où ses recherches portent sur l'amélioration des traitements psychosociaux et des pratiques auprès des personnes souffrant de troubles mentaux graves, tant les premiers épisodes que les personnes au parcours plus long.

Alain Lesage, M.D., FRCPC, est chercheur titulaire au Département de psychiatrie de l'Université de Montréal. Il œuvre au centre de recherche Fernand-Seguin de l'Hôpital Louis-H. Lafontaine de Montréal depuis 1987. Il est également boursier national de la santé du Fonds de la recherche en santé du Québec. Diplômé en médecine de l'université de Sherbrooke (Québec), il a réalisé sa formation de psychiatre dans le réseau hospitalier affilié à l'Université de Montréal. Il a complété sa formation en recherche par un stage post-doctoral de trois ans à l'Institut de psychiatrie et à l'hôpital Maudsley de Londres (Royaume-Uni) et d'un an à Vérone (Italie). Il a été chercheur invité pour un an, en 1994-1995, à la *Health Systems Research Unit* de l'Institut Clarke de Toronto. Il se concentre d'abord sur la recherche épidémiologique et évaluative des besoins de soins et de services des personnes souffrant de troubles mentaux graves.

Sheryl Lindsay, M.S.W., est gestionnaire du programme *Hostel Outreach*, ainsi que du Service de soutien judiciaire au *Community Resources Consultants* de Toronto. Elle dirige le programme *Hostel Outreach* depuis sa création, en 1987. Elle possède une expertise auprès de la clientèle des personnes vivant avec un problème grave de santé mentale et sans domicile fixe.

Kim T. Mueser, Ph. D., est psychologue clinicien et professeur aux départements de psychiatrie et de médecine communautaire et familiale à la *Dartmouth Medical School* de Hanover (New Hampshire, États-Unis). Mueser a reçu son doctorat en psychologie clinique de l'Université de l'Illinois à Chicago en 1984 et a œuvré au Département de psychiatrie du *Medical College of Pennsylvania* à Philadelphie jusqu'en 1994, année à laquelle il s'est joint à la *Dartmouth Medical School*. Les intérêts cliniques et de recherche de Mueser comprennent le traitement psychosocial des personnes aux prises avec des troubles mentaux graves, les troubles concomitants et le trouble de stress post-traumatique. Il a beaucoup publié et donné de nombreux ateliers et conférences sur la réadaptation psychiatrique. Il est auteur ou coauteur de plusieurs livres, dont *Social Skills Training for Psychiatric Patients* (1989), *Coping with Schizophrenia : A Guide for Families* (1994), *Social Skills Training for Schizophrenia : A Step-by-Step Guide* (1997) et *Behavioral Family Therapy for Psychiatric Disorders* (2e éd., 1999).

Sylvie Noiseux est orthopédagogue et infirmière. Elle est candidate au doctorat en sciences infirmières de l'Université de Montréal depuis 2001. Elle œuvre à titre de conseillère en soins spécialisés en santé mentale au Département de psychiatrie de l'Hôpital du Sacré-Cœur de Montréal depuis 2000. Son projet de recherche doctoral porte sur le rétablissement des personnes atteintes de troubles mentaux graves et persistants vivant dans la communauté. Pour son programme d'étude, elle a bénéficié de la bourse Virginie-Allaire 2001, une bourse provenant du Fonds de développement de la Faculté des sciences infirmières de l'Université de Montréal.

Jennifer Pyke, R.N., M.H. Sc., a occupé différentes fonctions dans le domaine de la santé mentale à Toronto depuis presque 40 ans. Elle a été directrice des services de soutien communautaire au *Community Resources Consultants* de Toronto durant 12 ans. Elle travaille présentement comme consultante indépendante dans le domaine de l'évaluation et du développement de programmes.

Nicole Ricard, Ph. D., est infirmière, professeure titulaire à la Faculté des sciences infirmières de l'Université de Montréal depuis 1977. Depuis 1992, elle œuvre à titre de chercheure au Centre de recherche Fernand-Seguin de l'Hôpital Louis-H. Lafontaine de Montréal. Elle est aussi présidente de l'Association québécoise des infirmières et infirmiers en psychiatrie et en santé mentale (AQIIP) depuis 1999. Madame Ricard a fait sa formation d'infirmière à l'Université de Montréal et ses études doctorales à l'Université Laval. Elle a également réalisé un stage postdoctoral à l'Université de la Californie à San Francisco. Subventionnés par divers organismes de recherche aux niveaux national et provincial, ses travaux de recherche ont porté sur le fardeau et la santé des familles dont le proche est atteint d'un problème de santé mentale, sur le suivi dans la communauté et sur la qualité des soins et des services psychiatriques.

Réginald Savard est professeur adjoint au Département d'orientation professionnelle de l'Université de Sherbrooke. Il s'intéresse à la problématique des travailleurs en difficulté d'orientation, d'insertion et de réadaptation professionnelle, et en particulier à la formation et à la supervision de conseillers œuvrant auprès de ces populations. Il a publié plusieurs articles et un livre.

Charles Wallace, Ph. D., est professeur adjoint de psychologie au Département de psychiatrie à l'Université de Californie à Los Angeles et directeur de la recherche pour le programme PsychREHAB de cette université. Ce programme offre des services de psychologie et de psychiatrie aux personnes gravement atteintes de psychose et mène des projets de recherche et de service financés par le secteur privé. M. Wallace est le coauteur de nombreux articles et chapitres de livres axés sur la conception et l'évaluation d'ensembles modulaires de programmes pour l'apprentissage de l'autonomie fonctionnelle, l'élaboration d'outils pour la planification des traitements et la généralisation de l'apprentissage de l'autonomie fonctionnelle à tout le milieu de l'apprenant.

Til Wykes, Ph. D., est professeure titulaire à l'Institut de psychiatrie de Londres (Royaume-Uni) et directrice du *Centre for Recovery in Severe Psychosis*. Ce centre de renommée internationale est réputé pour ses évaluations de nouvelles interventions psychologiques pour la psychose grave, telles que la thérapie cognitive et comportementale, la thérapie de remédiation cognitive et l'entrevue motivationnelle. À ce jour, Mme Wykes a publié quatre volumes et plusieurs articles sur l'évaluation de traitements, l'étude théorique des liens entre les habiletés cognitives et le fonctionnement social, ainsi que de nombreuses évaluations de traitements dans la collectivité.

Dans la

Santé et société

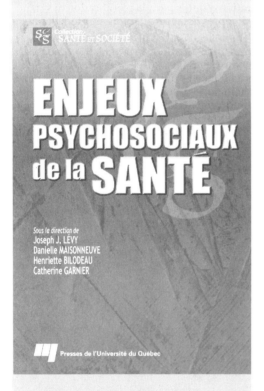

Une analyse, par des experts de plusieurs disciplines, des divers aspects psychologiques et sociaux de la santé dans l'espace public et privé, dans laquelle ils examinent la représentation des médicaments, leurs usages et leurs répercussions sur la santé.

ENJEUX PSYCHOSOCIAUX DE LA SANTÉ

Sous la direction de
Joseph J. Lévy, Danielle Maisonneuve,
Henriette Bilodeau et Catherine Garnier

Dans la collection SANTÉ ET SOCIÉTÉ

2003, 352 PAGES, ISBN 2-7605-1233-9

43$

Prix sujets à changement sans préavis

www.puq.ca
418 • 657-4399

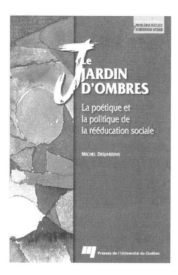

LE JARDIN D'OMBRES

La poétique et la politique de la rééducation sociale

Michel Desjardins
Préface de Gilles Bibeau

Dans la collection
PROBLÈMES SOCIAUX
ET INTERVENTIONS SOCIALES

2002, 260 pages
ISBN 2-7605-1157-X

25$

L'intégration à la vie collective des personnes souffrant de déficiences intellectuelles.

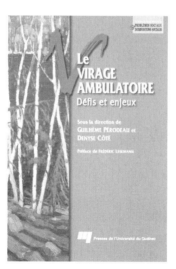

LE VIRAGE AMBULATOIRE

Défis et enjeux

Sous la direction de
Guilhème Pérodeau et
Denyse Côté
Préface de Frédéric Lesemann

Dans la collection
PROBLÈMES SOCIAUX
ET INTERVENTIONS SOCIALES

2002, 216 pages
ISBN 2-7605-1195-2

23$

Le transfert de soins à domicile est-il souhaitable et, si oui, à quelles conditions? Quels en sont les effets sur la population québécoise en général et sur certains groupes en particulier: les professionnels en milieu hospitalier, les employés à statut précaire, les femmes?

DATE DE RETOUR A.-Taché

2 1 MAR. 2005	3 1 AOUT 2007
0 6 JUIN 2005	
1 3 JUIL. 2005	
0 5 OCT. 2005	
1 4 NOV. 2005	
0 7 MAR. 2006	
0 9 SEP 2006	
1 3 OCT. 2006	
2 2 OCT. 2006	
2 7 NOV. 2006	
3 1 JAN. 2007	

Bibliofiche 297B

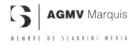 **AGMV** Marquis

MEMBRE DE SCABRINI MEDIA

Québec, Canada
2004